Dr. Patrick Walsh의

전립선암으로부터 살아남는 법

Dr. Patrick Walsh's GUIDE TO SURVIVING PROSTATE CANCER

〈제2판〉

Walsh · Worthington 지음 / 연세대학교 의과대학 비뇨의과학연구소 옮김

연세대학교 출판부

■ 발간에 즈음하여

연세대학교 비뇨기과학교실에서는 지난 2005년 전립선암을 주제로 세브란스병원 개원 기념 심포지엄을 준비하면서 "Campbell's Urology"의 저자이신 Johns Hopkins 대학의 Patrick C. Walsh 교수를 초빙하였고, 그 당시 Walsh 교수가 일반인과 의료진을 대상으로 저술하신 'Guide to surviving Prostate Cancer' 1판 책자를 번역하여 국내에 소개한 바 있습니다. Patrick C. Walsh 교수는 비뇨기 분야에서는 누구나 다 아는 세계적인 전립선암 분야의 대가로 최초로 '해부학적 근치적 전립선 절제술'을 발표함으로서 전립선 수술 분야에 혁신적인 기여를 하신 분입니다. 또한 이 저서는 미국 내에서 당시 베스트셀러로 등재된 유명한 책이기도 합니다. 최근 전립선암에 대한 새로운 정보와 의학적 발전이 이루어짐에 따라 증보판의 필요성이 대두되고, 때 맞춰 이번에 2판의 출간이 이루어진 상황이어서 귀중한 내용을 다시 소개해 드릴 수 있게 됨을 매우 기쁘게 생각합니다.

국내에서도 전립선암은 최근 환자의 수가 급격히 증가해 남성암의 10위권 밖에서 5위로 다른 어느 암보다도 빠른 증가를 보이고 있습니다. 이와 발 맞춰 국내에서 최초로 로봇을 이용한 근치적 전립선 절제술이 시작된 본원의 경우 최근까지 모두 2,000례에 가까운 경험을 함으로서 이제는 세계적인 반열에 서있다고 자부할 수 있습니다. 이렇듯 치료 분야에서는 발전이 있었으나 전립선암에 걸린 환자가 질환에 대한 구체적이며 실제적인 상황을 이해하기에는 아직도 우리의 여건은 열악하다고 할 수 있습니다. 또한 인터넷을 통하여 많은 정보가 제공되고는 있으나 제대로 된 내용이 전달되지 않고 있어서 이 병으로 고생하는 환자들에게는 턱없이 부족하기만 해 보입니다. 이 책은 전립선암에 대해서 모든 것이 총 망라된 바이블과 같다고 해도 과언이 아닙니다. 모든 분야에 걸쳐서 자세하고 쉽게 설명이 되어있어 의사들뿐만 아니라 일반 사람들도 조금만 관심이 있다면 이해 할 수 있도록 쓰여 있습니다.

이 책을 출간하면서 한가지 바램이라면 전립선암에 대해서 관심이 있는 의사들뿐만 아니라 일반인, 특히 전립선암을 선고 받고 어두운 터널에 갇혀 있는 사람들에게 길을 인도하는 한 줄기 빛과 같은 역할을 할 수 있는 책이 되었으면 하는 것입니다. 끝으로 이 책을 출간하기까지 많은 수고를 아끼지 않은 비뇨의과학 연구소의 교수들 및 강사진들의 노고에 고맙다는 말을 전합니다.

감사합니다.

2010년 8월

연세대학교 비뇨의과학연구소 소장

연세대학교 의과대학 비뇨기과학교실 주임교수

홍 성 준

■ 머리말

환영합니다. 여러분은 다른 200,000명의 미국 남성들처럼 전립선암 진단을 받아 이 책을 읽고 있을지 모릅니다. 혹은 아직 전립선암에 걸리지는 않았지만 PSA수치에 변화가 생겼거나 전립선 생검 결과 음성 소견이 나오는 등 이상 조짐이 보였을지도 모릅니다. 어느 경우든 이에 대한 대답을 찾기 위해 이 책을 선택하신 것에 대해 기쁘게 생각합니다. 전립선암은 희망 가득한 질환임을 여러분이 알게 되길 바라기 때문입니다. 보다 많은 남성들이 예전에 비해 일찍 전립선암 진단을 받게 되었으며, 많은 수가 완치되고 있습니다.

이는 패트 월시(Pat Walsh)와 제가 전립선암에 대한 책을 쓰기 시작한 1990년대 초와 비교하면 큰 변화입니다. 당시만 해도 FSA검사는 지금처럼 대부분의 의사에서 선별검사의 주류는 아니었습니다. 거의 알려지지도 않았으며 기껏해야 이미 진단된 전립선암의 추적 검사로만 활용되었습니다. 전립선암으로 진단받은 환자 중 많은 수가 이로 인해 사망하였으며 치료 지침이 정확히 마련되지 않아 많은 남성들에서 질병 그 자체보다 치료에 대한 합병증이 더 치명적이었습니다. 진행된 전립선암에 걸리면 일단 희망이 없다고 생각했고, 만약 암이 전립선을 벗어나거나 치료 후 재발하면 일단 다른 치료 방법을 모두 동원해보고 안되면 마지막 수단으로 항암화학요법을 하는 것이 기본적인 생각이었습니다. 이러한 어두운 현실은 많은 신약(이중 일부는 완전히 새로운 기전의 약물입니다.)을 개발하고 실험하는데 도움을 준 마리오 아이젠버그(Mario Eisenberg)와 마이클 카두치(Michael Carducci) 같은 존스 홉킨스 대학병원의 종양학자에 의해 변하기 시작했습니다. 오늘날 종양학자들에게는 어느 환자가 암재발율이 높은 지 예측할 수 있는 방법이 있습니다. 이제는 암이 모습을 들어내기 전, 치료반응이 가장 좋은 시기에 치료를 시작합니다.

너무나 많은 변화가 있어왔습니다. 정말 다행스러운 일입니다. 선별검사와 국소성 질환(전립선에 암이 국한되어 완치가능한 질환)에 대한 효과적인 치료를 적극적으로 시행한 미국이나 그 외 다른 나라에서의 전립선암에 의한 사망률이 감소하였습니다. 사실 머지않아 전립선암이 치명적인 질환 순위에서 뒤로 밀려날 것으로 생각됩니다. 이 책 출간 당시 미국 암협회는 전립선암이 대장암에 밀려 남성암 2위로 떨어질 것으로 예상하였습니다. 또한 우리는 수년 동안 의사들이 믿어 왔던 내용이 사실이었음을 이 책을 통해 확인할 수 있습니다. 7장에 소개된 스칸디나이안 연구 결과 미국의 전립선암 표준 치료인 근치적 전립선 절제술이 생존율을 증가시킨다는 사실이 입증되었습니다. 모든 것이 해결된 걸까요? 그렇지 않습니다. 불행하게도 전립선암이 주는 부담이 완전히 사라지지는 않을 것입니다. 베이비붐 세대 남성들이 "전립선 시대"에 접어듦에 따라 신규환자수가 2배로 증가할 것이며 이 질환으로 사망하는 환자가 3배로 늘어날 것입니다.(3장 참고) 이런 이유로 우리는 이 질환을 예방할 수 있는 방법을 찾기 위해 최선을 다하고 있습니다.

같은 모양의 눈송이가 존재하지 않듯이 전립선암도 사람에 따라 다른 양상을 보인다는 사실을 이 책을 통해 배우게 될 것입니다. 암의 심각성은 너무나도 많은 원인들에 의해 좌우됩니다. 전립선암 가족력이 있는지, 특히 환자의 아버지나 형제가 젊은 나이에 암에 걸렸는지와 같은 유전적인 요인도 있고 나머지 절반은 환자의 환경적인 요인에 해당합니다. 여기서 말하는 환경은 환자가 들이마시는 공기 같은 것을 뜻하지 않습니다.(물론 그 공기가 베트남전에서의 고엽제면 상황이 달라집니다; 3장을 참고하세요.) 환경에는 환자가 세계 어느 지역에 사는지, 얼마나 많은 양의 햇빛에 노출되는지, 환자가 먹는 야채가 자란 토양에 얼마나 많은 무기질이 존재하는지 등이 포함됩니다. 하지만 무엇보다 환자가 무엇을 먹는지가 매우 중요합니다. 환자가 일생동안 야채, 붉은 육류, 생선, 올리브유, 토마토 소스, 적포도주나 녹차를 얼마나 섭취했는지, 그리고 오늘 점심에 먹은 참치 샐러드나 미트볼 샌드위치도 중요한 요인입니다. 매순간의 작은 선택이 전립선암에 대한 취약성에 영향을 미치며 거꾸로 말하면 환자가 암을 이겨낼 수 있는 능력에 영향을 미치게 됩니다.

환자 각 개인에 대한 치료방법이 다르다는 것도 알 수 있습니다. 이 책의 공동 저자인 패트릭 C. 월시(Patrick C. Walsh)는 세계적으로 유명한 전립선 질환 전문가입니다. 사실상 그는 전립선을 제거하면서도 발기력과 요자제력은 보존이 가능한, 가히 혁명적이라고 할 수 있는 해부학적 근치적 치골뒤 전립선 절제술을 개발하였습니다.(이 수술은 월시 신경보존 방법으로도 알려져 있습니다.) 그가 과연 모든 환자들에게 이 수술이 권유할까요? 아닙니다. 그는 그가 본 전립선암 환자 중 수천명을 수술하였습니다. 하지만 나머지 전립선암 환자 수천명에 대해서는 수술을 시행하지 않았습니다. 이런 이유 때문에 이 책 표지에 "한번 더 생각할 기회를 가지십시오"라는 문구를 넣은 것입니다. 이는 집도의뿐만 아니라, 병리학자, 방사선 종양학자, 그리고 종양학자 모두에게 적용됩니다. 모든 남성의 질병이 다르듯이 모든 남성에 대한 치료 역시 다릅니다. 하지만 먼저 집고 넘어갈 것이 있습니다. 과연 암이 맞기는 한가요? 그리고 만약 맞다면 성장속도가 빠른가요 느린가요? 좋은 치료는 정확한 진단에서부터 시작됩니다. 전립선암 세포를 보고 해석하는 데 있어서는 세계 최고의 병리학자 의사인 존스 홉킨스 대학병원의 조나단 엡스타인(Jonathan Epstein)을 능가할 만한 이는 없습니다.(6장을 참고하세요.) 방사선 종양학적 접근에 있어서는 존스 홉킨스의 방사선 종양학 & 분자 방사선학과 교수이자 외부방사선치료 및 근접방사선치료를 최고의 수준으로 끌어 올리는 데 큰 공을 한 데니 Y. 송(Danny Y. Song)과 테어도르 L 드위즈(Theodore L. DeWeese)에게 자문을 구할 수 있습니다.(9장과 10장을 참고하세요.) 진행된 전립선암의 내과적 치료의 발전에 대한 종양학자 마리오 아이젠버그(Mario Eisenberg)와 마이클 카두치(Michael Carducci)의 견해는 12장에서 자세히 다루었습니다.

저는 약 15년간 전립선암에 대한 책을 써왔고 이 과정에서 여러분이 상상할 수 있는 최악의 상황들을 경험해 왔습니다. 1991년에는 당시 51세던 저의 시아버지 탐 워딩턴(Tom Worthington)이 전립선암으로 사망하는 것을 직접 눈으로 봤습니다. 그의 죽음은 끔찍했습니다. 처음 진단받고 1년간은 호르몬 치료에 반짝 효과를 보였지만 그 이후 암은 산불처럼 퍼져나갔습니다. 그는 외과적 거세를 받았고, 도뇨관을 삽입해야 했고. 심한 통증을 호소하였으며, 안쓰러울 만큼 말랐고, 뼈전이로 인해 간호사가 환자를 옮기는 과정에 팔이 부러지는 과정을 겪다가 결국 요양원에서 돌아가셨습니다. 저는 12장을 쓰는 동안 그에 대한 생각이 많이 떠올랐습니다. 오늘날 개발되는 신약들은 아직 뼈에 도달하지도 않은 전립선암을 표적으로 삼아 치료를 하게 됩니다. 진행성 전립선암이 매우 잘 가는 뼈부위의 웰컴매트(welcome mat – 역주: 주로 welcome이라는 단어가 적힌 도어매트(doormat)로 비유적으로 '환영'을 의미)를 치워버린 다고 생각하면 됩니다. 저는 가급적 "만약에 ~했더라면"이라는 말을 하지 않으려고 노력하지만 간혹 시아버지에게 이러한 신개념의 치료들이 적용되었다면 어땠을까라는 생각을 하게 됩니다.

다시 1991년으로 돌아가봅시다. 어떻게 이 "노령남성의 질환"이 최전성기를 살고 있는 남성의 목숨을 앗아가는 지 밝혀내기를 바라던 찰나에 패트 월시(Pat Walsh)를 만나게 되었습니다. 당시만해도 전립선암에 있어 아는 바가 없던 저는, 제가 의과대학 동창회지 편집장으로 일했었던 존스 홉킨스 의료기관의 비뇨기과 과장인 것 외에는 그가 누구인지도 잘 몰랐습니다.(솔직히 말하면 이런 일들이 있기 전까지만 해도 저는 전립선이라는 것에 대해 별다른 생각을 해본 적도 없었고 무슨 작용을 하는지 어디에 위치하는지조차 몰랐습니다. 그저 남성에게는 있으나 여성에게는 없는 기관이라는 정도가 제가 아는 지식의 전부였습니다.) 저는 월시가 개발한 치료가 수년간 요자제와 발기력 유지가 가능하면서도 암조절을 할 수 있는 표준치료이며 이를 통해 전립선암을 완치할 수 있다는 사실에 대해 전혀 알지 못했습니다. 당시 저는 세가지 매우 중요한 사실을 모르고 있었습니다. 첫째는, 그가 전립선과 남성요로생식계의 해부학에 대해 수년에 걸쳐 심도있는 연구를 한 끝에 이 수술 방법을 완성했다는 것입니다. 둘째는, 그가 그의 술기와 수술 자체를 개선시키기 위해 늘 연구하는 완벽주의자라는 사실입니다. 예를 들어, 그는 6년 전 여름 휴가를 그가 과거에 시행했던 수십 명 환자의 근치적 전립선 절제술 녹화장면에 나오는 그의 손을 쳐다보는데 할애하였습니다. 왜 그랬을까요? 그는 술기의 미묘한 차이가 환자의 성기능 회복에 어떤 영향을 미치는지 알고 싶었던 것입니다.(실제로 차이를 보입니다. 8장을 참고하세요.) 이제는 많은 외과의사들이 월시가 최초로 시행한 술기 연습방법을 따라합니다. 그리고 세 번째로 전립선암 치료는 그에게 단순히 직업이 아니라 그의 분야에서 받을 수 있는 모든 명예와 상을 가능하게 한 성공적인 업적의 기초가 되었습니다. 이러한 일들은 그에게 있어 소명입니다. 존스 홉킨스에서 패트 월시는 종양학자, 방사선 종양학자, 분자생물학자, 병리학자, 비뇨기과학자, 그리고 유전학자로 구성된 세계 최고의 팀을 조직하여 지난 20년 동안 이 질환을 다각도로 연구하였습니다. 월시는 오랫동안 연구책임자로 그와 함께 일해온 돈 커피(Don Coffey)와 함께 이런 일을 가능케 만들었습니다.

저는 수년 뒤 월시 덕분에 저의 아버지가 전립선암을 일찍 발견하게 될 줄은 꿈에도 생각하지 못했습니다. 제가 같이 책을 쓰려고 하는 이 뛰어난 의사가 저의 아버지의 전립선을 제거하고 암을 완치시키는 경우가 얼마나 될까요? 이는 7년 전에 있었던 일입니다. 지금 저의 아버지는 PSA가 감지되지 않을 정도로 낮게 유지되고 있습니다. 월시와 이번 4번째 책을 같이하면서, 저는 찰스 디킨스(Charles Dickens)가 "크리스마스 캐롤"이라는 작품을 쓸 당시 느꼈을 것으로 생각되는 과거, 현재, 미래라는 세 가지 환영에 자기내관적으로 그리고 개인적으로 사로잡혔습니다.

과거의 전립선암: 저에게 과거는 너무나도 가깝게 느껴집니다. 저의 시아버지인 탐(Tom)으로부터 시작되기는 하지만, 제가 평생 알아온 사람들 중에서 이 질환으로 수명이 단축된 사람이 그 분만은 아닙니다. 성공한 은행원 샘(Sam)은 10년 전 50세의 나이로 전립선암 진단을 받고, 수술 후의 회복 과정을 혼자서 버틸 자신이 없어(당시 이혼한 상태) 방사선 치료를 시작하였습니다.(당시만 해도 수술 후 회복과정이 지금보다는 힘들었습니다.) 당시에는 그가 매우 공격적인 형태의 암이라는 사실을 아무도 몰랐습니다.(다시 말하지만, 지금은 상황이 매우 다릅니다. 10장을 참고하세요.) 제가 그를 만났을 때, 그는 국소적으로 암이 재발한 상태였습니다. 그는 호르몬 치료에 이어 항암화학요법으로 이 질환과 필사적으로 싸웠습니다. 하지만 그는 3년 뒤 사망하였습니다. 저는 빨간색 컨버터블을 볼 때마다 그가 생각납니다. 왜냐하면 그가 이혼 직후 새로운 삶을 시작하는 의미로 빨간 컨버터블을 구입했기 때문입니다. 미 해군 훈련 교관이었던 레스터(Lester)라는 남성도 있었습니다. 그는 매우 터프했지만 만화를 너무 잘 그려 저와 제 아이들에게 그림을 많이 그려주곤 했습니다. 레스터는 50대 초반의 흑인 남성으로 가족력이나 인종적인 측면에서 전립선암 고위험군이었습니다. 그는 저를 만나기 전에 근치적 전립선 절제술을 시행받았으나 샘이

나 탐과 마찬가지로 치료를 하기 전에 암이 퍼져있어 5년 뒤 사망하였습니다. 그와 그의 아내의 신앙심이 시련을 이겨내는 데 큰 도움이 되었습니다. 레스터는 흑인(흑인 남성은 전립선암에 걸릴 확률이 더 높습니다. 3장을 참고하세요.) 에다가 가족력도 있었기 때문에 40대부터 전립선암 선별검사를 시작했어야 합니다. 당시에는 이런 사실을 아무도 몰랐습니다. 하지만 지금은 압니다.

그리고 마지막으로 다시 저의 가정으로 돌아오면, 저의 남편의 외할아버지께서 전립선암으로 방사선 치료를 받다 85세에 합병증으로 돌아가셨습니다. 그는 심장질환을 포함한 건강상의 문제가 많았고, 전립선암에 의한 증상이 없어 아마도 치료할 필요도 없었을 것입니다.(이럴 때 필요한 전략인 "면밀한 추적관찰"에 대해 7장에서 다루고 있습니다.) 역시 치료가 필요 없었을 것으로 생각되는 사람 중 한 명은 저의 할아버지로, 그는 84세의 나이에 심장마비로 돌아가셨습니다. 제 개인적으로는, 지식이 부족한 주치의가 전립선암에 대해 처방한 고용량의 호르몬(월시가 12장에서 추천하는 용법의 5배에 해당하는 용량이었습니다.)이 원인이었을 것으로 생각됩니다. 그는 이 질환에 의한 특별한 증상도 없었고 여생동안 치료가 필요하지 않았을 수도 있습니다. 하지만 고용량 호르몬 요법에 의한 인격 및 신체의 변화로 인해 그의 말년은 비참하였습니다.

현재의 전립선암: "크리스마스 캐롤"에서처럼, 현재라는 시점은 가장 즐거운 모드입니다. 저의 아버지에게 있어 전립선암이 레이더에 잠깐 보인 신호에 불과했다는 것과 그가 지금 그의 아내, 두 자녀 그리고 여섯명의 손자들과 함께 할 수 있다는 것에 대해 기쁘게 생각합니다. 이 경우는 제가 아는 가장 이상적인 사례에 해당합니다. 바로 전립선암을 일찍 진단받아 치료하여 완치되는 것입니다. 저는 제가 알고 지내는 남성들 중 전립선암으로 치료받고 지금도 잘 살고 있는 이들이 있는 것에 대해 매우 기쁘게 생각합니다. 저는 패트 월시의 뛰어난 술기와 놀라운 수술성적 등을 저의 피땀어린 연구, 수년간의 경험, 자기규율, 엄격한 기준, 그리고 소명의 결과인 것마냥 자랑스럽게 생각합니다. 언제가 월시는 저에게 그가 의과대학 과정을 버틸 수 있었던 원동력에 대해 말해 준 적이 있습니다. 이는 그의 교수님 중 한 분이 학생들에게 자주 해주던 말입니다. : "너희들은 친구를 사귀기 위해 여기 앉아 있는 것이 아

니다. 너희들은 진리를 찾기 위해 이 곳에 있다." 월시가 바로 그런 사람입니다. 그는 점잔 빼면서 말하지도 않고 대충 둘러대지도 않습니다. 그리고 그는 모든 환자에 대한 치료가 동일하다고 생각하지도 않습니다. 그가 하는 말은 늘 믿음이 갑니다.

미래의 전립선암: 먹구름으로 가려진 미래가 있습니다. 이 책이 좋은 소식들로 가득함에도 불구하고 저는 이번 판을 만드는 과정 중 5장에 나오는 PSA선별검사와 관련된 충격적인 사실 때문에 개인적으로 힘들었습니다. 과학자들은 PSA가 낮다고 해서 암이 없거나, 있어도 심각하지 않다고 보장할 수는 없다는 사실을 알게 되었습니다. 사실상 PSA 4ng/ml 미만이 남성 중 15%가 전립선암에 걸려 있으며, 이들 중 15%는 공격적인 형태의 암입니다. 만약 이들 중 일부가, 이제는 시대에 뒤떨어진 마법의 숫자인 4에 PSA가 수치가 도달하기를 기다린다면 암을 완치하기 어려울 수도 있습니다. PSA검사에 있어 선구자적인 존재인 H. 발렌타인 카터(H. Ballentine Carter)와 같은 과학자들도차도 남성의 나이가 PSA수치에 얼마나 핵심적인 요소인지를 이제서야 알게 되었습니다. 예를 들어, 40대 남성의 경우 PSA수치가 0.6ng/ml이상이고 매년 0.2-0.4ng/ml 이상의 속도로 증가한다면 전립선암의 가능성이 있기 때문에 생검을 받아야 합니다.

이거 아십니까? 전립선암 가족력이 양가(친가, 외가) 모두에 있는 저의 남편 마크(Mark)의 경우, 2년전 PSA 수치가 0.7ng/ml였습니다. 당시에 우리는 수치가 낮은 것에 매우 기뻐했습니다. 하지만 이제는 더 이상 안심할 수 없습니다. 최근 그의 PSA 수치는 여전히 0.7입니다. 하지만 항상 주시하고 있습니다. 마크는 45세입니다. 그는 흡연하지도 않고, 생각날 때마다 셀레늄을 복용하며, 일주일에 며칠씩은 적포도주 한잔을 즐겨 마십니다. 그의 직업은 의사로, 많은 그의 동료들과 마찬가지로 타인을 돌보는 것은 매우 잘하지만 정작 본인 몸은 챙기지 못합니다. 그는 세 아이의 아버지로 큰 아이는 13살이고 막내는 3세입니다. 우리는 저녁 때 직접 요리해서 먹지 못 할 때가 많으며, 전립선암에 좋다는 음식을 어떻게 식단에 적용할 지에 대해서 생각할 시간은 더욱 없습니다. 그럼 우리는 이제 방법이 없는 건가요? 전립선암이 발생할 가능성을 낮추거나 발병을 지연시키거나 아예 전립선암이 몸에 생기는 것을 예방하는 길은 없을까요? 그렇지 않기를 바랍니다. 저와 저의 남편은 둘 다 남동생이 있습니다. 그들은 어떻게 해야 하나요? 저희는 아들이 둘 있습니다. 그들은 또 어떻게 해야 하나요?

제가 이런 개인적인 이야기를 여러분께 하는 이유는, 여러분을 전립선암과 관련된 이들의 세계로 초대하는데 있어 진심이 담겨 있다는 것을 보여드리기 위함입니다. 저도 이 세계에 속해 있으며, 결국 우리 모두는 한 배를 탔습니다. 이 곳은 편한 자리는 아니지만, 이말 만큼은 믿으시기 바랍니다. 과거 어느 때보다 희망이 큽니다.

- 자넷 F. 워딩턴(Janet Farrar Worthington)

■ 차 례

제1장

전립선은 어떠한 일을 하는가?: 간략한 해부학 강의

■ 시작하며(이번 장의 요약)

이 책의 모든 장에는 '시작하며(이번 장의 요약)'가 있습니다. 이것은 전립선암이 두려움의 대상이라기 보다는 이해해야 할 대상이기 때문입니다. 전립선암은 복잡한 질환으르 이에 대처하기 위해 무엇을 해야 하는지 결정하기란 쉽지 않습니다. 그렇기 떠문에 다음 장으로 진도를 나가기에 앞서 많은 내용들에 대한 사전 지식이 필요합니다.

이 책이 재미 위주의 통속적인 소설이라면 마지막까지 책을 놓지 않고 끝까지 읽어나갈 것이고 어떻게 이 책을 읽어야 할지에 대한 그 어떤 안내도 필요하지 않을 것입니다. 그러나 만약 이 책이 교과서와 같은 학문서적이라면, 이 책에서 중요하게 강조하는 점과 숙지사항에 눈에 띄는 노란색 형광펜으로 줄을 그어가면서 이 책을 읽어야 할 것입니다. 실제 이 책은 소설과 교과서의 중간 정도 특성을 지니는 책이기 때문에 독자들은 각자의 취향대로 이 책을 읽어나가게 될 것입니다. 어떤 사람은 책을 넘기다 바로 발기부전이나 생검과 같은 특정 부분을 읽은 뒤 앞으로 돌아가 전립선암의 원인을 읽고 다시 치료로 건너 뛸 지도 모릅니다.

이런 사실을 염두에 두고, 우리 저자들은 각 장에서 꼭 알아두어야 할 내용을 가장 앞부분에 제공하기 위해 최선을 다하였습니다. 이 앞부분의 내용은 각 장의 주제에 익숙해지도록 해주고, 쉽게 다음 페이지를 읽어나갈 수 있도록 도와줄 것입니다.

전립선에 대해서 해부학적으로 알아두어야 할 것들은 다음과 같습니다.

전립선이란 무엇인가?

전립선은 작지만 크기가 점점 커지는 기관입니다. 남성은 전립선 없이도 별다른 문제 없이 살 수 있습니다. 지금까지 알려진 전립선의 가장 중요한 기능은 정액의 일부를 형성한다는 것입니다. 하지만 전립선이 만드는 이 액체조차도 생식에 있어서 그리 큰 역할을 담당하지는 않는 것으로 보입니다. 일부 학자들은 요로계에서 생식계로의 감염의 전파를 막는 파수꾼 역할을 전립선의 주된 역할로 생각하고 있습니다.(실제로 전립선(prostate)의 어원은 그리스어로 "보호자(protector)"입니다.) 즉, 전립선은 생명의 유지에 절대적으로 필요한 기관은 아닌 것입니다. 그러므로 전립선에서 중요한 것은 그것이 무엇을 하느냐가 아니라 전립선에서 어떠한 문제가 생길 수 있느냐 하는 것입니다. 어느 정도 나이가 든 거의 대부분의 남성들은 전립선과 관련하여 다음과 같은 문제들을 가지고 있습니다.

- 전립선암 – 미국 남성에서 가장 흔한 암입니다. 우리나라의 경우, 5번째로 흔한 암입니다.
- 전립선비대증(benign prostatic hyperplasia; BPH) – 남성에게 생기는 가장 흔한 양성 종양 중 하나이며, 남성에 있어 나이에 따라 발생빈도가 증가하는 질병으로 삶의 질을 저하시키는 주된 이유 중 하나입니다.
- 전립선염 – 남성 요로계에 생기는 가장 흔한 감염입니다.

전립선이 생명유지에 꼭 필요한 기관도 아닌데, 왜 중요한 것일까요?

비록 호두 정도의 크기에 불과한 기관이지만, 이는 남성의 요로 생식계의 교차점이자 전략적으로 매우 중요한 위치인 방광의 출구에 자리 잡고 있습니다. 소변과 정액은 전립선을 지나지 않고는 몸 밖으로 나갈 수 없습니다. 또한 전립선은 골반 깊숙한 곳에 위치하며 손상이 쉬운 구조물들에 둘러싸여 있습니다. 여기서 손상이 쉬운 구조물이란 직장, 방광, 배뇨를 조절하는 괄약근, 몇몇 큰 혈관들, 발기에 꼭 필요한 신경다발이며, 이중 일부 구조들은 너무 작아서 최근에서야 발견되었습니다. 이러한 이유로 전립선암을 치료하는 과정에서 발기부전이나 직장출혈, 요실금과 같은 부작용이 생기게 되는 것입니다.

그밖에 전립선의 구조에 대해서 알아야 할 것은 무엇일까요?

전립선은 5개의 구역으로 이루어진 복잡한 스펀지와 같다는 것입니다. 그 중 2개의 구역, 말초대와 이행대가 가장 중요합니다. 직장에 인접해 있는 말초대는 전립선을 이루는 대부분의 샘들이 분포하고 있으며 전립선암이 호발하는 주된 부위이기도 합니다. 그리고 요도를 둘러싸고 있는 이행대는 전립선비대증이 시작되는 주요 부위입니다. 전립선의 성장과 기능은 호르몬에 의해서 조절됩니다. 테스토스테론은 고환에서 만들어지며 전립선에서 디하이드로테스토스테론(dihydrotestosterone; DHT)이라는 가장 강력한 남성호르몬으로 전환됩니다.

간단하게 말하면, 전립선은 득보다는 실이 더 많은 샘조직입니다. 치료를 하기에도 매우 어려운 곳에 위치하고 있습니다. 그러나, 그럼에도 불구하고 여러분은 이 책을 통해 전립선 질환, 특히 전립선암은 치료가 가능하다는 희망을 얻을 수 있을 것입니다.

전략적 요충지에 위치하고 있는 전립선

남성의 요로와 생식기의 교차점에 위치하고 있는 호두만한 크기의 전립선에 오신 것을 환영합니다. 이처럼 작고 눈에 잘 띄지 않는 샘조직이 왜 그렇게 중요할까요? 이에 대한 명쾌한 답이 떠오르지 않는 것은 아마도 전립선이 우리의 생명에 직결되는 심장 같은 기관이 아니기 때문일 것입니다. 지금까지 알려진 전립선의 주요 기능은 정액의 3분의1에 해당하는 액을 분비하는 것입니다. 그러나, 이러한 주된 기능조차도 생식에 필수적인 것으로 생각되지는 않습니다. 일부 과학자들은 전립선의 실제 주된 기능을 요로감염으로부터 생식계를 보호하는 파수군 역할이라고 믿고 있습니다.(실제로 전립선의 그리스 어원을 살펴보면 "앞에 서다(stand before)" 또는 "보호자(protector)"를 의미합니다) 이 외에 전립선의 명예를 회복시켜 줄 만한 다른 특

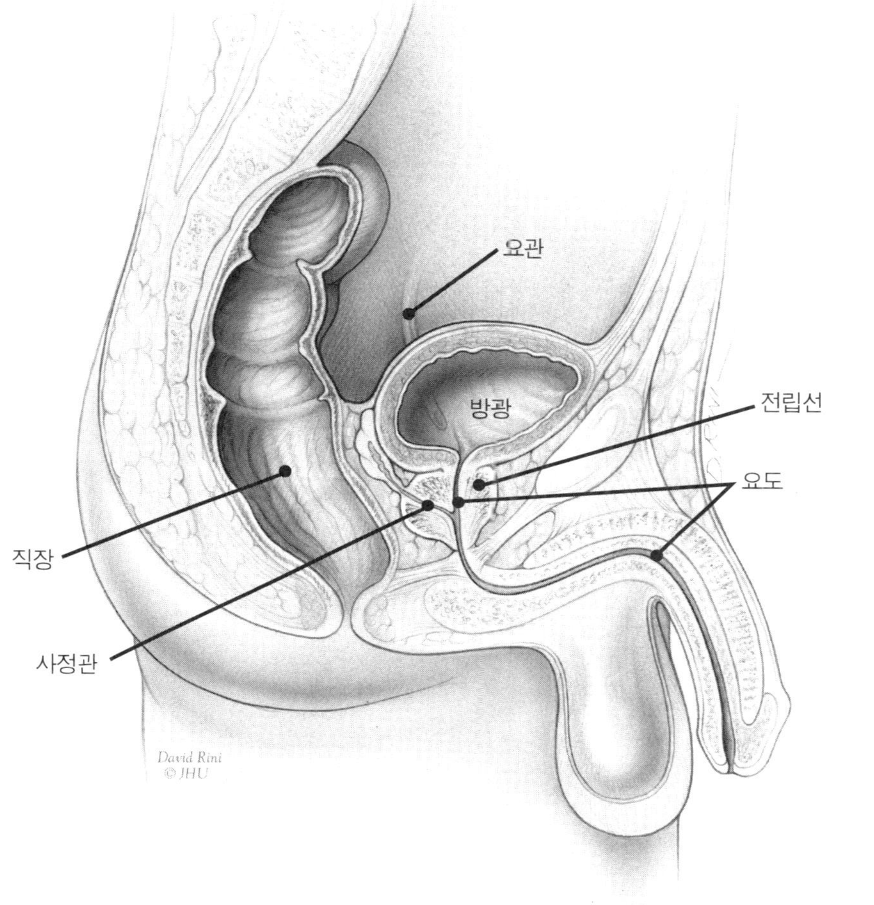

| 그림 1.1 | 복잡한 구조

전립선은 남성의 골반강 깊숙한 곳에 자리잡고 있습니다. 이 곳은 방광 출구 부위라는 매우 전략적인 위치에 해당합니다. 전립선은 방광, 직장, 요도괄약근, 주요 동맥과 정맥, 그리고 신경 등 손상 받기 쉬운 구조들로 둘러싸여 있습니다.

별한 기능은 찾아보기 어렵습니다. 전립선은 살아가는 데 꼭 필요하거나 성기능에 필수적인 기관도 아니며, 단지 오랜 수명을 유지하는 거의 모든 남성에서 임상적인 문제만을 일으키는 기관이 되고 말았습니다.

그러나 전립선은 분명히 방광의 출구라는 전략적인 위치에 존재하고 있습니다. 소변은 전립선을 통과하지 않고는 요도라 불리는 관을 통해 우리의 몸 밖으로 배출될 수 없습니다.(요도를 고속도로라고 하면 전립선은 톨게이트라고 할 수 있습니다.)

전립선을 만만하게 볼 수는 없습니다.

비뇨기과 전문의의 입장에서 보면, 전립선의 구조적 이상여부를 확인하는 가장 기본적인 검사인 직장수지검사조차도 환자들이 생각하는 것보다 훨씬 더 복잡하고 숙련된 기술을 필요로 합니다.(전립선 질환의 진단에 관한 자세한 내용은 6장에서 언급됩니다.) 전립선은 마치 영화 "레이더스(Raiders of the Lost Ark, 1981)"에서 인디애나 존스가 찾는 보물처럼 온통 부비트랩에 둘러싸인 채 숨겨져 있습니다. 즉, 전립선은 손상받기 쉬운 구조물들인 방광, 직장, 배뇨조절에 중요한 괄약근, 큰 동맥과 정맥, 복잡한 신경으로 둘러싸여 있으며 이 중 일부는 너무 작아서 최근에서야 발견되었습니다. 그러므로, 이 지역에 대한 정확한 지식 없이 섣불리 접근을 시도하다가는 유능한 의사도 실패하기 십상입니다. 이 때문에 전립선암을 치료하기 위한 그 어떤 시술(수술, 외부방사선치료, 근접방사선치료, 냉동요법/열치료 등)도 요실금이나 발기부전, 직장출혈과 같은 부작용을 일으킬 수 있는 것입니다.

전립선은 골반 내에 딱 맞게 위치하고 있습니다. 그래서 그곳에는 "숨 쉴 공간"이 거의 없습니다. 불행하게도 전립선은 주위의 다른 기관들과 마치 퍼즐조각을 맞추어 놓은 것처럼 꽉 맞게 들어 차 있을 뿐 아니라 주위와 잘 구분되지도 않습니다. 얇은 벽과 같은 조직이 전립선을 감싸고 있을 뿐입니다. 정낭과 전립선 사이의 조직은 종이장보다도 얇습니다. 그러므로 암의 전이를 완충시켜주는 공간이 거의 존재하지 않습니다. 결과적으로 일단 암이 충분히 커지게 되면, 쉽게 벽을 뚫고 손상받기 쉬운 조직들로 꽉 찬 공간을 침범하여 정낭이나 림프까지 전이됩니다. 심지어는 혈액을 타고 전신으로 퍼질 수도 있습니다.

그렇기 때문에 전립선암에 대한 치료가 많이 발전하고 있음에도 불구하고 조기 진단이 가장 좋은 예방법인 것입니다. 그러므로 미국 남성들 중 중등도 위험군인

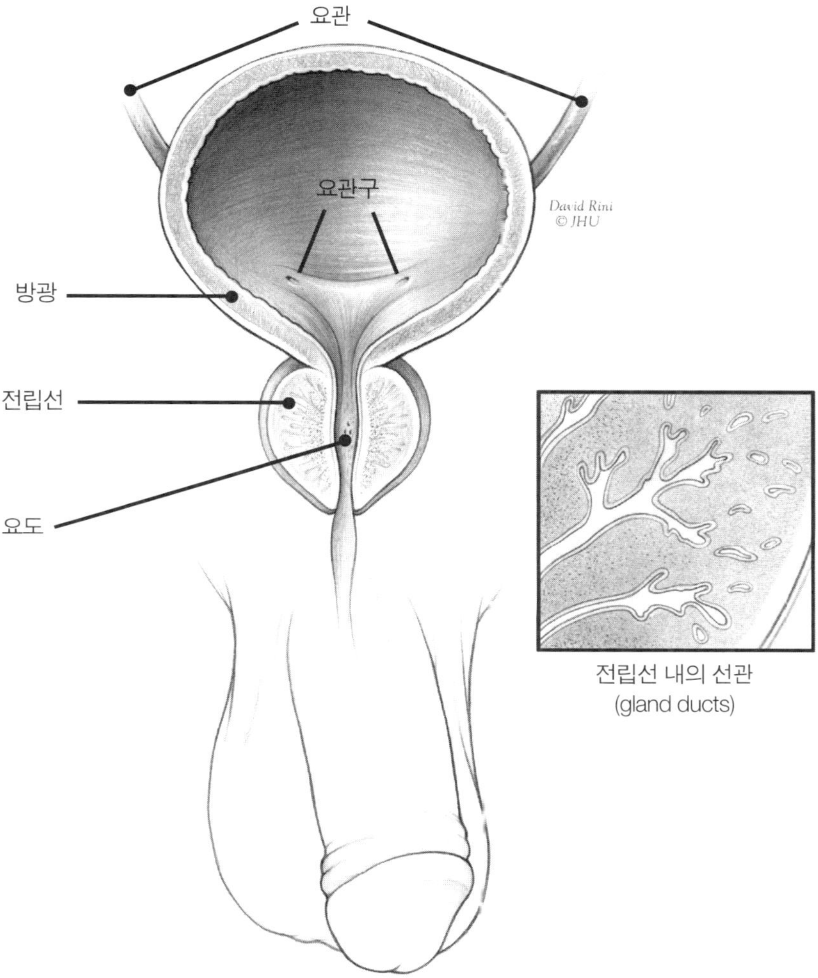

| 그림 1.2 | 방광, 전립선, 요도

소변은 방광에서부터 요도라는 관을 통해 나오게 됩니다. 하지만 전립선을 거치지 않고서는 소변이 몸 밖으로 나갈 수 없습니다. 요도를 고속도로라고 한다면 전립선은 톨게이트라고 할 수 있습니다. 전립선은 스펀지와 같은 작은 샘조직으로 구성됩니다. 여기서 만들어지는 액은 수송관을 통해 요도로 분비됩니다.

경우에는 40세 이후 매년 전립선에 대한 검진(직장수지검사를 의미하며 이는 5장에 기술됩니다.)을 받아야 하며 전립선특이항원(Prostate Specific Antigen; PSA, 5장에 기술됩니다.)의 혈중농도를 모니터 해야 하는 것입니다. 첫 검사 결과는 전립선 정기 검진의 기본 자료로 사용되며 향후 검사 결과와 비교하는 척도로 사용되게 됩니다. 즉, 지금 당장은 크게 의미가 없더라도 나중에 매우 중요한 자료로 활용되는 것입니다.

초진시의 PSA 수치에 따라 추후 검사 및 치료의 진행 방향이 다르겠지만, 의사들은 대부분 2-5년 후 다시 PSA와 직장수지검사를 받으라고 말 할 것입니다. 마치 경찰이 용의자의 행방을 추적관찰하는 것처럼 40대 이후 전립선은 면밀히 지켜보는 것이 좋습니다. 과거에는 고위험군과 저위험군을 나누어서 생각하였습니다. 하지만 존스 홉킨스 대학 병원의 H.발렌타인 카터(H. Ballentine Carter)와 알렌 파틴(Alan Partin) 등이 최근 연구에서 밝힌 바에 따르면, 위험인자와 상관없이 모든 남자들은 40세 이후에 검진을 하는 것이 보다 안전하다고 합니다.

전립선을 간단히 설명하자면

전립선은 득보다는 실이 더 많은 구조라고 할 수 있겠습니다. 심지어 치료를 하기 위해 접근하기 조차 어려운 곳에 위치하기까지 합니다. 그렇지만 그럼에도 불구하고 이 분야에는 그 어느 때 보다 큰 희망이 보입니다. 드디어 우리는 전립선암에 대한 가장 어려운 질문에 대한 답을 얻었습니다. 그 질문이란 그것이 어디에서 시작되며 왜 생기는 것이며 어떻게 퍼져나가느냐 하는 것입니다. 만약 전립선암을 치료할 수 없다면 가전체 살 수 있을까요? 과연 우리는 진행된 전립선암을 치명적이며 생명을 위협하는 질환이 아닌 마치 당뇨병과 같은 만성질환의 개념으로 전환시킬 수 있을까요? 우리의 기존 생각을 바꿔 한 때 최후의 수단으로 한 번 써보기나 했던 항암화학요법으로 성공적인 치료를 할 수 있을까요? 수술 후 보조요법이 가능할까요? 암을 완전히 예방하거나 적어도 진행을 늦추는 것이 과연 식이요법으로 가능할까요? 만약 PSA 수치가 수술이나 방사선요법 후에 다시 올라간다면 그것은 무엇을 의미하며 더 효과적인 치료방법을 찾을 때까지 시간이 얼마나 남았다는 것을 의미할까요? 현재의 근치적 전립선 절제술이나 방사선 치료가 발기부전이나 요실금과 같은 부작용 발생이 보다 적고 회복이 빠른 술기로 개선될 수 있을까요? 어떻게 하면 전립선암 환자와 그 가족들이 다시 정상적인 생활로 복귀할 수 있을까요? 어떻게 하면 삶의 질을 높일 수 있을까요? 이 모든 질문들에 대한 답을 앞으로 하나하나 살펴볼 것입니다.

전립선에 대한 해부학적 접근

전립선의 해부학적 구조를 최대한 간단하게 설명하고자 노력하였으나, 일부 독자들 입장에서는 필요 이상의 지식이라고 느껴질 수 있을 것입니다. 그렇지만 전립선이 어디에 위치하고 있으며, 우리 몸에서 어떠한 작용을 하는지, 그리고 그것이 영향을 주는 두 가지의 시스템, 즉 비뇨계와 생식계에 대하여 이해하는 것은 매우 중요하며, 전립선에 문제가 생겼을 때 이 두 개의 시스템이 어떤 영향을 받는지 이해하는 것은 필수적입니다.

생식계

생식계에 있어 성행위는 마치 NASA에서 우주왕복선을 발사하는 것과 같이 모든 것이 정교하면서도 조화를 잘 이루어야 합니다. 우주왕복선을 발사하기 위해서는 기후가 적절해야 하는데, 적절한 화학물질과 호르몬의 신호가 성행위 시의 '기후'에 해당합니다. 장비가 제대로 작동해야 발사가 올바로 이루어지는데, 성행위 시 성기는 '우주왕복선'에 해당하게 됩니다. 발기는 유압의 원리에 의해 이루어지는데, 이는 동맥과 정맥의 이완 및 수축의 균형과 복잡한 신경의 영향에 의해 조절됩니다. 성행위에 있어서 가장 높은 흥분 상태인 오르가즘 단계에서는 즉각적이며 거의 동시다발적으로 전립선과 정낭, 그리고 정자를 만들어 내는 고환에서 액이 방출됩니다. 성적흥분과 욕구는 실제로 뇌에서 시작되는 것이지만 이 책은 전립선에 초점을 맞추고 있기 때문에 우리는 전립선에 중점을 두고 살펴보겠습니다.

전립선

전립선은 복잡하면서도 강력한 작은 공장과도 같습니다. 전립선의 수많은 작은 샘과 도관들에서 만들어지는 주요 생산물은 정액의 구성성분이 됩니다. 오르가즘을 느낄 때 전립선에 있는 근육의 수축에 의해서 이 생산물들이 요도로 분비됩니다. 그리고 그곳에서 정자와 정낭에서 만들어진 액과 합해져 성기 밖으로 나가게 됩니다. 전립선에서 만들어지는 이 액은 맑고 약산성이며, 정자가 몸 밖에서 최대한 오래 살도록 도와주는 많은 영양물질들을 함유하고 있습니다.(이러한 역할을 하는 영양 물질에는 시트르산, 산성인산분해효소(acid phosphatase), 스퍼민(spermine), 칼륨, 칼슘, 아연 등이 있습니다.) 전립선에서 만들어진 일부 액은 요도를 통해 침입하는 해로운 세균으로부터 비뇨생식계를 보호하는 역할을 합니다. 여기서 전립선의 그리스어원이 왜 "보호자(protector)"인 지를 짐작할 수 있습니다. 이곳에 감염이 반복적으로 일어나면 흉터조직이 생기게 되고, 고환에서 나오는 관을 막아 불임에 이르게 됩니다. 이것이 포유류에 전립선이라는 기관이 존재하는 이유입니다.

사정 후에 정액은 곧바로 응고되기 시작합니다. 이는 번식의 확률을 최대화하려는 자연의 안전장치에 해당합니다. 만약 정액이 물과 같은 액체상태를 유지한다면, 여성의 질에 오래도록 머물 수 없을 것입니다.(실제로 들쥐 등의 설치류에서는 정액에서 다른 수컷의 정액이 의해 밀리는 것을 막기 위한 물질을 만들기도 합니다) 이후 응고된 정액은 전립선에 의해 만들어진 중요한 효소인 PSA에 의해서 서서히 녹습니다. PSA의 또 다른 중요한 특징은 간단한 혈액검사로 쉽게 감지된다는 것입니다. 최근 PSA검사는 전립선암을 진단하고 치료의 성공 여부를 추적관찰하는데 있어 의사들이 가진 중요한 무기 중 하나가 되었습니다.(PSA에 대한 보다 자세한 내용은 5장을 참고하십시오.)

전립선은 다섯 개의 구역으로 나누어져 있습니다. 전부(anterior)는 전체의 3분의 1을 차지하며 주로 평활근으로 이루어져 있습니다. 말초대(peripheral)는 가장 큰 부분에 해당하며 전립선 샘조직의 4분의 3을 차지합니다. 중심대(central)은 나머지 샘조직의 대부분을 차지합니다. 전전립선조직(preprostatic tissue)은 사정에 있어서 중요한 역할을 합니다. 즉 이곳에 분포하는 근육들이 사정 시 정액이 역류하는 것을 막아줍니다. 이행대(transitional zone)는 요도를 둘러싸고 있는 부분이며, 전립선의 비후에 의한 문제가 주로 시작되는 부분입니다. 이유는 정확히 알려져 있지 않으

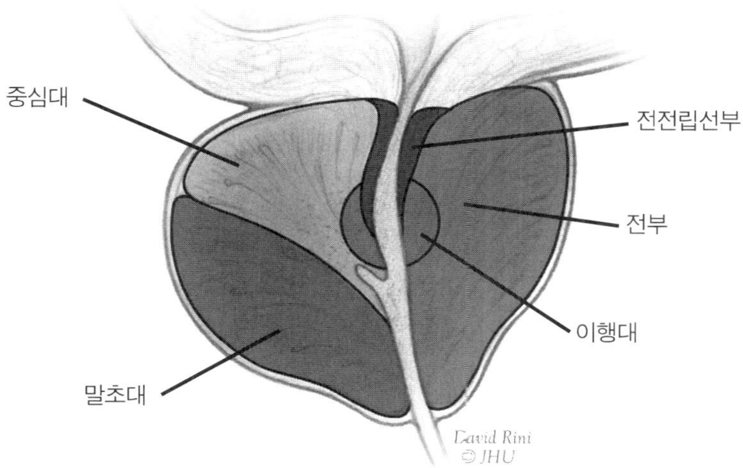

측면에서 본 전립선의 구역들

| 그림 1.3 | 전립선의 다섯 구역

전립선은 다섯 개의 구역으로 나누어져 있습니다. 전부(anterior)는 전체의 3분의 1을 차지하며 주로 평활근으로 이루어져 있습니다. 말초대(peripheral)는 가장 큰 부분에 해당하며 전립선 샘조직의 4분의 3을 차지합니다. 중심대(central)은 나머지 샘조직의 대부분을 차지합니다. 전전립선조직(preprostatic tissue)은 사정에 있어서 중요한 역할을 합니다. 즉 이곳에 있는 근육들이 사정 시 정액이 역류하는 것을 막아줍니다. 이행대(transitional zone)는 요도를 둘러싸는 부분이며, 전립선의 비후에 의한 문제가 주로 시작되는 부분입니다. 대부분의 전립선암은 말초대에서 시작됩니다. 다행히 이 부위는 직장수지검사에서 잘 만져지며 전립선 생검에 의해서도 검사가 가능합니다.

나 남성이 40대 중반에 이르면 전립선의 이행대가 점점 커지면서 요도를 막기 시작합니다. 마치 넥타이가 천천히 목을 조이듯이 천천히 압박하여 점차 소변을 몸 밖으로 내보내는 것이 어렵게 됩니다.(전립선비대증에 대한 보다 자세한 내용은 2장을 보십시오.) 대부분의 전립선암은 말초대에서 시작됩니다. 다행히 이 부위는 직장수지검사에서 잘 만져지며 전립선 생검에 의해서도 검사가 가능합니다.(자세한 내용은

6장을 보십시오.)

현미경으로 보면, 전립선은 작은 샘조직들이 벌집처럼 모여있는 구조로 마치 스펀지를 연상케 합니다. 각각의 샘조직은 분비물을 만드는 작은 공장에 해당하며, 분비물을 요도로 보내주는 수많은 관들로 서로 연결되어 있습니다. 전립선비대증에서와 같이 이 관들이 압박에 의해 막히면 혈중 PSA농도가 상승하게 됩니다. 전립선암은 새로운 도관을 형성하지는 않기 때문에 암이 점점 커질수록 샘조직들은 암조직 사이에 고립되게 됩니다. 그렇지만 여전히 샘들은 관으로 분비물을 세차게 분비하기 때문에 더 이상 갈 곳이 없는 액은 혈액으로 빠져 나갈 수밖에 없게 됩니다. 이 때문에 전립선암에서는 전립선비대증보다 혈중 PSA농도가 무려 10배 이상이나 높습니다.

전립선에는 두 종류의 세포가 있습니다. 하나는 분비물을 만들어 내는 샘세포인 상피세포(epithelial cell)이고 다른 하나는 상피세포가 제자리에 있도록 지지해주는 근육세포인 기질세포(stromal cell)가 그것입니다. 그렇지만 기질세포가 단순히 수동적인 지지역할만을 하는 것은 아닙니다. 기질세포는 전립선이 자라도록 도와주기도 합니다. 실제로 이 기질세포들에서는 많은 성장인자가 분비됩니다. 그리고 이미 밝혀진 대로 성장인자들은 건강할 때나 암조직이 생겼을 때나 전립선의 분화와 기능에 중요한 역할을 담당하게 됩니다.

● **호르몬은 전립선에 어떤 영향을 미칠까요?** 전립선은 호르몬에 매우 민감한 기관입니다. 이는 암 치료에 있어 매우 유리한 점이라고 할 수 있습니다. 왜냐하면 남성호르몬 즉 안드로겐(androgen)의 공급을 차단하여 암세포의 크기를 줄일 수 있으며, 더 이상 암이 진행되는 것을 막을 수도 있기 때문입니다. 이런 호르몬들을 분비하는 시스템은 뇌에서부터 시작됩니다. 시상하부에서 황체호르몬 분비호르몬(luteinizing hormone-releasing hormone; LHRH)을 분비하면, 그것이 "화학적 모스부호"가 되어서 뇌하수치에 전달되게 됩니다. 이에 대한 반응으로 뇌하수체는 황체호르몬(luteinizing hormone; LH)을 분비하게 됩니다. 다시 LH는 고환을 자극하여 테스토스테론(testosterone)을 분비하도록 합니다. 테스토스테론은 남성호르몬 중에서

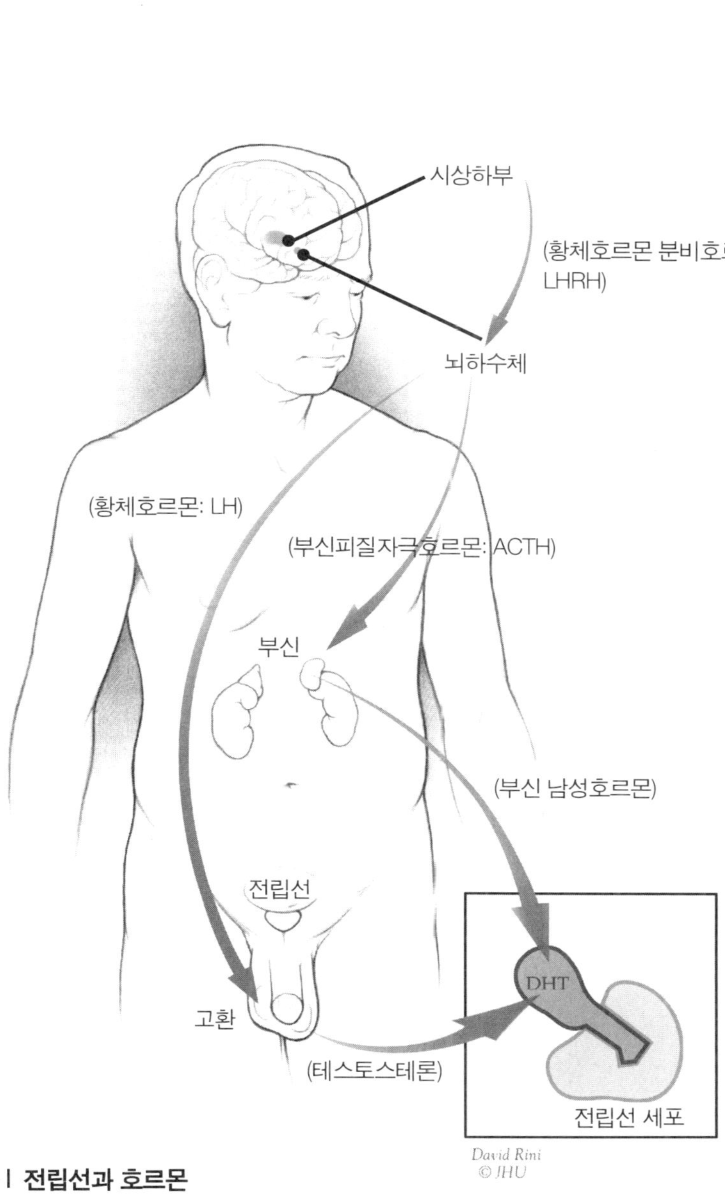

| 그림 1.4 | 전립선과 호르몬

이런 호르몬들을 분비하는 시스템은 뇌에서부터 시작됩니다. 시상하부에서 분비되는 황체호르몬 분비호르몬(luteinizing hormone-releasing hormone; LHRH)이 뇌하수체에 전달되면 이에 대한 반응으로 뇌하수체는 황체호르몬(luteinizing hormone; LH)을 분비하게 됩니다. 다시 LH는 고환을 자극하여 남성호르몬의 핵심이 되는 테스토스테론(testosterone)을 분비하도록 합니다. 테스토스테론은 혈액을 통해 순환하다가 전립선 세포로 확산되어 들어갑니다. 전립선에서는 5-알파 환원효소를 사용하여 테스토스테론을 디하이드로테스토스테론(dihydrotestosteron; DHT)으로 바꿉니다. 이 DHT는 세포의 핵 안에서 특정 단백질과 결합하여 전립선 내 다양한 유전자를 활성화시킵니다.

가장 중요한 호르몬입니다. 테스토스테론은 체모를 자라게 하며, 목소리를 남성다워 지게 하며, 생식능이 생기도록 하는 등 남성의 2차 성징에 핵심적인 역할을 하기 때문입니다. 테스토스테론은 혈액 내에서 순환하다가 전립선 세포로 확산되어 들어갑니다. 전립선에서는 5-알파 환원효소를 사용하여 테스토스테론을 디하이드로테스토스테론(dihydrotestosteron; DHT)으로 바꿉니다. DHT는 세포핵 안에서 특정 단백질과 결합하여 전립선 내 다양한 유전자를 발현시킵니다.

● **전립선은 생식에 있어 꼭 필요한 기관은 아닙니다.** 동물들에게 있어 전립선은 생식에 있어 꼭 필요한 기관은 아닙니다. 동물들은 정낭이나 전립선을 제거하여도 생식이 가능합니다(단, 두 기관을 모두 제거하면 생식이 불가능 합니다.) 전립선의 성장과 남성의 성적 발달 사이에 긴밀한 연관성이 있다는 사실을 염두에 둘 때 이는 놀라운 일이 아닐 수 없습니다. 사춘기 초기에 4gm이던 전립선은 20세가 되면 5배 크기인 20gm까지 커집니다.(이후에도 전립선은 계속 성장하여 무거워 지지만, 이 과정은 훨씬 느린 속도로 진행됩니다.)

고환(testis)

고환은 남성의 중요한 생식기관입니다. 앞에서 언급하였듯이, 고환에서는 테스토스테론이라는 호르몬이 만들어 집니다. 또한 수 백개의 작고 실과 같은 구불구불한 관에서 정자를 형성합니다.(이 구불구불한 관을 곧게 쫙 펴면 약 60cm가 됩니다.) 우리 몸에는 고환이 2개 존재하며, 각각의 길이는 5cm에 너비는 2.5cm 정도 됩니다. 고환은 혈액을 공급해주는 생명줄인 정삭(spermatic cord)과 연결되어 있으며 음낭(scrotum) 안에 위치합니다. 음낭이 왜 몸의 아래 부분과 같이 취약한 부분으로 돌출되어 있는지 생각해 본 적이 있습니까? 상식적으로 고환과 같이 중요한 기관을 보호하려면 몸속 깊은 곳에 위치해 있어야 하는 것이 아닐까요? 고환의 경우는 그렇지 않습니다. 만약 고환이 골반 안쪽에 위치해 있었다면 외부 충격에 대해서는 안전하게 보호받을 수 있겠지만, 체온의 영향으로 정자가 생성되지 않기 때문에 보호할 필요가 없게 됩니다. 고환은 매우 간단하면서도 합당한 이유로 음낭 속에 위치하고 있습니다. 그 이유는 바로 그곳의 온도가 몇 도 더 낮기 때문입니다. 정자는 예민하기 때문에 너무 따뜻한 온도에서는 발생이 거의 이루어지지 않습니다. 음낭은 천연 냉각기인 것입니다.(실제로 고환이 내려오지 않고 복강 속에 남아 있는 남성의 경우, 몸 안의 높은 온도로 인해 정자가 거의 만들어지지 않습니다.)

부고환(epididymis)

각각의 고환에서 정자를 형성하는 가는 관들은 하나로 모여서 부고환이 됩니다. 가는 관들이 작은 시냇물이라면 부고환은 넓고 굽이진 아마존 같은 강이라고 할 수 있습니다. 각 관들의 직경은 1mm밖에 안 되지만 곧게 펴면 약 4.5-6.0m나 됩니다. 이것은 하나의 연속된 관이기 때문에 감염에 의해 관이 막히면 왜 불임이 되는지 쉽게 짐작할 수 있습니다. 이 관들은 위에서 아래로 차곡차곡 접혀 길이가 여성의 약지 손가락 정도 되는 부고환을 형성합니다. 이곳은 오르가즘에 도달하는 순간까지 정자가 성숙되는 온실과 같은 공간입니다. 오르가즘 시 강력한 일련의 근육 수축에 의해서 부고환의 꼬리 부분에서부터 정자들이 배출됩니다. 부고환의 한쪽은 고환과 연결되어 있으며 또 다른 한 쪽은 수정관(vas deferens)이라고 불리는 또 다른 관 구조에 연결됩니다.

수정관(vas deferens)

좌우에 존재하는 직경 3mm의 수정관은 단단하고 근육으로 이루어져 있으며 길이는 약 45cm나 됩니다. 이 관의 역할은 정자를 전립선으로 둘러싸인 요도(전립선 요도)까지 밀어주는 것입니다. 이 관은 무척 두껍기 때문에 음낭에서 쉽게 만져집니다.(남성불임수술(vasectomy) 시 이 부위를 절제합니다.) 수정관은 방광과 직장 사이 공간을 지나 전립선의 바닥에 도달하며 이곳에서 정낭에서 나온 관과 만나서 사정관을 형성합니다.

정낭(seminal vesicle)

정낭은 5cm 정도 길이의 울퉁불퉁한 포도송이 형태의 기관으로 방광과 직장

사이 좌우측에 위치합니다. 그 위로 활과 같은 모양을 그리며 수정관이 지나가며 이 수정관은 정낭과 V자 정도로 만나게 됩니다. 이것은 전립선 요도에 좁고 기다란 구멍 모양으로 열리는 사정관을 형성합니다. 정낭은 꽈리모양처럼 생긴 공간들로 이루어져 있으며 이곳에서 정액의 점도를 유지하는 끈적끈적한 액체를 분비합니다.(정낭이라는 이름은 과학자들이 이곳에 정자가 저장된다고 생각해서 붙여졌으나 후에 잘못 붙여진 이름인 것이 밝혀졌습니다.) 전립선처럼 정낭도 성장과 분화, 그리고 액체의 분비에 있어서 호르몬의 영향을 받습니다. 정낭은 전립선과 유사한 점이 상당히 많지만 전립선과 달리 이곳에는 양성(전립선비대증이 대표적)이든 악성이든 비정상적인 성장이 거의 일어나지 않습니다.(이것에 대한 자세한 내용은 3장에 기술되어 있습니다.)

최근에 존스 홉킨스의 과학자들은 전립선과 정낭의 관계에 대해서 연구하기 시작했습니다. 전립선은 암이 잘 생기는 기관이며, 정낭은 암이 거의 생기지 않는 기관입니다. 자연에서 사자나 개와 같은 육식동물들은 정낭을 가지고 있지 않습니다. 정낭과 전립선 모두를 가진 동물은 소, 유인원, 코끼리와 같은 초식동물입니다. 단 하나의 예외가 있다면 바로 인간입니다. 인간에게도 정낭이 있습니다. 다시 말하면 사람은 육식을 좋아하지만 신체 구조적으로 볼 때 채식을 하는 것이 맞습니다. 이 연구에 대한 자세한 내용과 의의는 3장에서 다루게 됩니다.

성기(Penis)

성기는 신경과 평활근과 혈관의 놀라운 조합에 의한 구조물이라고 할 수 있으며 두 가지 주된 기능을 합니다. 성행위와 배뇨입니다.(참고 : 인간의 성기에는 뼈가 없습니다. 물론 개나 그 외 다른 동물들에서는 종에 따라 뼈가 있는 경우도 있습니다.) 성기는 마치 물풍선과 같습니다. 기본적인 단면 구조는 각이 둥근 삼각형입니다. 삼각형의 모든 꼭짓점에는 실린더 형태의 조직이 있습니다.(두 개의 음경 해면체(corpora cavernosa)와 한 개의 요도 해면체(corpus spongiosum)입니다.) 이 조직에 피가 유입되면 부풀어 올라서 커지게 되는 것입니다. 발기 시 동맥은 일정량의 혈액을 성기에 공급하고 정맥은(물론 평상시에는 들어온 혈액을 다시 내보내지만) 들

정액은 정자와 같은 것일까?

남성이 실제로 사정하는 것은 정액이며, 이는 정낭과 전립선에서 만들어진 액체와 정자로 이루어져 있습니다.(액체 성분의 3분의1은 전립선에서 만들어진 것이며, 3분의2는 정낭에서 만들어진 것입니다.) 정자는 정액의 아주 적은 부분이라고 할 수 있습니다. 정액은 생각보다 양이 많습니다. 정액의 주된 구성성분은 주로 전립선과 정낭에서 분비된 액체이며 프로스타글란딘, 스퍼민, 프럭토오즈, 포도당, 시트르산, 아연, 단백질 등과 면역글로불린, 단백분해효소, 에스터라제와 같은 효소와 인산분해효소(phosphatase)가 포함되어 있습니다. 이와 같은 성분들은 아마도 완충역할을 하기 위한 것으로 보입니다. 즉 정자가 난자를 만날 때까지 살아있도록 도와주며 활성을 유지하도록 하는 것입니다. 또한 이때, 프럭토오즈와 포도당과 같은 당 성분들은 정자가 여행을 하는 동안 에너지를 공급하는 역할을 합니다. 이 외에 위에 언급한 다른 성분들인 아연, 단백분해효소, 면역글로불린 등은 아마도 세제의 역할을 하는 것으로 생각됩니다. 즉 감염이나 다른 해로운 물질들이 배뇨관에 존재하지 않도록 씻어주는 것입니다.

정액은 사정 후에 큰 화학적 변화를 겪습니다. 점액의 상태에서 반고체의 상태가 되었다가 다시 점액상태로 되돌아오게 되는 것입니다. 사정 몇 분 뒤 정액은 젤리와 같은 상태로 굳습니다. 그 다음에 15분 이내에 끈적끈적한 액체 상태로 됩니다. 대부분의 동물의 경우, 정낭에서 만들어진 물질에 의해 이러한 응고작용이 일어나게 됩니다. 그 뒤 전립선에서 만들어진 효소인 PSA는 정액이 다시 액체 상태로 되돌아가도록 합니다. 정액의 성질은 동물의 종에 따라서 다양합니다. 예를 들어, 소나 개(이 동물들은 정낭이 존재하지 않습니다.)에서 정액은 전혀 응고가 일어나지 않습니다. 그러나, 쥐나 토끼 같은 동물에서는 정액이 빠르게 응고됩니다. 이러한 동물들에게 PSA와 같은 효소는 정자가 목적지에 도달하는데 있어서 반드시 필요합니다. 우리 몸의 대표적인 체액인 혈액처럼 정액 또한 우리 몸에 형성되는 체액이므로 약물에 의해 영향을 받을 수 있습니다. 또한 AIDS와 같은 성병을 전파할 수도 있습니다.

어온 혈액을 나가지 못하게 막습니다. 그 결과로 성기에 혈액이 들어차 단단한 상태를 유지하여 성행위를 가능케 합니다. 이 모든 조절은 성기로 들어가는, 또는 성기에서 나오는 섬세한 신경에 의해 가능합니다. 이러한 미세한 신경들에 대해서는 수년간 거의 알려진 바가 없습니다. 그동안 전립선의 제거는 거의 대부분 발기부전이라는 아쉬운 결과를 초래하였지만 이제는 더 이상 그렇지 않습니다.(8장을 참고하시기 바랍니다.)

요로는 어떻게 작동할까요?

신장

신장은 우리 몸에서 매우 중요한 여과장치입니다. 심장이 매번 뛸 때마다 신장에서는 독성물질이나 과도한 수분, 염분을 거르고 체액과 무기염류의 균형을 맞추어 줍니다. 백만 개 이상의 신단위(nephron)라고 불리는 작은 여과 장치를 통해서 68kg의 남성을 기준으로 하루에 170*l*라는 엄청난 양의 체액이 걸러집니다.(그림 1.5) 우리가 마시는 물은 여과되고, 재흡수 되는 일련의 과정을 거치게 됩니다.(만약 물과 무기염류가 재흡수 되지 않으면 우리 몸은 몇 시간 안에 심각한 탈수상태에 빠지게 될 것입니다.) 그렇지만 무기염류가 모두 다 재흡수 되는 것은 아닙니다. 많은 양의 소변을 통해서 빠져나가기도 합니다. 남자의 경우 매일 평균 약 1*l*의 소변을 배출합니다.(소변은 물과 Na^+, Cl^-, HCO_3^-, K^+, 요소, 단백질 부산물의 혼합물입니다.)

요관

소변은 요관을 통해서 신장에서 방광으로 이동합니다. 요관은 치약 튜브와 유사합니다. 즉, 우유를 짜는 것처럼 신장에서부터 소변을 짜냅니다. 각 요관의 길이는 약 30cm 정도 되며, 최대 직경은 1.2cm 이하입니다. 요관에서 액체는 한 쪽 방향으로만 흐릅니다. 정상적으로 소변은 신장에서 방광 쪽으로만 흐르게 됩니다.

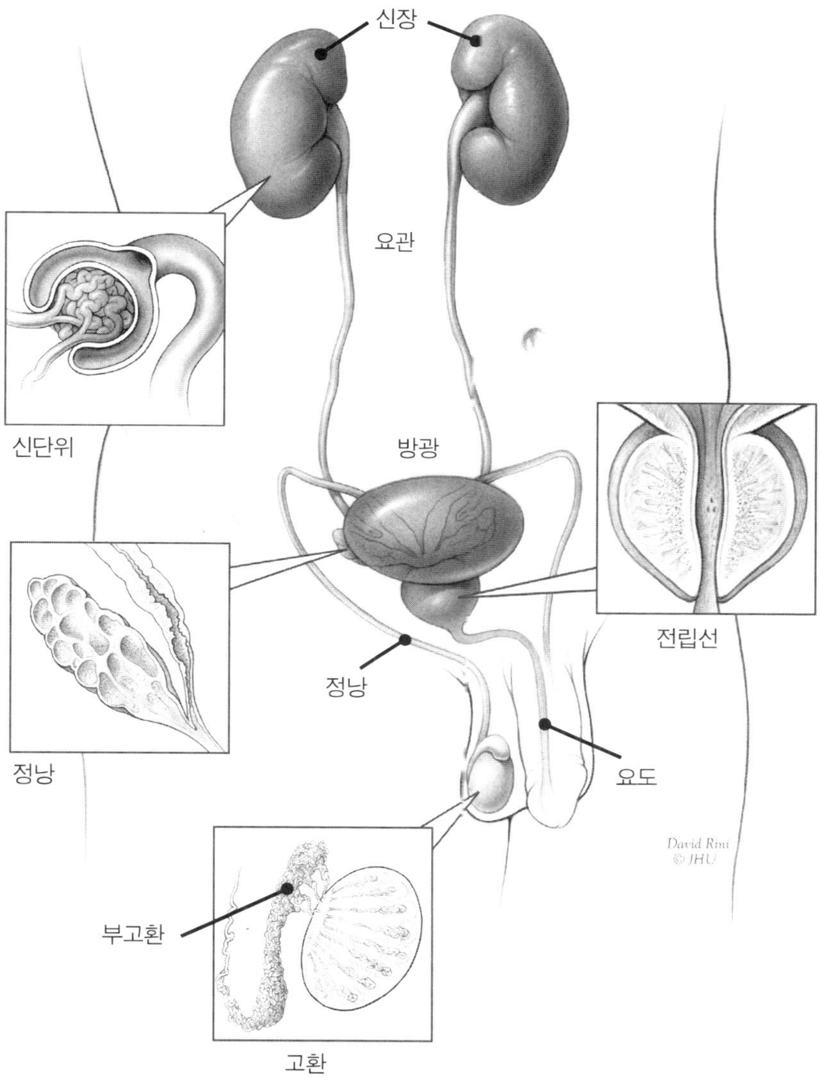

| 그림 1.5 | 소변이 배출되는 경로

위에서부터: 신장은 우리 몸에서 매우 중요한 여과장치입니다. 백만 개 이상의 신단위(nephron)라고 불리는 작은 여과 장치를 통해서 68kg의 남성을 기준으로 하루 170*l*의 체액이 걸러집니다. 남성의 경우 평균적으로 매일 약 1*l*의 소변을 배출합니다. 소변은 요관이라는 관을 통해서 신장에서부터 이동하는데, 이때 요관은 우유를 짜는 것처럼 신장에서부터 소변을 짜냅니다.

방광

방광은 커다란 주머니입니다. 최대로 늘어날 경우, 이 근육질의 용기는 약 500ml의 소변을 저장할 수 있습니다.(그림 1.2) 신장이나 요관과는 달리 방광은 정상적인 경우 어느 정도 의식적으로 조절할 수 있습니다. 일반적으로 우리는 방광을 조절하여 의식적으로 소변을 참거나 배출할 수 있습니다.(소변을 참지 못하고 배출하는 것을 요실금(incontinence)이라고 합니다.)

복잡하게 얽히고 설킨 근육과 결합조직 덕분에 방광은 소변의 양에 따라 작아질 수도 있고 크게 늘어날 수도 있습니다. 정교한 되먹이기 기전에 의해서 방광이 지나치게 늘어나거나 파열되지 않습니다. 즉, 방광이 과도하게 늘어나게 되면 이것이 자극이 되어 신장에서 소변을 좀 더 느리게 만들도록 합니다. 방광목 부분을 방광삼각(trigone)이라고 합니다. 방광삼각의 주된 기능은 소변이 한쪽 방향(신장과 요관으로부터 아래쪽)으로만 흐르도록 하는 것입니다. 방광삼각의 밸브는 방광이 늘어났을 때 소변이 신장으로 역류되는 것을 단단히 막는 역할을 합니다.

소변이 그 다음으로 지나가는 구조는 요도(urethra)입니다. 요도 역시 근육으로 이루어진 관이며 길이는 약 20cm 정도입니다. 요도는 방광목에서부터 시작하여 35도 각도로 전립선을 관통하여 성기까지 연결되어 있습니다. 요도는 크게 세 부분으로 나뉘는데, 전립선에 둘러싸인 전립선요도(prostatic urethra), 전립선과 성기 사이에 위치하고 외요도괄약근(external sphincter)이 존재하는 막성요도(membranous urethra), 그리고 성기요도(penile urethra)가 이에 해당합니다. 전립선처럼 요도 또한 생식 기능과 배뇨 기능을 모두 수행합니다. 즉, 정액과 소변이 모두 이곳을 통과한다는 것입니다. 전립선 요도에는 평활근으로 구성된 고리모양의 고유한 역류방지장치가 존재합니다. 이는 사정 시 방광목 부분과 함께 수축합니다. 이러한 기전에 의해 정액이 방광으로 역사정되지 않고 요도 밖으로 정상적으로 배출될 수 있습니다.

지금까지 전립선에 대한 해부학적 지식을 살펴보았습니다. 진단, 치료, 그리고 부작용 등에 대해서 읽어나가는 과정 중 이 장으로 다시 돌아와 읽게 되는 일이 생길 지도 모릅니다. 바로 이런 이유 때문에, 즉 앞으로 다루게 될 내용들이 친숙하게

다가오도록 하기 위해 이 장을 쓴 것입니다. 전립선이 비뇨계와 생식계 모두에 있어서 매우 중요한 샘조직이라는 사실을 알았으니, 이제는 이 작은 샘조직이 왜 그렇게 중요하며 이 곳에 어떤 문제가 생길 수 있는지 다음 장에서부터 살펴보겠습니다.

제2장

작은 기관에서 일어나는 큰 문제

시작하며(이번 장의 요약)

대부분의 남성들은 삶의 어느 시점에선가는 전립선이라는 단어를 접하게 됩니다. 이 작은 기관이 남성의 건강에 영향을 미치는 세 가지 흔한 질환의 요인이 되기 때문입니다. 세 가지 질환은 다음과 같습니다.

- 전립선암 – 남성에게서 가장 흔히 발견될 수 있는 암입니다.(이는 북미나 서구 유럽의 경우로, 우리 나라에서의 남성암은 위, 폐, 간, 대장, 전립선암 순서이나 전립선암이 최근들어 가장 가파른 상승세를 보이고 있습니다.)
- 전립선비대증(benign prostatic hyperplasia; BPH)
  – 남성에서 가장 흔하게 발생하는 양성 종양 중 하나입니다.
- 전립선염 – 전립선에 생기는 통증을 수반하는 염증이며, 남성 요로감염(urinary tract infection)의 가장 흔한 원인입니다.

이러한 질환이 존재한다는 사실에 대해 많은 남성들은 충격을 받습니다. 왜냐하면 대부분의 남성은 전립선에 문제가 생기기 전까지 그들이 전립선이라는 기관을 갖고 있다는 사실조차 알지 못하기 때문입니다. 설상가상으로 전립선과 연관된 질환에는 "한정의 규칙"이 적용되지 않기 때문에, 어떤 남성들은 불행하게도 두 가지 이상의 질환에 걸릴 수 있습니다.(일부 남성들은 전립선비대증을 치료하는 과정에서 자신이 전립선암에 걸렸다는 사실을 발견하기도 합니다.) 전립선비대증으로 인하여 전립선염이 발생하거나 배뇨장애를 겪을 수도 있습니다. 전립선암을 강하게 의심케하는 비정상적인 PSA 혈액검사 결과나 직장수지검사에서 촉지된 혹으로 인해 전립선에 대한 관심이 처음 생기기도 합니다.

따라서 대표적인 이 세 개의 전립선 질환 모두를 이해하는 것이 중요합니다.

다음 내용들은 반드시 숙지하시기 바랍니다.

전립선암

이것은 미국 남성에게서 가장 흔한 암이며, 미국 남성의 암 중 세번째로 사망률이 높은 질환이기도 합니다.(우리나라의 경우 남성암 중 다섯 번째로 흔한 암입니다.) 이 책의 주제가 전립선암이기 때문에 "초기 전립선암은 완치가 가능하다"만 알고 넘어가면 됩니다. 하지만 이 암은 무증상이거나 의심할 만한 초기 증상을 동반하지 않기 때문에 정기적인 검사가 매우 중요합니다. 전립선암으로부터 어떻게 살아남을 수 있을까요? 이 질문에 대한 답이 이 책 전반에 걸쳐 있습니다. 예방, 조기 진단, 국소암(전립선에 국한된 암)에 대한 보다 적절한 치료, 그리고 진행암에 대한 적절한 조절이라는 네 가지 측면에서의 접근이 매우 중요 합니다.

전립선비대증(BPH)

전립선비대증은 거의 대부분의 노인에서 발견됩니다. 70대에서는 70%의 남성이 이 질환에 걸려 있으며, 이 중 4분의 1은 치료를 요합니다. 전립선비대증은 전립선암이 아니며, 전립선비대증이 있다고 해서 전립선암에 걸릴 확률이 높아지는 것도 아닙니다. 전립선비대증과 전립선암은 전립선의 서로 다른 구역에서 발생하는 서로 다른 질환입니다. 이는 마치 두 개의 다른 샘조직이 하나로 뭉쳐있는 듯한 양상입니다. 전립선암은 전립선의 말초대에서 시작되며 바깥쪽으로 자라나 주변 조직을 침범합니다(전립선암 초기에 증상이 거의 나타나지 않는 것이 바로 이러한 이유 때문입니다.) 반면에, 전립선비대증은 전립선 안쪽 부분에 위치하는 이행대라고 불리는 요도를 둘러싼 고리 모양의 매우 작은 조직에서 시작됩니다. 전립선비대증은 전립선의 중심 방향으로 성장해 서서히 요도(방광에서부터 전립선을 지나 음경으로 소변을 운반하는 관)를 압박하여 배뇨장애를 초래합니다.(따라서 전립선비대증에서는 거의 항상 관련 증상이 동반됩니다.)

전립선비대증은 대부분의 남성에서 발생하는 매우 흔한 질환입니다. 이것은 암은 아니지만 암과 비슷한 양상을 보입니다. 최근에는 많은 좋은 치료방법들이 있으며 대부분 부작용도 거의 없습니다.

전립선염

전립선염은 남성에서 발생하는 요로감염의 가장 흔한 원인이며, 비뇨기계 문제로 병원을 찾는 남성의 25% 정도가 전립선염 증상을 보이는 것으로 추산됩니다. 전립선염은 네 가지 범주로 분류됩니다. 가장 드물지만 치료하기 가장 쉬운 두 가지 전립선염은 세균 감염에 의해서 일어나는 급성 세균성 전립선염(acute bacterial prostatitis)과 만성 세균성 전립선염(chronic bacterial prostatitis)입니다. 주 증상으로 고열과 오한, 배뇨시의 작열감, 잦은 배뇨 등이 있으며, 간혹 생명을 위협할 수 있는 패혈증이 발생하기도 합니다. 다음은 만성 비세균성 전립선염/만성 골반동통증후군(chronic pelvic pain syndrome)으로 염증성 만성통증증후군과 비염증성 만성 골반통증증후군이 이 범주에 포함되어 있습니다. 이 전립선염의 원인은 알려져 있지 않으며, 항생제로는 치료가 되지 않습니다. 치료는 증상 완화에 초점이 맞추어져 있으며, 이때 전립선에 분포하는 근육의 긴장도를 완화하여 배뇨를 수월하게 하도록 알파 차단제(alpha-blockers) 등의 근이완제가 사용됩니다. 마지막으로 위의 전립선염의 범주 중 어디에도 속하지 않는 무증상 염증성 전립선염(asymptomatic inflammatory prostatitis)이 있습니다. 이 질환은 증상을 수반하지 않으며, 염증 세포가 전립선 분비액에서 발견되거나 전립선 생검에서 염증이 발견되었을 경우 등 우연한 기회에 발견됩니다. 증상이 없는데 우리가 이 질환을 염려해야 할까요? 그럴지도 모릅니다. 이 염증성 질환에 대한 연구는 계속 진행 중입니다. 비록 이 질환은 암이 아니지만 암의 발생과 연관이 있을지도 모릅니다. 즉, 염증의 원인 인자가 암의 원인이 될지도 모른다는 것입니다.(자세한 내용은 3장을 참고하십시오.)

다행인 것은 전립선염이 암은 아니라는 사실입니다. 대부분의 전립선에 대한 치료(항생제에 반응하는 세균성인 경우를 제외하고)는 시행착오적인 면이 많으며, 환자와 의사가 모두 인내를 갖고 함께 가장 적절한 치료계획을 세우는 것이 매우 중요합니다. 그러나, 최근 들어 전립선염의 새로운 치료방법을 발견하는 데 도움이 될 만한 연구 결과들이 보고되고 있습니다. 많은 경우에 있어 식단이나 생활습관의 변화로 증상이 개선된다는 사실이 확인되었습니다.

전립선에서 일어날 수 있는 문제들: 전립선암, 전립선비대증(BPH), 전립선염

대부분의 젊은 남성들에게 전립선은 비장과 마찬가지로 몸의 어딘가에 있으며 무언가 유용한 일을 할 것이라고 생각은 되지만 중요하지 않은 신체의 일부로 여겨집니다.

불행하게도 남성들은 전립선에 대하여 알아야 할 때가 언젠가는 옵니다. 이 작은 기관은 남성 건강에 영향을 미칠 수 있는 세 가지 중요하고도 흔한 질환의 원인이기 때문입니다. 이 세 가지 질환은 미국 남성에서 가장 흔히 발견되는 암인 전립선암, 남성에게서 가장 흔히 발견되는 양성 종양이자 대부분의 고령 남성이 겪게 되는 배뇨증상의 원인이 되는 전립선비대증, 그리고 고통을 수반하는 염증성 질환이자 남성 요로감염의 주원인이 되는 전립선염입니다. 설상가상으로, 전립선과 연관된 질환에는 "한정의 규칙"이 적용되지 않기 때문에, 일부 남성들은 위 질환 중 두 가지 이상에 걸릴 수도 있습니다. 예를 들어, 전립선비대증이나 전립선염을 앓았다는 것은 "이미 전립선에 관한 질환을 앓아 더 이상 전립선 관련 질환에 걸리지 않음"을 의미하지 않습니다. 증상이 재발할 수도 있고 전립선암과 같은 다른 전립선 관련 질환에 걸릴 수도 있습니다. 이 책은 전립선암에 관한 내용을 담고 있지만, 전립선암 판정을 내리거나 암에 대한 치료방법을 계획할 때에는 다른 전립선 관련 질환을 함께 고려해야 합니다. 따라서 남성들에게 있어 이 세 가지 전립선 관련 질환이 무엇인지, 의심 증상은 무엇이며 그 치료방법에는 어떤 것들이 있는지 알아두는 것은 매우 중요합니다.

다행히도 전립선 관련 질환에 대한 효과적인 치료방법과 증상 완화 방법은 이미 알려져 있습니다. 전립선암도 초기에 발견되면 배뇨 조절 기능이나 발기력을 잃지 않으면서도 완치가 가능합니다. 더 희망적인 사실은, 진행암의 성장을 몇 년이든 억제할 수 있는 방법을 밝히는데 매우 가까이 다가섰다는 점입니다.

전립선암

전립선암은 남성암 중 가장 흔하며, 남성암 중 세 번째로 사망률이 높습니다.(이는 북미나 유럽의 통계수치이며, 우리나라의 경우에는 남성암 중 다섯 번째로 빈도가 높고, 폐암에 이어 두 번째로 사망률이 높습니다.) 이 책의 주제가 전립선암이기 때문에, 우리는 다음 한 가지 사실에만 초점을 두고자 합니다. 전립선암의 경우, 그 크기가 작고 완치가 가능할 때에는 증상이 나타나지 않는다는 점입니다. 따라서 암을 가능한 초기에 발견할 수 있는 정기적인 검사가 매우 중요합니다. 늦게 발견될 경우 전립선암은 치명적일 수 있으며, 치료 없이 진행되도록 놔둔다면 심각한 증상과 극심한 고통을 수반할 수 있습니다. 암세포가 전립선 내에 국한된 적기에 발견이 된다면 전립선암은 수술이나 방사선 치료 등을 통해 완치될 수 있습니다. 임상적으로 의미가 없는 전립선암을 가진 일부 남성들에게는 면밀한 추적관찰 또한 안전한 선택 중 하나입니다.(7장을 참고하십시오.)

전립선암의 치료방법은 그 어느 때보다 더 좋아졌습니다. 그 어느 때보다 더 많은 남성들에서 부작용이 적은 치료로 전립선암을 완치할 수 있습니다. 또한 최근에는 진행된 전립선암의 성장을 억제하는데 초점을 맞춘 혁신적인 연구와 첨단 기법들이 빛을 발하고 있습니다. 현재 기대되는 신약들이 임상실험 중에 있습니다. 일부 전립선암 환자의 경우, 완치가 불가능하겠지만 적어도 더 진행하는 것을 막을 수는 있습니다. 결국 진행된 암을 앓고 있는 환자들이 전립선암을 가지고 죽는 일은 있어도 전립선암으로 인해 죽는 일은 없게 하는 것이 조만간 가능해질 것입니다. 어떻게 하면 전립선암으로부터 생명을 구할 수 있을까요? 그 단서는 네 가지로 분류되는 전립선암에 대한 접근방법에서 찾을 수 있습니다.

- 예방 – 애초에 전립선암에 걸리지 않거나 발병을 수년간 늦추는 것.
- 조기 진단 – 예민도가 높은 검사와 검사결과를 분석할 수 있는 정교한 모델을 통해 완치가 가능한 초기에 전립선암을 발견하는 것.
- 국소암에 대한 보다 적절한 치료 - 부작용을 최소화하고 더욱 효과적인 치료방법으로 개선하여 적용하는 것.
- 진행암에 대한 적절한 조절.

다음으로, 전립선비대증과 전립선염에 대해서 살펴보겠습니다. 전립선 관련 질환의 경우, 한 질환이 다른 질환의 발병을 막지 못하기 때문에 한 사람이 두 가지 이상의 질환에 동시에 이환될 수 있습니다. 그러나, 만약 당신이 이러한 질환으로 진단 받지 않았다면 앞으로 언급할 전립선비대증과 전립선염에 대해서는 참고사항 정도로만 생각하고 바로 3장으로 넘어가도 무방합니다.

전립선비대증

벤자민 프랭클린은 이 질환으로 고통 받았던 것으로 알려져 있으며, 토마스 제퍼슨도 마찬가지였습니다. 또한 대다수의 고령 남성도 그럴 것입니다. 전립선비대증(benign prostatic hyperplasia; BPH)은 전립선의 과다증식으로 거의 모든 남성들이 이 질환에 언젠가는 이환됩니다. 전립선비대증의 유병률은 40대 이후 매년 증가합니다. 이 질환의 유병율은 50대 남성에서는 20%, 60대 남성에서는 60%, 그리고 70대 남성에서는 70%입니다. 전립선비대증을 가진 남성의 4분의 1(미국에서만 매년 350,000명의 남성)은 전립선비대증으로 인해 야기된 요폐색 증상을 완화하기 위해 최소 1회 이상의 치료를 받습니다.

1990년대 이전에는 이 질환에 대한 효과적인 내과적 치료방법이 존재하지

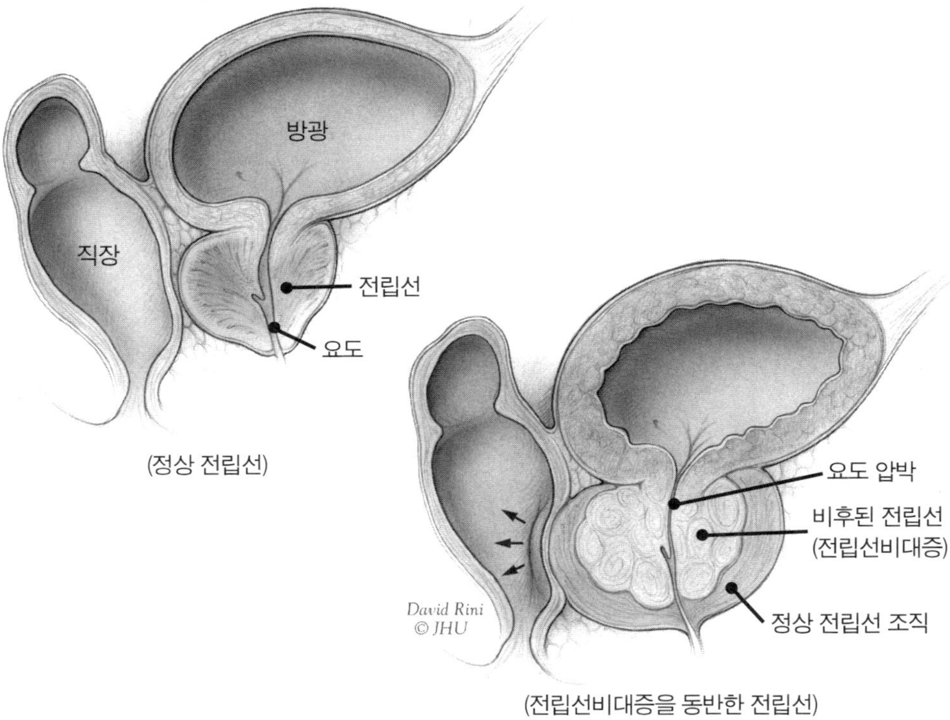

| 그림 2.1 | 전립선비대증에 의한 요도 압박

위 그림은 정상전립선과 전립선비대증을 비교하여 보여주고 있습니다. 전립선비대증이 동반된 경우 샘조직의 증식과 더불어 평활근의 수축으로 인해 요도가 좁아져 배뇨가 매우 어려워집니다.

않았습니다. 그 당시 전립선비대증으로 진단받은 남성들은 수술을 요할 정도로 증상이 극심해지면 다시 올 것을 권고받았습니다. 불과 10년 전만 해도 미국 남성의 25%는 살아 가는 동안 어느 시점에선가는 양성 전립선 질환으로 수술을 받았습니다. 전립선비대증은 아직도 55세 이상의 미국 남성에서 가장 흔한 수술의 원인이기도 합니다.

최근들어 내과적인 치료 요법이 가능해졌으며, 많은 남성들이 그들의 증상을 완화하기 위해 치료를 받고 있습니다. 위에서 언급한 수치에 근거한다면, 60세 이상 남성 중 대다수는 전립선비대증으로 약을 이미 복용하고 있거나 복용하는 것을 고려하고 있다는 결론이 나옵니다. 그러나 이들 모두가 투약만으로 증상이 해결되는 것은 아닙니다. 증상이 매우 심한 경우라든지 치료 시점을 놓쳐 질환이 너무 진행된 남성에게는 여전히 수술이 최고의 선택입니다.

참고: 전립선의 증식은 암과는 다릅니다. 전립선비대증은 전립선암이 아니며, 전립선비대증으로 진단받았다고 해서 전립선암이 걸릴 가능성이 높아지는 것도 낮아지는 것도 아닙니다. 이 두 가지는 별개의 질환이며 해부학적으로도 서로 다른 부위에서 호발합니다.(하지만 전립선비대증과 전립선암 모두 노화와 연관되기 때문에 과학자들은 우리가 아직 알지 못하는 어떤 연관성이 있는지에 대해 연구중입니다. 27페이지를 참고하십시오.) 전립선암은 전립선의 말초대에서 시작하여(그림 1.3) 바깥쪽으로 자라나 주변 조직을 침범합니다. 전립선비대증은 전립선의 안쪽 부분에 이행대라고 불리는 요도를 둘러싼 고리 모양의 매우 작은 조직에서 시작됩니다. 전립선비대증은 전립선의 중심 방향으로 성장하여 서서히 요도(방광에서 전립선을 지나 음경으로 소변을 운반하는 관)를 압박하여 배뇨장애를 유발합니다.(그림 2.1) 이런 이유로 전립선비대증에서는 대부분 무시하기 힘든 증상들이 동반되며, 전립선암에서는 증상이 없어 수개월에서 심지어는 수년간 발견되지 않기도 합니다. 여기서 핵심적인 단어는 양성이라는 것입니다.(증식(hyperplasia)이라는 단어는 전립선 내 세포수의 증가에 의한 크기의 확대를 의미합니다.) 전립선이 커진 것만으로는 아무런 증상도 유발하지 않으며 해가 되지도 않습니다. 전립선이 요도를 둘러싸고 있지만 않았어도 전립선비대증에 대한 치료가 전혀 필요하지 않았을 지도 모릅니다.

● **그 원인은 무엇일까요?** 간단히 말하면, 아직 아무도 모릅니다. 주름이나 새치와 같이 전립선비대증은 노화의 일부로 여겨지기도 합니다. 40세를 전후로 어떤 이유에서인가 전립선의 안쪽 구역은 커지기 시작합니다. 그러나 이 자체도 보기보다 복잡한 과정입니다. 전립선비대증에는 상피세프로 이루어진 샘조직(전립선 분비액을 만드는 샘조직)과 평활근(요도로 분비물을 내보내기 위하여 수축하는 조직)이라

는 두 상이한 조직이 관여됩니다. 어떠한 이유에서인지 전립선비대증이 진행됨에 따라 이 두 종류의 조직은 구조적 변형이 생깁니다. 샘조직은 요도 내강으로 돌출 부위를 생성하고, 평활근은 이러한 변형에 대한 반응으로 요도 주위을 압박하는 형태로 바뀝니다.

고령 남성의 경우 혈류에 존재하는 테스토스테론의 양이 적음에도 불구하고

전립선비대증: 새로운 표지자와 질문들

전립선비대증도 암과 마찬가지로 예후가 좋을 수도 있고 나쁠 수도 있습니다. 전립선비대증은 암은 아니지만, 항상 전립선에만 국한된 문제가 아니며 매번 예후가 좋은 것도 아닙니다. 방광에 문제를 일으키기도 하고, 심각한 경우 전신적인 문제가 생기기도 합니다. 존스 홉킨스 대학병원의 로버트 게첸버그(Robert Getzenberg) 박사는 "최근까지는 전립선비대증을 단독 질환으로 간주하였습니다"라고 언급한 바 있습니다. 그러나 그의 연구팀은 가장 심각한 유형의 전립선비대증에서 JM-27이라는 표지자를 발견했습니다. 또한 그의 연구팀은 전립선비대증이 심각한 유형인지 아닌지 판단할 수 있는 혈액 검사 방법도 개발하였습니다. 그들은 전립선비대증의 다양한 치료 방법과 그에 따른 치료 효과를 예측하는데 이 혈액검사가 큰 역할을 할 것이라고 기대하고 있습니다. 게첸버그 박사는 "이 표지자는 현재까지 입증된 최초의 전립선비대증 특이 표지자이며, 질환을 치료하는데 중요한 역할을 할 것으로 기대한다"고 하였습니다.

전립선비대증과 전립선암은 서로 관련이 있을까요? 전립선암과 전립선비대증은 각각 전립선의 다른 부위에서 시작되는 질환입니다. 하지만 두 질환 모두 노화와 관련이 있습니다. 게첸버그 박사는 이 두 질환에 또 다른 공통점이 있다고 하였습니다. 그는 두 질환 공통적으로 변형된 유전자서열을 찾아냈습니다. 이 밖에도 전립선암과 전립선비대증은 우리가 알고 있는 것보다 더 많은 연관성이 있을 것이라고 주장하고 있습니다. 두 질환의 발생과정을 보다 더 이해한다면 두 질환을 모두 치료할 수 있는 방법을 개발할 수 있을 것입니다.

이에 대한 민감도는 증가하는 것으로 과학자들은 추정하고 있습니다. 왜 그럴까요? 나이를 먹음에 따라 남성의 테스토스테론 생성량은 줄기 시작합니다. 그러나 (보통 남성의 신체에서 매우 적은 양으로 존재하는) 에스트로겐의 양은 유지됩니다. 미량의 에스트로겐만으로도 테스토스테론이 보다 강력해진다는 것은 이미 밝혀진 바입니다. 이런 안드로겐(androgen-테스토스테론 등의 남성호르몬)과 에스트로겐 간의 불균형이 이 질환의 원인으로 작용할 것으로 생각됩니다. 또한 전립선 내 근육 조직에서 만들어지는 성장인자에 의해서 전립선비대증에서의 조직 변형이 촉진되는 것일 수도 있습니다.

정상적인 조직의 성장 과정에는 세포수의 큰 증폭이 일어나지만, 이상하게도 전립선비대증에서는 평소와 같은 정도로 세포수가 증가됩니다. 어떻게 이것이 가능할까요? 어떤 조직이든 새로 만들어지는 세포의 수와 죽는 세포의 수 사이에 균형이 존재합니다. 전립선비대증에서의 세포수 증가는 새롭게 만들어지는 세포의 증가가 아니라 죽는 세포의 감소에 의한 것만은 분명합니다. 어떤 이유에서인지 전립선 세포는 전립선비대증일 때 더 오래 삽니다. 성장인자의 증가일 것이라고 생각되는 일련의 과정이 전립선 세포의 정상적인 수명을 바꾸어 "젊음을 유지하는 세포"를 만들어버린 것입니다. 비록 악성은 아니지만 이는 전립선암에서 일어나는 과정과 비슷합니다. 이처럼 두 질환의 발생과정에는 공통점이 있기 때문에, 전립선비대증에서 세포의 죽음을 제어하는 요인을 밝혀낸다면 암 또한 제어할 수 있을 것으로 생각됩니다.

● **전립선비대증은 유전적인 요인을 가지고 있을까요?** 존스 홉킨스 대학병원의 여러 연구 결과는 이 질환이 유전에 의한 것이라는 사실을 뒷받침하고 있습니다. 존스 홉킨스의 연구원들은 약 7%에 해당하는 소수의 남성에 있어서는 전립선비대증 발병에 있어 나이가 유일한 위험 인자가 아니라고 믿고 있습니다. 아마도 이들은 전립선비대증에 이환될 가능성이 높은 유전자를 한 개 이상 부모로부터 물려받았을 것입니다. 한 연구에서는 전립선비대증이 매우 심한 64세 이하의 남성들과 그들의 친척들을 대상으로 병력조사를 하였습니다. 환자들의 남성 친척들은 일반 남성들에 비

하여 전립선비대증 치료목적의 전립선 절제술의 빈도가 4배 더 높았으며, 그 형제들은 일반 남성들에 비하여 전립선 관련 수술을 요하는 경우가 6배 정도 더 많았습니다. 전문가들은 이 환자들에게서 전립선비대증이 어떻게 발생되는지 밝혀내는 것(특히, 관련된 유전자를 찾아내는 것)이 일반적인 형태의 전립선비대증을 이해하는데 도움을 줄 것이며, 더 나아가 언젠가는 예방법을 찾는데 큰 역할을 할 것이라고 기대하고 있습니다. 만약 여러분이 뚜렷한 전립선비대증 가족력이 있다면 아래 주소로 궁금한 사항들을 보내 주시기 바랍니다. 존스 홉킨스 대학병원의 연구진들은 기대와 관심을 갖고 여러분의 소식을 기다리고 있습니다.(Hereditary Prostate Disease Study, James Buchana Brady Urological Institute, Johns Hopkins Hospital, Baltimore, MD 21287-2101, Dr. Patrick Walsh)

●**전립선비대증의 증상은 어떻게 나타날까요?** 골반 안쪽에서 일어나는 질환이 어떻게 증상으로 표출되고 남성의 삶에 영향을 미치게 되는 것일까요? 전립선비대증은 전립선이 어떤 형태로 성장하는지, 어떤 특정 조직이 포함되는지, 그리고 이런 변수들이 방광에 어떤 영향을 미치는지 등에 따라 증상이 천차만별로 나타나는 질환입니다. 세포의 성장이 진행될수록 조직은 울룩불룩해 집니다. 둥글납작한 소결절이 버섯처럼 자라서 특징적인 다발이나 엽(lobe)을 이루게 됩니다.

엽은 다음 세가지 기본적인 형태로 구분됩니다. 측엽 비대증의 특징은 요도를 샌드위치처럼 양측에서 누르는 커다란 문고리 형태입니다. 남성이 소변을 볼 때, 이 엽들은 양쪽으로 여닫는 문처럼 열렸다 닫혔다 할 수 있습니다.(서부 영화의 식당문을 연상하시면 됩니다.) 따라서 그 크기 여부에 상관없이 이들은 배뇨에 큰 장애를 주지 않습니다. 중엽 비대증에서는 마치 코르크 마개가 병안에 들어간 체로 물을 따를 때처럼 비대해진 중엽이 방광목을 막아 배뇨장애를 초래합니다.(이러한 형태의 전립선비대증은 측엽 비대증보다 증상이 심하기 때문에 더 많은 경우에 있어 환자가 병원을 찾게 됩니다.) 3엽비대증(trilobar enlargement)의 경우에는 배뇨장애가 방광목에서뿐만 아니라 요도에서도 나타나게 됩니다.

비후된 전립선이 요도를 압박하게 되면서 소변의 흐름이 방해받게 됩니다. 한 시간에 화장실을 여러 번 가야 하는 빈뇨나 배뇨를 시작하기까지 시간이 걸리는 요주저, 갑작스런 요의인 절박뇨나 이로 인해 화장실에 도착하기도 전에 본의 아니게 소변이 새게 되는 절박요실금, 밤에 소변을 보기 위해서 계속해서 깨는 야간뇨, 소변을 보는 도중 끊겼다가 다시 시작하는 단속뇨, 또는 배뇨 후 방광이 지속적으로 차 있는 느낌이 드는 잔뇨감 등의 증상은 소변의 흐름이 방해받고 있다는 사실을 확실히 알 수 있게 해 줍니다. 또한 전립선비대증은 요로감염을 일으킬 수도 있으며, 드물게 방광이나 신장에 손상을 줄 수도 있습니다. 남성들은 이런 증상으로 인해 종종 짜증나고 신경이 쓰이고 일상생활에 지장을 받기도 합니다.

넥타이로 서서히 목이 조여오는 장면을 상상해 보십시오. 점차적인 전립선의 내측 성장으로 요도의 내경이 좁아지게 됩니다. 초기나 정도가 약한 경우에는 짜증은 조금 나지만 참을만한 정도로 삶의 질이 바뀌게 됩니다. 하지만 항상 잔뇨감이 있다거나 신장이나 방광이 손상될 정도로 진행했다견 반드시 치료를 해야 합니다.

전립선비대증은 초기에 쉽게 발견되지 않습니다. 좁아진 요도에 대한 보상기전으로 방광 근육이 강력하게 수축하여 비후된 전립선 틈으로 소변을 밀어내기 때문에 증상이 거의 없습니다. 그러나, 시간이 지나면서 이런 현상은 방광에 무리를 가져다 주며 보상 효과도 떨어집니다.(이때 남성은 요속의 감소와 폐색 증상을 느낄 수 있습니다.) 수개월 간의 과도한 수축은 방광에 무리를 가져다 줍니다. 이로 인해서 방광벽은 두꺼워지고 신축성을 잃게 됩니다. 이 근육 때문에 방광은 이전에 수용했던 양만큼의 소변을 수용할 수 없게 되며 불안정해져 과도하게 반응하게 됩니다. 이때 남성은 요의를 보다 자주 느끼게 되며, 어떤 경우에는 갑작스런 배뇨 증상을 느끼게 됩니다. 절박요실금(소변이 급해 화장실을 가는 중간에 요실금하는 현상), 밤에 소변을 자주 봐야 하는 야간뇨 등이 이런 자극 증상에 해당합니다. 야간뇨는 방광을 완벽하게 비우지 못하는 경우에도 일어날 수 있으며, 이로 인해 더욱 악화될 수도 있습니다. 만약 방광에 항상 소변이 일부 남아있다면, 소변이 조금만 생성되어도 방광이 가득 찰 것입니다. 일부 환자들은 그들이 인생의 반은 돈을 버는데 쓰고, 나머지 반은 소변보는데 썼다는 농담을 하곤 합니다.(그만큼 화장실에 자주 갔다는 말입니다.) 소변을 보기 위해 평소보다 두 배로 화장실에 가는 것이 얼마나 귀찮고 짜증나는 일인지 상상해 보십시요.

●자신이 전립선비대증에 걸렸는지를 어떻게 알 수 있을까요? 어떤 남성들은 자신의 배뇨 문제에 대해서 바로 비뇨기과 의사를 찾아가지만, 많은 남성들의 경우 본인의 주치의 등 일반의사나 내과 전문의에게 물어보게 됩니다. 아마도 모든 의사들이 당신의 증상에 대하여 직장수지검사나 PSA검사 등으로 접근해 나갈 것입니다.(이들 검사 방법과 다른 진단 방법에 대해서는 5장에 언급되어 있습니다.) 만약 검사 후 전립선비대증이나 전립선염, 또는 전립선암이 의심스럽다고 하면 비뇨기과 전문의와 다시 상담을 해야합니다.

전립선비대증과 비슷한 증상을 보이는 다른 경우도 있기 때문에, 담당의사는 우선 상세한 문진과 진찰을 할 것입니다. 전형적인 전립선비대증 증상을 보인다고 하더라도 담당의사에게 당신의 모든 병력을 알리는 것이 매우 중요합니다. 예를 들어, 수술 과정 중 방광에 삽입한 카테터에 인한 요도의 손상은 전립선과 전혀 관련이 없는 요도 협착증(요도를 좁게 만드는 흉터조직)을 일으킬 수 있지만, 이는 전립선비대증과 증상이 매우 비슷합니다. 혈뇨 또는 방광이나 음경에 통증이 있으면 방광에 종양이 생겼거나 방광, 전립선, 신장에 결석이 생긴 것을 의심해 볼 수 있습니다. 만약 반복적인 요로 감염이나 전립선염의 비뇨기과적 병력을 가지고 있다면, 이는 다른 임상양상으로 이 질환들이 재발한 것일 수도 있습니다. 전립선비대증의 증상은 방광암이나 전립선암, 또는 신경인성 방광(neurogenic bladder – 파킨슨병과 같은 신경학적 문제에 의해서 방광의 기능에 이상이 생긴 것)에 의해서도 일어날 수 있습니다.

증상의 심각성과 그 증상이 삶을 얼마나 괴롭게 하는지에 대하여 국제전립선증상점수표(International Prostate Symptom Score; IPSS) 설문지를 작성해야 합니다. 이는 7개 문항으로 구성되며 각각에 대해 0점부터 5점까지 줄 수 있습니다.(총점이 0에서 7점이면 경증, 8에서 19점이면 중등도, 20에서 35점이면 중증으로 간주됩니다.) 모든 문항 중 가장 중요한 것은 마지막 문항인 "만약 지금과 같은 배뇨 상태가 지속된다면, 어떤 느낌이 드십니까?"입니다. 전립선비대증은 생명에 지장을 주는 질환이 아니기 때문에 이 질문은 매우 중요합니다. 모든 치료방법의 최종 목적은 증상 완화에 있기 때문에 설문지의 점수는 치료방법을 선택하는 데 중요한 기초 자료로 사용됩니다.(그러므로 이 설문지에 응할 때에는 지나치게 낙관적으로 생각하여 그 증상들이 사라질 것이라고 생각하거나 그 정도의 고통은 참을 수 있다는 생각을 하기보다는 최대한 솔직하게 답해야 합니다.) 담당의사는 환자가 남은 인생을 불편함 속에서 살지 않도록 해결책을 제시해 줄 수는 있지만 환자 스스로만이 불편함에 대한 판단을 내릴 수 있습니다. 혹시 전립선비대증에 적응하기 위하여 화장실에서의 긴 줄을 피하기 위해 농구 경기 중간에 자리를 포기하고 나오는 등 여러분의 삶을 바꾸어 나가고 있지는 않습니까? 화장실에 가야할 시간을 염두에 두고 하루를 계획합니까? 만약 그렇지 않고 지금 이대로 참을 수 있다면 치료를 연기해도 됩니다. 그러나, 이 문제들이 여러분을 짜증나게 하고 삶에 방해가 된다면 지금이 바로 치료의 적기입니다.

진찰 방법은 5장에 자세히 언급되어 있습니다. 전립선비대증은 전립선의 내측에서 발생하기 때문에 담당 의사가 평소와 다른 것을 깨닫지 못할 수도 있습니다. 전립선의 크기는 그 증상의 정도와 아무런 상관이 없다는 사실을 명심하시기 바랍니다. 전립선비대증이 매우 심해도 배뇨 문제가 전혀 없는 경우가 있는 반면, 전립선비대가 경하거나 심지어 전립선이 작아도 폐색으로 인한 극심한 불편감으로 고생하는 남성들이 있습니다. 결국 어느 부위에 문제가 있는 지에 따라 증세의 정도가 결정됩니다.(위에서 언급한 전립선비대증의 종류에 대해 살펴보시기 바랍니다.)

다음과 같은 검사들이 필요할 수도 있습니다.

요속검사(Uroflowmetry)

이 검사는 검사실에서 홀로 전기 장치에 배뇨하는 동안 소변 줄기의 속도와 배뇨량을 측정하는 것입니다.(이것은 프로야구선수가 공을 던질 때 그 속도를 측정하는 레이더 총의 비뇨기과 버전이라고 볼 수 있습니다.) 실험 결과의 정확성을 위해서는 최소한 140-170ml의 배뇨가 이루어져야 합니다. 이 검사는 최대 유속의 감소폭이 적은 이들이나 치료에 별다른 반응이 없을 거라고 생각되는 이들을 구분해 낼 수 있습니다.(정상적인 최대 유속은 15mL/sec 이상입니다.)

초음파(Ultrasound)

이 검사는 환자에게 통증을 주지 않고도 검사가 가능한 영상 기술입니다. 이는 잠수함의 수중 음파 탐지기와 같은 원리를 사용하여 물체로부터 반사되어 오는 20KHz 이상의 음파를 분석하여 영상을 재구성합니다. 복부를 통하여 몸 바깥쪽에서 검사할 수도 있고 직장에 막대기 모양의 탐침자를 삽입하여 검사할 수도 있습니다. 초음파 검사는 전립선비대증을 가진 대다수의 남성들에게 권장되는 방법은 아니지만, 수신증, 결석, 상부 요로에 숨겨져 있는 종양을 진단하거나 잔뇨량이나 전립선의 크기 측정에 도움이 됩니다.

잔뇨측정(Residual urine measurement)

이 검사를 통해 배뇨 시 방광을 완전히 비우지 못하는 지 여부를 알 수 있습니다. 동시에 그 양이 얼마나 되는지도 알 수 있습니다. 잔뇨량은 배뇨 직후 하복부에 초음파를 이용하여 간접적으로 측정할 수도 있고, 방광에 카테터를 삽입하여 직접적으로 그 양을 측정할 수도 있습니다. 이 측정법은 전립선비대증의 진행 과정을 추적 관찰하는 데 도움이 되며, 상황의 악화 여부를 알 수 있게 해줍니다. 만약 잔뇨량이 많다면, 담당의사는 아마도 만성요로감염이나 신장 손상을 피하기 위한 치료방법을 모색할 것입니다.

요역동학 검사(Urodynamic studies)

만약 증상에 대한 근본적인 원인이 전립선이 아닌 방광에 있다고 판단될 경우 이 검사를 시행할 것입니다. 방광내압측정검사(cystometry)는 방광내 압력과 방광의 기능을 측정하기 위한 방법입니다. 이 검사는 요도를 통해 매우 가는 카테터를 삽입하여 방광에까지 위치시킨 후 물을 채우면서 방광의 압력 변화를 관찰합니다. 압력요류검사(pressure-flow studies)는 얇은 카테터를 사용하여 배뇨할 때의 방광 압력을 측정합니다.(참고: 카테터를 요도에 삽입할 경우 검사 후 요로감염이 생기는 경우가 있습니다. 검사 이후 열이 나거나 몸이 불편하다면 담당 의사와 상의하시기 바랍니다.) 이 검사를 통해 방광시 수축력과 배뇨시 요속을 비교합니다. 이 방법으로 높은 최대요속을 가진 남성 중 하부요로 폐색이 있는 환자를 가려낼 수 있습니다. 물이 든 풍선의 좁은 입구를 통해 물을 짜내는 광경을 상상해 보십시오. 충분한 힘으로 풍선을 짜내면 물이 똑똑 떨어지기 보다는 물줄기가 생길 수 있을 것입니다. 이와 마찬가지로 명백한 요로 폐색이 있는 남성은 방광압이 높기 때문에 어느 정도의 요류가 있게 됩니다. 이러한 남성들은 하부요로 폐색이 해결되면 증상이 완화되는 것을 느낄 수 있습니다. 그러나, 일부 남성들에서는 방광의 병적 변화로 인해 방광근이 충분히 수축하지 못해 요속이 낮아지기도 합니다. 이들의 경우 근본적인 문제가 방광에 있기 때문에 전립선에 의한 요로폐색을 해결해 준다고 해도 증상 완화에 큰 도움이 되지 않습니다.

방광경검사(Cystoscopy)

주로 외래에서 행해지는 이 검사는 불편하지만 통증이 심하지는 않습니다. 이 검사는 주로 침습적인 치료를 하기 이전에 상태를 알아보고자 하는데 사용됩니다. 방광경은 잠망경처럼 작동하는 가늘고 긴 광원을 가진 관(구부러지는 것도 있습니다.)입니다. 이를 마취된 음경의 끝부분에 삽입하여 요도를 거쳐 방광 안까지 들어가도록 합니다. 이 검사를 통해 비뇨기과 의사들은 방광과 전립선, 요도를 관찰하여 결석이나 협착, 비대증과 같은 이상을 찾아 냅니다. 또한 방광경검사를 통하여 방광의 육주화(방광근육의 이상발달로 점막 위로 돌출된 형태) 여부도 확인할 수 있습니다. 나무의 나이테처럼 방광의 육주화는 하부요로폐색이 수개월에서 심하게는 수년간 진행되어 왔음을 짐작하게 해 줍니다.(참고: 요도에 카테터를 삽입하는 경우와 마찬가지로 이 검사 또한 요로 감염의 위험을 조금 안고 있습니다. 일부 남성은 혈뇨나 일시적인 배뇨 장애를 경험하게 됩니다. 열이 나거나 몸에 이상을 느낀다면 담당의사와 꼭 상의하시기 바랍니다.) 방광경검사를 통해 방광결석이나 방광종양 등의 질환을 감별할 수도 있습니다.

● **전립선비대증의 치료방법에는 어떤 것들이 있을까요?** 첫 번째로 선택할 수 있는 치료방법에는 "면밀한 추적관찰"이 있습니다. 이것은 "아무것도 하지 않는다."

는 의미가 아니라 "상태를 예의주시하며 지켜본다" 의 의미입니다. 큰 불편함을 느끼지 않는 경증 남성들에게 적용이 가능한 방법입니다. 전립선비대증의 진행과정은 예상하기 어려운 경우가 많습니다. 증상이 지속될 수도 있고, 나아질 수도 있으며, 악화될 수도 있습니다. 면밀한 추적관찰을 선택한 남성들은 증세를 악화시킬 수 있는 상황(예, 변비)이나 약물(예, 감기약) 등을 가급적 피해야 합니다. 전립선비대증의 치료방법에는 면밀한 추적관찰 외에 내과적 접근과 외과적 접근이라는 두 가지 접근방법이 있습니다.

중등도의 증상을 보이는 남성들에게는 우선 내과적 치료방법을 고려해야 합니다. 내과적 치료방법에도 여러 방법이 존재하는데, 그 중 한가지는 알파차단제(alpha-blockers)라는 약물입니다. 전립선비대증과 관련된 두가지 종류의 조직을 기억하십니까? 하나는 상피세포로 이루어져 있으며 전립선액을 분비하는 샘조직이며, 다른 하나는 간질세포(stromal cell)로 이루어져 있으며 수축을 통해 요도로 전립선액를 내보내는 평활근 조직입니다. 샘조직이 비대해져 요도를 조이면 평활근 조직은 마치 주먹처럼 단단하게 샘조직 주위를 에워싸게 됩니다. 정상적인 전립선에서는 한 개의 상피세포 당 두 개의 간질세포가 존재하나 전립선비대증에서 이 비율은 달라져 한 개의 상피세포 당 다섯 개의 간질세포가 둘러싸게 됩니다. 이런 이유로 일부 학자들은 전립선비대증을 "간질화"라고 표현하기도 합니다. 다시 말해, 전립선비대증은 평활근 조직과 관련된 문제라는 것입니다. 알파차단제(고혈압을 치료하는 데에도 종종 이 약물이 사용됩니다.)는 이 평활근을 이완시키는 작용을 합니다. 이 약물은 작은 전립선과 중등도의 증상을 보이는 남성들에게 도움이 됩니다.

전립선이 현저하게 비대해진 남성들에게는 5-알파환원효소억제제(5-alpha reductase inhibitors)라는 약물을 사용하는 것이 좋습니다. 이 약물은 테스토스테론을 디하이드로테스토스테론(dihydrotestosteron; DHT – 전립선에 존재하는 활성형 남성호르몬)으로 바꿔주는 5-알파환원효소의 작용을 억제합니다. 테스토스테론이 5-알파환원효소에 의해 디하이드로테스토스테론으로 바뀌게 되면 전립선비대증이 보다 악화되기 때문에, 치료에 있어 5-알파환원효소억제제는 매우 중요합니다. 이 효소의 작용을 막는 약물에는 아보다트(dutasteride, Avodart)와 프로스카(finasteride,

Proscar)가 있습니다. 두 약물 모두 전립선의 크기를 줄이고 하부요로 폐색 증상을 완화시키는데 매우 효과적입니다. 또한 전립선비대증의 진행을 억제하는 작용도 합니다. 이들 약물은 남성의 테스토스테론(성욕과 성기능을 담당하는 호르몬)의 농도에 영향을 미치지 않은 상태에서 호르몬의 변환 과정을 억제합니다. 그러나 이 약물의 문제점은 그 영향이 점진적이며 매우 느리다는 것입니다. 어떤 환자들에서는 약을 수개월에서 일 년 가까이 먹어야 증상의 현저한 개선이 나타나기 시작합니다. 또한 이 약물들은 전립선이 비대해진 경우에만 그 효과를 발휘합니다.(전립선의 크기가 작아도 전립선비대증 증상을 보일 수 있습니다.) 만약 전립선의 크기가 작은 경우라면, 이 약물들은 증상을 완화시키는데 큰 효과를 보이지 않을 것입니다. 그리고 증상의 완화는 약물을 복용하고 있는 동안에만 유지됩니다.

병용요법의 시도

그렇다면 5-알파환원효소억제제와 알파 ㅊ-단제를 함께 사용하면 더 효과가 좋을까요? 이와 관련하여 최근 이중맹검, 위약대조군 연구가 진행되었습니다. 분명한 사실은, 오랜 기간 동안 알파차단제와 5-알파환원효소억제제를 병용투여하는 것이 안전상의 문제가 없으며, 단일 약제를 투여한 환자군에 비해 투약 중 증상이 악화될 가능성이 낮다는 것입니다. 병용투여한 환자군에서 급성 요폐가 더 적었으며 침습적인 치료를 요하는 경우도 적었습니다. 하지만 이 병용요법이 전립선비대증을 가진 모든 환자들에게 적용할만한 기적적인 치료방법은 아닙니다. 이 방법은 비용이 많이 들고, 치료 효과가 즉각적이지도 않으며, 비록 통계학적으로는 차이를 보이기는 했지만 치료 결과에 큰 차이를 보이지는 않았습니다. 더구나 5-알파환원효소의 장기적인 사용은 PSA 수치를 인위적으로 낮추기 때문에 전립선암이 고등급으로 진행된 후에야 감지되는 경우가 생기기도 합니다.(자세한 내용은 4장에서 다루겠습니다.)

수술적 방법

증상이 매우 심하거나 내과적 치료에 효과가 없는 남성들은 여러가지 수술적 방법을 고려해 볼 수 있습니다. 이중 가장 표준적인 방법은 경요도 전립선 절제술

전립선 관련 증상과 그 의미하는 바

1. 요폐(소변이 막히는 것) 증상

- 가는 소변 줄기
- 배뇨시 요주저 (소변을 보기 위해 아랫 배에 힘을 줘야하는 경우)
- 단속뇨 (배뇨 중 여러 차례 소변 줄기가 끊기는 경우)
- 소변을 다 본 후에도 소변이 소량씩 떨어지는 증세
- 잔뇨감
- 급성요폐색

이에 대한 원인으로는,

전립선비대증

요도협착

전립선암

약물

신경인성 방광(파킨슨병과 같이 신경학적 문제에 의해 생기는 방광의 문제)

2. 방광 자극 증상

- 배뇨통 (배뇨 중 느끼는 통증이나 작열감)
- 빈뇨, 야간뇨
- 절박뇨 (요의를 참지 못하는 증상)
- 절박성 요실금

이에 대한 원인으로는

전립선비대증에 의한 요폐로 생긴 방광벽 비후

방광염 또는 전립선염

방광암

방광결석

신경인성 방광

국제 전립선 증상 점수표

국제 전립선 증상 점수(IPSS)

소변 시 해당하는 것에 동그라미(○)를 쳐주십시오.

	전혀 없다	5회 중 1번 이하	2회 중 1회 이하	절반 정도	절반 이상	거의 항상
1. 소변을 본 후에도 소변이 방광에 남아 있는 것 같이 느끼는 경우가 얼마나 자주 있었습니까?	0	1	2	3	4	5
2. 소변을 본 후 2시간 이내에 다시 소변을 본 경우가 얼마나 자주 있었습니까?	0	1	2	3	4	5
3. 소변을 볼 때에 소변이 멈추었다가 다시 시작되는 경우가 얼마나 자주 있었습니까?	0	1	2	3	4	5
4. 소변이 마려울 때 참기 어려운 경우가 얼마나 자주 있었습니까?	0	1	2	3	4	5
5. 소변 줄기가 약해지거나 가늘어진 경우가 얼마나 자주 있었습니까?	0	1	2	3	4	5
6. 소변을 볼 때 힘을 줘야 하거나 기다려야 하는 경우가 얼마나 자주 있었습니까?	0	1	2	3	4	5
7. 밤에 주무시는 동안 소변을 보려고 몇 번이나 잠을 깨십니까?	전혀 없다	1회	2회	3회	4회	5회 이상
	0	1	2	3	4	5

총 IPSS 합계 ________________

국제 전립선 증상 점수의 삶의 질에 대한 항목

	매우 만족한다	만족한다	대체로 만족한다	만족, 불만족 반반이다	대체로 불만이다	불만이다	매우 불만이다
8. 만약 지금과 같은 배뇨 상태가 지속된다면 어떤 느낌이 드십니까?	0	1	2	3	4	5	6

• 점수에 따른 판단 기준

0 - 7점 : 당신의 증상은 가벼운 편입니다.(경증)

8-19점 : 당신의 증상은 중간정도입니다. (중등도)

20-35점 : 당신의 증상은 심한 편입니다. (중증)

(transurethral resection of the prostate; TURP)입니다. 이것은 전립선비대증의 증상을 빨리 개선시키고 진행을 수년간 막을 수 있는 효과적이면서도 검증된 방법입니다. 경요도 전립선 절제술은 마취 상태(보통 척추 마취)에서 이루어집니다. 이것은 외과적인 치료방법이지만 개복하지는 않습니다.(아주 드문 경우 – 전립선이 너무 큰 경우 – 요도를 둘러싼 전립선 조직을 제거하기 위하여 개복 수술이 필요하기도 합니다.) 경요도 전립선 절제술을 하는데 있어 음경과 요도를 거쳐 전립선까지 도달하기 위해 방광경과 유사한 기구가 사용됩니다. 절제경(resectoscope)이라고 불리는 이 기구에는 광원이 연결되어 있어 증식된 조직을 제거할 때 시야가 용이합니다. 절제시 전기소작법(electrosurgical cautery) 또는 레이저를 이용합니다. 절제된 조각들은 행궈서 꺼낸 뒤 전립선암의 존재 여부를 확인하기 위해 병리학자에게 보냅니다. 요도를 통해서 절제경이 삽입되기 때문에 피부를 절개할 필요가 없는 것입니다. 최근 몇 년 사이에 새로운 기술들이 개발되었습니다. 조직을 제거하기 위해 열, 무선주파수, 초음파, 극초단파, 그리고 레이저 등 다양한 에너지원을 이용합니다. 어떤 에너지원은 엽총과 같이 작용하여 전립선에 구멍을 내기도 하고 또 다른 에너지원은 메스와도 같이 섬세하여 요로 폐색이 없어 질 때까지 비대된 전립선 조직을 미세하게 잘라냅니다.

요약: 전립선비대증은 대다수의 남성이 걸릴 수 있는 흔한 질환입니다. 이것은 암은 아니지만 암과 유사한 특징이 있습니다. 오늘날에는 부작용이 거의 없는 더 효과적인 치료방법들이 많이 개발되어 있습니다.

전립선염

전립선염은 고통스러운 질환입니다. 이 고통을 수반하는 증상(전립선에 염증이 생기고 붓고 압통이 동반)은 세균 감염이나 그 외 다른 원인에 의한 것일 수 있습니다. 전립선염을 앓고 있는 환자들이 가장 많이 호소하는 증상 중 하나는 회음부(직장과 고환 사이) 통증입니다. 또한 전립선염을 앓고 있는 남성은 관절이나 근육, 허리부위나 고환 등에 통증을 느낄 수 있고 혈뇨를 볼 수 있으며, 배뇨 및 사정 시 통증을 느낄 수도 있습니다. 전립선염은 증상 때문만이 아니라 명확한 원인을 찾기 힘들기 때문에 전립선비대증만큼이나 치료가 어렵고 또한 의사나 환자에게 좌절감을 불러일으킵니다. 전립선염은 암도 아니며 암을 유발하지도 않는 양성 질환입니다. 이는 완치가 항상 가능하지는 않지만 그 증상을 완화하기 위한 치료는 가능합니다.

국립건강통계센터(National Center for Health Statistics)에서 조사한 바에 따르면, 비뇨기과를 찾는 남성의 25%가 전립선염 증상을 보인다고 합니다. 모든 남성 중 절반 정도는 일생 동안 이런 증상 중 한 가지 이상을 겪습니다. 전립선염은 남성 요로감염의 주요 원인입니다. 매년 미국 남성은 전립선염이나 이와 비슷한 증상을 일으키는 전립선 관련 질환 때문에 의사를 찾아가는 횟수가 200만 번 정도 된다고 합니다.

●**그 원인은 무엇일까요?** 전립선염의 경우 원인이 밝혀지는 경우도 있지만 그렇지 못한 경우도 있습니다. 한 비뇨기과 의사는 이 질환에 대해서 이렇게 언급한 바 있습니다. "전립선염은 환자 자신뿐만 아니라, 그들의 가족 그리고 담당의사조차도 감당하기 힘든 질환 중 하나입니다. 이는 특히 전립선염으로 고생하는 많은 환자들을 접하고 그 진단과 치료방법을 고민해야 하는 비뇨기과 의사들에게는 더욱 까다로운 질환입니다." 전립선염으로 고통 받는 남성의 8% 이하는 특징적인 요로감염 증상(항생제로 치료 가능한 세균 감염에 의한 증상)을 보입니다. 그렇다면 나머지 환자들은 어떨까요? 전립선염은 그 원인과 증상에 따라 네 가지로 구분됩니다. 그 종류에 따라 특징이 각기 다르며 치료방법 또한 다릅니다. 따라서 전립선염에 대한 정확한 진단을 내리는 것은 매우 중요합니다.

가장 발생 빈도가 낮은 두 종류의 전립선염은 세균 감염에 의해서 일어납니다.(참고: 이들은 "감염성" 전립선염이라고 일컬어지기도 하지만 이들은 전염성 질환은 아니며 성적 파트너(sex partner)에게 전염이 되지 않습니다.) 급성 세균성 전립선염은 처음에는 별다른 자각 증상이 없다가 점차 고통이 심해지고 심신을 쇠약하게 만드는 질환입니다. 그러나, 그 증상은 확연히 드러나기 때문에 이 질환에 걸린 남성들은 무언가 잘못되었다는 것을 감지하고 즉시 치료를 받게 됩니다. 이 질환에 걸리면 증상을 참고 견디기가 매우 힘듭니다. 또한 이를 참고 견딘다는 것 자체가 위험한 생각입니다. 치료하지 않으면 급성 요폐(배뇨를 할 수 없는 상태)나 생명을 위협할 수 있는 패혈증에 걸리거나 전립선농양이 생기는 등 상태가 매우 심각해 질 수 있습니다.

급성 세균성 전립선염은 진정한 의미에서의 급성 요로 감염이라고 볼 수도 있습니다. 다행히도, 염증이 너무 심하기 때문에 오히려 특정 항생제가 전립선까지 도달할 수 있습니다.(평소 정상적인 상태에서는 혈액-전립선 방어벽(blood-prostate barrier) 때문에 항생제가 전립선까지 도달할 수 없습니다. 이 방어벽은 감염 등의 위험인자를 방어하는 역할을 하지만 도움이 되는 인자들을 전립선까지 도달하지 못하게도 합니다.) 급성 세균성 전립선염은 항생제에 매우 잘 듣습니다. 그러나 많은 남성들이 약을 충분히 먹지 않습니다. 그들은 자신에게 약이 필요 없다고 생각하여 먹지 않거나 감염이 완전히 사라질 때까지 필요한 충분한 양의 항생제를 처방받지 못하기도 합니다. 1주일에서 열흘 정도 약을 복용하면 모든 감염의 증상은 완화됩니다. 하지만 단지 며칠만 복용해도 정상으로 돌아왔다고 느껴질 수 있습니다. 그러나 이때 약을 중단하면 급성 세균성 전립선염은 만성 감염으로 재발할 수 있다는 사실이 의사들의 경험을 통해 밝혀졌습니다. 감염으로부터 완전히 해방되려면 그 이상의 기간(약 6주 정도) 동안 항생제를 복용해야 합니다. 그런 의미에서 세균성 전립선염은 결핵과 마찬가지로 은밀한 감염(stealthy infection)이라고 할 수 있습니다. 전립선은 구조상 스펀지와도 같기 때문에, 세균의 흔적조차 사라질 정도로 즉각적인 조치가 취해지지 않으면 급성 세균성 전립선염은 완치하기가 훨씬 힘들어 집니다. 처음 급성 세균성 전립선염에 걸렸을 때 항생제를 이용한 매우 적극적인 치료로 세균을 박멸하는 것이 만성 세균성 전립선염을 피하는 가장 좋은 방법입니다.

만성 세균성 전립선염의 원인 역시 세균이며, 항생제로 치료가 가능합니다. 이는 급성 세균성 전립선염의 첫 발병 이후 수년간 주기적으로 찾아오는 재발성 질환입니다. 증상은 급성 세균성 전립선염에 비해서는 조금 가볍습니다. 이 경우에도 항생제 치료는 6주 동안 계속되어야 합니다. 대부분의 경우 치료를 하면 감염은 사라지고, 만약 몇 달 뒤 다시 증상이 나타나면 다시 항생제 치료를 시행하여 증상을 완화시킬 수 있습니다.

급성 또는 만성 세균성 전립선염은 요로감염, 소변배양 결과가 양성인 경우(세균이 전립선에서 비롯되었다고 판단되는 경우), 그리고 전립선 분비물에서 염증 세포가 존재하는 경우와 연관되어 있습니다.(만성 세균성 전립선염의 경우, 이전과 같은 세균에 의하여 재감염 되는 것이 특징입니다.)

만성 세균성 전립선염은 요로감염과 매우 밀접한 관련을 맺고 있어서, 만약 요로감염이 수반되지 않았거나 요로감염의 병력이 없으면 만성 세균성 전립선염이라고 볼 수 없습니다. 좀처럼 치료가 되지 않는 세균성 전립선염의 경우에는 감염이 전립선 결석(calculi)라고 불리는 전립선 내의 작은 돌에서 일어났을 가능성이 높습니다. 이 결석은 인체에 무해하며 매우 흔하여 중년 남성의 75%, 그리고 노년 남성의 100%에서 발견됩니다.

다음 범주에 속하는 전립선염은 그 원인을 정확히 밝혀지지 않은 만성전립선염/만성골반동통증후군입니다. 이 범주를 구성하는 두 가지 형태의 전립선염(기존에는 비세균성 전립선염이라는 명칭이 사용되었으나 잘못된 용어임이 밝혀짐)은 아직 원인이 밝혀지지 않았으며 항생제 치료에도 반응하지 않습니다. 만성전립선염/만성골반동통증후군 환자의 증상은 만성 세균성 전립선염의 경우와 거의 동일합니다. 그러나 몇몇 남성들에게서는 전립선 관련 증상은 별로 심하지 않고, 오히려 골반이나 직장, 또는 허리 근육의 경련에서 비롯된 통증이나 이와 관련된 증상을 주로 호소합니다. 이 범주의 전립선염은 다시 전립선 분비액 내 백혈구(염증세포)의 존재여부에 따라 염증성과 비염증성 두 가지로 분류할 수 있습니다.

이에 대한 치료는 주로 증상을 완화시키는 것을 목적으로 합니다. 의사는 항생제, 알파차단제, 5-알파환원효소억제제, 소염진통제, 엘미론(pentosan polysulfate sodium, Elmiron – 간질성방광염 치료제로 쓰이는 약물) 중 하나 또는 두 가지 이상의 약물을 처방할 것입니다. 이 약물들은 모두 전립선염 치료에 효과가 있다는 것이 이미 밝혀졌으나, 문제는 어떤 환자에서 어떤 약이 더 효과가 있을지 결정하는 것입니다. 이는 오랜 시간을 필요로 하며 환자와 의사의 인내를 요구합니다. 의사의 풍부한 상상력을 통해 결과를 예측하고 약물을 미세하게 조절하는 등의 노력이 있어야만 환자 각 개인에게 가장 적합한 치료를 선택할 수 있다는 사실에서 볼 때, 이 과정은 예술에 가깝다고도 볼 수 있습니다. 일부 의사들은 근육통을 완화시키고 배뇨를 용이하게 하기 위해 소염제나 좌욕을 권하기도 합니다. 많은 남성들의 경우 식이의 변화를 통해 증상을 개선시킬 수 있습니다. 일부 음식 – 특히 맵거나 향이 강한 음식이나 적포도주, 카페인 등 – 은 증상을 악화시킨다고 알려져 있습니다.

마지막으로 애매모호한 범주에 속하는 무증상염증성전립선염(asymptomatic inflammatory prostatitis)이 있습니다. 이 질환은 증상을 수반하지 않으며, 주로 전립선 생검이나 다른 이유로 전립선 조직이 제거된 경우(예를 들어, 전립선비대증이나 전립선암으로 수술한 경우) 등 우연한 기회에 발견됩니다. 이렇게 증상이 없는데도 우리가 이 염증성 질환을 걱정해야 할까요? 그럴지도 모릅니다. 비록 이 질환은 암이 아니지만 암의 발생과 연관이 있을지도 모르기 때문에 지속적인 연구가 진행 중에 있습니다. 다시 말해 염증을 유발시키는 요인이 결국 암발생의 요인이 될지도 모른다는 것입니다.(더 자세한 내용은 4장에서 다루겠습니다.)

● **자신이 전립선염에 걸렸는지의 여부를 어떻게 알 수 있을까요?** 위에서 언급한 것처럼 급성 세균성 전립선염의 경우에는 자신이 질환에 걸렸는지의 여부를 어느 정도 예상할 수 있습니다. 그러나 다른 전립선염의 경우에는 증상이 없거나 있어도 경미하여 전립선에 문제가 있는지 여부를 바로 알기가 쉽지 않습니다. 전립선염의 증상에는 회음부(직장과 고환 사이), 고환, 음경 말단, 다리와 허리부분의 통증과 사정시 또는 사정 후의 통증, 혈뇨, 빈뇨, 잔뇨감 등이 있습니다.

만약 최근에 음경에 도뇨관이나 다른 의료 기구를 삽입했거나, 항문성교(rectal intercourse)나 구강성교(oral sex)를 했거나, 최근 방광염에 걸린 적이 있거나, 또는 전립선비대증이나 요로 기형 등의 비뇨기과적인 문제가 있었다면 전립선염에 걸릴 가능성이 높습니다. 스트레스도 역시 전립선염의 원인으로 알려져 있습니다.(참고: 만약 최근에 수술 또는 외과적 처치를 받은 경우에는 담당 의사에게 꼭 알려야 합니다.)

● **전립선염의 치료방법에는 어떤 것들이 있을까요?** 가장 치료하기 쉬운 전립선염은 가장 심각한 형태인 급성 세균성 전립선염입니다.(대장에서 흔히 찾아볼 수 있는 대장균(E.coli)이 감염의 주요 원인입니다.) 이것은 항생제로 치료가 가능하기 때문에 보통 플루오로퀴놀론(fluoroquinolones)이라는 항생제를 6주 동안 투여합니

다. 만성 세균성 전립선염 환자들의 경우에는 항생제를 저용량 유지요법으로 사용하여 치료합니다. 이를 "장기 억제 치료(chronic suppressive therapy)"라고 하며, 이름에서 알 수 있듯이, 발생한 질환을 치료한다기 보다는 새로운 요로감염이 진행되는 것을 예방하기 위한 방법입니다. 감염에 의한 증상이 아닌 경우에는, 알파차단제(앞에서 이미 언급했듯이 고혈압 치료에도 쓰이는 약물)와 항우울제, 진경제(근육 경련을 진정시키는 약물) 등을 사용합니다. 대부분의 전립선염 치료방법은 시행착오적인 면이 있지만, 환자와 의사가 함께 인내심을 갖고 협력하여 적절한 치료 계획을 세우면 치료에 큰 도움이 됩니다. 비세균성 전립선염 중 일부는 전립선염과 증상이 유사한 자가면역 질환에 의해 일어날 수도 있다는 가능성이 최근 연구에서 제시되었습니다. 이러한 연구 결과들은 전립선염을 치료하는 새로운 방법을 발견하는 데 도움을 줄 수 있을 것입니다.

마지막으로, 전립선염으로 고통받는 많은 남성들은 식이나 생활방식을 바꿈으로써(과일과 야채를 충분히 먹고 매운 음식, 술, 카페인, 사카린 함유 음료를 피하며 물을 많이 마시는 것) 증상이 많이 개선된다는 사실을 알게 되었습니다. 30여 분 동안 뜨거운 목욕을 하거나 좌욕을 하루에 두 번씩 하는 것도 고통을 경감시키며 소변 보는 것을 더 쉽게 해 줍니다. 매일 운동을 하거나(증상을 악화시킬 수 있는 자전거 타는 것을 제외하고) 정상적인 성생활을 하는 것도 도움이 됩니다.

제3장

전립선암의 원인은 무엇일까요?

시작하며(이번 장의 요약)

미국을 포함한 서구의 남성들에게 전립선암은 너무나 흔한 질환이기 때문에 걱정할 수밖에 없습니다. 올해에만 200,000명 이상의 미국 남성들이 전립선암으로 진단받을 것이며, 이 중 27,000명은 전립선암으로 인하여 사망할 것입니다. 오늘 태어난 미국의 남자 아이는 전립선암에 걸릴 확률이 17%이며, 이로 인하여 사망할 확률은 3%입니다.

이 수치는 큰 숫자이기는 하지만, 전립선암에 대한 전망은 불과 한 세대 전과 비교하더라도 훨씬 더 밝습니다. 이 통계들을 생각해 보십시오 : 1970년대에 전립선암으로 진단받았던 사람들 중 다른 이유로 죽은 사람을 제외하면 그 중 70%만이 5년을 생존하였으며, 15년 안에 절반 이상의 사람들이 전립선암으로 죽었습니다. 지금 그때보다 얼마나 사정이 나아졌는지 아십니까? 오늘날에는 조기진단과 검진으로 인해 전립선암을 진단 받은 환자 중 95%이상이 10년 이상 생존하고 있습니다.

하지만 그 뒤로는 엄청난 먹구름이 몰려오고 있습니다. 바로 미국 인구 전체 27%에 달하는 베이비붐 세대들이 나이를 먹어가고 있기 때문입니다. 예측에 의하면 우리가 앞으로 20-40년 안에 전립선암을 예방하기 위해 무언가를 하지 않으면 환자수가 두 배 늘어날 것이라고 합니다. 그리고 우리가 더 나은 치료법을 찾지 못하면 전립선암으로 사망하는 환자 수는 3배가 될 것이라고 합니다. 이것은 의사들이 치료에 있어 제 역할을 못해내고 있기보다는 의사들이 치료해야 할 환자가 너무 많아지기 때문입니다.

그래서 이 책은 그 어느 때보다도 중요하다고 할 수 있습니다. 우리는 남성들과 그 가족들에게 전립선암을 일으키는 원인이 무엇인지, 어떻게 예방해야 하는지, 보다 나은 치료는 없는지 등 우리가 알고 있는 정보를 최대한 제공할 수 있기를 희망합니다.

전립선암을 유발하는 세 가지 큰 위험요소: 나이, 인종, 가족력

• **나이**: 왜 전립선암은 나이가 많은 남성에게 잘 일어날까요? 많은 암들이 그러하듯, 암이 발생하는데 오랜 시간이 소요되기 때문입니다. 변이는 산화로 인한 손상에 의해 서서히 수 십년에 걸쳐 세포내 작은 변화들이 축적되면서 나타납니다. 70대 중 후반의 미국 남성은 40대의 미국 남성보다 전립선암에 걸릴 확률이 7배정도 더 높습니다. 십 년이 얼마나 큰 변화를 가져오는지 보십시오. 40세에서 59세의 남성들이 전립선암에 걸릴 확률은 50분의 1입니다. 그러나, 60세에서 79세의 남성들이 전립선암에 걸릴 확률은 7분의 1입니다. 그리고 전체 미국 남성들의 일생에 있어서 전립선 암을 걸릴 확률은 6분의 1입니다.

• **인종**: 미국 흑인 남성들은 전립선암에 걸릴 확률이 세계 어느 인종보다 높습니다. 설상가상으로 흑인 남성은 백인 남성보다 심각한 형태의 전립선암에 걸릴 확률이 더 높으며, 재발의 가능성이 더 높고, 또한 이 질환으로 사망할 가능성이 더 높습니다. 이러한 사실의 정확한 이유는 아직 밝혀지지 않았지만 유전적인 요인과 식사습관, 그리고 비타민 D에의 과다 노출 등이 연관있는 것으로 보입니다.

• **가족력**: 만약 당신의 아버지나 형제가 전립선암에 걸렸다면, 당신이 질환에 걸릴 확률은 일반인의 2.5배가 됩니다. 만약 가족 구성원 중의 세 명(예를 들어, 아버지와 두 형제)이 전립선암에 걸렸거나, 3대에 거쳐(할아버지, 아버지, 아들) 발병하였거나 친척 중의 두 명이 젊은 나이에(55세 미만) 이 질환에 걸렸다면 당신의 가족은 유전성 전립선암의 기준에 부합하며, 당신은 유전성 전립선암에 걸릴 확률이 50%에 육박합니다. 유전성 전립선암을 일으키는 유전자에 대한 연구가 진행되고 있습니다. 이 유전자를 밝혀낸다면, 이를 이용하여 유전자 검사를 시행할 수 있을 것입니다.

유전과 환경의 균형

나이, 인종, 가족력을 제어할 수는 없지만 주변 환경은 변화시킬 수 있습니다. 우리는 쌍둥이 연구에서 다음과 같은 사실을 알게 되었습니다. 유전자가 같더라도 전립선암이 일어날 확률은 그들이 매일 어떤 선택을 하느냐에 따라 달라졌습니다. 그들이 전립선암에 걸릴 확률은 유전적인 것이 50%, 환경적인 것이 50%인 것으로 확인되었습니다.

환경이 전립선암과 어떠한 연관이 있을까요?

서양에서는 흔한 전립선암이 아시아에서는 왜 드물까요? 아시아 남성이 서양으로 이민 왔을 때, 시간이 지남에 따라 전립선암에 걸리는 확률이 점점 높아지는 까닭은 무엇일까요? 과학자들은 환경 – 특히, 식이 – 전립선암 발병에 큰 영향을 미치는 것으로 생각하고 있습니다.

●**식이** 동물성 지방, 특히 붉은 육류나 유제품에 포함된 지방은 해롭습니다. 이런 것들을 많이 먹는 남성들은 진행된 전립선암에 걸리거나 이로 인해 사망할 확률이 높습니다. 왜 그럴까요? 전립선암 세포에는 유제품이나 육류 속의 지방산을 이용하는 효소가 있습니다. 결과적으로 전립선암에 걸린 사람이 이런 것들이 많이 들어있는 식품을 섭취하였을 경우 암세포는 다른 정상세포보다 9배나 더 많은 힘을 갖게 됩니다. 게다가, 이런 세포들은 과산화수소를 생성하여 DNA에 더 많은 손상을 입혀 변이를 유발함으로써 암이 더 진행하도록 합니다.

●**비타민 D, 햇빛, 그리고 칼슘** 비타민 D는 암을 예방한다고 알려져 있는 호르몬입니다. 비타민 D는 두 가지 경로를 통해 공급받을 수 있는데, 10%는 음식에서, 나머지 90%는 햇빛에서 입니다. 피부가 햇빛에 노출되면 콜레스테롤에서부터 비타민 D가 합성되고 신장에서 활성화된 형태로 바뀝니다. 여기에서 중

요한 것은 이 활성화된 비타민 D가 분화된 세포를 잘 유지시킨다는, 다시 말해 세포의 형태를 원형 그대로 유지시켜 주며 그 성장을 느리고 질서 있게 유지시켜 준다는 점입니다. 이것이 중요한 이유는 세포 분열이 느리고 질서 정연한 것이 정상적인 과정이기 때문입니다.(세포가 악성으로 변할 때, 세포 분화도가 나쁘며 특유의 형태를 잃어버려 덩어리를 형성한 체 빠르게 성장합니다.)

● **호르몬이 전립선암과 어떠한 연관이 있을까요?** 호르몬은 전립선암을 일으키는 큰 원인 중 하나입니다. 남성 호르몬인 테스토스테론은 전립선을 크게 만드는 역할을 하기 때문입니다. 그러나, 정확한 상관관계에 대해서는 아직 알려져 있지 않습니다. 알려진 사실은, 남성이 얼마나 많은 양의 호르몬을 가지고 있느냐가 아니라 특정 호르몬에 대하여 남성의 유전자가 어떻게 반응 하는지가 중요하다는 것입니다. 어떤 남성들은 다른 남성들에 비해 소량의 호르몬만으로도 큰 효과를 발휘하게 됩니다. 미국 흑인 남성을 대상으로 한 연구에서 이들의 호르몬 수용체가 많이 활성화되어 있다는 사실이 밝혀졌습니다. 이 사실을 통해 흑인 남성이 왜 전립선암에 걸리기 쉬운지 짐작할 수 있습니다.

● **그 외 어떤 것들이 있을까요?** 전립선암에 영향을 미칠 수도 있다고 추정되는 다른 요인들이 많습니다. 전립선암에 걸릴 가능성이 높다고 밝혀진 유일한 직업은 농업이며, 그 이유는 이들이 제초제와 같은 화학약품에 과다 노출되기 때문이라고 생각됩니다. 제초제와 전립선암과의 관계는 명확히 밝혀진 것은 아닙니다. 하지만 미국 정부가 베트남전에 참전했던 병사들 중 전립선암에 걸린 이들을 병역관련장애에 준하여 정부지원하기로 한 점으로 미루어 볼 때, 어느정도 제초제와 전립선암의 관계를 인정하는 것으로 보입니다. 정관절제술은 어떨까요? 시술 자체는 전립선암의 발생 위험을 높이지는 않고 전립선암을 조기발견할 확률을 높여 줍니다. 이는 단지 이런 시술을 받은 남성들이 정기적으로 비뇨

기과 전문의를 만날 가능성이 높기 때문입니다.

흡연은 전립선암에 걸릴 확률을 높일까요? 확실한 것은 예방하는데 도움이 되지는 않는다는 것입니다. 하지만 새로운 연구에 의하면, 흡연하는 것은 전립선암이 일어날 확률을 높이지는 않더라도, 일단 전립선암이 발병하면 조기진단을 어렵게 만들고 빠르게 자라는 보다 공격적인 형태의 암을 만든다고 합니다.

와인을 적당히 마시는 것은 전립선암의 위험을 낮추는 것으로 알려져 있습니다. 잦은 성관계 또한 전립선암의 위험을 낮춥니다. 다른 전립선 관련 질환(세균성 전립염이나 전립선비대증)의 과거력은 전립선암에 걸릴 확률을 높이지는 않습니다. 마지막으로 운동이나 노동을 하는 것이 전립선암의 발병에 미치는 영향에 대해서는 아직 의견이 분분합니다. 지금까지 전립선암을 유발할 수 있는 요인들에 대해서 쭉 살펴보았습니다. 4장에서는 이것을 예방하기 위해 어떻게 해야하는지 살펴보도록 하겠습니다.

어떤 사람이 전립선암에 걸릴까요?

예를 들어, 만일 당신이 중국의 시골에서 평생을 살아온 아시아 남성이라면 당신은 이 책을 읽을 필요가 없을지 모릅니다. 당신의 지역에서는 전립선암에 걸리는 남성도 드물며 전립선암으로 사망하는 경우도 거의 없기 때문입니다.

곧 다시 다루겠지만 미국의 경우는 다릅니다.(아시아의 매우 서구화된 도시에서도 마찬가지입니다.) 전립선암에 대한 가장 특기할 만한 사항 중 하나는 전 세계에 걸쳐 이 질환에 걸리거나 이로 인하여 사망하는 데 있어서 위험인자가 엄청나게 다르다는 것입니다. 위험인자는 장소에 따라 다르고, 무엇보다 개개인에 따라 다릅니다. 전립선암의 가장 대표적인 위험인자은 나이입니다. 대다수의 남성들이 40세가 되면 전립선암 선별검사(screening test)를 받아야 되는 이유가 여기에 있습니다. 그러나 다른 원인들 - 특히 인종과 지리적 위치, 그리고 가족력 - 역시 매우 중요합니다. 그 외에도 다른 요인들이 있지만, 위에 언급된 요인들이야말로 가장 확실한 것들입니다.

따라서 전립선암에 있어서는 시골에 사는 아시아 남성들이 운이 좋다고 볼 수 있습니다. 그들은 이 질환에 대하여 걱정하지 않아도 됩니다. 유럽과 북아메리카 등 서양의 남성들은 그렇지 못합니다. 이들에게 있어서 전립선암은 커다란 골칫거리입니다.

올해 200,000명 이상의 미국 남성들이 전립선암으로 진단받을 것이며, 30,000명이 그 질환으로 인하여 사망할 것이라는 통계학적 수치는 우리의 정신을 번쩍 들게 합니다. 달리 말하면, 미국에서는 매 3분마다 한 명씩 전립선암으로 진단을 받으며, 19분마다 한 명씩 이 질환으로 인하여 사망한다는 것입니다. 이것은 미국 남성에서 가장 흔한 암이며, 암으로 인한 사망률이 남성에서 세 번째로 높은 질환이기도 합니다. 오늘날 태어나는 미국의 남자아이는 이 질환에 걸릴 위험이 17%이며, 이 질환으로 인하여 사망할 확률은 3.1%입니다.

이러한 수치에도 불구하고, 또한 이 복잡한 질환에 관하여 수년에 걸쳐 연구를 계속 하는 데에도 불구하고, 많은 환자들은 담당 의사에게서 "대다수의 남성들이 전립선암에 걸리지만 그 질환으로 인하여 사망하는 사람들은 거의 없기 때문에 전립선암에 대하여 걱정할 필요가 없습니다"라는 답변을 듣게 됩니다. 이는 사실을 지나치게 단순화시킨 것으로, 왜곡되었으며 매우 위험한 표현입니다. 의료계에 있는 몇몇 사람들은 한 해 동안 새로 진단받은 환자 수로 사망환자수를 나누는 등의 숫자놀음으로 그 위험성을 깎아 내립니다. 이 방법으로 그들은 14%라는 숫자를 얻게 되며, 다음과 같이 주장합니다. "14%의 남성만이 전립선암으로 인해 사망하고, 따라서 대다수의 남성들은 이 질환으로 인해 사망하지 않습니다." 전립선암으로 진단받고 6개월 이내에 사망한 남편을 두었던 부인에게 이렇게 말씀해 보십시오. 올해 전립선암으로 사망할 30,000명의 남성들의 가족들에게 이렇게 말씀해 보십시오. 확실한 사실은 이 남성들 중 일부 - 대부분이 80대 - 만이 전립선암이라는 사실을 알게 되고 얼마 지나지 않아 다른 이유로 사망한다는 것입니다.

다른 측면에서 보면, 우리는 점점 더 많은 전립선암을 조기진단해내고 있습니다. 평균 진단 나이가 72세에서 70세 이하로 낮아졌습니다. 치료법은 이전 어느 때보다도 좋아져서, 진행된 암의 경우에도 수명연장이 가능하리라 기대하고 있습니다. 한 세대만에 얼마나 큰 발전을 이루었습니까! 1970년대 후반에 전립선암으로 진단받은 남자들 중 다른 원인으로 인해 사망한 사람을 제외하면 70%의 환자만이 5년을 생존하였습니다. 또한 절반이 넘는 환자들이 15년 이내에 전립선암으로 사망하였습니다. 오늘날에는 진단기법과 선별검사 덕분에 전립선암 환자 중 95% 이상이 10년 이상 생존하고 있습니다.

그러나 이런 수치들에 큰 먹구름이 몰려오고 있습니다. 미국 인구의 27%를 차지하는 베이비붐 세대가 노령화되고 있는 것입니다. 1946년-1964년에 78,000,000명의 남성과 여성이 태어났고 2030년이 되면 이들은 66-84세가 됩니다. 전립선암에 있어 이 시기는 황금기입니다. 우리가 전립선암 원인에 대해서 다 알지는 못하지만, 우리는 어느 암 보다도 나이와 깊은 관계가 있다는 것을 알고 있습니다. 이것은 남성이 전립선암에 걸릴 확률은 나이가 들수록 증가한다는 것을 의미합니다.(표 3.1을 보십시오.) 여성의 유방암과 비교해 봅시다. 60대 이전에서 여성의 유방암은 남성의 전립선암보다 더 흔합니다. 60세가 되면 두 암에 걸릴 확률은 같아집니다. 60대 이후에는 전립선암이 더 흔해져 남성이 전립선암에 걸릴 확률이 여성이 유방암을 거릴 확률보다 3배나 높아집니다. 비뇨기과 의사들이 노령화 인구에 관한 통계자료를 보고 걱정하는 바가 무엇인지 아시겠습니까? 예측에 따르면 우리가 앞으로 20-40년 안에 전립선암을 예방하기 위해 무언가를 하지 않으면 신환 수가 두 배가 될 것이라고 합니다. 그리고 우리가 더 나은 치료법을 찾지 못하면 전립선암으로 사망하는 환자 수는 3배가 될 것이라고 합니다. 그것은 의사들이 제 역할을 못해내고 있기보다는 의사들이 봐야하는 환자가 너무 많아지기 때문입니다.

결국 요점은 이 질병을 치료해야 한다는 것입니다. 왜냐하면 이 질병을 늦게 발견하거나, 완치 목적의 치료를 받지 않거나, 고령까지 살면 전립선암으로 인해 사망하기 때문입니다. 만약 여러분이 미국 남성이거나 그의 배우자라고 해서 당황할 필요는 없습니다. 만약 상습 침수지역이나 허리케인의 영향을 많이 받을 수 있는 해

안 지역이나 지진 다발 지역에 산다면 어떻게 하시겠습니까? 대처법에 대하여 배우고 조심하며 만반의 준비를 할 것입니다. 당신의 지식과 행동이 당신의 생명을 구할 수 있을 것이기 때문입니다. 이는 전립선암에도 마찬가지입니다. 이 책을 통해 배우는 것, 의사에게서 배우는 것, 그리고 다른 사람들이나 그들의 가족에게서 배우는 것은 여러분의 생명을 구할 수도 있습니다.

표 3.1

내가 전립선암에 걸릴 확률이 어떻게 될까요?	
나이	암이 발생활 확률
39세 이하	약 10,000명 중 1명
40-59	45명 중 1명
60-79	7명 중 1명
일평생	6명 중 1명

전립선암의 원인은 무엇일까요?

이 질문에 대한 답은 DNA입니다. 우리는 DNA라는 말을 자주 듣게 됩니다. 예를 들어, 중범죄를 진 죄수의 공판에서 우리는 DNA라는 단어를 듣게 됩니다. 이것은 무엇일까요? DNA는 deoxyribonucleic acid의 약자입니다. 이것은 우리의 유전적 설계도이며, 우리 몸의 모든 세포에 들어 있습니다. 또한 이것은 특정한 블록재를 만들도록 각각의 세포를 지휘하는 "화학적 모스 부호"라고 할 수 있습니다. 실제로 이 블록재는 화학 물질의 띠에 해당하며, 과학자들이 이를 알파벳으로 식별합니다. 단 하나의 알파벳만 바뀌어도 모든 것이 바뀔 수 있습니다.

유전자는 하나의 단백질을 만들도록 지정된 DNA의 특정한 배열입니다. 이 유전자의 배열은 매우 중요합니다. 이것은 우리 몸의 소중한 보물이자 생명의 신비 그 자체이며, 우리 신체는 이것을 조심스럽게 보호합니다. 모든 세포는 유전자 배열을 온전히 지키기 위한 자체적 보안 시스템을 갖추고 있습니다. 세포가 분열할 때마다, 이 유전자 배열은 완벽하게 복제되어야 합니다. 이 생명의 정보를 복제하는 데에 실수가 없는지 확인하기 위하여 모든 세포는 배열상태를 확인하고 잘못된 곳이 있을 경우 고쳐주는 "맞춤법 교정기"를 지니고 있습니다. 이 일을 하는 유전자를 "잘못된 짝교정(mismatch repair)" 유전자라고 부릅니다. 이에 대해서는 이후 보다 자세히 설명할 것입니다.

● **모든 암은 DNA의 손상에 의해 유발됩니다.** 이렇게 본다면 모든 암은 유전학적이라고 할 수 있습니다.(참고: 일부 의사들은 이 단어를 혼동하여 사용하지만, "유전학적"이라는 말은 "유전한다"를 뜻하지는 않습니다. 유전성 전립선암에 대해서는 이번 장 뒷부분에 언급하겠습니다.) 암의 발생과 관련된 정보는 세포 내에 수년 또는 수십 년 동안 깊이 숨겨져 있다가 유전자에 가해지는 단 하나의 매우 미세한 손상으로도 개시될 수 있습니다. 포장도로의 작은 금에서부터 시작하여 구덩이가 생겨나듯이, 또는 단 한 번의 번개로 끄기 힘든 산불이 발생하듯이, 암은 DNA 염기 배열에서의 하나 또는 여러 개의 변이로 인해서 생겨납니다. 게다가 이러한 변이는 공격적인 성향을 가지며 죽지 않는 "나쁜 세포"인 암세포나 전암세포가 잘 자랄 수 있는 환경을 제공해 줍니다.

DNA의 손상은 어떻게 암을 유발시킬까요? 사실 DNA의 손상은 매우 흔한 일이지만 대부분의 경우 암을 유발하지 않습니다. 이런 일은 항상 발생하며, 때로는 무작위적으로 일어납니다. 하지만 이를 수정해주는 유전자들에 의하여 거의 매번 즉시 보수됩니다. 그러나, 중추적인 유전자나 세포 내 여러 개의 민감한 유전자에서 변이가 일어날 때 그 손상은 신체의 정상적인 방어 기전을 넘어서 암을 일으킬 수도 있습니다.(보이스 타운(Boys Town)이라는 고전 영화에서 아역 배우 마이키 루니가 불량배가 되는 과정을 생각해 보십시오. 그를 올바른 길로 인도하는 "플라나갠 신부님"이라는 유전자는 과연 존재할까요?) 다시말해 이 잘못된 유전자들을 고칠 수 있을까요? 그 손상이 가역적이라면 고칠 수도 있습니다. 실제로 과학자들은 몇 가지 음식물들이 암으로 변할 가능성이 있는 손상된 유전자들을 막아주거나 심지어는 지켜준다는 사실을 알아냈습니다.(4장을 참고하시기 바랍니다.)

암과 연관된 세 개의 중요한 유전자는 다음과 같습니다.

● **종양유발유전자(Oncogenes)** 일부 유전자는 세포의 성장에 관여하는 성장인자를 만들도록 지정되어 있습니다. 이들은 화학적 스위치와 같이 세포가 성장하거나 또는 그 성장이 멈추도록 작용합니다. 그러나 이 유전자에 변이가 일어나면, 이들은 종양유발유전자로 변하여 정상적인 세포의 복제를 비정상적인 성장으로 바꾸어 놓습니다. 종양유발유전자는 마치 자동차의 액셀을 계속해서 밟은 것처럼 계속하여 세포의 성장을 촉진시킵니다. 만약 이 스위치가 꺼지지 않는다면, 세포의 성장은 통제 불능 상태가 됩니다.

● **종양억제유전자(Tumor suppressor genes)** 이들은 표지(checkpoint) 유전자로서, 이들 역시 모든 세포에 존재합니다. 이 유전자는 자동차의 브레이크처럼 세포의 분열을 통제하고 암이 발병하는 것을 예방하는 역할을 하는 것으로 알려져 있습니다. 여기에서도 역시 유전자의 변이가 혼란을 야기할 수 있습니다. 이 유전자들이 제 기능을 수행하지 않으면, 그 결과는 마치 당신의 발을 자동차의 브레이크에서 떼는 것과 같습니다. 종양유발유전자의 영향력은 더욱 증가하며 성장이 더욱 빨라지게 됩니다.

● **잘못된 짝교정 유전자(Mismatch-repair genes)** 이들은 품질을 검사해주는 유전자에 해당합니다. 세포가 분열하는 과정 중 지속적으로 유전자 부호를 검열하여 갑작스럽게 발생하는 이상을 교정합니다. 이들 감독관 유전자 중 하나 또는 그 이상에 변이가 일어나면 참담한 결과를 초래하는 광범위한 변이가 일어날 수 있습니다.

DNA의 손상을 일으키는 것에는 어떤 것들이 있을까요?

우리 몸에 있는 세포는 외부로부터의 위협을 끊임없이 막아냅니다. 환경적 요인에는 피부암을 일으킬 수 있는 햇빛(특히 자외선)과 같은 단순한 것에서부터 폐암을 유발할 수 있는 담배에 들어 있는 화학적 혼합물과 같이 복잡한 것까지 다양합니다. 대다수의 흔한 암 – 전립선암, 유방암, 대장암 – 은 산화적 손상에 의해 일어나며, 이 손상은 유전자에 조금씩 피해를 주며 축적됩니다. 우리에게 친근하지만 해가되는 것들(예를 들면, 기름에 튀긴 통닭, 설탕이 덮인 도넛, 소시지와 페퍼로니가 토핑된 피자 한조각 등)은 우리의 세포에 미세한 변화를 가져옵니다.(음식과 전립선암과의 관계에 대해서서 4장에서 보다 자세히 다루겠습니다.) 우리의 몸은 수십년간 이런 지속적인 자극에 어느 정도까지는 버티지만, 이런한 산화적 손상이 한계점(critical point)에 도달하면 더 이상 버티지 못합니다. 우리가 매일 섭취하는 영양소와 화학물질의 대사는 이름조차 무서운 산소기(oxygen radical), 또는 자유기(free radical)라고 불리는 유해한 부산물을 만들어냅니다. 이들은 매우 반응성이 높고 불안정하며 전하를 띤 미립자로 조직을 파괴하고 생체막을 녹이며 세포를 죽일 정도로 순식간에 힘이 강해집니다. 자유기는 DNA에 손상을 입힙니다. 질병의 발생에서와 마찬가지로 자유기는 처음에는 좋은 의도로 만들어지지만, 점차 몸에 해를 끼칩니다. 정상적으로 이들은 적은 수로 존재하며 면역에 있어 세균이나 다른 외부 물질을 제거하는 "청부업자"의 역할을 담당합니다. 또한 정상적으로 이들은 세포 내에서 산소기 제거 효소(scavenger enzyme) 드는 항산화 영양소(antioxidnet nutrients)라고 불리는 "폭동진압군"에 의해 중화됩니다. 그러나 이 효소들에 결함이 있거나 자유기가 너무 많이 존재한다면, 자유기가 세포 내의 DNA를 공격하여 결과적으로 암을 유발할 수 있는 변이를 일으키게 됩니다.

전립선암의 분자생물학적 원인: 산화적 손상과 염증에 의한 이중 공격

그림 3.1은 전립선 세포가 점점 몰락해가는 과정을 나타내고 있습니다. 스타워즈에서 아나킨 스카이워커가 점점 어둠의 세력으로 넘어가는 것을 생각해 보십시오.(또한 6장의 '변형된 Gleason 등급'과도 비교해보시기 바랍니다. 이것은 암의 진행과정을 병리학자들이 분류해 놓은 것입니다.) 정상적인 전립선 조직은 작은 샘조직으로 작고 동그란 모양입니다. 현미경으로 보면 이 세포들은 규칙적으로 배열되

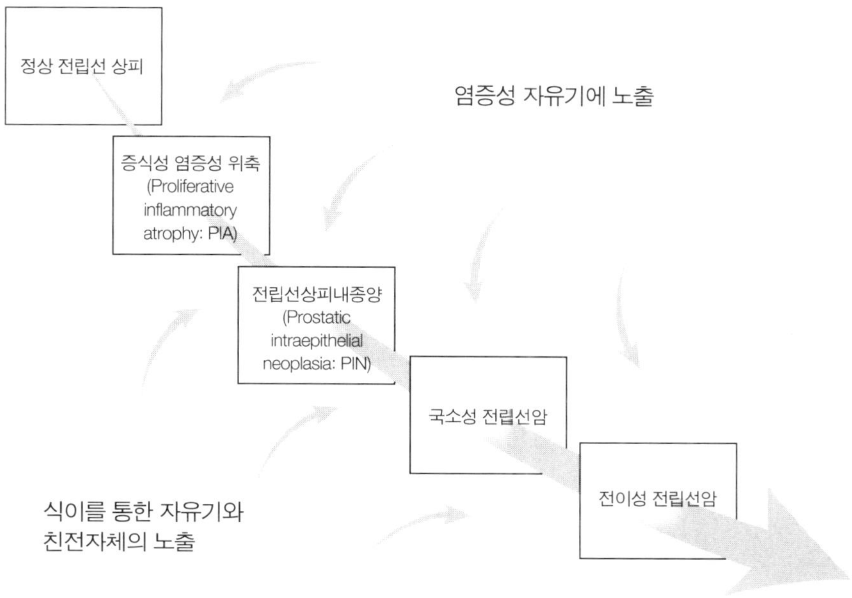

| 그림 3.1 | 산화적 손상과 염증이 전립선에 미치는 피해

어 있고, 조화로운 모습을 띠고 있습니다. 첫 위험신호는 전립선상피내종양(Prostatic intraepithelial neoplasia; PIN)입니다. 이 경우 샘조직이 불규칙적인 모양을 띠게 되지만 아직 암은 아닌 상태입니다. 조기암의 경우, 조직은 아직 어느정도 정상 구조를 유지하고 있습니다. 그러나 암이 점점 공격적으로 변함에 따라, 주위로 퍼지게 되며 궁극적으로 호르몬에 반응이 없어지고 배열이 망가지고 정상 샘조직들은 진하고 불규칙한 점들로 뒤덮히게 됩니다.

그리고 이것은 모두 산화적 손상으로부터 시작됩니다. 그러나 전립선암이 항상 그렇듯이, 이 과정은 실제로는 더욱 복잡합니다. 산화적 손상은 두 가지 원인에서 비롯됩니다. 하나는 위에서 언급한 매일 먹는 음식의 대사 산물들이고, 다른 하나는 염증입니다.(2장의 전립선염 부분에서 간단하게 다룬 바 있습니다.) 전립선 세포들은 이렇게 양쪽에서 공격을 받게 됩니다. 전립선 세포는 몸이 영양소를 처리하는 과정에서 손상되고, 염증에 의해서도 손상됩니다. 청소부 역할을 하는 산소기 제거 효소들은 세포들의 손상을 막기 위해 산화적 손상이 일어나는 모든 곳에 존재하고 있어야 합니다.

산소기 제거 효소

글루타티온-S-전이요소-π(Glutathione-S-transferase-π; GST-π)는 산소기 제거 효소 중 하나입니다. 이는 자유기를 무해하고 수용성인 물질로 변환시키고 세포 수준에서의 독성을 없애주는 "유전자 소화기의 역할"을 합니다. GST-π의 결핍은 전립선암 발생에 치명적입니다. 이 효소는 꼭 필요하지만 손상되기도 매우 쉽습니다. 존스 홉킨스 대학병원의 과학자들은 GST-π가 정상 세포에는 존재하지만 그 바로 옆의 전립선암세포에는 존재하지 않는다는 사실을 발견했습니다. 이는 모든 전립선암 조직에 존재하지 않으며 심지어는 암은 아니지만 전립선암과 밀접한 관련이 있으며 일부 과학자들은 전암병변이라고 여기는 PIN 세포에서도 역시 발견되지 않습니다. 이는 전립선암 세포에 이 중요한 효소가 없기 때문에 세포에서 일어나는 정상적인 산화 과정에도 정상세포에 비해 훨씬 큰 손상을 받는다는 사실을 알 수 있습니다. 이것은 어떻게 정상적인 전립선 세포가 암으로 변하는 지 알 수 있게 해 주는 매우 중요한 과학적 발견이라고 할 수 있습니다. 존스 홉킨스 대학병원의 과학자들은 이 효소가 없어지지 않도록 막는 새로운 방법과 세포 대사에 의해 만들어진 자유기를 제거할 수 있는 대안을 연구 중에 있습니다. 전립선암에 맞서 싸우게끔 우리 신체의 방어능력의 향상시켜주는 가장 좋은 약은 자연이 제공한 것들입니다. 브로콜리나 두부(둘 다 아시아인의 식단에 포함되어 있습니다.) 항암작용을 하는 식품이나 셀레늄, 비타민 C, E, 그리고 비타민 A 같은 카로티노이드 등 자유기를 중화시키는 항산화제가 여기에 해당합니다.(항암작용을 하는 식품에 대해서는 4장에 자세히 나와 있습니다.)

GST-π는 자유기와 염증에 의해 발생하는 산화적 손상으로부터 신체를 보호합니다. 흙에서 찾아낸 미네랄이자 일부 채소에 함유되어 있고 약국에서 파는 비타민에도 들어 있고, 식이 보충제(dietary supplement)로도 존재하는 셀레늄도 마찬가지입니다. 콩도 그렇습니다. 사실 과학자들은 일련의 실험을 통해 콩이 없는 음식만을 먹은 쥐의 전립선에 염증이 쉽게 생긴다는 사실을 알아냈습니다. 콩을 적당히 먹는 쥐들은 염증이 거의 생기지 않았으며, 콩을 매우 많이 먹인 쥐들에서는 전립선 염증이 일어나지 않았습니다. 식이를 통해 전립선의 염증을 조절할 수 있습니다. 식이는 GST-π와 같은 효소의 작용을 조절하기도 합니다.(4장에 자세히 나와 있습니다.)

유전자의 침묵

최근 몇 년 동안, 전립선암의 원인을 밝혀내고자 하는 과학자들에게 메틸화(methylation)라는 개념은 매우 중요한 논쟁거리였습니다. 이 유전자 과정은 최근 존스 홉킨스 대학병원의 과학자 3인방으로 불리는 종양학자 윌리암 G. 넬슨(William G. Nelson), 분자유전학자 윌리암 B. 아이작(William B. Isaacs), 병리학자 안젤로 M. 드 마르조(Angelo M. De Marzo)에 의해 〈New England Journal of Medicine(NEJM)〉에 소개되었습니다. 나의 동료이자 전립선암의 발생과 진행에 있어 산화적 손상이 중요한 요인이라는 것을 밝히는 등 식이와 전립선암의 상관관계에 관한 연구에 있어 선구자적 존재인 빌 넬슨(Bill Nelson)은 GST-π가 전립선암 시작단계에서 일치감치 기능을 상실한다는 사실을 알아냈습니다. 그는 GST-π가 어떤 과정으로 기능을 소실하게 되는지도 밝혀냈습니다. 바로 초메틸화(hypermethylation)를 통해서 입니다. 화학적으로 추가적인 조각이 유전자에 결합하여 그 형태가 변하게 되는 것입니다. 메틸화는 지퍼에 하나의 이가 더 끼어 들어간 것처럼 제 역할을 할 수 없게 만들거나, 자물쇠 열쇠 구멍에 무언가를 끼워 열쇠가 더 이상 맞지 않도록 만듭니다. 이것이 유전자에 일어나게 되면 유전자는 기능을 상실하게 됩니다. 이 과정이 GST-π에 일어나면 전립선암이 보다 쉽게 발생할 수 있게 되는 것입니다.

위 사실을 우리가 암과 유전자에 대해 이미 알고 있는 지식과 어떻게 접목시킬 수 있을까요? 위에서 우리는 유전자가 암을 일으킬 때 어떤 변화가 일어나는지 알아보았습니다. 예를 들어 종양억제유전자가 어떻게 유전자의 역할을 못하게 막는지, 종양유발유전자가 어떻게 유전자의 기능을 과도화시켜 세포를 조절할 수 없을 정도로 증식하게 만드는지를 알아보았습니다. 흥미롭게도 메틸화는 이와는 다른 유전자적 문제로 분류되며 과학자들은 이를 후생적 변화(epigenetic change)라고 부릅니다. 여기서 유전자는 다른 것으로 바뀌는 것이 아니라 좀비로 변하는 것입니다. 유전자가 메틸화가 되면 쓸모가 없어지게 됩니다. 그로 인해 이 유전자는 마치 '뻐꾸기 둥지 위로 날아간 새'의 잭 니콜슨처럼 화학적 구속복이 입혀지게 됩니다. 넬슨과 그의 동료들은 이것의 의미가 무엇인지 알아보기 시작했습니다. "메틸화를 이해하게 되면 암의 원인이 무엇인지 이해하는데 도움이 될 뿐만 아니라 새로운 암 표지자를 찾아낸처럼 암을 발견하는 데도 도움을 줄 것입니다"라고 넬슨은 말합니다. 그는 GST-π의 비정상적인 메틸화를 감지함으로써 암세포를 발견할 수 있는 검사법을 만드는데 힘을 쓰고 있습니다. 그 중에서도 원래는 그 자리에 있어서는 안 되는 변형된 DNA의 덩어리인 초메틸화된 CPG섬(hypermethylated CpG islands)을 찾아내는 검사법에 초점을 두고 있습니다. 언젠가 이 검사법은 전립선 생검 조직이나 소변 시료에서 암을 찾아냄으로써 전립선 생검에서 놓친 암을 찾아내거나 근치적 전립선 절제술과 방사선 치료에 암이 얼마나 잘 반응할지를 예측하는데 도움을 줄 수 있을지도 모릅니다.

유전적 방화범

GST-π를 유전자 소화기라고 한다면, 염증(inflammation)은 불을 더욱 커지게 하는 기름처럼 그 반대 역할을 합니다. 존스 홉킨스 대학병원의 병리학자 안젤로 드마르조(Angelo De Marzo)는, 전립선암에 대해 내부와 외부의 나쁜 영향들이 합쳐져 생기는 것이라고 생각하고 있습니다. 내부로부터는 전립선에 염증이 생기는 것이고, 외부로부터는 먹는 음식에 들어있는 발암물질로부터 공격을 받는 것입니다. 이 둘이 합쳐져 손상을 주게 되고, 이는 증식성 염증성 위축(Proliferative inflammatory atrophy; PIA)을 유발합니다. 존스 홉킨스 대학병원의 다른 병리학자인 조나단 엡스타인(Jonathan Epstein)의 도움을 받아 드마르조는 전립선 조직의 연구에서 아주 놀라운 발견을 했습니다. 그는 암세포 주위에 PIN세포가 있는 것을 발견하였습니다. PIN은 암은 아니지만 정상세포도 아닙니다. 일반적으로 병리학자들은 PIN세포를 곧 암이 될 세포들이라고 생각하고 있습니다. 드마르조는 암세포와 전암세포들 사이로 염증이 일어나고 있는 부위를 발견하였습니다. 그리고 이 염증의 주위로는 위축(atrophy)된 조직 - 죽은 것처럼 보이지만 실제로 자세히 들여다보면 활발하게 증식하고 있는 조직 - 이 있었습니다. 그는 이런 증식성 염증성 위축 병소를 전립선의 큰 일부분이 발암물질에 노출되어서 생긴 field effect change의 증거라고 믿고 있습니다. 또한 이런 증식성 염증성 위축 병소에서 PIN세포가 생겨나고 이러한 PIN세포가 암세포로 변하는 것이라고 생각하고 있습니다.

이렇게 염증이 암을 유발한다는 내용은 새로운 개념이 아닙니다. 염증은 세포와 DNA에 손상을 주고, 오랜 염증은 많은 종류의 종양과 깊은 관련이 있습니다. 예를 들어, 만성 간염은 간암을 유발하고, 헬리코박터 파일로리(Helicobactor pylori)에 의한 만성 위염은 위암을 유발하며, 역류성 식도염은 오랜 기간 지속될 경우 식도암을 유발합니다. 왜 염증은 암의 중요한 원인일까요? 이는 두 가지로 설명할 수 있습니다. 염증세포는 직접적으로 DNA의 변이를 유발하는 산소와 질소 형태의 해로운 물질을 생산해냅니다. 염증세포는 또한 세포에 손상을 주어서 몸에서 이를 대신할 세포들을 빠른 속도로 생산하게 만듭니다. 이것이 바로 PIA에서 보이는 빠르게 증식과 손상을 반복하는 세포들입니다. 가끔 대체 세포들은 너무 빠르게 생산되어 DNA 복제가 제대로 이루어지지 않아, 결국 더 심한 돌연변이를 일으킵니다. 어느 쪽으로든 염증은 주변 세포의 돌연변이를 자극하며, 이것이 바로 암의 시작입니다.

무엇이 전립선에 이러한 염증을 일으킬까요?

지금까지는 아무도 모릅니다. 존스 홉킨스 대학병원의 분자유전학자인 빌 아이작(Bill Isaacs)과 그의 동료들은 유전성 전립선암을 가지고 있는 가족들의 유전자에서 다음과 같은 질문에 대한 해답을 찾고자 노력하고 있습니다. 그들이 궁금해 하는 것은, "어떻게 특정 유전자의 돌연변이가 암으로 발전하는가?"입니다. 지금까지 그들은 일부 가족들에서 전립선암을 일으키는 두 개의 유전자를 찾아냈습니다. 하나는 1번 염색체에 위치하고 있는 RNASEL이라고 불리는 부분이고, 다른 하나는 8번 염색체의 단안에 위치하고 있는 MSR1(Macrophage Scavenger Receptor 1)입니다. 이 유전자들은 재미있는 공통점이 있는데, 바로 감염의 방어와 관련된 유전자라는 것입니다. MSR1유전자가 없는 동물이 세균에 감염되거나, 결함이 있는 RNASEL유전자를 가지고 있는 동물이 단순 헤르페스 바이러스(Herpes simplex)에 감염되면 그

전립선암과 유방암: 같은 동전의 양면?

아시아 남성들이 전립선암으로 인해 죽는 일이 거의 없는 것처럼, 아시아 여성들은 유방암으로 죽는 일이 거의 없습니다. 미국에서 시행한 부검 연구에서 전체 여성의 20-40%가 남성에서 우연히 발견된 전립선암(incidental prostate cancer)과 마찬가지로 극소량의 유방암 조직을 가지고 있습니다. (이러한 극소량의 암덩어리는 여성들이 폐경을 하지 않았다면 더 흔하게 발견되었을 지도 모릅니다. 여성 호르몬의 감소는 아마도 이러한 극소량의 암덩어리를 보다 작게 만들어 그만큼 발견되기 어렵게 만듭니다. 하지만, 남성들은 80대나 90대에 이를 때까지 상당한 양의 남성호르몬을 계속 만들어냅니다.) 게다가 전립선과 유방 모두 양성 형태의 질환이 존재합니다. 남성의 경우는 전립선비대증이고 여성의 경우는 섬유낭종성 유방질환입니다. (이러한 양성 질환들 모두 암으로 발전되지 않습니다.)

표 3.2

전립선암과 유방암의 비교

아래 표에서 보는 바와 같이 전립선암과 여성 유방암은 유사한 점이 많습니다.(참고: 매우 드물기는 하지만 남성도 유방암에 걸릴 수 있습니다. 이 통계는 여성 유방암에만 국한된 내용입니다.) 이 두 암의 경우, 매해 진단받고 사망하는 환자수, 암진단 시점 - 국소암 vs. 진행성 또는 전이암 - 에 따른 생존률, 호르몬 치료에 대한 반응, 그리고 발생 지역 분포 등 여러 가지 측면에서 비슷한 양상을 나타냅니다.(참고: 최근 통계 자료는 미국 암협회 홈페이지 http://www.cancer.org(한국의 경우, 국가암정보센터 홈페이지 http://www.cancer.go.kr)를 참고하십시오.)

	전립선	유방
• 전체 암 중 발생 순위	남성암 중 1위 (한국의 경우, 5위)	여성암 중 1위 (한국의 경우, 1위)
• 평생 이환율	6명 중 1명	8명 중 1명
• 2006년도에 미국에서 새로 진단받은 환자수	234,500명	213,000명
• 2006년도에 미국에서 위 질환으로 사망한 환자수	27,400명	41,430명

• 이 질환으로 사망할 평생위험도	3.1%	2.9%
• 5년 생존률(모든 병기)	99%	88%
• 국소암(남성의 경우, T1 또는 T2) 상태에서 발견시 5년 생존률	100%	98%
• 진행성암, 전이암 상태에서 발견시 5년 생존률	34%	26%
• 진단 당시 평균 나이	69세	63세
• 호르몬치료에 대한 반응	예	예

표 3.3

어떤 사람들이 전립선암이나 유방암에 잘 걸리는가?

	전립선암	유방암
발생 빈도가 가장 낮은 집단:	시골 지역에 사는 중국 남성	농촌 지역에 사는 중국 여성
발생 빈도가 가장 높은 집단:	애틀랜타 주에 사는 아프리카계 미국 남성	샌프란시스코에 사는 백인 여성
100,000명 당 사망환자수(미국) 아프리카계 미국인	69.2명	34.6명
100,000명 당 사망환자수(미국) 코카시아계(백인)	27.9명	26.3명
100,000명 당 사망환자수(미국) 히스패닉계	22.5명	17.7명
100,000명 당 사망환자수(미국) 아시아계	12.8명	12.7명
아시아에서 서양국가로 이주시 발생빈도 증가	예	예

중 60%가 죽습니다. 아이작은 이렇게 말합니다. "이런 관찰 결과로 미루어볼 때, 일부 환자에서 바이러스나 세균에 의한 감염이 만성 염증의 원인일 가능성이 있으며, 이러한 만성 염증이 전립선암 발병률을 높일지도 모릅니다. 만약 일반적인 감염이

염증에 대한 면역반응을 유발하여 이것이 일련의 과정들을 시작시킨다는 것이 사실이라면, 이는 향후 전립선암의 원인에 대한 연구에 많은 영향을 끼칠 것이며 궁극적으로 전립선암 예방에 있어 새로운 방향을 제시해 줄지도 모릅니다"

염증에 대해서 마지막으로 한마디만 더 하자면, 전립선염에 걸렸다고 하더라도 걱정하지 말라는 것입니다. 의사들은 오래 전부터 전립선에 염증세포가 잘 생긴다는 사실을 알고 있었습니다. 병리학자들은 이를 무시하라고 교육받는다고 드마르조와 엡스타인은 말합니다. 여기서 우리가 말하는 염증이란 급성 세균성 전립선염이나 만성 형태의 전립선염이 아닙니다. 여기서 말하는 염증은 전립선염의 범주 중 무증상 전립선염에 해당합니다. 이런 염증이 전립선에 있다는 것은 알고 있지만 아직까지 무엇을 어떻게 해야 하는지는 모르는 상태입니다.

전립선암의 위험인자들

전립선암과 관련된 모든 위험인자들 가운데, 가장 중요한 요인 세 가지는 나이, 인종(아프리카계 미국인), 그리고 가족력입니다.

나이

전립선암이 발병하는 데에는 많은 시간이 소요됩니다. 왜 그럴까요? 정상세포가 암세포로 바뀌는 과정에는 DNA를 변화시키는 몇 번의 유전적 변이과정이 필요합니다. 과학자들은 정상 세포가 암세포로 바뀌기 위해 요구되는 변이의 횟수가 평균적으로 암에 발달하는데 소요되는 10년 주기의 횟수와 상관 관계가 있다고 추정하고 있습니다. 예를 들어, 망막모세포종(retinoblastoma)은 유아의 눈에 생기는 악성 종양입니다. 유전적 형태의 이 질환이 발병하는 데에는 단 한 번의 유전자 변이만으로도 충분합니다. 대다수의 남성들이 70대가 되기 전 까지는 잘 걸리지 않는 전립선암의 경우, 유전자 변이는 일곱 번에서 여덟 번 일어나게 됩니다. 이러한 과정은 오랜 기간에 걸친 산화적 손상에 의해 서서히 진행됩니다. 아무리 어린 소년이 전립선암의 가족력이 있거나 아프리카계 미국인이라고 할지라도 수년간 이 아이의 전립선에는 아무런 일도 일어나지 않습니다.

나이는 많은 질환에 있어 위험인자에 해당합니다. 아무리 정신적으로나 육체적으로 건강한 상태라도 70세 남성의 신체는 25세 남성의 신체와는 현저히 다릅니다. 남성에게 전립선암에 걸릴 확률은 나이가 들면서 다른 어떤 암에 걸릴 위험보다 급격하게 높아집니다. 70대 중후반의 미국 남성은 40대 중후반의 남성에 비해 전립선암에 걸릴 가능성이 약 7배 더 높습니다. 몇 십년의 세월이 만들어내는 차이를 살펴보면, 40세에서 59세까지의 남성에 있어서 전립선암에 걸릴 확률은 50명 중 한 명 꼴입니다. 60세에서 79세까지의 남성들에 있어서는 7명 중 한 명 꼴입니다. 또한 미국 남성의 일생에 있어서 전립선암을 걸릴 확률은 6명 중 한 명 꼴입니다.

만약 당신이 오늘 전립선암으로 진단을 받았다면, 과연 언제 암이 발병된 것일까요? 과학자들은 최초 몇 개의 세포가 악성으로 변하기 시작하는 전립선암의 시작에서부터 PSA의 의미있는 변화나 직장수지검사에서 촉지될 정도로 커지는 등의 임상양상을 보이는 데까지 대략 11-12년 정도 소요된다고 예측합니다.(아프리카계 미국인에서는 1년 더 적게 소요됩니다.) 하지만 아프리카계 미국인과 전립선암의 가족력이 있는 남성에서는 전립선암의 발병이 보다 빠릅니다.

인종

아프리카계 미국인, 그리고 자메이카에 사는 아프리카인들은 세상의 어떤 인종 집단보다도 전립선암에 걸릴 확률이 높습니다. 만약 그들이 전립선암에 걸린다면, 이로 인해 사망할 가능성 또한 더 높습니다.

전립선암에 걸린 남성 100,000명 당 흑인의 수는 백인의 수보다 약 60% 많고, 전립선암에 걸린 모든 남성들 중에서 이로 인해 사망하는 흑인의 수는 두 배 이상입니다. 아프리카계 미국인들이 고혈압과 관상동맥 질환과 같은 기타 건강 문제들에 있어서도 높은 위험성을 보인다는 사실을 감안한다면, 실제 통계수치는 이보다 더 안 좋을 수도 있습니다. 이는 불행하게도 대부분의 흑인 남성들이 전립선암의 최대 발병률(peak incidence rates) 시기에 도달하지 못하고 사망한다는 것을 의미합니다.

이것이 전립선암의 평생위험도가 백인 남성에서는 16%이고, 흑인 남성에서는 13%인 이유입니다. 하지만, 이 통계수치는 잘못된 것입니다. 흑인 남성들의 위험도가 실제적으로 더 높습니다. 전립선암의 평생위험도가 흑인 남성에서 더 낮은 유일한 이유는 유감스럽게도 전립선암에 걸릴 만큼 충분히 오래 살기 전에 다른 질환으로 인하여 사망하는 경우가 많기 때문입니다.

아프리카계 미국인들, 특히 젊은 흑인 남성들은 보다 심각한 형태의 전립선암에 걸리며, 암재발 가능성이 더 높고, 젊은 백인 남성에 비해 암으로 사망할 가능성이 더 높습니다. 여기에는 많은 이유들이 있고, 그 중 대다수는 낮은 사회경제적 수준과 관련이 있습니다. 어느 인종이든 경제적 수준이 낮으면 건강 검진을 받지 않는 경향이 있고, 질병이 진행될 때까지 의사에게 잘 가지 않으며, 전립선암이 생기더라도 보험이 없어 비용이 많이 들기 때문에 방사선 치료나 수술적 치료를 받을 확률이 적다는 사실은 이미 많은 연구들에서 밝혀졌습니다. 호르몬 치료는 비용면에서 훨씬 저렴합니다. 하지만 이 책 뒷부분에서 다시 언급하겠지만 호르몬 치료는 가장 우선적인 치료 방법으로는 그다지 효과가 크지 않습니다. 이런 결과들을 종합해 볼 때, 많은 흑인 남성들이 전립선암에 의해 사망하는 이유는 그들이 치료가 가능한 시점에서 진단받지 못하기 때문입니다. 그리고 비록 아프리카계 미국인들의 암이 유전적으로 보다 공격적이기는 하지만, 의료 제공에 있어 균등한 기회를 제공하는 군의원이나 건강유지기구(Health maintenance organization, HMO) 등에서 보고된 바에 따르면 흑인 남성들에서도 전립선암을 일찍 발견하고 조기에 치료하면 이후 경과에 있어 백인과 별다른 차이가 없다고 합니다.

어느 나라에 사는 흑인이던지 다른 인종에 비해 전립선암에 취약하다는 것은 이미 알려진 사실입니다. 전에는 이 같은 사실을 알지 못했습니다. 몇 년 전까지만 해도 과학자들은 아프리카에 사는 흑인 남성이 흑인 미국 남성들에 비해서 전립선암의 발병률이 낮다고 믿고 있었습니다. 그들은 아프리카식의 생활방식이나 식이가 전립선암을 예방하거나 반대로 미국식의 생활방식이나 식이가 암을 부추긴다고 생각하였습니다. 최근의 연구들로부터 나온 증거들은 이것이 사실이 아님을 입증하고 있습니다. 존스 홉킨스 대학병원의 연구에 따르면, 아프리카계 후손의 밀도가 매우 높은 자메이카의 수도 킹스턴(Kingston)이 세계에서 가장 높은 전립선암 발병률을 보이고 있다고 합니다. 미국에 사는 백인의 경우 100,000명당 182명이며, 흑인의 경우 249명인 반면 킹스턴에서의 발병률은 100,000명당 304명입니다.

유전적 취약성

왜 흑인 남성들은 전립선암에 대해 이렇게 취약할까요? 아직까지 정확히 밝혀지지는 않았지만, 유전적 취약성, 비타민 D의 부족, 그리고 식이 등 몇 가지 단서들이 있습니다. 아프리카 남성과 아프리카계 미국인 남성들에서 이 질환이 매우 흔하다는 간단한 사실만으로도 유전자가 한 역할을 한다는 것을 강력하게 암시합니다.(인종이 다르면 남성호르몬에 대한 반응에 있어 유전적인 차이를 보이는 것으로 알려져 있습니다. 이는 아래에서 논의될 것입니다.) 유전적 취약성이란 암에 대해 보다 우호적 환경을 만들어내는 유전적 요인들을 의미합니다. 종양이 성장을 시작하기 위해서는 마치 도미노처럼 유전적 사건들이 순차적으로 선행되어야 합니다. 한 개 이상의 유전자에서 일어나는 유전적 변이는 이 과정을 가속화 시킬 수 있습니다. 아마도 일부 남성들에서는 이 도미노 조각의 일부가 출생 당시부터 이미 쓰러져 있을 것으로 생각됩니다. 남성이 무엇을 먹고 마시며 어떻게 사는지 등의 환경적인 변수는 남아 있는 도미노 조각들을 마저 쓰러뜨릴 수 있습니다. 유전적 취약성은 이 중간 어딘가에 해당합니다. 변이 자체가 암을 유발하기 보다는 유전적 성질이 암이 발생하기에 좋은 환경을 만들어 주는 것입니다. 도미노로 설명한다면 유전적 취약성이란 직접 쓰러뜨리지 않고도 도미노가 쓰러질 수 있게끔 테이블을 약간 들어주는 것과 같다고 할 수 있습니다.

호르몬과 인종

전립선암은 호르몬의 영향을 많이 받습니다. 수년 동안 아프리카계 미국인의 남성호르몬 수치는 코카시아계 남성들이나 아시아계 남성들보다 높다고 생각되어 왔습니다. 그러나 과학자들이 아프리카계 미국인의 남성호르몬 수치를 조사해본 결과 다른 인종과 비교해 별다른 차이가 없었습니다. 최근 유전자 연구는 새로운 가능성을 열어주었습니다. 호르몬은 세포 내 특정 단백질에 신호를 전달하는 방식으로 특정 조직에 영향을 미칩니다. 이 단백질들을 수용체 단백질이라고 부릅니다. CAG 반복(CAG repeat)이라고 불리는 남성 호르몬의 수용체 일부분은(이것은 CAG 서열이 반복하여 나타나기 때문에 이러한 이름이 붙여졌습니다.), 보통 아시아계 남성들에서 더 긴 경향을 보입니다. CAG 반복은 흑인에서 가장 짧으며 백인에서는 그 중간 정도의 길이에 해당합니다. 호르몬 수치와 상관없이 CAG 반복이 짧을수록 수용체는 보다 활성화됩니다. 반복이 짧을수록 전립선에서의 테스토스테론의 효율성을 증대되므로, 아프리카계 미국인의 경우 같은 양의 테스토스테론으로도 다른 인종에 비해 더 큰 효과를 발휘합니다. 반대로 반복이 긴 경우에는 효과가 떨어지게 됩니다. 관련 연구결과 전립선암에 걸린 코카시아 계 남성들 중 미세전이가 된 것으로 밝혀진 이들 역시 동일한 과활성화 안드로겐 수용체를 가지고 있는 것으로 밝혀졌습니다. 짧은 CAG 반복은 왜 흑인 남성이 전립선암에 걸리기 쉬우며, 특히 공격적인 형태의 암에 걸리기 쉬운지를 설명해줄 것으로 보입니다. 하버드 대학의 연구진에 의해 시행된 연구에서는 다음과 같은 결론이 도출되었습니다.: "짧은 CAG 반복을 가진 남성은 원격전이가 될 확률이 매우 높으며 치명적인 형태의 전립선암에 걸릴 위험이 특히 높습니다."

흑인 남성에서 전립선암의 발병률이 높은 이유 중 다른 하나는 비타민 D가 부족하기 때문입니다. 비타민 D의 주요 공급원은 햇빛으로, 이는 피부에서 콜레스테롤을 비타민 D로 변환시킵니다. 이번 장 후반에서 다시 다루겠지만, 비타민 D는 전립선암으로부터 우리를 지켜줍니다. 검은 피부는 햇빛을 막는 효과가 크기 때문에, 흑인들이 1, 25 - 이수산화비타민 D(1,25-dihydroxyvitamin D) 수치가 낮은 것으로 알려져 있습니다. 그래서 흑인들이 전립선암에 더 취약한 것일지도 모릅니다. 또 다른 연구에서는 흑인들이 동물성 지방을 더 많이 섭취하는 것으로 나타났습니다. 동물성 지방을 많이 섭취할수록 전립선암에 걸릴 확률이 높고 더 공격적인 암이 된다는 것과 관련해서는 이미 많은 증거들이 있기 때문에 이러한 사실은 원인을 규명하는데 중요합니다. 과학자들은 전립선암의 취약성에 있어 인종간의 차이점이 생기는 이유에 대한 해답을 제공해줄 다른 인자를 분명히 더 찾아낼 것입니다. 그리고 이 중에는 유전적인 인자가 반드시 포함되어 있을 것입니다.

환경: 전립선암과 식이와의 관계

이제 체지방이 아닌 다른 종류의 지방인 식이성 지방에 대해서 살펴봅시다. 당신의 몸은 당신이 먹는 것으로 구성된다라는 개념은 전립선암과 그 외 다른 질환의 발병기전과 관련이 있습니다. 당신은 하루에도 수백번씩 무엇을 먹을 지 말지 선택합니다. 하지만 아무도 식이만으로 전립선암이 유발되거나 예방된다고 생각하지 않습니다.(일단 전립선암은 단순하고 치료하기 쉬운 한가지 원인만으로 발병하기에는 너무나도 복잡하고 다루기 힘든 질환입니다.) 그러나 식이로 인해 신체의 방어력이 약해져 병에 걸릴 수는 있습니다.

●**식이 지방** 동물을 대상으로 한 연구 결과 식이 지방은 암을 유발시킬 뿐 아니라 세포 증식 속도, 암이 다른 조직을 침범하는 능력, 그리고 이러한 침범에 대한 몸의 저항력 등 암이 진행하는 방식에도 영향을 미칠 수 있다고 합니다. 예를 들어, 과학자들은 포화지방의 과다 섭취와 높은 전립선암 발생률의 연관성을 발견하였습니다. 음식물에 보통 "부분적 경화유(partially hydrogenated oil)"라고 표기되어 있는 몸에 안 좋은 지방은 상온에서 고체 상태로 존재합니다. 케이크, 도넛, 쿠키, 그리고 많은 봉지과자류에 들어있는 이런 종류의 지방은 자유기를 증가시켜 DNA에 손상을 입힐 수 있습니다. 4장에서 우리는 비타민 A의 대사 전구체인 카로티노이드(가장 널리 알려져 있는 것으로는 베타카로틴이 있습니다.)에 관하여 이야기 할 것입니다. 일부 연구에서는 비타민 A와 전립선암 발병률의 증가를 연관지어봤지만, 식이와 관련된 다른 연구에서와 마찬가지로 연관성을 규명하기란 생각보다 훨씬 복잡합니다. 아시아의 경우 음식을 통하여 섭취하는 비타민 A는 거의 대부분 녹황색 야채로부터 얻어집니다. 그러나 미국인들은 비타민 A의 대부분을 동물성 지방에서 얻습니다. 캐나다에서 진행된 한 연구에서는 비타민 A와 전립선암과의 연관성에 대해, 단지 지방을 너무 많이 섭취해서 그럴 수 있다고 결론지었습니다.

지방에 대해서 우선적으로 집고 넘어가야할 점은 모든 지방이 나쁘지는 않다

칼로리, 운동 그리고 전립선암

우리가 얼마만큼의 칼로리를 섭취하고 운동을 얼마나 하는 것이 암과 무슨 관련이 있을까요? 아마도 관련성이 상당히 높을 것입니다. 하루에 섭취하는 칼로리의 양을 제한하는 것은 동물에서 유방암의 발생을 감소시킨다는 연구 결과가 보고된 바 있습니다. 연관성도 매우 크다고 보고되어, 칼로리 섭취를 30% 줄일 경우 유방암의 발생을 90%까지 줄일 수 있습니다. 그러나 칼로리는 빙산의 일각에 불과합니다. 못지 않게 중요한 것이 바로 에너지 소비량, 즉, 당신의 몸 안에 있는 칼로리에 어떤 변화가 생기느냐입니다. 전부 다 소모되는지 근육으로 변화되는지 아니면 살덩어리로 축적되는지 여부가 중요합니다. 예를 들어, 훈련소의 해병대원은 하루에 3,000칼로리를 섭취하지만 전부 다 소비합니다. 그러나 움직임이 거의 없는 남성들이 같은 양을 섭취한다면 몸무게가 늘게 될 것입니다.

만약 당신이 과체중이라면 비슷한 처지에 있는 사람들이 당신 주위에 많습니다. 미국 성인 중 3분의 1 이상이 과체중입니다. 하지만 비만이라고 해서 체지방이 많다는 것만을 뜻하지는 않습니다. 당신 몸이 필요로 하는 것 이상으로 칼로리를 섭취하고 체지방이 축적될수록 안드로겐(남성호르몬), 에스트로겐, 렙틴, 인슐린유사성장인자(Insulin-like growth factor; IGF)등의 혈중 호르몬 농도의 변화가 생깁니다. 이는 몇 가지 주요 암 발생률을 증가시킵니다.

비만과 전립선암은 어떤 연관이 있을까요? 아직 잘 모릅니다. 이에 대해서는 의견이 분분합니다. 몇몇 연구에서는 비만 남성들이 전립선암에 걸릴 확률이 높다고 보고된 바 있으나 다른 연구들에서는 정반대의 결과가 보고되었습니다. 과체중 남성들 중 적은 수만이 전립선암으로 진단되는 데에는 납득할만한 이유가 있습니다. 5장에서 보다 자세히 이야기하겠지만, 비만인 경우 PSA 수치가 낮게 측정되는 경향이 있습니다. 이로 인해 진단이 늦어지게 됩니다. 또 다른 이유는 기술적인 것으로, 비만 남성들은 직장수지검사시 전립선을 촉지하기가 어렵기 때문입니다.

하지만 진행성 암의 빈도나 전립선암에 의한 사망과 관련된 통계수치를 보면, 비만이 전립선암에 끼치는 영향에 대해 보다 쉽게 확인할 수 있습니다. 몇몇 연구에서는 체중이 많이 나갈수록(체질량지수가 30-35이상인 경우; 표 3.4를 참고하십시오.) 근치적 전립선 절제술 이후 PSA가 오를 확률이 더 높습니다. 더구나 체질량지수의 상승과 전립선암에 의한 사망이 연관성이 높다는 역학조사 결과가 있습니다. 미국 암협회(American Cancer Society)에서 발표한 연구결과에 따르면 체질량지수가 30이상인 남성의 경우 전립선암으로 사망할 확률이 마른 체형의 남성에 비해 20-25% 더 높다고 합니다. 스웨덴에서 135,000명의 근로자를 대상으로 시행한 연구 결과 체질량지수가 매우 높은 남성들에서 전립섬암으로 사망할 확률이 40%까지 더 높은 것으로 보고되었습니다. 100만명의 환자를 대상으로 한 연구에서는 비만이 전립섬암 사망률을 높인다는 사실이 밝혀졌습니다. 〈New England Journal of Medicine〉에 개제된 전립선암 환자를 대상으로 한 또 다른 연구에서는 체중이 많이 나갈수록 암에 의한 사망률이 높다고 하였습니다. 예를 들어, 183cm 남성이 102-118kg일 경우 사망률이 20% 증가합니다. 같은 키에 무게가 더 많이 나가는 경우, 예를 들어 122-136kg이면 36% 증가합니다.

또한 어느 시점에 몸무게가 증가했는지도 결과에 영향을 미칩니다. 한 연구에서는 10대 또는 20대 초반에 과체중이었던 남성들은 나이 들어 전립선암에 걸릴 확률이 낮다는 흥미로운 결과가 보고된 바 있습니다. 연구자들은 이 젊은 남성들의 경우 테스토스테론 수치가 낮게 유치되며, 이로 인해 암발생률이 낮다고 설명합니다. 다른 연구에서는 전립선암을 진단받기 25년 전을 기준으로 몸무게가 많이 증가한 환자들에서 근치적 전립선 절제술 후 암의 재발을 의미하는 PSA수치의 상승이 흔하다는 사실을 밝혔습니다. 이 저자들 역시 비만과 호르몬 수치의 변화를 연관짓고 있습니다. 성인이 되어 몸무게가 많이 증가한 남성들에서 IGF-1과 같은 성장인자 농도가 증가하며, 만약 이 시점이 암의 발생이나 진행과 맞물려 있다면 이로 인해 암이 촉진될 수도 있습니다.

이것이 당신에게 무슨 의미가 있을까요? 만약 체중이 많이 나가는 편이라면 몸무게를 줄일 필요가 있다는 것입니다. 약간의 체중감량도 도움이 됩니다. 이렇게 생각하십시오. 수백만명의 남성들이 전립선암의 발생률을 낮출 수 있을 지 확실하지도 않은 비타민, 건강보조제, 그리고 그 외 다른 약물에 많은 비용을 지불하고 있습니다. 체중감량은 이 확률을 낮출 수 있는 입증된 방법 중 하나입니다. 한번 시도해 보십시오. 밑져야 본전 아닙니까?

표 3.4

당신의 체질량은?

보다 정확히 표현하자면, 당신은 얼마나 뚱뚱합니까? 몸무게가 얼마나 나가는지는 공식의 일부에 불과합니다. 여기서는 몸무게와 키의 관계가 더 중요합니다. 의사들은 이를 계산하기 위해 체질량지수(body mass index; BMI)라는 공식을 사용합니다. 이 도표는 당신이 과체중(BMI 25-30)인지 비만(BMI 30이상)인지 알게 해줄 것입니다.(참고: 매우 근육질인 남성인 경우에는 BMI가 높게 측정될 수 있습니다.) 체질량 지수를 계산하는 방법은,

1) 당신의 체중(파운드 단위)에 704를 곱하고
2) 당신의 키를 인치로 환산하고
3) 1)에서 계산된 값을 2)의 제곱값으로 나눕니다.

예를 들어, 키가 5피트 10인치(70인치)이고 몸무게가 150파운드라면, 150×704=105,600이고 70×70=4,900이므로 BMI는 105,600를 4,900으로 나눈 값인 21.55가 됩니다. 이 경우 과체중에 속하지 않게 됩니다.(역주 - 위 계산법은 미국에서 사용하는 단위를 사용한 것으로, 우리나라의 경우에는 체중(kg)을 키(m)의 제곱값으로 나누어 계산합니다.)

	몸무게	
키	BMI=25	BMI=30
4′10″(147.3cm)	119lbs.(54.3kg)	143lbs.(61.2kg)
4′ 11″(150cm)	124(56.1)	148(63.7)
5′0″(152.4cm)	128(58.1)	153(65.8)
5′1″(155cm)	132(60.0)	158(68.0)
5′2″(157.5cm)	136(62.0)	164(70.3)
5′3″(160cm)	141(64.0)	169(72.6)
5′4″(162.5cm)	145(66.1)	174(74.9)
5′5″(165cm)	150(68.1)	180(77.3)
5′6″(167.6cm)	155(70.3)	186(79.7)
5′7″(170cm)	159(72.0)	191(82.1)
5′8″(172.7cm)	164(74.6)	197(84.6)
5′9″(175cm)	169(76.8)	203(87.1)
5′10″(178cm)	174(79.0)	207(89.6)
5′11″(180cm)	179(81.3)	215(92.2)
6′0″(183cm)	184(83.6)	221(94.8)
6′1″(185.4cm)	189(86.0)	227(97.5)
6′2″(188cm)	194(88.3)	233(100.1)
6′3″(190.5cm)	200(90.7)	240(102.9)
6′4″(193cm)	205(93.2)	246(105.6)

는 것입니다. 특히 채소, 견과류, 생선에 있는 지방은 몸에 해롭지 않습니다. 사실 이 중에는 오히려 몸에 좋은 것도 있습니다. 지방과 지방산에는 워낙 종류가 많아 골라 먹기가 어렵기 때문에 과연 지방 섭취를 전적으로 피해야 하는 것인지 궁금해 하는 이들도 더러 있습니다. 혼란스럽게도 식이 조절을 하는데 있어 좋은 지방과 나쁜 지방의 구분없이 총지방섭취량을 줄이라고 하는 경우가 많아 혼란을 초래하기도 합니다. 이는 옳지 못한 방법입니다. 왜냐하면 특히 채소와 생선에 함유된 지방산과 같이 좋은 지방산은 전립선암의 성장을 늦추거나 억제하는 효과가 있기 때문입니다. 따라서 이런 좋은 지방 섭취를 강조하는 것만으로도 암에 대한 신체의 방어능력에 도움이 됩니다. 핀란드에서 40세에서 49세 사이의 남성들을 대상으로 시행한 연구에서는 총지방 섭취량을 전체 칼로리의 40% 에서 25%로 줄이고, 포화지방에 비해서 다중불포화 지방의 비율을 늘렸습니다.(포화 지방과 불포화 지방이란 무엇인가요? 아래를 보십시

지방에 관하여: 어떻게 구분할 수 있을까요?

포화지방, 다중불포화지방, 그리고 단일불포화지방의 차이가 뭘까요? 당신은 어떻게 해서든 이들 단어의 정확한 뜻을 이해하고 식품의 포장에 붙여 있는 라벨을 해독하여 좋은 지방과 나쁜 지방을 가려내야 합니다. 당신이 어떤 지방을 섭취하는지와 전립선암이 실제로 관계가 있을까요?

비록 아직까지는 명확히 밝혀진 바 없지만 이들 사이에는 확실한 연관성이 있습니다. 지방은 복잡하며 용어에서부터 어렵게 느껴질 수 있겠지만, 식료품 가게에서 파는 포장제품의 지방조성을 구분할 정도의 지식을 얻는 것은 그리 어렵지 않습니다. 몸에 해가 되는 것에서 좋은 것까지 차례로 간단히 살펴보겠습니다.

포화지방(Saturated fats): 우리는 이것을 "미국인 전용" 지방이라고 불러야 할 것입니다. 일반적인 미국인의 식단에 이 지방이 매우 많이 함유되어 있기 때문입니다. 이들은 붉은 육류와 유제품에 많이 들어있습니다. 전통적인 아시아의 식단에는 포화 지방이 거의 들어 있지 않습니다.

다중불포화지방(Polyunsaturated fats): 이것은 식물성 기름(옥수수유, 해바라기유, 그리고 다른 조리용 기름), 열매와 씨앗, 생선기름, 그리고 마가린에서 찾아볼 수 있습니다. 이 다중불포화지방의 종류는 매우 다양하며, 이들 중 몇몇은 다른 것에 비해 좋지 않습니다. 생선 기름에서 찾아볼 수 있는 오메가-3 지방은 관상동맥질환을 예방하는데 도움이 되는 것으로 알려져 있습니다.(물론 이 지방은 생선 자체를 통하여 섭취할 수 있습니다. 하지만 건강식품가게에서 식품보조제 형태로 구입할 수도 있습니다.) 오메가-6 지방이라고 불리는 종류도 있습니다. 그 중 하나가 아라키돈산(arachidonic acid)인데, 이는 붉은 육류와 우유, 치즈, 그리고 계란 노른자에 함유되어 있습니다.

음식을 가공할 때 수소첨가라는 보존 방법이 사용됩니다. 이 과정을 통해 지방은 실온에서 고체상태를 유지할 수 있습니다. 하지만 불행하게도 이런 과정이 동맥에서도 일어나게 됩니다. 이로 인해 혈중 콜레스테롤 농도가 오를 수 있기 때문에, 심장에 좋은 식이를 찾는 사람들은 "부분적 수소첨가", "수소첨가","트랜스 지방" 등의 단어가 포함된 음식들을 피하려고 노력합니다. 이것들은 전립선에 어떠한 영향을 미칠까요? DNA에 손상을 입힌다고 알려져 있으며 산화적 손상을 입힐 수도 있습니다.

단일불포화지방(Monounsaturated fats): 마지막으로 몇가지 안전한 지방을 소개하겠습니다. 올리브유는 단일불포화지방이며, 카놀라유도 마찬가지입니다. 이들은 전립선암과 관련이 없습니다. 사실 지중해식 식이는 올리브유가 풍부하게 들어있고, 지중해 남성들은 미국 남성보다 전립선 암의 발병률이 훨씬 낮습니다. 이것은 다른 이유 때문일 수도 있습니다. 햇빛에 노출이 많아 비타민 D 합성이 잘 되고, 유제품 및 칼슘 섭취가 적으며, 토마토와 라이코펜의 섭취가 많은 것이 원인일지 모릅니다.

결론은 붉은 육류와 유제품을 피하고, 가공되거나 수소첨가된 스낵이나 케이크 믹스와 같은 음식 섭취를 제한하는 것입니다. 야채와 과일을 많이 드십시오. 그리고 "라벨"을 확인하는 습관을 들이시기 바랍니다. 초콜릿바 하나를 사더라도 그 안에 어떤 것들이 함유되어 있는지 읽어보십시오. 당신이 모르는 사이에 섭취하는 지방의 양이 매일 얼마나 되는지, 그리고 당신이 먹는 음식에 무엇이 들어 있는지 주의 깊게 살피는 것만으로도 얼마나 쉽게 지방과 칼로리의 섭취를 줄일 수 있는지 알면 매우 놀랄 것입니다.

오.) 이 남성들은 총칼로리 섭취량을 줄이거나 섬유질 섭취를 늘리는 등의 식단 변화는 없었지만, 이 간단한 차이만으로 테스토스테론 수치가 현저히 감소하였습니다.

● **생선 섭취를 늘릴 것** 51,000명의 남성을 대상으로 진행된 건강 전문가 추적조사(Health Professionals Follow-Up Study)결과 생선을 많이 먹는 이들에서 전립선암, 특히 전이성 전립선암의 발병률이 낮았습니다. 이러한 효과가 나타나는 원인으로 해산물에 들어 있는 지방산이 한몫 한다고 볼 수 있지만, 생선에는 이 외에도 다른 이점이 있을 것으로 생각됩니다. 6,000명의 스웨덴 남성들을 30년간 추적관찰한 연구 결과가 Lancet이라는 영국 의학저널에 발표된 바 있습니다. 이 연구에서는 생선을 적당히 또는 많이 먹는 남성들에 비해 전혀 먹지 않는 남성들에서 전립선암 발병률이 2-3배 더 높았습니다.

식이, 진화, 그리고 전립선암

전립선암은 비교적 최근에 발생하기 시작한 암입니다. 이는 심장 질환과 마찬가지로, 활동량이 적은 서구식 생활습관과 동물성지방, 가공식품, 패스트푸드 또는 불량식품의 과다섭취, 그리고 신선한 채소나 과일 섭취 부족 등 몸에 좋지 않는 식이를 한 것에 대한 결과물이라고 할 수 있습니다.

다시 말해 이는 문화발전의 어두운 측면에 해당합니다. 우리의 몸은 회복이 빠르며 적응력이 매우 뛰어나지만, 대자연은 우리에게 치즈케이크를 보면 먹지 않고는 못 견디는 것과 같은 자제력의 한계라는 약점을 동시에 부여하였습니다. 중력을 거스르는 방법을 터득한 인류가 베이컨 버거나 피자 등에 의해 점차 지배당하는 것은 매우 아이러니한 일입니다. 오늘날의 인류는 식량을 구하러 다니기 보다는 TV시청이나 인터넷 웹서핑에 시간을 소비합니다. 이들의 손가락은 견과류나 딸기류에서 생긴 즙보다는 과자부스러기로 물들어 있습니다.

인류는 이런 식으로 먹도록 진화하지 않았다고 존스 홉킨스 대학병원의 과학자 돈 커피 (Don Coffey)는 말합니다. 그는 전립선암을 해석하기 위해 4백만년의 인류 역사를 거슬러 올라봤을 때, 인류가 이 과정 중 어디선가 잘못된 진화의 길로 들어섰다고 주장합니다. 두 개의 남성기관인 전립선과 정낭을 생각해 보십시오. 이 둘은 정액을 구성하는 액체를 공급한다는 점에서 유사한 기능을 하지만 큰 차이가 존재합니다. 전립선암은 매우 흔한 반면 정낭암은 존재하지 않는다고 해도 과언이 아닐 정도로 매우 드뭅니다.

포유류만이 전립선을 가지고 있습니다. 포유류만이 유방을 가지고 있기도 합니다. 유방과 전립선은 진화에 있어 비슷한 길을 걸아왔다고 할 수 있습니다. 남성에서의 전립선은 여성이 자식에게 모유수유를 하기 위해 유방이 생긴 시점에 발생한 기관입니다. 오늘날 유방암 발병률이 높은 나라에서는 전립선암의 발병률 또한 높으며, 전립선암의 발병률이 낮은 나라에서는 유방암의 발병률 또한 낮습니다. 유방암이나 전립선암의 발병률이 낮은 지역에 살던 사람이 발병률이 높은 지역으로 이주하면, 시간이 지남에 따라 발병률이 증가합니다.

육식동물인 개나 호랑이는 정낭이 존재하지 않습니다. 전립선과 정낭을 동시에 가지고 있는 동물은 말과 같은 초식동물 뿐입니다. 하지만 사람은 이 두 샘조직을 모두 가지고 있습니다. 우리도 초식을 해야되는 것 아닐까요? 사람이 육식을 하는 것은 자연이 설명하지 못하는 실수인 것처럼 생각됩니다. 왜 그럴까요? 이 질문의 해답을 찾는 과정 중 커피(Coffey)는 진화단계를 조금 거슬러 올라가 보노보(bonobo)라고 불리는 피그미 침펜지 (pigmy chimp)에 대해 알게 되었습니다. 보노보와 인간은 식이를 제외하고는 공통점이 매우 많습니다. 보노보는 채식동물이며, 인간도 아마 아주 오래전 그러했을 것으로 생각됩니다. 이 동물은 전립선암에 걸리지 않습니다.

인류은 약 12,000만년 전 청소동물(scavenger) 생활을 그만 두고 직접 농작물을 재배하기 시작하였습니다. 이는 식이와 생활습관에 있어 커다란 변화를 초래하였습니다. 동물을 사냥하는 대신 잡아서 사육하기 시작하였습니다. 이로 인해 인류는 매우 정적으로 변하였습니다. 인간이 먹던 신선한 채소류의 종류는 3,000여 개에서 어느새 20여 개까지 감소하였습니다. "인류는 고기를 굽고, 소금간을 하고 질산염을 넣어 먹기 시작하였습니다"라고 커피는 말합니다. "우리는 음식을 더 이상 농장에서 얻지 않고 식료품가게에서

구매합니다. 우리는 이것이 신선하다고 말하지만 실제로는 그렇지 않습니다. 특히 덜 익힌 것보다는 잘 구운 것을 선호하는 육류에 있어서는 더욱 그러합니다."

수십 년 동안 미국 암협회(American Cancer Society)와 미국 국립 암연구소(National Cancer Institute)에서는 식이 조절을 통해 암발생율을 낮출 것을 미국인들에게 권고하였습니다. 동물성 지방과 유제품의 섭취를 줄이고, 대신 섬유질, 신선한 과일, 채소를 많이 먹고, 운동을 할 것을 강조합니다.

만약 유방암과 전립선암이 인류의 진화 과정 중 실수로 생긴 것이 맞다면 이를 어떻게 증명할 수 있을까요? 커피는 세계 각 국의 동물원 자료를 얻어 분석한 결과, 동물원에 갇혀 지내는 동물들 중 전립선암이나 유방암으로 죽는 경우는 없었습니다. 고양이만이 3사례에서 전립선암으로 죽었다고 보고된 바 있습니다. 전립선암으로 죽은 말이나 황소는 없었으며 원시인 중에서도 극소수만이 전립선암으로 사망했습니다. 하지만 미국 남성 6명 중 1명의 비율로 전립선암에 걸립니다. 그리고 임상적으로 의미있는 전립선암에 걸리는 동물은 집에서 기르는 개, 그리고 사람과 동일한 식이를 하는 애완 동물들 뿐입니다.

● **아시아인의 식이: 동양 대 서양** 만약 북미나 서부 유럽, 뉴질랜드, 호주에 살고 있다면, 암에 걸려 사망할 확률이 아시아, 인도, 중동 등 덜 발전된 나라에 사는 사람들보다 더 높습니다. 그 중 미국에서의 4대암은 전립선암, 유방암, 폐암, 대장암입니다. 미국에서 남성이 4대 암에 걸릴 확률은 45%이고, 여성이 4대 암에 걸릴 확률은 38%입니다. 하지만 만약 덜 발전된 나라에 살고 있다면 암으로 인해 사망할 확률은 훨씬 낮아지고, 4대 암의 종류도 달라집니다. 개발도상국에서 4대 암은 위암, 간암, 식도암, 그리고 자궁경부암 입니다.

그러나 항상 그런 것은 아닙니다. 그 예로 중국을 살펴봅시다. 중국 시골지역에 살고 있는 사람들은 위암이나 식도암으로 인한 사망률이 감소하고 있으며, 중국의 도시지역에 살고 있는 사람들은 폐암, 대장암, 유방암, 전립선암으로 인한 사망률이 증가하고 있습니다. 도대체 무슨 일이 일어나고 있는 것일까요? 과학자들은 식이의 변화가 이러한 변화를 유발한다고 생각하고 있습니다. 위생이 좋아지고 신선한 음식을 구하기가 쉬워지면서 식도암이나 위암은 줄어들고 있는 것입니다. 불행히도 최근 20년 동안 중국의 흡연자 수가 3배가 되면서 지금은 폐암이 가장 많습니다. 최근에는 식료품가게나 레스토랑이 생기기 시작하면서 지방과 당 함유량이 높은 음식과 육류가 많이 든 서양음식을 접하기 쉬워졌습니다. 또 다른 변화는 몸을 많이 움직이지 않는 인구가 늘어난 것입니다. 중국에서 비만과 당뇨가 늘어나고 있는 것은 우연한 일이 아닙니다. 또한 중국인이 서방국가로 이주하여 최소 25년을 살면, 서양에서 가장 많은 4대 암에 걸릴 확률이 현지 서구인과 비슷해집니다. 오늘날에는 굳이 중국인이 서방국가로 이주를 하지 않더라도 중국에서의 큰 환경 변화 때문에 암에 걸릴 확률이 높아졌습니다. 아직까지는 전립선암이 중국 남성에서 17번째로 많은 암이며, 16번째로 사망률이 높은 암입니다. 그러나 1985년에서 1995년 사이에 전립선암의 나이 보정 사망률은 2배 이상 증가하였습니다. 한국에서는, 1993년에서 2003년 사이에 4배가 되었습니다. 향후 20년 동안은 전립선암이 이러한 추세로 계속 증가할 것으로 보입니다.

●**식이가 인종의 차이를 뛰어넘을 수 있을까?** 이 질문은 "전립선암의 두 얼굴"이라고도 할 수 있는 우연히 발견된 전립선암에 관한 흥미로운 사실을 떠오르게 합니다. 이 책의 주제이자 생명을 앗아가는 심각한 암과 해가 되지 않는 상태로 수백만 남성에 존재하는 전립선암의 가장 초기 단계인 "임상적으로 의미 없는" 즉 우연히 발견된 암에 관한 이야기이기도 합니다.

이들은 아주 작은 크기의 전립선암으로 대부분 너무 작아서 평생 해가 되지 않으며, 일반적으로 부검과정에서 발견됩니다. 이러한 암은 진단될 가능성이 희박합니다. 예를 들어 이 암은 PSA가 오르지 않기 때문에 전립선 생검을 하게 될 일이 없습니다. 실제적인 양상으로 볼 때, 이는 암으로 간주되지도 않습니다. 오직 부검에서만 발견된다는 사실로 미루어 볼 때, 이런 암을 가진 남성들은 전립선에 암세포가 존재하는 것 때문에 문제가 되지 않으며 결국 나이들어 사망한다는 것을 알 수 있습니다. 많은 남성들은 중요한 조언을 받아들이지 않으려는 성향이 있습니다. 이런 습성 때문에 일부 의사들은 잘못된 판단을 내려 환자에게 "만약 당신이 충분히 오래 산다면 전립선암에 걸릴 것입니다"라고 말합니다. 이런 종류의 암은 너무나도 작고 임상적인 의미가 없어서 절대 진단되지 않는다는 사실을 의사들이 모르고 있거나 알면서도 말하지 않는 것입니다.

최근까지 과학자들은 아시아에서만 계속 살아온 아시아계 남성들의 경우 우연히 발견되는 암의 빈도는 서양 남성의 경우와 동일하지만, 식이를 포함한 환경적인 요인에 의해 감지될 정도의 크기까지 자라지 못한다고 믿었습니다. 이 과학자들이 가지고 있었던 생각은 전립선암은 어디에서나 처음 발생할 수 있으나 이 작은 크기의 암을 성장시키고 치명적인 성격을 띠게 하는 것은 다음 단계에 해당한다는 것입니다. 예를 들어 미국에서는 이러한 세포들 중 10-20%가 시간이 지남에 따라 치료를 요하는 암으로 진행합니다. 반면 아시아에는 이러한 암조직이 진행되지 않고 그대로 남아있게 됩니다.

하지만 이제 우리는 이것이 사실이 아니라는 것을 압니다. 미국 남성을 대상으로 한 부검 연구에서 전립선암이 우연히 발견되는 경우가 30-40% 된다는 사실이 밝혀졌습니다. 하지만 아시아 남성의 경우는 미국 남성의 10분의 1밖에 되지 않습니다. 또한 백인 남성의 전립선에서는 위에서 언급한 염증과 위축이 발견되지만 이는 아시아 남성에서 발견되는 염증이나 위축의 5분의 1밖에 되지 않습니다.

결론을 내리자면, 일반적으로 전립선암 발병률은 서양에서는 높고 동양에서는 낮습니다. 하지만 그것이 전부입니다. 실제로 아시아 남성들의 경우는 암이 우연히 발견되거나 전암병변인 염증 또는 증식성 위축에 걸리기 쉽습니다. 이들이 서방국가로 이주하여 최소 25년 정도 살 경우, 전립선암의 발생률이 서양남성들과 비슷해집니다. 하지만 여전히 유전적인 측면에서는 아시아 남성들이 조금은 더 유리합니다. 비록 아시아 남성들이 서방국가로 이주할 경우 전립선암 발생률이 증가하기는 하지만 유전적인 요소들에 의해 보호되는 부분이 있습니다. 이들의 암발생률은 미국에서 태어난 백인 남성의 절반까지밖에 도달하지 않으며, 아프리카계 미국인과 비교해서는 절반에도 못 미칩니다. 이는 환경이 전부가 아니라는 사실을 입증해줍니다.(한가지 미묘하지만 중요한 인종적 차이는 위에서 언급한 CAG 반복과 관련되어 있을지도 모릅니다.)

전세계 남성의 전립선암 발생률을 비교하는 것은 훨씬 더 복잡합니다. 다른 어떤 암에 비해서도 전립선암의 발생빈도는 장소 및 집단에 따라 다릅니다. 비록 중국에서의 전립선암 빈도가 가장 낮다고는 하지만, 아시아 다른 지역, 특히 싱가포르나 홍콩에 살고 있는 중국인들의 경우 본토에 사는 남성에 비해 전립선암에 걸릴 확률이 5배 더 높습니다. 서양, 특히 로스앤젤레스나 하와이에 살고 있는 중국인의 경우는 12-16배 더 높게 보고됩니다. 신기하게도 전립선 자체가 장소나 식이에 반응하는 것처럼 보입니다. 중국에 사는 남성들의 전립선 크기는 호주로 이주한 중국남성들의 전립선에 비해 현저히 작습니다.(이러한 이유로 호주에 사는 모든 인종의 남성들은 중국에 사는 남성들에 비해 전립선이 큽니다.) 하지만 중국 남성이 호주에서 10년 이상 살 경우 전립선의 크기가 호주 남성의 전립선만큼 커집니다. 전립선 크기의 차이는 거의 전적으로 전립선의 비후가 일어나는 이행대의 변화에 의한 것입니다.(2장을 참고하세요.) 중국 남성들이 호주로 이주한 뒤 10년이라는 비교적 짧은 기간 내에 전립선이 비후해졌습니다. 도대체 무슨 일이 생긴 것일까요? 이 역시 환경에 의한 것이라고 볼 수 있습니다.

하와이로 이주해 간 일본 남성들의 경우 전립선암에 걸릴 확률이 10배 증가합니다. 최근 과학자들이 일본 내에서의 전립선암 발생이 증가했다고 언급한 바는 있지만, 이 질환에 대해 선별검사를 받은 남성의 수 또한 증가하였기 때문에 실제 전립선암이 증가 추세인지 아니면 적극적인 검사로 인해 발견이 더 많이 되는지는 명확하지 않습니다. 이와 유사하게 태국에서도 전립선암의 발병률이 최근 30년 사이에 2배로 증가하였습니다만, 과학자들은 이에 대한 원인으로 인구의 노령화를 지목하고 있습니다.

중요한 사실은, 아시아 남성이 미국으로 이주했다고 해서 전립선암 발병률이 하루 아침에 증가하지는 않는다는 것입니다. 암에 더 잘 걸리게 만드는 환경적 위험요인이 무엇이든지 간에 이 요인에 의한 효과는 한참 지나야 나타난다는 사실은 위 내용들을 통해 확인할 수 있습니다. 역으로 말하면, 일단 원인이 무엇인지 알게 되면 이 질환을 사전에 막을 수 있을 것입니다.

●**소극적인 죄와 적극적인 죄** 왜 서구 국가의 남성이나 여성이 전립선암과 유방암에 많이 걸릴까요? 왜 이 두 종류의 암은 발생률에 있어 운명을 같이 할까요?(표 3.2와 3.3을 참고하세요.) 왜 이 두 암은 아시아와 일부 중동 국가에서 발병률이 낮을까요? 이러한 차이를 유발하는 요인에는 어떤 것들이 있을까요? 이에 대한 해답 중 많은 부분이 식이와 관련되어 있습니다. 서구 식이는 아마도 동서양을 통틀어 암발생에 가장 안좋은 영향을 미치고 있다고 할 수 있습니다. 동물성 지방을 지나치게 많이 섭취하는 것은 물론, 콩제품, 감귤류, 채소(특히 토마토), 녹차, 생선류 등 실제 암을 예방하는 것으로 알려진 음식들을 적게 섭취합니다.

과연 아시아 국가들의 남성에 비해 전립선암 발병률이 10배나 더 높은 미국과 유럽 남성들이 암을 유발하는 음식을 너무 많이 먹는 것일까요? 아니면 아시아인의 식이가 전립선암 또는 유방암의 발병을 막는 것일까요? 지나치게 많은 양의 감자튀김이나 햄버거를 먹는 '적극적인 죄(sins of commission)'를 범하고 있는 것일까요 아니면 충분한 양의 브로콜리나 당근을 먹지 않는 '소극적인 죄(sins of omission)'를 범하고 있는 것일까요? 아니면 이 두 가지 요소가 복합된 것일까요? 이번 장 뒷부분과 다음 장들에서 다시 다루겠지만, 나쁜 식습관이 유전자에 특정한 연쇄반응을 유발한다는 것은 이미 명백한 사실로 밝혀졌습니다. 유전자에 가해지는 하나하나의 미세한 변이로 인해 한발짝 더 암에 가까워 집니다. 4장에서는 몸을 보호하고 전립선암을 예방할 것으로 주목받고 있는 음식들, 즉 "소극적인 죄"에 대해 살펴보도록 하겠습니다. 여기서는 "적극적인 죄"에 해당하는 요인들에 대해 살펴보겠습니다.

●**지방, 붉은 육류, 그리고 유제품** 서구 식이가 문제되는 것은 많은 부분이 동물성 지방 섭취에 의한 것입니다. 동물성 지방 섭취에 있어서는 동서양의 식이 사이에 확연한 차이가 존재합니다. 미국의 경우, 섭취하는 총 칼로리 중 30-40%가 지방이며, 이 중 대부분이 동물성 지방입니다. 하지만 수세기 동안 쌀, 채소, 콩을 주로 먹고 녹차를 매일 여러 잔 마셔온 중국인의 경우, 섭취하는 총 칼로리 중 11%만이 지방이며 이 중에서도 동물성 지방은 절반 이하입니다.

다수의 남성을 수년에서 수십 년 동안 추적관찰한 많은 연구에서, 지방함유량이 높은 동물성 식품(주로 붉은 육류와 유제품)을 섭취하는 것이 진행성 전립선암과 전립선암에 의한 사망과 깊은 연관이 있다는 사실이 확인되었습니다. 비록 고지방식이가 전립선암 발병률을 증가시킨다는 것에 대한 확실한 근거는 없지만, 많은 양의 칼로리를 동물성 지방으로부터 섭취하는 남성의 경우 진행성암으로 진단받을 확률이 높고 이로 인해 사망할 확률도 높다는 것은 이미 알려진 바입니다.

전립선암에서 발현되는 유전자를 찾던 존스 홉킨스의 과학자들은 암조직에서 정상유전자에서보다 9배나 많이 발현되는 유전자를 찾았습니다. 이는 알파-메칠아실-코에이 라세마이즈(alpha methylacyl CoA racemase; AMACR – 줄여서 racemase)라는 이름의 유전자입니다. 하지만 이는 새롭게 발견된 유전자가 아닙니다. 수년 전부터 과학자들은 이 유전자가 지방산 대사에 있어 핵심적인 역할을 한다는 사실을 알고 있었습니다. 이 유전자는 복합 지방산 중에서도 주로 유제품이나 붉은 육류에서 발견되는 피트산(phytanic acid)을 분해하는 효소를 만드는 역할을 합니다. 피트산은 엽록소(chlorophyll)로부터 유도된 피톨(phytol)에서 만들어집니다. 다시 말해 "많은 양의 풀을 먹는 동물들은 젖이나 근육에 다량의 피트산을 함유합니다"라고 분자 유전학자 빌 아이작(Bill Isaac)은 말합니다. 아이작 병리학자인 안젤로 드마르조(Angelo DeMarzo), 그리고 그의 동료들이 생각하는 것처럼 붉은 육류와 유제품과 전립선암의 연관성을 젖소에서 찾아보십시오. 전립선암에 다량으로 존재하는 라세마이즈는 실제로 암의 성장을 돕습니다. 이는 마치 바쁘게 활동하는 카우보이에게 음식을 제공하기 위해 눈앞에 취사 마차를 설치하는 것과 같습니다. 전립선암에 걸린 남성이 붉은 육류나 유제품을 섭취할 경우, 암세포는 정상세포보다 이 음식들로부터 더 많은 에너지를 얻어 사용할 수 있는 잠재력을 가지게 됩니다. 또 다른 일이 발생합니다. 전립선암이 있던 없던 몸에서 피트산이 대사되면 독성 부산물인 과산화수소가 발생합니다. 과산화수소는 세포 내 산화 스트레스를 증가시키는 물질 중 하나로, DNA를 공격하여 변이를 유발하고 암의 진행을 돕습니다. 라세마이즈의 발견은 지금까지 밝혀진 것 중 식이가 전립선암의 성장과 진행에 영향을 미친다는 사실을 뒷받침하는 가장 과학적인 근거에 해당합니다.

51,000명 이상의 건강 전문가를 대상으로 한 연구에서 붉은 육류, 총지방섭취

량, 그리고 동물성 지방의 섭취와 전립선암의 발병률과의 양의 상관관계가 확인되었습니다. 건강 전문가 추적조사 결과에 따르면, 고지방 식이(특히 가공육류)는 국소성이나 성장이 느린 암과는 상관관계가 없으나 유독 진행성암과 연관성이 많다는 사실이 확인되었습니다. 이 연구에서 포화지방과 단일불포화지방이 진행성 전립선암과 연관된 것으로 밝혀졌습니다. 하와이에서 진행된 또 다른 연구에서는 소고기와 동물성 지방 섭취 정도에 따라 전립선암의 발병률도 증가하는 것이 확인되었습니다. 한 연구에서는 붉은 육류를 일주일에 다섯 끼니 이상 섭취한 남성의 경우 전립선암이 발생할 확률이 그렇지 않은 남성에 비해 79% 더 높았습니다.

● **아라비안 역설** 여기 흥미로운 통계가 하나 있습니다. 사우디 아라비아 남성들은 포화지방이 많이 함유된 식이를 하지만 전립선암 발병률은 매우 낮습니다. 2,300명의 사우디 남성들을 대상으로 시행한 영양섭취조사 결과 하루 4온스(134g) 이상의 지방을 섭취하는 것으로 확인되었습니다. 이 중 40% 정도는 붉은 육류(예, 양고기)와 유제품으로 섭취하게 됩니다. 포화지방이 총 지방의 절반정도를 차지하며, 전립선암에 걸린 남성과 그렇지 않는 남성간의 지방섭취량에 있어서는 차이가 없었습니다. 그러면 왜 이 남성들은 붉은 육류와 유제품을 많이 섭취함에도 불구하고 전립선암 발병률이 높지 않을까요? 유전적 또는 인종적 요소가 전립선암을 어느 정도 막는다는 것은 거의 확실합니다. 추가적으로 이 남성들은 자외선에 충분히 노출됩니다.(이는 비타민 D을 충분히 합성한다는 것을 의미합니다. 아래를 참고하세요.) 하지만 전립선암에 걸릴 가능성이 보다 높은 남성들 입장에서는 사우디 남성들이 어떤 음식을 많이 먹는 지 살펴보는 것이 중요합니다. 이들은 고섬유질 씨리얼, 조리한 토마토, 쌀, 과일, 채소, 그리고 대추야자 열매를 주로 먹고 차를 충분히 마십니다.

상반되는 결과를 이해하는 것은 매우 어렵습니다. 과학자들에게 있어 음식 관련 연구는 악몽에 가깝습니다. 붉은 육류가 전립선암의 발생률 증가와 관련이 있다는 사실은 또다시 수많은 질문을 낳습니다. 예를 들어, 암의 발생률을 높이는 것이 육류 자체에 의한 것인가요? 아니면 육류에 함유된 특정한 지방 때문인가요? 고기를 요리하는 방법 때문은 아닌가요? 고기를 튀기거나 구울 때 암유발 물질이 발생하나요?

우리는 숯에 그을린 고기가 나쁘다는 사실을 알고 있습니다. 돼지고기를 튀기거나 스테이크를 굽거나 햄버거를 만들때마다 우리는 발암물질이라는 원치않는 재료를 몇가지 추가하게 됩니다. 이 중 하나가 PhIP입니다. PhIP는 소위 과학자들이 이야기하는 발암전구물질입니다. 이 자체는 보름달이 뜨기 전의 늑대인간처럼 평상시에는 양성이지만 일단 대사가 되면 상당히 위험해집니다. 그리고 이는 단지 고기튀김에만 해당하는 것이 아닙니다. 닭튀김에 들어있는 PhIP의 부산물도 해롭기는 마찬가지입니다. PhIP는 N-hydroxy PhIP라는 화학물질로 변형됩니다. 전립선세포나 유방세포와 같은 일부 세포들에 있어 이 새로운 화학물질은 매우 위험합니다. 왜냐하면 이들이 DNA를 공격하기 때문입니다. PhIP라는 발암물질은 실험실 동물에서 유방암이나 전립선암을 유발하기도 합니다. 존스 홉킨스의 과학자들은 PhIP를 일종의 표지자로 사용하기 위해 노력중입니다. PhIP는 DNA를 변형시키거나 이에 결합하며 이는 모니터링이 가능합니다. 만약 어떤 음식이 전립선암의 발생을 막는다면 이러한 유전자 결합이 감소할 것입니다. 무엇보다도, 유전자 결합 정도를 측정하는 검사방법을 이용하면 전립선암 예방이 제대로 진행되고 있는지 확인할 수 있습니다.

● **지방과 유방암** 지방섭취와 특정 지방산(총지방량, 동물성지방; 포화지방, 다중불포화지방, 트랜스지방)과 유방암의 상관관계를 찾기 위해 하버드에서 수천 명의 여성을 대상으로 연구를 진행하였으나 별다른 연관성을 찾지 못했습니다. 심지어 유방암의 가족력이 있는 환자에서도 상관관계가 없었습니다. "이 대규모의 전향적 연구에서 우리는 여러가지 방법으로 분석을 시도해 보았지만 총지방 섭취량이 높은 것과 유방암과의 관계에 있어 의미있는 결과를 얻지 못했습니다"라고 연구자들은 말합니다. "이 연구를 통해 중년기에 총 지방 섭취량을 줄이는 것으로는 유방암을 예방할 수 없다는 사실을 확인할 수 있었습니다. 여성들에게 지방섭취를 줄이라고 권할 때에는 유방암 예방보다는 심장질환 예방에 초점을 맞추어야 합니다.(이 경우 총지방 섭취량보다는 지방의 종류에 의해 영향을 많이 받습니다.)

하버드 대학의 과학자들은 다른 연구의 결과를 근거로 중요한 사항을 지적하였습니다. "다른 암에서도 마찬가지겠지만, 총 식이지방섭취량과 유방암 사이에 상

환경은 식이만을 의미하나요? 아닙니다!

직접적인 인과관계처럼 간단하다면 얼마나 좋을까요? 그러면 우리는 “이 음식을 먹으면 절대 암에 걸리지 않습니다”라던지 “이 음식을 먹지 마십시오. 드시면 암에 걸립니다”라고 말해 줄 수 있을 것입니다. 하지만 항상 이렇지는 않습니다. 중국의 위암 발생률이 높은 것에 대해 과학자들은 식이가 주원인이라고 수년간 믿어왔습니다. 하지만 결국 헬리코박터 파일로리(Helicobacter pylori; H.pylori - 위궤양의 원인균이기도 합니다.)에 의한 세균성 감염이 원인이라는 사실이 밝혀졌습니다.

아시아인의 식이가 해법이 될까요? 아직은 모릅니다. 나의 존스 홉킨스 동료인 윌리엄 넬슨(William Nelson)이 얼마 전 다음과 같은 생각을 제시한 바 있습니다. 극동의 많은 지역들은 인구밀도가 매우 높습니다. 그 중에는 위생시설도 좋지 않은 지역들도 더러 있습니다. 이 곳에 사는 많은 아이들은 어려서부터(전립선이 발달하기도 전) 세균이나 바이러스 질환에 걸린 사람들을 접하게 됩니다. 이와 동일한 감염이 서구 남성에서는 성인이 되어야 일어나며, 이 시기에는 전립선에 가해지는 손상이 만성 염증을 유발하여 결국 전립선암의 전구병변이 되기도 합니다.

메릴랜드 대학 발생학 예방의학 교실의 과학자들은 식이가 장내 세균총에 미치는 영향에 대한 흥미로운 연구를 진행한 바 있습니다. 이들은 식이를 달리함으로써 장내 세균총이 변할 수 있다는 사실을 입증하였습니다. 고지방 식이를 할 경우 산소 없이도 생존이 가능한 세균수가 증가하였으며, 고단백 식이를 할 경우에는 정반대의 결과가 나타났습니다. 연구자들을 홍차(차에 관한 보다 자세한 내용은 4장을 참고하세요.)를 섭취할 경우 이로운 작용을 하는 세균수를 증가시킨다는 사실도 함께 밝혀냈습니다.

이것이 우리에게 어떤 의미를 가져다 줄까요? 세균총 자체가 부티레이트(butyrate)와 같은 화합물을 형성하여 우리 몸을 암이나 메탄 파생물과 같은 물질로부터 보호하는 역할을 할지도 모릅니다. 몸에 좋은 음식을 섭취함으로써 그동안 알려지지 않았던 장내세균이라는 군사를 불러일으켜 암과 싸워 이겨낼 수 있을 지 모릅니다.

관관계가 없다는 사실을 과도한 체지방과 암발병률과의 관계로 혼돈해서는 안됩니다. 몸무게가 많이 나갈수록 자궁내막암, 대장암, 그리고 (폐경 후 여성에서의) 유방암의 발병률이 높다는 것은 이미 밝혀진 바입니다." 식이지방 섭취가 곧 체지방 증가를 의미하지는 않으며 신체활동과 총칼로리 섭취량 사이의 균형에 의해 체지방이 좌우된다고 연구자들은 덧붙였습니다.

● **비타민 D, 햇빛, 그리고 칼슘** 당신이 어디에 살고 있는 지에 따라 비타민 D를 얼마나 만들어 지는 지가 결정됩니다. 비타민 D는 암으로부터 우리 몸을 지켜주는 역할을 하는 것으로 알려져 있는 호르몬입니다. 세포 배양 연구 결과, 암세포에 비타민 D를 첨가할 경우, 암세포의 성장이 느려지며 덜 공격적인 세포로 변화된다는 사실이 밝혀졌습니다. 으리 몸 속에서도 이와 같은 일이 벌어질 것이라고 생각됩니다.

비타민 D는 어떻게 만들어질까요? 90%는 피부가 햇빛에 노출되어 만들어집니다. 나머지는 음식에서 얻을 수 있습니다. 우유는 오렌지 주스나 빵, 씨리얼과 더불어 비타민 D가 적당량 함유되어 있는 비타민 D의 주요 공급원입니다. 그러나 불행히도 이런 강화 음식에 첨가된 비타민 D의 양은 믿기가 어렵습니다. 비타민D가 충분히 함유된 자연 식픔으로는 오로지 연어, 고등어, 정어리 등의 기름진 생선과 생선 기름 밖에 없습니다.

피부에서 디하이드록시콜레스테롤(dihydroxycholesterol)은 콜레칼시페롤 비타민 D(cholecalciferol vitamin D)로 변환된 뒤 다시 25-하이드록시콜레칼시페롤(25-hydroxycholecalciferol)로 변환됩니다. 비타민 D는 세포의 모양을 건강하게 유지하고 성장을 느리고 질서정연하게 유지시킴으로써 세포가 잘 분화하도록 하는 역할을 합니다.

● **햇빛** 남부 지방에 사는 사람들은 북부에 사는 사람들보다 더 많은 양의 햇빛을 받습니다. 여러 해 전, 연구원들은 미국 전역에 걸쳐 태양의 자외선양과 전립선암 사망률과의 관계를 조사하였습니다. 전립선암에 의한 사망률은 북쪽일수록 높고 남쪽일수록 낮았습니다. 하지만 햇빛에 대한 노출에 있어서는 정반대였습니다. 남

쪽일수록 햇빛 노출량이 많았고 북쪽일수록 낮았습니다. 자외선 조사량이 가장 낮은 지역에서 전립선암 발병률이 가장 높았으며, 그 역도 마찬가지였습니다. 그들은 자외선이 임상적으로 의미있는 전립선암의 발병을 차단하며, 비타민 D가 전립선암의 진행을 더디게 하거나 억제하여 준다는 결론을 내렸습니다. 이것은 아마도 왜 전립선암의 사망률이 스칸디나비아 반도의 여러 국가나 캐나다, 그리고 미국에서 높으며 아시아에서 가장 낮은지를 설명해 줄 수 있을 것입니다. 또한, 이것은 인종간의 차이를 보입니다. 비타민 D는 대부분 피부에서 합성됩니다. 우리 피부가 햇빛에 노출되면 콜레스테롤에서부터 비타민 D가 합성됩니다. 검은 피부를 가진 사람들은 햇빛을 덜 흡수하기 때문에 비타민 D 수치가 낮은 것으로 알려져 있습니다. 한 연구에서, 아프리카의 과학자들은 자이르(현 콩고)에 사는 흑인 남성과 벨기에로 이주한 흑인 자이르 남성의 혈중 비타민 D 수치를 비교하였고, 그 결과 햇빛 노출이 많은 자이르를 떠난 이들에게서 비타민 D 수치가 현저하게 낮다는 사실을 발견하였습니다.

몸에서 비타민 D 합성량을 늘리는 가장 좋은 방법은 매일 적어도 15-30분 이상 바깥에 나가 햇빛을 쬐는 것입니다. 참고: 건강식품점에서 파는 약으로 비타민 D를 보충하려고 하지 마십시오. 비타민 D 뿐만 아니라 어떤 것도 지나치면 해롭습니다. 만약 보조제를 복용한다면, 하루에 400에서 800 IU(International Units)가 권장량입니다. 이에 대한 이유는 스칸디나비아의 연구 – 비타민 D 수치가 높은 남성이 전립선암에 걸릴 확률이 비타민 D 수치가 정상인 남자에 비해서 2배 가까이 된다. – 에서 분명히 밝혀졌습니다. 권장량을 넘지 않는 것은 매우 중요합니다. 많은 사람들은 "조금 있는 것이 좋다면 많이 있는 것은 더 좋을 것이다"라고 생각합니다. 하지만 이것은 잘못된 생각입니다. 연구자들은 비타민 D 수치가 높은 남성들이 비타민 D가 많은 음식이나 식품 보조제를 과도하게 섭취할 경우 비타민 D 저항성으로 이어질 것이라고 믿습니다. 다시 한번 말하지만, 적당한 것이 좋습니다. 많은 것이 항상 좋은 것만은 아닙니다.

전립선암의 발병률이 햇빛과 연관된다는 사실을 뒷받침하는 또 다른 근거는 물론 보다 자세한 연구가 있어야 하지만 매우 간단합니다. 과일과 야채가 어디에서 가장 잘 자랄까요? 햇빛 아래서입니다. 50년 전(온실과 수중재배, 세계 시장, 그리고 음식의 대량 수입이 있기 이전), 과일과 야채를 1년 내내 먹을 수 있는 가능성은 스칸디나비아인 남성보다 이탈리아 남성들이 더 높았습니다. 오늘날 이탈리아의 전립선암 발병률은 스칸디나비아 반도 국가들의 발병률에 비해 매우 낮습니다. 반대로, 스칸디나비아 반도의 남성들은 유제품을 많이 먹고, 이는 우리가 다음에 살펴 볼 위험 요소와 관련이 있습니다.

●**칼슘** 유제품은 애플파이와 더불어 완전하고 좋은 식품으로 손꼽힙니다. 그렇다면 어떻게 이 몸에 좋은 우유가 전립선암과 관계가 있을까요? 다음 사실을 보면 더욱 놀라실 겁니다. 일련의 실험대조군 코호트 연구에서, 유제품의 섭취와 전립선암에 의한 사망률 사이에 깊은 연관성이 있다는 사실을 알아냈습니다. 게다가, 그 연관성의 주원인은 칼슘일도 모릅니다. 높은 칼슘 섭취량과 진행성 전립선암, 특히 전이성 질환 사이의 깊은 관계가 있다는 과학적인 증거가 있습니다. 11개의 실험대조군 연구를 메타 분석한 자료에 따르면 전립선암 발생률의 증가는 우유 섭취와 상관관계가 있는 것으로 나타났습니다. 시애틀에서 시행된 다른 연구에서는 칼슘을 많이 섭취한 남성들이 전립선을 벗어난 암이 생길 가능성이 2배에 달하는 것으로 나타났습니다.

칼슘은 1, 25 디하이드록시 비타민 D(1.25 dihydroxyvitamin D)의 항암작용을 방해하는 것으로 보입니다. 보통 신장은 비타민 D를 그 활성화 상태인 1, 25 디하이드록시 비타민 D로 변환시킵니다. 그러나, 비타민 D를 변형시키는 신장의 능력은 혈중 칼슘농도에 의해 조절을 받습니다. 만약 당신의 혈중 칼슘 수치가 낮다면, 신체는 1, 25 디하이드록시 비타민 D를 더 많이 생산할 것이며, 칼슘 수치가 높다면, 1, 25 디하이드록시 비타민 D를 더 적게 만들 것입니다. 이는 비타민 D가 그만큼 힘이 없다는 것을 의미합니다. 따라서 칼슘은 비타민 D가 체내에서 항암작용을 하는 것을 효과적으로 막으며 전립선암이 발생하기 좋은 환경을 만듭니다.

그러나 여기에 재미있는 사실이 있습니다. 과당은 칼슘의 효과를 막는데 도움을 줄 수 있습니다. 과일은 인의 주재료입니다. 인은 칼슘과 결합하여 칼슘의 생체 활성도를 감소시킵니다. 즉, 체내에서 칼슘을 불활성화시킵니다. 하버드에서 시행한

한 연구에서, 높은 과당 섭취은 전립선암의 발병률을 낮추어 주는 것과 관련이 있다는 사실을 밝혀냈습니다. 하버드 연구원들은 말합니다. "우리는 유제품이나 육류가 많고 과일이 적은 식단이 전립선암의 발생증가와 연관되어 있다고 생각합니다. 왜냐하면 이러한 식단에는 칼슘양이 많고 과당이 적어 1, 25 디하이드록시 비타민 D의 혈중 순환률이 떨어지기 때문입니다."

그러면 칼슘이 얼마나 많아야 많다고 하는 것일까요? 우리는 뼈를 보호하기 위해서 칼슘을 많이 먹어야 하고 부족할 경우 칼슘 보조제까지 먹습니다. 전립선에 위험을 초래하지 않으면서 뼈를 보호하려면 어떻게 해야 할까요? 불행히도 이에 대한 명확한 과학적 증거가 아직 없습니다. 한 연구에서는 하루 1000mg이상의 칼슘을 섭취하는 것이 전립선암에 걸릴 확률을 높인다고 합니다. 그러나 다른 연구에서는 2000mg이하까지는 괜찮다고 하고 있습니다. 또 다른 연구에서는 하루 1200mg의 칼슘을 4년 동안 섭취하여도 나중에 전립선암에 걸릴 확률은 높아지지 않는다고 합니다.

더욱 혼란을 주는 사실은 추가적인 칼슘의 섭취가 전립선암의 여러 단계에서 각기 다른 영향을 미친다는 점입니다. 전문가들에 따르면, 하루 2000mg이상의 칼슘을 섭취하는 남성의 경우 고등급의 보다 치명적인 전립선암에 걸릴 확률이 치료가능한 저등급의 전립선암에 걸릴 확률보다 3배나 높다고 합니다. 일부 과학자들은 칼슘이 조기암에 있어서는 더 나빠지는 것을 방지하그, 말기암에 있어서는 진행을 오히려 돕는다고 생각하고 있습니다.

가족력

전립선암은 가족 내에서 유전되는 것일까요? 아니면, 그냥 우연히 가족 중의 많은 사람들이 전립선암에 걸리게 된 것일까요? 전립선암에 걸린 남성 중 25% 정도가 가족력을 가지고 있습니다. 그러나, 겨우 3-4%의 남성만이 젊은 나이에 발병하는 유전적인 형태(부모로부터 물려받은 변이 유전자를 포함)의 전립선암인 유전성 전립선암에 해당합니다. 전립선암의 가족력이 있을 경우 이 질환에 걸릴 확률이 높아지지만, 그렇다고 유전성 전립선암을 가지고 있다는 것을 의미하지는 않습니다.

유전성 전립선암은 무엇입니까?

올해 전립선암으로 진단받을 남성 중 3-4%는 다른 이들보다 발병하기 쉬운 조건을 가지고 태어난 사람들일 것입니다. 이들은 하나 이상의 잘못된 유전자로 인해 암이 발병할 확률이 보다 높고, 더 젊은 나이에 암이 발병합니다.

물론 순수하게 유전성암은 전립선암을 앓고 있는 남성의 매우 적은 부분을 차지하지만, 우리는 이 유전성 전립선암을 통해 질환이 발생되는 데 필요한 유전자 정보를 알아낼 수 있다고 믿고 있습니다. 유전성암과 관련된 손상된 유전자나 그 발병 기전은 다수의 전립선암 환자들이 나이가 들면서 겪게 되는 산발성암의 경우와 거의 같습니다.

대다수의 남성에게 암은 최소한 한 개 이상의 유전자 변형과 잘못된 식이 같은 하나 이상의 환경적인 요인에 의해 일어날 것입니다. 암이 발병하기 위해서 세 개의 스트라이크가 필요하다고 한다면, 잘못된 유전자를 가지고 태어난 것은 하나 또는 두 개의 스트라이크를 이미 가지고 시작하는 것입니다. 여기에 추가로 일생을 살면서 잘못된 음식을 먹는다거나 제대로 된 음식을 먹지 않는다면 바로 삼진 아웃되는 것입니다.

대략 250,000명의 미국 남성들이 부모 중 한 명으로부터 물려받은 이 잘못된 유전자를 하나씩 가지고 있을 것으로 예상됩니다. 간단히 말해, 만약 아버지나 형제가 전립선암이라면, 당신이 전립선암에 걸릴 확률은 평균 미국 남성의 2.5배인 17%입니다. 이 질환을 앓고 있는 친척이 몇 명인지, 또는 그들이 몇 세에 발병했는지에 따라 당신이 전립선암에 걸릴 확률은 50%까지 높아질 수 있습니다. 만약 당신이 다음과 같은 유전성 전립선암의 조건을 만족한다면 전립선암에 걸리게 될 확률은 50%가 됩니다. 아버지와 형제 중 두 명처럼 최소한 세 명의 가까운 친척들이 발병하였거나, 진단 당시 55세 미만인 친척이 두 명 이상 있거나, 3대(할아버지, 아버지, 형제)에 걸쳐 이 질환이 발병한 경우 등이 조건에 해당합니다. 유전성 전립선암을 앓고 있는 가족이 있는 남성들은 40세부터 매년 직장수지검사와 PSA검사를 받아야 합니다.

어떻게 이것이 가능할까요? 어떻게 전립선암이 가족 중에 빈번하게 발생하지만 유전성이 아닐 수 있을까요? 우리는 같은 예를 다른 암(예를 들어, 유방암)에서 찾아볼 수 있으며 이유를 설명하기는 매우 복잡합니다. 과학자들의 말로는 "다인적(mulifactorial)"이라고 하며, 결국 여러 가지 이유가 섞여 있다는 뜻입니다. 그 중 하나는 같은 음식을 먹고 같은 지역에 사는 것과 같은 환경적 요인입니다. 다른 하나는 만약 그 형제나 삼촌 또는 아버지가 전립선암에 걸리면 그 남성은 정기 검진을 받기 시작하거나 PSA검사를 할 가능성이 높다는 것입니다.

그러나 가족력 중 유전성 전립선암을 의심할 만한 요소들이 존재합니다.(위에서 설명한 "유전성 전립선암은 무엇입니까?"를 참고하세요.) 전립선암의 유전적 성향이 높은 남성은 변형된 유전자(일반적인 전립선암에서는 일생에 걸쳐 변이되는 유전자)를 물려받았다는 것은 이미 알려진 사실입니다. 이것은 두 가지 중요한 의미를 가지고 있습니다. 하나는 남성이 이 잘못된 유전자를 유전받았기 때문에 전립선암에 걸리기 더 쉬우며, 젊은 나이에 발병할 가능성이 높다는 것입니다.(따라서 앞에서 언급했듯이 전립선암의 가족력이 있는 남성은 40세의 젊은 나이부터 정기검진을 받아야 합니다.) 다른 하나는 전립선암이 부모로부터 유전될 수 있기 때문에 부계와 모계 모두의 병력을 알고 있는 것이 매우 중요하다는 것입니다.

참고: 유전성 전립선암이 이른 시기에 발병한다고 해서 산발성 전립선암보다 치료하기 어려운 것은 아닙니다. 존스 홉킨스 대학병원에서 시행한 한 연구에서는, 유전성 전립선암 환자와 전립선암의 가족력이 전혀 없는 환자를 암의 병기에 기초하여 구분하였습니다. 이 두 군의 Gleason 점수, 림프절 전이여부, 정낭 침범여부, 전립선막 침범 여부, 그리고 수술 절제면 양성 여부를 비교하였습니다. 그리고 난 뒤 이 남성들의 수술 후 10년간의 자료를 분석하여 PSA 재발이나 그 외 암의 재발 여부를 조사하였습니다. 그 결과 이 두 군 사이에 의미있는 차이가 발견되지 않았습니다. 따라서 만약 당신이 전립선암의 가족력이 있다면 당신은 이 질환에 걸릴 가능성이 높지만 이 질환으로 인하여 사망할 가능성이 더 높은 것은 아닙니다. 여기서 핵심은 서둘러 가능성을 인식하고 찾기 시작해야 한다는 것입니다.

표 3.5

전립선암 가족력이 있습니다: 내가 전립선암에 걸릴 확률은 얼마나 되나요?

전립선암의 가족력이 있다고 해서 당신이 무조건 전립선에 걸리는 것은 아닙니다. 수백만 명의 남성들이 전립선암에 걸리기 때문에 당신의 아버지나 형제가 이 질환에 이환된 것은 우연일 지도 모릅니다. 하지만 당신의 가족 구성원 중 한 명이 젊은 나이에 전립선암 진단을 받거나 여러 명이 전립선암에 걸렸을 경우 확률은 높아집니다. 당신의 아버지가 70세에 전립선암에 걸렸고 그 외 다른 가족구성원 중에는 진단받은 사람이 없다고 가정해 봅시다. 물론 전립선암의 가족력이 전혀 없는 남성들에 비해서는 전립선암에 걸릴 확률이 조금은 더 높겠지만, 이 경우 상대위험도는 1이라고 할 수 있습니다. 참고: 여기서 제시하는 위험도는 절대값이 아닙니다. 대략적인 예상치를 보여주기 위해 고안된 상대적인 수치입니다. 만약 당신의 아버지가 60세에 전립선암에 걸렸다면, 당신이 암이 걸릴 확률은 50% 더 높아집니다. 50세에 걸렸다면 당신이 걸릴 확률은 2배가 됩니다.

만약 당신의 아버지가 70세에 전립선암에 걸렸고 당신의 형제 중에도 걸린 사람이 있다면 어떻게 될까요? 당신이 걸릴 확률은 4배가 됩니다. 당신의 아버지가 50세에 전립선암에 걸렸고 형제 중에 걸린 사람이 있다면 7배가 됩니다. 이런 이유 때문에 당신의 가족 구성원 중 누가 전립선암에 걸렸는지 뿐만 아니라 언제 걸렸는지 아는 것도 중요합니다. 전립선암은 부모 모두로부터 유전되기 때문에 당신의 어머니의 가족력을 아는 것 역시 중요합니다.

진단 당시 나이	추가로 전립선암 진단받은 가족수	상대위험도
70	없음	1.0
60	없음	1.5
50	없음	2.0
70	1명 이상	4.0
60	1명 이상	5.0
50	1명 이상	7.0

●**생각보다 흔한 질환** 얼마전까지만 해도 과학자들은 유전성 전립선암에 대해 이 정도까지 알지는 못했습니다. 전립선암이 유전될 수 있다는 사실 자체를 의료계가 인식하는 데까지만 해도 많은 시간이 걸렸습니다. 이 장에서 우리는 전립선암

의 여러 가지 위험 요인들 대하여 살펴 보았습니다. 전립선암은 매우 흔한 질환입니다. 이러한 이유로 연구자들은 전립선암이 가족력이 존재함에도 불구하고 혈우병처럼 유전된다는 생각을 등안시해왔습니다. 40년 전 유타의 계보학자들은 전립선암이 한 집안에서 대를 이어 발생한다는 사실을 알아냈습니다. 그들은 아버지가 전립선암으로 사망했을 경우, 그 아들이 전립선암으로 사망할 가능성이 2배에서 3배 정도 높다는 사실도 알아냈습니다. 더 충격적인 것은, 집안 내력이 있는 암 중에서 훨씬 이전부터 알려진 유방암이나 직장암보다도 전립선암이 한 집안 내에서 대를 연이어 나타날 가능성이 높다는 사실입니다. 혈통성(암의 집안 내력 정도)의 순서를 보면 흑색종, 난소암, 전립선암, 직장암, 그리고 유방암 순으로 흔하게 발병합니다. 이 사실은 최근에 일란성 쌍둥이를 대상으로 광범위하게 실시된 스칸디나비아의 연구에서 재확인되었습니다. 연구자들은 전립선암, 직장암, 유방암의 발병율이 각각 42%, 35%, 27%로 전립선암의 유전적 요소가 가장 강하다는 사실을 밝혀냈습니다.(전립선암과 쌍둥이와의 연관성에 관한 자세한 내용은 아래를 참고하십시오.)

●**잘못된 분류** 그러나 어떤 이유에서인지 전립선암은 나이가 들면서 걸리는 질환으로 분류되어 있습니다. 이렇게 잘못된 인식으로 인해 유전적인 요소에 관해서는 수십년간 등안시되어 왔습니다. 과학자들은 전립선암이 흔하다는 사실을 그냥 지나칠 수 없었습니다. 1980년대에 필자는 젊은 남성들에서 전립선암 발병이 늘고 있다는 사실을 인지하기 시작했고, 이들 중 얼마나 많은 수가 전립선암 가족력이 있는지 알고는 충격을 받았습니다. 1986년 필자는 잊을 수 없는 병력을 가진 49세의 남성을 만나게 되었습니다. 가족구성원 중 모든 남성 - 아버지, 아버지의 세 형제, 그리고 할아버지 -이 전립선암으로 사망하였습니다. 이 당시 미국의 거의 모든 의사들은 어머니나 자매가 유방암에 걸렸을 경우, 여성이 유방암에 걸릴 확률이 두 배로 증가한다는 통계 결과에 촉각을 곤두세우고 있었습니다. 전립선암과 관련하여 이와 비슷한 통계자료가 존재하지 않는다는 사실이 필자에게는 이상하게 느껴졌습니다.

몇가지 의문점들에 대한 해답을 찾기 위해 존스 홉킨스 대학병원에서 일련의 초기 연구들이 진행되었습니다. 첫 번째 의문점은, 유타 모르몬교도들만을 대상으로 한 연구 결과가 다른 일반적인 대규모의 남성 집단에서도 똑같이 적용되느냐 입니다. 존스 홉킨스 대학병원에 근치적 전립선 절제술을 받기 위해 내원한 691명의 환자들을 대상으로 한 연구 결과, 전립선암의 가족력은 전립선암에 걸릴 확률을 확실히 높힌다는 사실이 입증되었습니다. 환경적 요인을 배재했을 때, 전립선암의 높은 발생률은 부모 중 어느 한쪽으로부터도 유전될 수 있다는 가능성을 시사해 주었습니다.(그리고 우리는 이 사실을 증명하였습니다. 아래를 보세요.) 이후 우리는 유전성 전립선암을 정의하고 특성을 분석하기 위한 노력하였습니다. 그 결과 가족력과 전립선발병률 사이에 명백한 연관성이 있다는 것을 입증하였습니다.(표 3.5를 보세요.)

지난 20년간 가족력과 전립선암 발생률에 관련하여 많은 연구들이 있었습니다. 그리고 그 결과는 다음과 같습니다.

- 만약 당신의 1촌(아버지, 형제)이 전립선암에 걸렸다면 당신이 전립선암에 걸릴 확률은 2.5배가 됩니다.
- 당신의 혈육이 전립선암으로 진단받았을 때의 나이가 60세 이하라면 확률은 더 높아집니다.
- 전립선암에 걸린 사람이 아버지보다는 형제일 경우, 그 위험이 높습니다.(왜냐하면 전립선암과 관련된 이상 유전자를 아버지 뿐만 아니라 어머니로 부터도 받았을 수 있기 때문입니다.)
- 만약 1촌 중 2명에게 전립선암이 있다면, 당신이 전립선암에 걸릴 확률은 3.5배가 됩니다.

전립선암의 유전학

가족력과 관련된 잘못된 유전자는 어디에 위치할까요? 과학자들은 어떻게 그것들을 찾아내고, 그것들에 대해 무엇을 알고 있을까요? 이런 유전자의 흠을 찾아내는 표준적인 방법은 유전성 전립선암의 기준에 맞는 가족들의 유전자를 조사해 정상과 다른 부분을 찾는 것입니다. 이러한 방법을 연관분석(Linkage analysis)이라고 부르며, 이는 우연으로 발생했다고는 도저히 설명할 수 없는 가족구성원들의 염색체 특정 부분과 암의 존재와의 연관성을 찾는 것입니다. 이러한 방법으로 우리는 암과 관련된 염색체의 작은 부위를 찾아낼 수 있습니다.

이러한 연구에 가장 적합한 대상은 한 가정 내에 여러 남성들이 전립선암에 걸린 경우입니다. 이는 우연히 발생한 암이 유전성암으로 잘못 분류되는 것을 배제하기 위해서 입니다. 대상 가족들은 그들의 건강상태, 직장, 가족력 등에 대한 설문지를 작성하고 DNA를 추출해 내기 위해 혈액 채취를 해야 합니다. 다행스럽게도 우리와 같이 연구하는 국립 인간 게놈 연구소(National Human Genome Research Insitute), 웨이크 포레스트 대학, 그리고 스웨덴에 있는 우메오 대학의 연구자들 덕분에 200여가족이라는 대규모의 대상자들을 모을 수 있었습니다.

그리고 운이 좋게도 1996년에 우리는 처음으로 이들 가족들의 전립선암과 1번 염색체의 장완(long arm)에 위치하는 유전자와의 연관성을 찾을 수 있었습니다. 그 후 추가적으로 8군데의 이상 염색체 부위, 즉 1번 염색체의 네 군데, 8번 염색체의 한군데, 17번 염색체의 한군데, 20번 염색체의 한군데, 그리고 재미있게도 X염색체의 한군데를 찾아냈습니다. 이것은 X염색체(남성의 경우 모친으로부터만 유전되는 염색체)와 주요 암과의 확실한 연관성이 처음으로 밝혀진 예입니다. 이러한 발견은 암관련 연구에 있어 획기적인 사건입니다.

● **연관성(Linkage)** 이렇게 힘을 들여 유전자를 찾는다고 해도 암의 원인인 이상 변이 유전자는 아마도 나타나지 않을 것입니다. 이와 연관된 유전자들은 모든 사람에게 공통적으로 존재합니다. 예를 들어, 모든 사람은 유방암에 연관된 유전자인 BRCA-1와 BRCA-2를 가지고 있습니다. 그러나, 유전자 배열이 모든 사람에게서 동일하지는 않습니다. 이 배열은 마치 음식 만들 때 재료와 같이 달라질 수 있습니다. 이것은 마치 빵과 소금반죽이 같은 재료로 만들어진 것이지만 조리법에 따라 하나는 먹을 수 있고 다른 하나는 먹을 수 없는 것과 같습니다. 이것은 브리테니카 백과사전 전편 중에서 오타 하나를 찾아내는 것만큼 힘든 일입니다. 처음 해야 할 일은, 이 중 어떤 책들에서 실수가 있을지 예측해내는 것처럼, 범위를 좁히는 일입니다.

이것이 바로 연관분석(linkage analysis)입니다. 다음 과정은 골라낸 책들을 페이지 하나하나 검사하는 것입니다.

● **의심스러운 유전자들: 우리가 지금까지 알게 된 사실** 지금까지 4개의 "전립선암 유전자"가 밝혀졌습니다. 불행히도, 이 중 어떤 것도 대규모 집단에서 선별검사 목적으로는 유용하지 않습니다. 왜냐하면 일부 가족에서만 발견되는 유전자 변이이기 때문입니다. 하지만 이들 유전자는 전립선암을 일으키는 원인이 무엇인지 알아내는데 유용한 정보를 제공해 주었습니다. 17번 염색체에서 발견된 첫 번째 유전자는 HPC2/ELAC2라고 불립니다. 우리는 이 유전자가 정상적으로 어떤 일을 하는지는 잘 알지 못하지만, 규칙적인 세포의 신생과 사멸, 즉 세포주기 조절과 연관될 것으로 생각합니다. 만약 이 유전자가 작동하지 않으면 비정상적인 세포 성장이 일어날지도 모릅니다. 그 다음 두 개의 유전자는 감염에 대한 인체의 반응과 연관된 유전자입니다. 이들 유전자들은 발견되지 않은 감염으로 인해 염증이 유발되고, 이 염증으로 인해 궁극적으로 PIA를 거쳐 침습적인 전립선암이 발생하게 된다는 개념을 뒷받침해 주고 있습니다. 하나는 1번 염색체에 위치하고 있는 RNASEL(ribonuclease-L) 유전자입니다. 이 유전자를 불활성화시킨 동물이 특정 바이러스에 감염될 경우, 그 중 반이 죽음에 이릅니다. 다른 하나는 8번 염색체의 단완(Short arm)에 위치하고 있는 MSR1(Macrophage Scavenger Receptor 1)유전자입니다. 이 유전자 또한 세균 감염에 대한 인체의 반응에 중요한 역할을 합니다. 이 유전자를 불활성화 시킨 동물이 세균에 감염될 경우, 그 중 반이 죽음에 이르게 됩니다. 네 번째는, NKX3-1유전자인데, 이는 남아가 태어나기 전 전립선의 발생과정에 관여합니다. 실험 동물에서 이 유전자를 결손시킨 경우, 전립선암이 발생하는 것이 관찰되었습니다.

의심할 여지 없이 이 네 개의 유전자는 단지 빙산의 일각에 지나지 않습니다. 과학자들은 전립선암을 유발하는 경로에 여러가지 유전자 변이가 관여한다고 생각하고 있습니다. 수십년의 집중적인 연구에도 공통된 한가지 유전자를 찾아내지 못했기 때문입니다. 이러한 변이들이 같은 경로에서 발생한다면(실제로는 여러 경로가 존재하지만) 연구자들이 환경을 변화시키거나 식이를 조절하는 등 전립선암을 예방하는 전략을 세우는데 있어 보다 용이할 것입니다.

● **유전된 위험성: 내가 암에 걸릴 확률이 남들보다 높은 것인가, 아니면 이미 암으로 진행될 운명인가?** 유전학에 대해 논의하는데 있어 두 가지 종류의 유전적인 영향이 존재합니다. 그 중 하나는 지금까지 다룬 내용입니다. 전립선암의 3-4% 정도만을 차지할 정도로 매우 드문 진정한 의미에서의 유전성 전립선암입니다. 유전성 전립선암과 그 외의 다른 유전성 질환의 발병률은 매우 높습니다. 만약 당신이 특정 유전자를 유전받았다면 그 순간부터 그 질환에 걸린 것입니다.

그러나 다른 종류의 유전적인 영향이 존재하는데, 이는 보다 흔하며 암이 발병하지 않을 가능성이 있습니다. 이 경우 당신의 유전적 구성은 한 두군데 결함이 있어 질환에 걸릴 수 있는 가능성을 안고 있으며 쉽게 암으로 진행할 수 있습니다. 하지만 꼭 암으로 진행되도록 미리 정해진 것은 아닙니다. 취약성이 증가된 한 예로는, 앞부분에서 이미 언급했듯이, 전이암을 가진 미국 흑인 남성들과 코카시아계에서 비교적 흔한 단백질 배열인 CAG의 "짧은 반복"을 들 수 있습니다. 과학자들은 이를 "다형성(polymorphism)"이라고 부릅니다. 또 다른 예로는, 비타민 D에 대한 체내 반응에 영향을 미칠 수 있는 비타민 D 수용체 유전자의 변이 그리고 테스토스테론을 전립선에서 남성호르몬의 활성화 형태인 DHT(dihydrotestosterone)로 전환시키는 5알파 환원효소 2형이라는 전립선 내 효소를 생성하는 유전자의 변이를 들 수 있습니다. 5알파 환원효소 2형은 일본 남성보다 미국의 백인과 흑인에게서 더욱 활성화되는 것으로 보입니다. 어떤 과학자들은 남성호르돈의 양이 전립선암의 발병률과 연관이 있을 것으로 예상합니다. 이 연구는 결론이 일관되지 못하다는 점에서 실망을 안겨주고 있습니다. 보다 확실한 것은 남성이 특정 호르몬을 얼마나 가지고 있느냐의 문제가 아니라 그 특정 호르몬에 대해 유전자가 어떻게 반응하느냐의 문제입니다. 일부 남성들에서는 다른 남성들에 비해 적은 양의 호르몬으로 더 큰 효과를 발휘할 수 있습니다. 이것은 남성호르몬, 비타민 D 수용체 그리고 5알파 환원효소의 유전코드의 변이가 어떻게 전립선암의 발병률에 영향을 미치는 지 설명해 줍니다.

다형성에는 여러 가지 종류가 있으며, 앞으로 더 많이 발견될 것입니다. 이것은 유전자들 간의 상호작용, 즉 유전자들의 복잡한 조합 때문에 더욱 그러합니다. 다형성으로 인해 전립선암에 대한 취약성은 조금씩 증가하게 됩니다.

●**쌍둥이에게서 배울 수 있는 것들**: 두 남자아이는 정확히 같은 유전자를 가지고 태어납니다. 그들은 일란성 쌍둥이이고, 그들은 자라면서 한 명은 결국 전립선암에 걸리고, 한 명은 걸리지 않았습니다. 어떻게 이런 일이 가능할까요? 유전자가 중요하기는 하지만 환경이 그 차이를 만들어내기 때문입니다. 다르게 이야기 하면, 당신이 태어날 때 전립선암에 취약한 유전자를 가지고 태어나더라도 인생을 어떻게 사느냐에 따라 그 결과는 달라진다는 것입니다.

그래서 유전학자들은 일란성 쌍둥이에 대한 연구를 선호합니다. 만약 전립선암을 일으키는데 DNA가 유일한 원인이라면, 한 명의 쌍둥이가 전립선암에 걸렸을 때 다른 한 명도 반드시 전립선암에 걸려야 합니다. 유전자가 아무런 영향을 끼치지 않는다면, 일란성 쌍둥이는 DNA는 다르지만 같은 환경에서 자란 다른 일반적인 형제들과 같은 빈도로 전립선암이 발생할 것입니다. 일란성 쌍둥이와 이란성 쌍둥이에서 질병이 얼마나 자주 일어나는지 비교해 봄으로서, 유전적 요소와 환경 요소가 각각 얼마만큼의 영향을 끼치는지 알 수 있을 것입니다. 쌍둥이와 전립선암에 관한 두 개의 큰 연구가 있는데, 하나는 스웨덴에서 이루어졌고, 다른 하나는 미국의 제 2차 세계대전 퇴역 군인을 대상으로 이루어졌습니다. 이 두 연구에서 대부분의 일란성 쌍둥이 형제들은 둘 다 암이 발병하지 않았습니다. 두 쌍둥이 형제 모두 암이 발병할 가능성은, 한 연구에서는 17% 다른 연구에서는 27%였습니다. 또한 이란성 쌍둥이의 경우, 형제 모두 암이 발병할 확률은 훨씬 낮았는데, 한 연구에서는 4%, 다른 연구에서는 7%로 조사되었습니다. 이 조사의 결과, 암 발병에 있어 DNA가 전부는 아니라는 것을 알 수 있습니다. 일란성 쌍둥이 형제의 경우 질환에 걸릴 확률이 4-5배 높았지만 이 수치만 가지고 유전적인 요인이 전적으로 작용했다고 할 수는 없습니다. 아마도 환경적인 요인이 큰 영향을 끼칠 것으로 생각됩니다. 실제로 이 연구 결과에서는 유전적인 요인과 환경적인 요인의 상대적인 영향력을 반반으로 결론짓고 있습니다.

그렇다면 왜 이 쌍둥이 형제가 같은 DNA를 가졌음에도 불구하고 유전적인 요소가 더 큰 영향을 끼치지 못하는 것일까요? 우리 몸에 생기는 변화들이 결정적인 역할을 하기 때문입니다. 이것은 일란성 쌍둥이 중 한 명이 암에 걸린다 하더라도, 나머지 한 명이 암에 반드시 걸릴 운명은 아니라는 것을 의미합니다. 당신과 당신의 형제의 생활양식이 똑같지 않다면, 전립선암에 걸릴 확률이 서로 같을 수 없습니다. 이 사실은 매우 중요합니다. 전립선암 발병률은 환경에 의해 조절됩니다. 만약 과학자들이 쌍둥이의 생활방식이 어떻게 달랐는지 알아낼 수만 있다면, 우리는 애초에 이 질환이 왜 발병하는지 알 수 있을 것입니다. 이러한 연구와 더불어 (유전성 전립선암으로) 취약한 유전자를 물려 받았지만 이 질환에 걸리지 않은 남성에 대한 연구는 전립선암에 대하여 보다 많은 정보를 제공해 줄 것입니다.

● **다른 종양과의 관계** 암 연구자들은 일부 가족들에서 특정암의 발병률이 높을 뿐만 아니라 암이 여러 장기에서 발생하는 유전성 유방/난소암 증후군과 같은 "암 증후군"이 존재한다는 사실을 수년전부터 알고 있었습니다.(참고: 이것은 한 곳에서 암이 발생한 후 다른 장기로 전이되는 것과는 다릅니다.) 유전성 전립선암이 다른 부위에 발생하는 암과 관련성이 깊거나 유전성 암 증후군 중 하나라는 명확한 증거는 없습니다. 단, 두 가지 예외가 있습니다.

유전성 유방암에서 변이가 일어나는 두 개의 유전자는 "수리공"에 해당하는 유전자들입니다. 그들의 역할은 유전자적 결함을 찾아내고 이를 유발한 DNA의 변이를 고치는 것입니다. BRCA-1과 BRCA-2라고 불리는 이 유전자에 결함이 있는 남성들 또한 전립선암에 걸릴 수 있습니다. 예를 들어, BRCA-2 유전자에 결함이 있는 가족의 남성들은 전립선암에 걸릴 확률이 2.5배 높습니다.(여자 친척이 36세 이전에 유방암 진단을 받은 집안의 경우 역시 전립선암의 발병률이 높습니다.)

또한 유타의 연구자들은 유전성 전립선암을 가지고 있는 집안 중 일부에서 대장암, 비호지킨림프종, 다발성 골수종, 담낭암, 흑색종이 일어날 확률이 더 높다고 보고하였습니다. 유전성 전립선암을 가진 남성 중 대부분은 이러한 위험도가 증가하지 않습니다. 하지만 이렇게 다른 암의 발병률을 증가시킬 수 있는 유전적 구성을 가진 집안이 존재할 수도 있습니다.

호르몬의 영향

과학자들은 오래전부터 전립선암이 호르몬의 영향을 받고 있다는 사실을 알고 있었습니다. 사춘기 이전에 거세된 남성들은 전립선암에 걸릴 위험이 거의 없으며, 진행성 전립선암에 걸린 남성도 전립선에 남성호르몬 공급을 차단하는 호르몬 치료로 도움을 받을 수 있습니다. 호르몬과 전립선암 사이의 복잡한 관계는 앞에 자세히 설명되어 있습니다.

그러나 전립선암에 걸릴 확률이 얼마나 되는지 판단하는데 혈중 테스토스테론 수치를 사용할 수 있다는 근거는 아직 충분히 밝혀지지 않았습니다. 대신에 위에서 언급한대로 우리 몸이 호르몬에 반응하는 방식이 더욱 중요합니다.

● **호르몬 대체는 어떠한가?** 만약 호르몬 수치와 전립선암의 발병 사이에 아무런 관련이 없다면, 테스토스테론 수치를 높이는 것은 괜찮을까요? 이에 대한 대답은 "아니오"입니다! DHEA(dehydroepiandrosterone)은 식품 보조제로 건강식품점에서 쉽게 구할 수 있습니다. 실제로 많은 남성들이 이를 복용하고 있습니다. 나이가 들어감에 따라 남성의 DHEA수치는 떨어지고, 이를 보충함으로써 젊음을 유지할 수 있다고 판단하기 때문입니다. 하지만 이는 잘못된 생각입니다. 오히려 호르몬 섭취로 인한 부작용이 존재합니다. 만약 남성이 잠재적인 전립선암을 가지고 있다면 DHEA의 섭취로 인해 악화될 수 있습니다. 전립선암에 걸린 모든 남성은 어떠한 형태의 남성호르몬 보조제도 섭취하면 안 된다는 것은 자명한 사실입니다. DHEA에 관해 최근 다음과 같은 결론을 내리고 있습니다. "DHEA가 노화나 질환과 관련하여 득이 되는 효과가 있다는 내용을 뒷받침할 만한 증거는 없습니다. 이를 섭취하지 않도록 환자들을 교육시켜야 합니다."

● **테스토스테론 보조제: 젊음의 샘물인가?** 피부에 문질러 사용할 수 있는 젤 형태의 테스토스테론 보조제가 개발되면서, 이것이 젊음의 샘물인 것마냥 남성들을 현혹시키기 위해 온갖 마케팅이 진행되고 있습니다. 남성의 경우 나이가 들어 혈중

테스토스테론이 서서히 줄게 되면, 젊은 남성에서 테스토스테론 수치가 낮을 때 발생할 수 있는 성욕감퇴, 근력 저하, 뼈의 약화, 그리고 골다공증 등의 많은 증상과 신호가 나타나는 것은 사실입니다. 그러나 우리는 어떤 것이 마차이고 어떤 것이 말인지 구분하지 못합니다. 다시 말해, 이런 상황이 테스토스테론 감소에 의한 것인지, 아니면 이 증상들과 테스토스테론의 감소가 모두 노화에 의한 것인지는 알 수 없습니다. 수많은 연구들을 종합해볼 때, 이 문제에 대한 답은 아직 아무도 모릅니다. 나이든 남성에서 테스토스테론을 보충하는 것이 안전한지 그리고 전립선암의 발병률을 증가시키지는 않는지 밝혀내기 위한 대규모의 연구가 있기 전까지는, 우선 테스토스테론 보충이 과연 효과가 있는지부터 알아봐야 합니다. 이 연구의 저자들은 실제로 테스토스테론 수치가 낮은 고령의 남성들이 테스토스테론 공급의 효과를 알아보는 임상 실험에 참여할 것을 제안합니다. 테스토스테론을 보충하는 것이 효과가 없고 게다가 전립선암 발병율마저 높인다면, 이는 노화를 방지하기에 좋은 방법이 아닐 것입니다.

그러나, 만약 테스토스테론 수치가 정상에 비해 약간 낮고, 담당의사가 테스토스테론 보충 치료를 하려고 한다면 어떻할까요? 이것은 괜찮을까요? 다시 한 번 강조하지만, 만약 전립선암에 걸리지 않았다는 사실이 검사상 확인되지 않았다면 보충하지 않는 것이 좋습니다. 테스토스테론 수치가 낮다고 해서 전립선암에 걸리지 않는 것은 아닙니다. 실제로 한 연구에서는 테스토스테론 수치가 낮은 남성들에서 전립선암이 발병하였습니다. 따라서, 만약 당신이 나이나 가족력 때문에 전립선암에 걸릴 위험이 있으나 남성호르몬 수치가 낮기 때문에 테스토스테론을 공급받아야 한다고 의사가 말한다면, 당신은 암의 가능성을 배제시키기 위하여 전립선 조직 생검을 우선 시행해야 합니다. PSA 수치는 테스토스테론에 의하여 결정되며, 만약 당신의 테스토스테론 수치가 낮다면 PSA 수치는 의사를 속일 수 있을 정도로 낮게 나올 수 있습니다. 이 주제와 관련된 과학적 정보가 풍부하지는 않지만, 호르몬을 복용할 때에는 특별한 주의가 필요하다는 연구 결과들은 충분히 보고된 바 있습니다.

테스토스테론이 지나치게 낮으면 어떨까요? 이때 테스토스테론를 보충하는 것은 괜찮을까요? 추가적인 검사가 없다면 안됩니다. 최근들어 전립선암, 특히 진행이 많이 된 고등급의 암이 시상하부와 뇌하수체 축(이러한 화학적 신호전달 체계에 대해서는 12장에 자세히 나옵니다.)을 억제하는 물질을 생성하여 테스토스테론 수치를 낮춘다는 사실이 밝혀졌습니다. 우리는 이러한 남성들에서 전립선을 제거하면 테스토스테론 수치가 정상으로 돌아간다는 사실을 이미 알고 있습니다. 따라서 테스토스테론 수치가 낮으면 테스토스테론을 보충하기 이전에, 전립선암을 배제하기 위한 PSA검사, 직장수지검사, 그리고 전립선 생검을 시행해야 합니다. 이는 또 다른 이유 때문에라도 시행되는 것이 바람직합니다. 볼티모어 노화 연대기 연구(Baltimore Longitudinal Study of Aging)에서 800명을 대상으로 한 연구 결과, free 테스토스테론 수치가 높을수록 전립선암에 걸릴 확률이 높은 것으로 조사되었습니다. 이 연구의 저자들은 테스토스테론을 보충하는 남성들의 경우 전립선암 발병 여부를 확인하기 위해 주기적으로 검사할 것을 권고하고 있습니다.

인슐린 유사 성장인자(Insulin-like growth factor; IGF)라고 불리는 호르몬 역시 전립선암의 발병에 영향을 미칠 수 있습니다. 전립선암 세포의 성장 및 증식에 관여하는 이 성장인자는, 인슐린 유사 성장인자 1(IGF-1)에 대한 특정 수용체가 존재하는 전립선의 상피세포와 기질세포에서 발견됩니다. IGF-1 수용체는 호르몬의 도움 없이도 기능할 수 있는 진행성 전립선암 세포(남성호르몬 비의존성 세포라고도 합니다.)에서 찾아볼 수 있습니다. IGF는 세포 내에서의 작용을 막는 특정 단백질과 결합하여 상쇄될 수 있습니다. 한 연구에서 전립선암 발병률은 IGF-1의 수치가 상승된 남성들에서 높게 나타났습니다.(전립선암 발병을 예측하는 표지자로서의 IGF에 대해서는 5장에 자세히 나와 있습니다.)

다른 위험 요인들

이 부분은 과학자들이 어떻게 해야 할지 몰라 남겨둔 매듭짓지 못한 문제들입니다. 예를 들면 다음과 같은 것들이 있습니다.

● **직업** 전립선암의 발병률이 높은 것으로 알려진 직업으로는 농업이 유일합니다. 이것은 많은 연구에서 보고된 바 있습니다. 예를 들어, 아이오와 대학의 한 연

구 결과에 따르면 아이오와 지역의 농부들에서 전립선암을 포함한 특정 암으로 인한 사망률이 높다고 보고된 바 있습니다. 왜 그럴까요? 생활방식 때문일까요? 이런 종류의 연구에서 얻어지는 정보는 다루기가 매우 어렵습니다. 왜냐하면 사람의 생활습관(식습관)이나 어떤 사람인지(가족력)를 알아내기란 매우 어렵기 때문입니다. 예를 들어, 과학자들은 농부들이 먹는 음식에 지방이 더 많이 포함되고, 과일이나 야채를 덜 섭취한다는 사실을 알게 되었습니다.(아이오와 연구에서, 농부들은 다른 남성들에 비해 총에너지 섭취량이 높고, 단백질, 지방, 포화 지방을 더 많이 소비하며, 붉은 육류를 더 많이 섭취하는 것으로 확인되었습니다. 게다가 나이가 많은 농부들은 또래의 다른 남성에 비해 과일이나 야채 섭취량이 적었습니다.)

이러한 사실에도 불구하고, 농업과 전립선암의 관계에 있어 가장 그럴 듯한 원인은 제초제(이들 중 일부는 지방이 농축되어 있으며, 일부는 에스트로겐 수치를 떨어뜨림으로 신체의 화학적 구조에 영향을 미치게 됩니다.)와 같은 농업 화학약품에 대한 과다노출이라고 할 수 있습니다. 국립 과학 아카데미(National Academy of Sciences)의 연구진은 농업에 사용되는 제초제에 노출된 정도가 남성의 전립선암 발생에 영향을 미친다는 증거가 있다고 밝혔습니다. 이 연구 결과를 바탕으로 미국 정부는 베트남전 참전 용사 중 전립선암에 걸린 이들을 보조하는 것에 동의하였습니다. 최근 들어 베트남 참전용사들의 암 발생률에 대한 연구결과가 나왔습니다. 의사들은 고엽제를 직접 뿌린 이들을 각각 조사하여, 다이옥신(Dioxin)에 대한 노출 정도에 따라 전립선암과 흑색종의 발생률이 높다는 사실을 알아냈습니다.

● **흡연** 흡연이 전립선암의 발생 위험을 높인다는 확실한 증거는 없지만, 흡연하는 남성들이 만약 전립선암에 걸린다면, 암의 성향이 보다 공격적일 가능성이 높고 이로 인한 사망률이 더 높다는 증거들이 속출하고 있습니다. 존스 홉킨스 대학병원에서 전립선암에 걸린 55세 이하의 남성들을 대상으로 한 연구에서, 오직 흡연여부만이 공격적인 질환의 발생과 연관이 있었습니다. 왜 그럴까요? 산화 손상을 막아주고 전립선암 발생 초기 단계에서 비활성화 되는 보호 효소인 GST-π 기억나십니까? 이 효소는 담배의 주요 발암물질 중 하나인 벤조피렌을 막는 역할을 합니다. 따라서

남성이 전립선암에 걸리게 되면 GST-π효소의 보호효과가 사라지게 되어, 산화적 손상을 받을 뿐만 아니라 흡연에 의해 생기는 여러 독성화합물의 영향을 추가적으로 받게 됩니다.

전립선암에 걸릴 위험성이 높지 않은 것들

● **정관절제술** 왜 전립선암으로 진단받은 남성들 중 많은 수가 정관절제술을 받은 남성들일까요? 그 이유 중 하나는 정관절제술한 남성이 주위에 흔하기 때문입니다. 또한 이 수술을 계기로 의사-환자 관계가 성립된 남성들은 아무래도 비뇨기과 의사를 찾아가게 될 가능성이 높으며, 비뇨기과 의사가 다른 과 의사들보다는 전립선암에 대한 검사를 많이 하기 때문이 아닐까 합니다.

● **성관계** 어떤 사람들은 사정이 테스토스테론 수치를 높인다고 착각하여, 잦은 성행위가 전립선암을 유발할 수 있다고 생각합니다. 이것은 사실과 다릅니다. 활발한 성생활이 전립선의 성장을 촉진하거나 전립선암을 유발한다고 믿을 만한 근거는 전혀 없습니다. 가톨릭 신부들과 기혼 남성들을 비교한 연구 결과, 전립선암에 걸릴 위험성에 있어 두 군간 차이가 없었습니다. 몇몇 연구자들은 자주 성관계를 가지는 남성이 성병에 걸릴 확률이 더 높고 전립선의 감염으로 염증이 일어나 이것이 전립선암에 걸릴 위험을 높인다고 설명하고 있습니다.

그러나 다른 과학자들은 성적 활동이 오히려 전립선암에 걸릴 확률을 낮춘다고 주장합니다. 정기적인 사정이 전립선 내에서 염증을 일으킬 수 있는 물질들이나 감염원, 발암물질을 배출하여 이러한 물질들이 정착하지 못하도록 한다는 것입니다. 하버드 대학의 연구자들이 주도한 건강 전문가 추적 조사의 최근 결과들이 이러한 주장을 뒷받침해주고 있습니다. 일생 동안 한달에 평균 21회 이상 사정한 남성들이 전립선암에 걸릴 확률은 한달에 4-7회 사정한 남성들이 전립선암에 걸릴 확률의 3분의 2에 불과합니다. 이 연구의 저자들은 잦은 사정이 전립선액의 구성을 바꾸고 잠재적으로 해로운 물질들의 농도를 낮추며, 몇몇 연구에서 전립선암과 관련있는 것으로 알려진 전립선 내의 작은 돌(Crystalloids)들을 제거해 준다고 주장하고 있습니다. 존스 홉킨스 대학병원의 역학자인 엘리자베스 플라츠(Elizabeth Platz)는 남성들에게 "잦은 사정이 전립선암을 유발할지도 모른다는 생각 때문에 걱정할 필요는 없습니다. 남은 과제는 왜 이러한 보호 효과가 나타나며 염증이 이 과정에서 어떤 역할을 하는지 밝히는 것입니다."라고 말합니다.

● **음주** 확실한 상관관계가 밝혀진 여성의 유방암과는 달리, 음주가 전립선암의 발병률을 높인다는 증거는 없습니다. 실제로 워싱턴의 킹 카운티에서 실시된 연구는 적포도주를 마시는 사람들에게 좋은 소식을 가져다 주었습니다. 음주와 전립선암 사이의 상관관계는 없었지만, 과학자들은 적포도주를 마시는 사람들이 전립선암 진단을 받을 확률이 24% 낮고, 일주일에 마시는 적포도주의 양이 57g(2온스)씩 증가할 때 마다 6%씩 낮다는 사실을 발견했습니다. 그리고 일주일이 4잔 이상의 적포도주를 마시는 남성들은 전립선암에 걸릴 확률이 50%나 감소하였습니다. 게다가 고등급의 공격적인 암으로 진단될 확률은 60% 감소한다는 사실을 발견했습니다. 무슨 변화가 생긴 것일까요?

적포도주의 비밀 무기는 포도껍질에 농축되어 있는 폴리페놀인 레스베라트롤(resveratrol)이라 불리는 화학물질일지 모릅니다. 재미있게도 이것은 포도에 자라는 곰팡이 균에 대항하여 생기는 물질입니다. 따라서 비가 많이 오는 해에 만들어진 적포도주에 더 많이 함유되어 있습니다. 이 레스베라트롤은 항산화, 항염증 효과와 함께 혈관 생성을 억제하는 효과가 있습니다. 또한 세포 증식을 감소시키기도 합니다. 참고: 이러한 효과는 백포도주나 다른 알코올성 음료에서는 관찰되지 않았습니다.

● **육체적 활동** 남성의 육체적 활동과 전립선암과의 상관관계에 대해서 알려진 확실한 근거는 없습니다. 사실상 제기된 증거들은 서로 다른 입장을 지지합니다. 최근의 한 연구에서는 심폐지구력 운동과 육체적 활동이 전립선암을 예방해주는 효과가 있다고 하였습니다. 이 연구에서 남성들은 1986년에 설문 작성을 통해 본인의 신체 활동을 구체적으로 기록하였습니다. 1986년 당시 65세 이상이었고 매주 3시간

이상 격렬한 운동을 한 남성들의 경우, 고등급이고 진행성 또는 치명적인 전립선암에 걸릴 확률이 70% 감소하였습니다. 그러나 최근의 다른 연구에서는 오히려 그 반대의 결과가 나왔습니다. 젊은 남성들은 격렬한 운동의 효과를 보지 못했습니다. 이 논문의 저자들은 다른 눈문에서 육체적으로 활동적인 젊은 남성들은 오히려 전이성 또는 치명적인 전립선암에 걸릴 확률이 더 높았다고 보고하였습니다.

어떻게 노령 환자에서는 운동이 도움이 되지만 젊은 환자들에서는 오히려 해로울까요? 저는 쿠퍼 에어로빅 센터(Cooper Aerobics Center)의 대표이자 설립자인 케네스 H. 쿠퍼(Kenneth H. Cooper) 박사와 재미있는 대화를 나누었습니다. 그는 전립선암으로 죽은 한 마라토너의 일화를 이야기하면서 다음과 같은 설명을 덧붙였습니다. 격렬한 운동을 할 때처럼 몸이 매우 열심히 일을 하면 보다 많은 자유기를 생성하게 된다고 합니다. 이를 막기 위해서 운동선수들은 항산화제를 보다 많이 복용해야 한다고 그는 믿고 있습니다.

● **다른 전립선 관련 문제** 수술적 치료를 받지 않는 이상, 전립선비대증이 있다고 해서 전립선암 발병률이 높다는 증거는 없습니다. 수술을 받을 경우 병리학자가 조직을 검사하므로 암세포가 발견될 가능성이 조금 높아질 수는 있습니다. 전립선비대증은 전립선의 이행대에서 발생하고 전립선암은 말초대에서 발생하므로, 두 질환은 연관성이 없을 거라고 생각하고 있습니다.

전립선염은 어떨까요? 몇몇 연구에서는 전립선염과 전립선암 간에 약간의 관련성이 있다는 주장을 하고 있습니다. 그러나 이것 역시 정관절제술을 받은 남성들에서 전립선암 발병률이 조금 높은 것과 같은 이유 때문일 것입니다. 전립선 관련 증상이 있어 비뇨기과의사를 찾아간 환자들은 아무래도 조직 생검을 받을 확률이 높기 때문입니다. 하지만 앞에서 언급한데로 생검을 해야만 알 수 있는 무증상 염증성 전립선염은 전립선암의 발생과 관련이 있는 것으로 생각됩니다. 하지만 정작 이러한 염증이 있는 남성들은 본인이 이런 염증이 있는지 전혀 알지도 못합니다. 이것이 의미하는 바는 만약 당신에게 전립선염 관련 증상이 있다면 오히려 걱정할 필요가 없다는 것입니다. 그것은 전립선암으로 진행되는 성격의 전립선염이 아니기 때문입니다.

이제까지 우리는 무엇이 전립선암을 유발하고 무엇이 유발하지 않는가를 살펴보았습니다. 다음 단계는 이것을 되돌아보며 어떻게 전립선암을 예방할 수 있을지 모색하는 것입니다. 예방의 중심 화제는 식이입니다. 즉, 암을 유발하는 음식은 피하고 암을 이겨내는 음식을 찾아 먹는 것입니다. 4장으로 넘어갑시다.

제4장

전립선암은 예방이 가능할까?

시작하며(이번 장의 요약)

모든 암에 있어서 궁극적인 치료 방법은 그것이 애초에 발생하지 않도록 예방하는 것입니다. 멀지 않은 미래에는 천연두나 소아마비의 시대를 회상하듯 과거가 되어버린 암의 시대를 되돌아 볼 수 있기를 바랍니다. 이는 마치 가난과 범죄가 완전히 사라질 것을 기대하는 것처럼 현실성이 없어 보입니다. 그렇지만 과학자들은 언젠가 이것이 이루어질 것이라고 강하게 믿고 있습니다. 그때까지 우리는 무엇을 해야 할까요?

앞 장에서 우리는 전립선암의 가장 유력한 원인이 무엇인지에 대해서 살펴보았습니다. 그것은 DNA에 생기는 산화적 손상이었습니다. 마치 도미노가 쓰러지듯이 단계적으로 그리고 연속적으로 유전자가 변형되어 결국 정상적이었던 세포가 암세포로 변화됩니다. 이러한 변화는 유전성 전립선암을 가진 사람들처럼 출생 전에 일어날 수도 있습니다. 또한 대부분의 남성들처럼 살아가면서 전립선암이 발생하기도 합니다.

암을 유발하는 환경적 요인이라고 하면, 대부분 식이를 의미합니다. 동맥경화를 유발하는 지방 함유가 많고 채소와 과일이 부족한 서양식이는 암에 걸리기 쉽게 만듭니다. 만약 음식(치즈버거, 핫도그, 소시지, 베이컨 등)으로 인해서 정상적인 세포가 암세포로 변이될 수 있다면 식이를 조절함으로써 전립선암을 예방할 수 있지 않을까요? 물론 가능합니다. 문제는 무엇을 먹어야 하느냐 입니다. 그리고 얼마나 이러한 식이를 유지해야 그 효과가 나타나느냐 하는 것입니다. 이것이 현재 과학자들이 항암식이에 관해서 연구하고 있고 해결하고자 하는 문제입니다.

전세계적으로 과학자들은 항암효과 있는 특정한 영양소를 추출하여 이를 이용한 항암기능 식품을 개발하고자 노력하고 있습니다. 이는 매우 흥미로운 작업입니다. 그렇지만 이 중 많은 연구들은 단지 수십 년 동안 과학자들이 알고 있었던 사실을 증명하는 것에 불과합니다. 암을 예방하는 가장 좋은 방법은 과일과 채소를 많이 섭취하고 육류를 적게 섭취하며 칼로리 섭취를 줄이고 규칙적인 운동을 통해 칼로리를 소모하는 것입니다. 미국 암 협회에서는 이러한 이유로 수년에 걸쳐 다음과 같은 권장사항을 만들었습니다.: 식물로 조리한 음식을 드십시오. 하루에 5접시 이상의 과일과 야채를 섭취하고 그 외에 식물로 만든 식품(빵, 곡류, 쌀, 파스타, 콩)을 매일 여러 번 섭취하십시오. 저지방식이를 하고 육류의 섭취를 제한하십시오. 특히 지방질이 많은 고기는 제한해야 합니다. 적정 체중을 유지하십시오.(체질량지수(BMI)에 대해서는 3장을 참고하시기 바랍니다.) 또한 거의 매일 최소한 30분 이상 적절한 운동을 하십시오.

마지막으로 브로콜리나 다른 좋은 것들을 먹는다고 해서 전립선암 발생률이 당장 낮아지지는 않습니다.(물론 결국에는 좋은 영향을 미치기는 합니다.) 만약 당신이 40세 이상이라면, 만약 당신이 전립선암의 가족력이 있거나 아프리카계 미국인이라면 단지 좋은 식단만으로는 해결할 수 없습니다. 매년 직장수지검사나 혈중 PSA수치에 대한 모니터링을 해야합니다.

전립선암 예방에 대한 언급

전 장에서 우리는 전립선암에 있어서 점차 먹구름처럼 다가오는 베이비붐세대에 대해서 언급했습니다. 수백만의 미국인들이 전립선암이 가장 많이 발생하는 나이에 동시에 진입하게 될 것입니다. 숫자만 가지고 단순하게 생각해봤을 때 앞으로 40년에 걸쳐 우리가 어떠한 행동을 취하지 않는다면 전립선암으로 진단받고 그로 인해 사망하는 환자의 숫자는 현재의 2배에서 3배에 육박할 것입니다. 가장 간단하고 효과적이며 비용이 적게 드는 방법은 바로 예방입니다. 전립선암을 예방하거나 전립선암의 발생률을 현저히 줄일 수 있다면, 2차 예방(질병을 발견하고 조기에 치료하는 것)을 걱정할 필요가 없을 것입니다. 또한 예방은 전립선암이 진행되고 난 다음에 발견될 확률을 줄여줄 것이고 비싼 치료방법들과 그로 인한 여러 부작용들에 대한 걱정을 덜어줄 것입니다.

전립선암이 발병하는 나이가 늦은 것에는 한 가지 좋은 점이 있는데, 이는 질병의 진행을 더욱 늦추면 된다는 것입니다. 이것은 엄밀히 말하면 예방이 아닙니다. 예방이란 애초에 전립선암이 발생하지 않도록 막는 것입니다. 하지만 환자가 암을 지닌 체 살지만 암이 진행되지 않는다면 이 방법으로도 수많은 생명을 살릴 수 있을 것입니다.

물론 이상적으로 예방한다는 것은 암이 시작조차 하지 못하도록 하는 것입니다. 여기에는 두가지 방법밖에 없습니다. 전에 하지 않던 새로운 무언가를 하거나 수년 전부터 해왔던 무언가를 하지 않아야 합니다. 시작해 봅시다.

화학적 예방법

암은 두가지 기본 단계가 있습니다. 시작과 진행입니다. 화학적 예방(약물이나 식품을 평소 먹는 것에 추가하는 것)은 두 단계 모두에서 효과를 나타낼 수 있습니다. 위에서 이야기했듯이 암을 생기지 않게 하거나 생겼어도 그 진행을 늦추거나 멈추는 것이 목적입니다. 용어가 잘 이해 안될 수도 있겠지만 개념은 이해하셨을 것입니다. 이것은 충치를 막기 위해서 불소 치약을 사용하는 것과 같습니다. 만약 당신이 심장 질환이 있다면, 뇌졸중이나 심장마비의 화학적 예방 차원에서 아스피린이나 콜레스테롤을 낮추는 약 또는 혈압약을 복용하는 것입니다. 화학적 예방이란 "하루에 사과 한 개"의 화학적 개념이라고 할 수 있으며, 많은 의학영역에서 이 방법은 매우 성공적이었습니다. 전립선암에서의 화학적 예방은 여전히 생소한 개념이지만 가능성 있는 약물들이 현재 연구 중에 있습니다.

5-알파 환원효소 억제제(피나스테라이드와 두타스테라이드)

전립선에서 활성형의 남성호르몬은 테스토스테론이 아니라 디하이드로테스토스테론(DHT)입니다.(더 자세한 내용은 1장에 서술되어 있습니다.) 테스토스테론은 5-알파 환원효소라는 효소에 의해서 DHT로 변환됩니다.

하지만 이 과정은 약물에 의해서 억제될 수 있습니다. 프로스카(finasteride, Proscar)와 아보다트(dutasteride, Avodart)가 이런 작용을 하는 두 가지 약물입니다. 이 약물들은 효소의 작용을 억제하여 테스토스테론이 DHT로 바뀌는 것을 막아줍니다. 그 결과 혈액과 전립선 조직의 DHT농도가 떨어지게 됩니다. 5-알파 환원효소 억제제라고 불리는 이 약물들은 전립선 질환의 치료제로 이미 사용되고 있습니다. 이들을 사용할 경우 요도 주변의 전립선 부피를 줄여 전립선비대증의 증상을 완화시켜 줍니다. 또한 테스토스테론의 농도에는 영향을 주지 않기 때문에 일반적으로 발기부전이 발생하는 일은 없습니다.

이것이 전립선암과 무슨 관련이 있는 것일까요? 일단 5-알파 환원효소 억제제는 남성의 PSA 수치를 떨어뜨립니다. 또한 전반적인 전립선의 활동을 저해하는 것으로 생각되고 있습니다. 또한 전립선의 정상적인 호르몬 양상에 관여하기 때문에 호르몬의 활성도와 연관성이 깊은 전립선암의 경우에도 질병의 진행을 사전에 막을 수 있을 것이라고 생각됩니다. 이것은 유방암의 예방을 위해 타목시펜(tamoxifen)을 쓰는 것과 비슷한 발상입니다.

그러나 여기에는 몇 가지 문제점이 있습니다. 우선 전립선암의 성장에 있어 테스토스테론이 DHT보다 중요할 가능성이 매우 높습니다. 이것은 전립선암에서 5-알파 환원효소의 농도가 매우 낮다는 사실에 기인합니다. 게다가 진행된 전립선암 환자에서 5-알파 환원효소 억제제를 치료제로 사용할 경우 그 효과는 미비했습니다. 이러한 사실들은 이 약물이 과연 전립선암(특히, 공격적인 고분화도의 암)을 예방하는데 조금이라도 효과가 있을 지 의문을 남깁니다.

따라서, 5-알파 환원효소 억제제로 DHT를 낮추는 것은 전립선암의 발생 위험을 줄이는데 큰 도움을 주지 못할지도 모릅니다. 미국 국립 암센터에서는 약 19,000명의 남성들을 무작위로 나누어 7년 동안 한 군은 피나스테라이드를, 다른 한 군은 위약(placebo)을 투여하는 연구를 최근 마쳤습니다. 이들 중 직장수지검사에서 결절이 만져지거나, PSA 혈중 농도가 높게 나온 경우 전립선 생검을 하였으며, 연구가 완료될 때까지 전체의 3분의 1이 전립선 생검을 받았습니다. 이 연구에서 피나스테라이드를 복용한 남성들의 경우 전립선암 발생 빈도는 25% 낮았으나, 고분화도(Gleason 7-10; 6장에서 자세히 다룹니다.)의 전립선암에 걸린 환자는 65% 높았습니다.

무슨 일이 일어난 것일까요? 우선, 전립선암의 발병률이 25% 줄어든 것부터 살펴봅시다. 예상보다 많이 줄어든 것은 아닙니다. 위 연구에서 전립선 생검을 받은 남성들만 살펴본다면 전립선암은 겨우 10% 줄어든 것입니다. 나머지 감소분이 생긴 이유는 피나스테라이드 복용군에서 아예 전립선 생검을 받지 않은 남성들이 많았기 때문입니다. 실제 전립선 생검을 받은 남성들이 15%정도 더 적었습니다. 그것은 그 남성들이 전립선생검을 받을 필요가 없을 것이라고 생각했기 때문일지도 모릅니다. 왜냐하면 5-알파 환원효소억제제를 복용할 경우 PSA 수치가 반으로 떨어지기 때문입니다. 연구자들은 피나스테라이드를 복용하는 남성들이 누군지 알았고, 피나스테라이드를 복용하지 않는 남성들과 복용하는 남성들의 PSA 수치를 비교할 때, 복용하는 경우 PSA값을 두 배로 계산하였습니다. 그러나 정작 환자 본인들은 자신이 피나스테라이드를 복용하는지 여부를 알지 못했습니다. 그들 중 대부분은 전립선 생검을 하기 전에 그들의 PSA 수치를 다시 측정했고, 그 수치가 얼마나 낮은지 알고는 전립선 생검을 받지 않았습니다.

다음으로 보다 공격적이고 치료하기 어려운 고분화도의 암에 걸린 환자가 65% 증가한 것은 어떻게 설명할 수 있을까요? 과학자들은 몇가지 가설을 제시했습니다. 그 중 하나는 피나스테라이드가 전립선 세포의 모양을 변하게 만들어 고등급처럼 보이게 만들었다는 것입니다. 하지만 이는 잘못된 가설이었습니다. 실제로 공격적인 암이었기 때문입니다. 다른 가설은 피나스테라이드가 전립선을 줄어들게 하여 생검을 했을 때 적은 조직에서도 암이 발견되는 비율을 높였다는 것입니다. 그러나 이 가설은 그 후 근치적 전립선 절제술을 시행받은 남성들에서 발견된 소견과 맞지 않았습니다. 고분화도의 암은 피나스테라이드를 복용한 남성들에서 계속 고분화도였고, 위약을 복용한 남성들에서 저분화도의 암이 고분화도로 바뀌는 경우가 보다 드물었습니다. 또한 PSA검사는 피나스테라이드를 복용하는 남성들에서 고분화도 암을 발견하는데 보다 민감했습니다. 이것 때문에 피나스테라이드를 복용하는 남성들에서 고분화도암이 더 많았을 가능성이 높습니다. 결국 피나스테라이드는 고분화도 암을 예방하지 못한다는 것입니다.

일부 연구자들은 피나스테라이드의 효과 자체가 암을 유발할 것이라고 생각했습니다. 다시 말해 피나스테라이드는 5-알파 환원효소를 억제해 전립선에 오히려 더 많은 테스토스테론이 존재하도록 하여 고분화도 암이 자라는데 도움을 준다는 것입니다. 그럴 가능성은 있습니다. 그러나 이것은 단지 치료에 의한 효과일 뿐입니다. 피나스테라이드는 저분화도의 전립선암을 치료하는데 보다 효과적이라 생각됩니다. 만약 피나스테라이드가 Gleason 점수가 낮은 저분화도 암에 주로 작용한다면, 오히려 고분화도의 암의 발생률이 높아 보일 수 있을 것입니다.

6장에서 Gleason 등급에 대해 자세히 살펴보겠지만, 간단히 말해 Gleason 등급은 생검 조직을 본 병리학자가 매긴 2개의 점수를 더한 것입니다. 전립선 세포와 암세포는 바둑에서의 흰돌과 검은돌처럼 명확히 구분되는 것이 아닙니다. 그들은 매우 다양한 모양을 지니고 있습니다. 암세포는 5가지 기본적인 형태가 있습니다. 병리학자들은 이 5가지 형태 중 어느 형태가 가장 많은지 찾아내고, 두 번째 많은 형태를 찾아내어, 이 두 가지를 합쳐 점수로 환산합니다. Gleason 점수가 6점 이하인 것은 저등급에서 중등급 암이고 7점 이상인 것은 고등급입니다.

피나스테라이드가 Gleason 등급 1, 2, 3을 갖는 암에 더 효과적이고 그 이상의 고등급 암에는 효과가 적다면 이 약을 복용하는 남성에서 고등급 암이 왜 많은지를 설명할 수 있습니다.

현재까지는 5-알파 환원효소 억제제를 전립선암 예방 목적으로 사용하는 것이 의사들의 일반적인 동의를 얻지 못하고 있습니다. 하지만 그동안 5-알파 환원효소가 고등급의 암을 예방하지 못한다는 사실을 알아냈습니다. 우리가 더 많은 것을 알아내기 전까지 이 약물은 예방 목적으로 사용되어서는 안됩니다. REDUCE(Reduction by Dutasteride of Prostate Cancer Events)라고 불리는 다른 연구에서 8,000명의 남성을 대상으로 4년 동안 두타스테라이드(dutasteride)의 효과에 대해 알아보았습니다. 피나스테라이드와 두타스테라이드는 공통점이 많지만 중요한 차이점도 있습니다. 피나스테라이드는 전립선에만 국한된 한가지 효소만을 억제합니다. 두타스테라이드는 이 효소 뿐만 아니라 몸의 다른 부위에서 발견되는 다른 효소들도 억제하여 보다 암 예방에 효과적일지도 모릅니다. 만약 당신이 전립선비대증이 있어서 이 약물을 복용하고 있고 효과가 좋다면, 이 약물을 지속적으로 복용하는 것이 옳습니다.

셀레늄(Selenium)

셀레늄은 토양에 있는 무기물질입니다. 그것은 또한 과일이나 야채에도 있으며 생선과 육류에도 존재합니다. 미국인은 하루 평균 약 70 마이크로그램의 셀레늄을 섭취합니다. 그렇지만 이것은 사는 곳에 따라, 더 중요하게는 우리가 먹는 음식의 원산지가 어디인지에 따라서 차이가 있습니다. 왜냐하면 어떤 곳의 토양에는 보통보다 셀레늄의 양이 많기 때문입니다.

수년 전 대규모의 연구에서 환자들은 피부암이 재발하는 것을 방지하기 위해서 셀레늄 보충제로 치료를 받았습니다. 연구 과정 중에 연구자들은 셀레늄이 전립선, 폐, 대장의 암 발생을 대조군에 비해서 훨씬 감소시킨다는 사실을 알게 되었습니다. 이들에서의 암발생률은 대조군에 비하여 3분의 2정도 밖에 되지 않았습니다.

이 흥미 있는 연구결과를 토대로 존스 홉킨스 병원의 연구자들은 셀레늄이 전립선암에 미치는 영향에 대해 실험대조군 연구를 진행하였습니다. 이 연구의 경우 볼티모어 노화 연대기 연구의 자료를 활용하였습니다. 이 연구에서 존스 홉킨스 대학병원의 연구자들은 전립선암에 걸린 52명의 남성들과 전립선암에 걸리지 않은 남성 96명에 대한 조사를 하였습니다. 연구결과는 매우 흥미로웠습니다. 그들이 발견한 사실 중 하나는 두 그룹 모두에서 셀레늄의 혈중농도는 시간이 지남에 따라서 감소하였다는 것입니다. 다시 말하면 셀레늄은 나이가 들면서 우리 몸에서 농도가 감소한다는 것입니다. 이에 대해 존스 홉킨스 대학병원의 비뇨기과 전문의인 H. 발렌타이 카터는 이렇게 말합니다. "전립선암은 나이가 들어감에 따라서 가장 급속하게 발병률이 높아지는 암입니다. 우리가 알고 있는 한 셀레늄이 전립선암의 발생에 있어서 중요한 역할을 할 것입니다." 이 연구는 피부암에 대한 연구가 암시했던 것처럼, 셀레늄은 전립선암을 예방한다는 사실을 입증하였습니다. 존스 홉킨스 연구에서 셀레늄의 혈중농도가 낮을수록 전립선암이 발생하기 쉬우며, 셀레늄의 농도가 높은 남성은 발병률이 약 50% 감소한다는 것이 확인되었습니다. 또 다른 연구들에서도 셀레늄의 농도가 높은 토양이 있는 지역에 사는 사람들은 각종 암(폐암, 대장암, 식도암, 췌장암, 유방암, 난소암)에 의한 사망률이 다른 지역에 비하여 낮다는 것이 밝혀졌습니다. 최근의 한 연구에서는 발톱에 존재하는 셀레늄의 농도에 대해서 조사하였습니다.(발톱은 마치 나이테처럼 수년 동안의 무기염류의 섭취를 반영한다는 생각에 근거하였습니다.) 이 연구에서도 역시 셀레늄의 섭취 농도가 높은 사람들에서 전립선암의 발병률이 가장 낮았습니다.

셀레늄이 어떤 작용을 하는 것일까요? 셀레늄은 항산화제인 글루타티온과산화효소(glutathione peroxidase)의 필수성분임이 밝혀졌습니다. 글루타티온과산화효소는 우리 몸의 독성을 나타내는 물질들을 싸워 이겨내는데 도움을 주는 GST-π(glutathione-S-transferase-π)와 비슷한 작용을 하는 효소입니다. 셀레늄에 관해 재미있는 사실은 이 물질이 수년 내에 우리 몸에 변화를 준다는 것입니다. 과학자들은 이러한 이유로 셀레늄을 나이들어 섭취하더라도 전립선암의 예방에 충분히 효과가 있을 것이라고 말합니다.

미래에 PSA검사를 위해 병원에 가면 셀레늄의 농도까지 검사하게 될 것이라고 말하는 이들도 있습니다. 만약 검사결과 셀레늄의 농도가 너무 낮다면 여생 동안 셀레늄을 섭취하는 것만으로도 전립선암을 예방할 수 있을 것입니다.

하지만 적정량 섭취해야 합니다. 너무 많은 양의 셀레늄은 오히려 해롭습니다. 최근 있었던 2개의 셀레늄 연구에서 나온 결론은 용량에 주의하라는 것입니다. 한 연구에서는 개를 대상으로 셀레늄의 농도를 다르게 해서 7달간 투여했습니다. DNA 손상이 가장 많이 일어난 군은 너무 많이 투여하거나 적게 투여한 군이었습니다. 이 연구는 모든 남성들이 셀레늄을 무작정 많이 복용하는 것이 좋은 것이 아니며 셀레늄 실험에 참여하는 남성들의 경우 너무 많이 섭취하는 것을 막기 위해 실험 시작 전의 셀레늄 수치를 측정하여 한다는 것을 알려주었습니다. 비슷한 연구 결과가 암영양학 예방 실험(Nutritional prevention of cancer trial)에서도 나타났습니다. 이 연구에서는 일상 식이에 셀레늄을 추가한 사람들에서 전립선암의 전체 발병률이 낮았는데, 특히 이 사람들은 셀레늄 농도가 낮은 과거 흡연자들이었습니다. 하지만 셀레늄 수치가 전부터 높았던 사람들에서는 더 보충하는 것이 도움이 되지 않았고 오히려 전립선암 발생을 약간 증가시키는 것으로 나타났습니다. 셀레늄을 섭취해야 할까요? 또 얼마나 섭취해야 할까요? 이번 장 후반부에 서술될 "나는 이제 무엇을 해야 하는가?"를 보십시오.

● **셀레늄과 비타민 E** 셀레늄은 단독으로 작용할 때보다 비타민 E와 병용할 때 더 효과가 좋을 것으로 생각됩니다. 이를 입증하기 위해 국립 암 연구소는 32,000명의 남성을 대상으로 비타민 E 단독투여, 셀레늄 단독 투여, 병용투여, 그리고 위약을 투여한 대조군으로 나누어 진행하는 셀레늄과 비타민 E 섭취에 따른 전립선암 예방 효과를 조사한 연구(Selenium and Vitamin E Cancer Prevention Trial; SELECT)라는 12년간의 국가차원의 연구를 현재 지원하고 있습니다. 이 연구에서 연구자들은 어떤 군에서 전립선암 발병률이 높은지, 그리고 만약 효과가 있다면 어떠한 물질이 전립선암을 예방하는 효과가 있는지에 대해서 알아볼 것입니다. PSA농도가 상승한 남성들과 직장수지검사에서 결절이 만져지는 남성들은 생검을 받을 것입니다. 최종 결과는 2013년에 나올 것으로 예상하고 있습니다.

비타민 E(Vitamin E)

과연 비타민 E는 베타카로틴의 실패를 극복할 수 있게 해주는 한줄기 희망의 빛이 될까요?("베타카로틴의 실패"를 보십시오.) 핀란드에서 5년에서 8년 동안 29,000명의 남성 흡연자들을 비타민 E 단독투여군, 베타카로틴 단독 투여군, 병용 투여군 그리고 위약을 복용한 대조군으로 나누어 비타민 E와 베타카로틴이 전립선암 발생에 미치는 영향에 대해 연구하였습니다. 그 결과, 베타카로틴의 투여여부와 상관없이 비타민 E를 투여 받은 두 군에서 다른 두 군에 비해 전립선암에 의한 사망률이 41%정도 낮았습니다.(비타민 E의 또 다른 이점은 전립선비대증에 의한 증상을 완화시켰다는 사실입니다.) 또 다른 남성 흡연자들에 대한 연구에서 비타민 E의 농도가 낮은 사람들의 경우 전립선암의 발병률이 상승했다는 비슷한 연구결과가 나왔습니다. 우리 몸에서 자유기를 제거해주는 항산화제인 비타민 E는 암의 성장을 느리게

베타카로틴의 실패

베타카로틴의 발견은 암치료에 대한 식이요법 연구에 있어 초석과도 같습니다. 우리는 식물에서 추출되었으며 그 동안 우리 몸에 유용하다고 믿어져 왔던 이 물질이 별다른 가치가 없다는 충격적인 사실을 알게 되었습니다. 이것은 암과 식이요법의 관련성에 대해 연구하는 많은 과학자들에게 심각한 영향을 미쳤습니다. 그들의 연구가 "또 다른 베타카로틴"이 될까 두려워하고 있습니다.

수년 전에 몇몇 환자 대조군 연구가 진행되었습니다. 이 연구들에서 과학자들은 흡연자들 중 과일과 야채를 섭취하는 군에서는 폐암 발생률이 낮다는 사실을 발견하였습니다. 야채와 과일의 어떤 특징이 암의 발생을 줄일 수 있었을까요? 과학자들은 야채에 많이 함유되어있는 베타카로틴에 주목하였습니다. 그들은 혈중 베타카로틴의 농도가 높을 경우 폐암 발생율이 낮을 것이라는 가정 하에 베타카로틴을 생화학적 표지자로 사용할 수 있을지에 대한 의문을 갖게 되었습니다. 초기 동물실험 연구에서는 베타카로틴이 몇몇 암을 예방하는데 효과가 있는 것처럼 보였습니다.

어느 순간 베타카로틴은 주목을 받기 시작하였고, 세 개의 다른 연구에서 핵심적인 과제로 떠올랐습니다. 그러나 그 뒤에 어떠한 일이 벌어졌는지 보십시오. "두 연구 결과 그 동안 베타카로틴의 이점이라고 생각되었던 것들이 사실과 다르다는 것이 드러났으며, 오히려 실제로 암을 더 진행시킨다는 것이 밝혀졌습니다."라고 존스 홉킨스의 과학자 윌리엄 넬슨(Wiliam Nelson)은 말합니다. 한 연구에서는 베타카로틴을 투여한 남성에서 폐암 발생률이 18% 증가하였으며, 전립선암의 성장 속도 또한 23% 증가하였고 사망률도 15%나 증가했습니다.

베타카로틴에 대한 논의는 보다 신중함이 필요했던 것으로 보입니다. 보지 않고 뛰는 것이 얼마나 위험한 것인지 확실히 알게 해주었습니다. 이러한 결과가 초래된 데에는 대상자들의 흡연 지속 여부나 베타카로틴이 폐에 미친 영향 등 몇 가지 원인규명이 필요합니다. 베타카로틴에 관한 연구는 식이요법의 암예방 효과를 밝히는 것이 얼마나 어려운 것인가를 다시금 강조하고 있습니다.

한다는 것이 실험실 연구에서 밝혀졌습니다. 또한 비타민 E는 우리 몸의 면역체계를 강화시켜 우리 몸이 암에 보다 효과적으로 대응할 수 있도록 합니다.

이러한 비타민 E는 전립선암도 예방할 수 있을까요? 아니면 비흡연자들보다 흡연자들에게 더 효과적인 것에 불과할까요? 위의 두 연구는 모두 흡연자만을 대상으로 하였습니다. 이들 연구 이전에 진행된 2개의 대규모 연구에서는 흡연자들에게 비타민 E의 효과를 실험하는 연구가 있었으나 그 효과를 입증하지 못했습니다. 더불어 과학자들은 400IU이상의 고용량으로 비타민 E를 섭취하는 것은 심장에 나쁜 영향을 미칠 수 있다고 걱정하고 있습니다. 최근 시행한 메타연구 결과, 비타민 E를 고용량으로 복용한 사람에서 심부전 발생률이 더 높은 것으로 나타났습니다. 이것은 무엇을 의미할까요? SELECT연구 결과가 나오기 전까지는 전립선암 예방 목적의 비타민 E 복용을 주의해야 한다는 것입니다. 복용한다고 하더라도 일반적인 종합비타민제에 해당되는 40-60IU정도만 복용해야 합니다.

참고: 과도한 비타민 E의 섭취는 다른 점에서도 위험할 수 있습니다. 특히 아스피린이나 와파린과 같은 혈전용해제를 섭취할 경우는 더욱 그렇습니다. 아스피린이나 와파린처럼 비타민 E는 혈액의 응고를 저해합니다. 비타민 E를 보충하기에 앞서 당신에게 안전한지 의사와 반드시 상담해야 합니다. 또한 수술을 받기 전에는 수술 중의 과도한 출혈을 막기 위해서 반드시 섭취를 중단해야 합니다.(적어도 수술 3주 전에 이 부분에 대해 집도의와 상의하여 수술 전에 혈액상태가 정상으로 돌아오도록 해야 합니다.)

비스테로이드성 소염제(Nonsteroidal Anti-Inflammotory Drugs; NSAIDS)

3장에서 우리는 전립선암의 발생에서 염증이 어떤 역할을 하는지에 대해 알아보았습니다. 대부분의 경우 염증은 증상을 일으키지 않습니다. 하지만 전립선의 경우는 다릅니다. 얼굴이 햇빛에 탔을 때 얼마나 불편한지 상상해보십시오. 이것이 바로 염증입니다. 그리고 이것이 지속되면 만성적인 스트레스가 됩니다. 존스 홉킨스 대학병원의 역학자인 엘리자베스 플라츠(Elizabeth Platz)는 이렇게 말합니다. "염증이 암에 취약한 환경을 만드는 것일지도 모릅니다" 만약 염증이 전립선암을 일으킨다면 소염제가 이를 예방하는데 도움을 줄 수 있지 않을까요?

과학자들은 이 문제의 해답을 찾는데 매우 흥미를 가지고 있으며 어디서부터 찾기 시작해야 할지도 이미 정했습니다. 그들은 아스피린이나 그 외 다른 NSAID를 먹는 사람들을 대상으로 연구를 시작하였습니다. 이 약물들은 염증 반응에 중요한 역할을 하는 고리 산소화 효소(Cyclooxygenase)를 억제합니다. 대규모 연구 결과 이 약물을 복용하는 경우 복용하지 않는 사람들보다 전립선암 발병률이 15% 적다는 결과를 도출해낸 바 있습니다.

플라츠(Platz)와 국립 노화 연구소(National Institute of Aging)에 있는 그의 존스 홉킨스 동기들은 볼티모어 노화 연대기 연구에 참여하는 1,244명의 남성을 대상으로 NSAID가 암에 미치는 영향에 대한 연구를 시행하였습니다. 연구자들은 아스피린이나 다른 NSAID를 복용하는 남성들이 그렇지 않은 남성들보다 전립선암 발병률이 29% 낮다는 것을 밝혀냈습니다. 이 결과는 Cancer Epidemiology, Biomarkers & Prevention이라는 저널에 실렸습니다. 플라츠는 다음과 같이 말합니다. "아스피린과 다른 소염제를 복용 중인 남성들에서 전립선암의 위험이 낮은 것은, 미치는 영향이 크지는 않지만 전적으로 소염제의 효과라고 생각할 수 있습니다"

하지만 이 보호 효과는 아스피린을 하루에 한번씩 몇 주 먹는다고 바로 나타나는 것이 아닙니다. 7,000명의 남성을 대상으로 한 대규모 연구에서 약을 한 달에 30알 이상씩 5년 이상 규칙적으로 먹어야 효과가 나타난다는 사실이 확인되었습니다. 이 남성들은 전립선암의 발병이 거의 20% 줄어든 것으로 나타났습니다. 대장암을 예방하기 위해 NSAID를 사용한 연구들에서도 비슷한 결과가 나왔습니다. 그 중 한 연구에서는 평균 2알씩 10년 이상을 먹어야 용종의 발생률이 낮아지는 것이 확인되었습니다.

스타틴(Statins)

아트로바스타틴(atorvastatin, Lipitor), 로바스타틴(lovastatin, Mevacor), 프라바스타틴(pravastatin, Pravachol), 심바스타틴(simvastatin, Zocor), 플루바스타틴(fluvastatin, Lescol) 그리고 세리바스타틴(cerivastatin, Baycol)과 같은 약물이 스타틴

에 해당합니다. 이 약물들은 HMG-coA reductase라는 효소를 억제해 콜레스테롤을 낮추고 심장마비나 뇌졸중의 발생 가능성을 줄여줍니다. 이 약물들이 전립선암의 발병 또한 낮출 수 있을까요? 지금까지 이 약물들의 암에 대한 효과는 분명하지 않았습니다. 그러나 최근 몇몇 연구들에서 이 약물들이 치명적으로 진행된 전이성 전립선암 발병률을 줄여준다는 연구 결과가 나왔습니다.

저의 동료인 존스 홉킨스 대학병원의 역학자 엘리자베스 플라츠는 건강 전문가 추적조사 연구의 일환으로 다음과 같은 조사를 35,000명 남성을 대상으로 실시하였습니다. 조사가 시작될 당시인 1990년에는 44세에서 79세의 남성들 모두 전립선암이 없었습니다. 10년 후 전체 중 2,074명의 남성들이 전립선암에 걸렸습니다. 플라츠와 그의 동료들은 콜레스테롤을 낮추는 약을 먹은 남성들에서 조기 전립선암이 걸릴 확률의 차이는 없었지만, 진행성 전이암에 걸릴 확률은 약을 먹지 않은 남성에 비해 50-60% 낮다는 사실을 발견하였습니다. 또한 이런 약을 오래 쓸수록 진행된 전립선암에 걸릴 확률은 더 줄어들었습니다.

콜레스테롤 수치가 낮은 것이 도움이 되었을까요? 아니면 콜레스테롤을 낮추는 약이 도움이 되었을까요? 이것은 분명하지 않습니다. 하지만 과학자들은 콜레스테롤이 동맥 안에만 존재하는 것이 아니라는 것을 분명히 알고 있습니다. 콜레스테롤은 전립선암세포와 전립선 세포막에도 존재하고 있습니다. 콜레스테롤의 제거로 인해 전립선암일 때 작용하는 단백질들의 전달과정이 방해받았을 수 있습니다. 이들 단백질 중에는 고등급 암에서 활성화되는 hedgehog 단백질이라는 것도 있습니다.(12장에서 언급할 것입니다.) 스타틴 복용시 부작용이 나타나는 경우가 있으므로, 더 많은 연구결과가 보고될 때까지 전립선암을 예방하는 목적으로 스타틴을 사용하지 않을 것을 권장하고 있습니다. 그러나 이들 연구결과들이 고무적이기 때문에 더 활발한 연구가 진행될 것입니다.

아연

아연은 필수원소로 붉은 육류, 가금육류, 콩, 견과류, 강화 씨리얼 등 수많은 음식에 다량 함유되어 있습니다. 아연은 매우 흔하기 때문에 대부분의 경우 균형잡힌 식사를 하는 것만으로도 충분히 섭취할 수 있습니다. 아연은 인체의 다른 부분보다도 전립선에 축적되어 고농도로 발견됩니다. 아연이 전립선암을 예방하는데 효과적이라고 밝힌 연구들도 있습니다.

아연을 많이 먹는 것이 전립선암을 예방하는데 도움을 준다는 증거는 없지만 많은 사람들이 아연 보충제를 복용합니다. 이들 중 10%는 하루 권장량인 11mg의 2-3배를 먹고 있습니다. 여기에서도 마찬가지로 많은 것이 꼭 좋은 것은 아닙니다. 일정 용량 이상 섭취할 경우 오히려 해가 됩니다.

너무 많은 양의 아연은 건강에 해롭습니다. 최근 건강 전문가 추적조사 결과 하루에 100mg이상의 아연을 매일 섭취하였을 경우 진행된 전립선암에 걸릴 위험이 오히려 증가하였습니다. 이것은 무척 많은 양입니다. 이 남성들은 어디서 이렇게 고용량의 아연을 구할까요? 바로 건강식품점입니다. 예를 들어, ProstaPro라는 약은 한 알에 65mg의 아연을 포함하고 있고 하루에 2알씩 먹는 것으로 되어 있습니다. 다른 보조제인 Maximum Potential for Men이라는 약은 하루 100mg에 해당하는 아연이 함유되어 있습니다. 많은 환자들은 건강을 유지하기 위해 매일 여러 종류의 비타민제를 한꺼번에 복용합니다. 본인도 모르는 사이에 하루 100mg의 아연을 먹고 있을지 모릅니다.

아연 보충제를 굳이 먹을 필요는 없습니다. 만약 아연을 더 드시기 원한다면 하루 권장량인 11mg이상은 섭취하지 마십시오.

식이 예방 요법: 음식은 어떻게 우리 몸이 암과 싸우는데 도움을 주는 것일까?

3장에서 우리는 식이와 같은 환경적 요인을 포함한 전립선암을 일으킬 수 있는 원인들에 대해서 살펴보았습니다. "나쁜"음식이 암을 유발한다면, "좋은"음식은 예방 효과가 있지 않을까요? 음식을 예방약처럼 사용할 수 있을까요? 네, 그렇습니다. 실제로 많은 과학자들은 아시아 시골에 사는 남성들이 매일 이런 식이를 하고 있기 때문에 그들에게서 치료를 요하는 전립선암이 드물게 발생한다고 믿고 있습니다.

우리 몸이 전립선암과 싸우는데 있어서 식이가 어떤 도움을 줄까요? 두 가지 가능성이 있습니다. 첫 번째는 발병을 늦추고 막는 것입니다. 진단이 될 정도로 크게 자란 암은 적어도 십 년 전부터 자라온 것입니다.(이에 대해서는 3장에 언급하였습니다.) 대부분의 남성은 60대 후반에 전립선암을 진단받게 됩니다. 이것은 50대나 60대 초반의 남성들도 암과 대항하여 싸울 수 있도록 신체에 확실한 변화를 주어야 한다는 것을 의미합니다. 두 번째는 이미 존재하는 암의 성장 속도를 늦추는 것입니다. 식이요법은 진행된 전립선암 환자의 생존기간을 연장하기 위해 시도되는 방법 중 하나입니다. 이러한 방법의 궁극적인 목표는 완치가 되지 않더라도 수년에 걸쳐 조절이 가능한 당뇨병이나 심지어 AIDS와 같은 만성적인 질병처럼 암을 다루는 것입니다.

최근 샌프란시스코에서 시행된 연구는 이러한 과학적 전략을 잘 보여주는 예에 해당됩니다. 성장이 느리고 크기가 작은 조기암(낮은 Gleason 점수의 매우 적은 양의 암, 자세한 설명은 6장을 참고하세요.)을 가진 남성들을 무작위로 대조군과 실험군으로 나누었습니다. 대조군은 정기적으로 암이 진행하는지만 확인하였고 실험군은 암의 진행을 막기 위한 모든 노력을 기울였습니다. 실험군은 채식주의 식단에 콩과 생선 기름, 비타민 E, 셀레늄, 비타민 C를 보충하는 등 철저한 생활방식 프로그램과 더불어 적절한 운동, 스트레스 해소 방법의 교육, 정신 지지 치료 등을 받았습니다. 하지만 1년이 될 무렵 그 효과는 미미하였습니다. 실험군에서 4%가 PSA감소를 보인 반면 대조군에서는 6%가 PSA증가를 보여 큰 차이가 없었습니다. 이런 결과에서 어떤 결론을 이끌어내야 하는지는 참으로 어려운 문제입니다. 연구 기간이 너무 짧았기 때문에 그럴 수도 있습니다. 또한 PSA변화는 암의 진행을 충분히 잘 반영하지 못합니다. 하지만 이 연구는 전립선암과의 싸움에서 중요한 가능성을 제시해주었습니다. 바로 식이가 잠재적인 무기가 될 수 있다는 것입니다.

4년에 걸쳐 진행된 다른 연구조차도 식이의 항암효과를 확인하기에는 기간이 부족했을지 모릅니다. 이 연구에서는 암이 없는 사람들을 대상으로 건강에 좋은 식단(지방이 적고 섬유소가 많은 음식을 섭취하였으며 채소와 과일을 많이 섭취하였습니다.)을 제공하고 이것이 PSA 수치의 변화 또는 전립선암의 발병과 어떤 관련이 있는지 알아 보았습니다. 연구자들은 실험군과 대조군 사이의 유의한 차이를 발견하지 못했습니다. 하지만 전립선암은 평생에 걸쳐 서서히 진행되는 질환임을 기억하십시오. 4년이라는 시간은 그 변화를 PSA 수치로 알아내기에는 너무 부족한 시간이었을지도 모릅니다.

다른 의학 분야의 연구들과 비교해 볼 때, 식이로 암의 진행과정을 바꾼다는 개념은 비교적 새로운 것입니다. 서양의학은 성배나 마법의 탄환처럼 암을 완치할 수 있는 만능의 약이 있다고 믿고 이를 찾기 위해 노력하는 것이 특징입니다. 모든 감염을 치료할 수 있는 하나의 항생제를 찾고 있으며, 암을 고칠 수 있는 하나의 약을 찾습니다. 다행히 이러한 개념은 차차 변해가고 있습니다. 만일 여러분이 반나절을 할애하여 도서관에서 최근 10년간 발간된 의학저널을 읽어보신다면, 많은 과학논문들이 영양, 영양보충물질(비타민, 허브, 무기질)과 관련되어 있으며, 최근 질환이 굉장히 많아졌다는 것을 알 수 있을 것입니다. 현재 전세계적으로 과학자들은 특정 항암물질을 분리하려는 노력을 하고 있습니다. 그 중 전립선암과 관련된 것도 곧 찾아낼 것입니다. 특정한 영양소로부터 암과 대항할 수 있는 건강식이나 약을 개발할 수 있다는 희망이 이러한 노력을 가능케 합니다. 이것은 매우 흥미로운 일입니다.

그렇지만 어떻게 보면 이러한 연구들은 수십 년 동안 과학자들이 이미 알고 있던 간단하지만 당연한 사실들을 입증하는 것에 불과합니다. 이것은 너무나 간단하고 명료한 사실들입니다. 암을 예방하는 가장 좋은 방법은 과일과 채소를 많이 섭취하고 육류를 적게 섭취하며 칼로리 섭취를 줄이고 규칙적인 운동을 하라는 것입니다. 이를 기초로 미국 암 협회에서 수년 동안 다음과 같은 권장사항을 만들었습니다.: 식물로 만든 음식을 섭취하라. 하루에 5접시 이상의 과일과 야채를 섭취하라. 또한 그 외 식물로부터 만들어진 다른 종류의 식품(빵, 곡류, 쌀, 파스타, 콩)을 매일 여러 번 섭취하라. 저지방식이를 하고 육류의 섭취를 제한하라. 특히 지방질이 많은 고기는 제한하라. 적정범위의 체중을 유지하라.(체지방지수에 대해서는 3장을 참고하시기 바랍니다.) 또한 가능한 매일 최소한 30분 이상 적절한 운동을 하라.

The Lancet이라는 영국 의학저널에 한 과학자가 앞으로 무슨 일이 벌어질지 밝힌 바 있습니다.: "영국에서는 50년 전보다 4.5배의 사람들이 암으로 사망합니다.

암 사망률 증가는 아마도 과식이 가장 중요한 원인인 것으로 생각됩니다. 지나친 육류 섭취가 특히 해로운 것으로 보입니다. 1년에 한 사람이 소비하는 육류의 양은 총 60kg에 이르렀고 이는 50년 전보다 2배 이상 증가한 것입니다. 물론 다른 요인들도 함께 작용하며 이러한 요인들 가운데 운동부족과 신선한 야채 섭취의 부족도 중요할 것입니다." 이해가 되십니까? 하지만 이것이 전부가 아닙니다. 이 논문은 빅토리안 식단이 건강에 미치는 악영향을 신랄하게 비판한 1898년 논문이기 때문입니다. 많은 사람들은 이런 말을 듣기 싫어합니다. 한 세기 이상이 지난 지금 미국에서 유행하는 식단이 바로 균형적이지 못하고 지방 함유가 많으니 말입니다.

균형잡힌 식단이 핵심이다.

이 장에서 언급한 식습관은 모두 이해할만한 내용들입니다. 이 식습관들 중 대부분은 임상적으로 의미있는 전립선암이 미국보다 훨씬 드문 아시아에서 수세기 전부터 이미 정착되었던 것들입니다. 전립선암 예방의 주요 후보인 식이요법에 있어 우리가 염두에 두어야 할 점은 항상 중용을 지켜야 한다는 것입니다. 아시아의 식단이 항상 콩이나 녹차 등 특정한 음식으로 구성되어 있는 것은 아닙니다. 이는 매우 다양한 음식으로 구성되어 있으며 균형이 갖추어져 있습니다. 이에 대한 연구는 아직도 이루어지고 있는 상태이기 때문에 초기 연구들을 토대로 생각해야 합니다. 언제든지 과용할 수 있다는 점을 명심하십시오. 해롭지 않다고 하는 식품조차도 과도하게 섭취할 경우 병을 유발할 수 있습니다. 심지어 물조차도 짧은 시간에 너무 많은 양을 섭취할 경우 몸의 전해질 불균형을 생겨 독이 될 수 있습니다. 그러므로 "더 많을수록 좋다"는 사고방식은 버려야 합니다. 200㎍의 셀레늄이 몸에 좋으니까 1,000㎍은 더 좋을 것이라는 식의 생각은 위험합니다. 우리 몸은 매우 정교하기 때문에 당신이 아무리 건강에 자신이 있다고 할지라도 몸에 좋다고 하는 물질을 과도하게 섭취하면 건강상의 위협을 받을 수 있습니다.

산화적 손상

앞에서 동물성 지방이 다량 함유된 붉은 육류나 까맣게 그을린 고기와 같이

음식에 관한 연구의 복잡성

당신이 매일 섭취하는 수많은 영양소를 잠시 생각해 보십시오. 수백 가지도 넘으며 양도 다양합니다. 시중에 판매되는 제조 음식들(씨리얼 포장박스, 케이크 상자, 냉동식품 포장지, 심지어 잘라서 파는 빵 등)의 라벨을 보십시오. 그리고 매끼마다 얼마나 다른 음식물을 몸속에 넣고 있는지 생각해 보십시오.

당신이 음식과 전립선암의 상관관계(서양식단에서는 무엇이 나쁘며 동양식단에서는 무엇이 좋은가를 알아내려고 노력하는)를 연구하는 과학자라고 가정해 보십시오. 당신이라면 이 연구를 어디서부터 시작하겠습니까? 한 가지 성분으로 된 식사를 하는 미국인들이 얼마나 됩니까? 미국의 자료를 보면, 심지어 금붕어에게 주는 먹이에도 12가지 이상의 영양소가 들어가 있다고 합니다. 아주 간단한 식사에서조차도 의문점이 발생합니다. 아무 첨가물을 넣지 않은 감자를 예로 들어봅시다. 감자의 어떤 영양소가 암의 위험도를 증가시키거나 감소시킬까요? 감자나 다른 근채류에 풍부한 셀레늄 때문일까요? 아니면 다른 영양소 때문일까요? 모든 감자에서 발견되는 성분 대문일까요? 아니면 특정 감자가 자라난 땅에서만 나오는 무기질 때문에 감자마다 차이가 있을까요?

상상이 되십니까? 음식에 관한 연구는 이처럼 상당히 복잡하고 때론 실망스럽습니다. 실험실에서 명백한 결과가 나왔다고 해서 항상 사람에서도 같은 결과가 나오는 것이 아니기 때문입니다. 이는 또한 매우 오랜 시간이 걸리는 작업입니다. 가령 과학자들이 어떤 한 가지 영양소가 암을 예방하는데 효과가 있다는 보고를 했다고 합시다. 그 영양소를 어느 용량으로 얼마나 오래 복용해야 사람에게서 효과를 기대할 수 있을까요? 평생 섭취해야 할까요? 이런 질문들은 단기간에 해결될 것은 아닙니다. 답을 얻기까지 최소 수년의 세월이 걸릴 것입니다.

"우리 몸에 해가되는" 음식들에 대해서 언급했던 것 기억하십니까?(3장을 보십시오.) 이런 음식들은 암을 일으킬 수 있습니다. 왜냐하면 그것들은 우리 몸이 산화적 손상에 대항할 수 있는 능력을 떨어뜨리기 때문입니다. 산화적 손상에서 세포는 자유기(free radical)에 의해서 손상을 받습니다. 자유기는 세포에서 독성이 있는 부산물을 만들어낼 수 있는 반응성이 큰 분자입니다. 정상적으로 자유기는 몸에 도움이 되는 물질입니다. 자유기는 쉬지 않고 박테리아나 다른 외부의 침입자들과 싸웁니다. 그리고 정상적으로 우리 몸은 자유기의 과도한 생성을 방지하고 그것에 의한 손상을 막아주는 물질들을 만들어 냅니다. 이러한 물질 중에서 가장 핵심적인 것은 앞 장에서 언급한 glutathione-S-transferase-π(GST-π)라는 어려운 이름을 가진 물질입니다. 이 물질은 세포에서 독성물질을 제거합니다.

존스 홉킨스 대학병원의 종양학자인 윌리엄 G. 넬슨(William G. Nelson)은 전립선암에서 GST-π의 역할을 처음으로 밝혀냈습니다. 그는 모든 암세포에서 또는 아직 암으로 변화되지 않았지만 암으로 진행되고 있는 세포의 경우(이를 PIN이라고 부릅니다. 6장에서 이에 대해 자세히 다룰 예정입니다.)에 GST-π가 결여되어 있음을 밝혀냈습니다. 다시 말해 GST-π는 단순히 산화에 의한 손상을 막기 위해 존재하는 것이 아닙니다. 만약 암이 일어나는 과정이 연쇄 작용에 의한 것이라면, 그는 GST-π의 손실이 암 발생하는 단계에 있어서 매우 초기에 일어난다고 생각하였습니다.

GST-π에 대한 공격이 가장 먼저 일어납니다. 즉 선제공격이라고 할 수 있습니다. 쓰레기통에서 작은 불이 났을 때 스프링클러가 있다면 불이 번지지 않습니다. 마찬가지로 여기서도 똑같은 이론이 적용됩니다. GST-π라는 암과 대항하는 효소("소화기 유전자") 가 없어지면 전립선의 세포들은 발암물질들에 대해서 저항할 수 있는 힘을 잃게 되며 결국 전립선암이 생기기 쉬운 상태가 되는 것입니다. 작은 불이 큰 불로 훨씬 쉽게 번질 수 있다는 것입니다.

수년 전 넬슨은 GST-π가 나쁜 환경 인자에 의해서 결여될 수 있다면, 반대로 좋은 환경인자에 의해서 촉진되는 것이 가능하지 않을까라는 의문을 품기 시작했습니다. GST-π를 자극할 수는 없을까요? 다시 말해 음식이나 특정한 영양소를 이용해서 전립선암을 스스로 예방할 수 있도록 할 수는 없을까요?

이 분야에 있어 개척자인 넬슨의 생각에 동조하는 이들은 많습니다. 세계각

지에서 다양한 분야의 과학자들이 식이요법에 대한 연구를 활발히 진행하고 있습니다. 이들은 특정한 음식이 몸에서 정확히 어떻게 작용하는지 그리고 우리가 먹고 마시는 것 중에서 어떤 특정한 효소(예를 들어, GST-π)가 도움이 되고 해가 되는지에 밝혀내고자 노력합니다. 암을 유발할 것으로 생각되는 음식은 무엇일까요? 특정 음식을 너무 많이 섭취하기 때문인지 그 음식을 빼고 먹어서인지는 매번 제기되는 의문입니다.

너무 많은 양의 지방이 나쁜 것이라면, 정확히 얼마 만큼의 지방이 나쁜 것이며 어느 정도 지방섭취가 적당한 것일까요? 미국 암 학회에서 400,000명의 남성을 대상으로 한 연구에서, 높은 칼로리와 높은 지방함량을 가진 음식물을 섭취하는 것이 전립선암에 의한 사망률을 높인다는 결과가 나왔습니다. 과학자들은 이 연구를 통해, 섭취하는 음식의 지방함량이 15%이하일 때 위험이 가장 낮다는 것을 밝혀냈습니다. 이는 서양 식단에서는 거의 불가능할 정도로 낮은 지방함량입니다. 지방함량이 28% 이상일 때, 그 위험은 2배로 증가하였습니다. 다른 몇 개의 연구에서는 20%이하의 지방함량까지는 괜찮다고 하였습니다.

20%의 지방 식단이 당신에게 무슨 의미가 있을까요? 만약 당신의 몸무게가 약 70kg이라면 당신은 하루에 2000kcal를 섭취해야 합니다.(의사가 "칼로리"라고 이야기 한다면 그것은 실제로는 "킬로칼로리"를 의미합니다.) 지방 1g당 9kcal이므로 당신은 지방을 하루에 44g 이상 섭취해서는 안됩니다.

참고: 20% 이하의 지방으로 구성된 식이를 하는 것이 보다 효과적인지 아니면 지방섭취가 한계에 도달하면 오히려 효과가 감소하는지에 대해서는 아직 밝혀진 바가 없습니다. 왜냐하면 미국에서 이것보다 지방을 덜 섭취하는 것은 어렵기 때문입니다. 대부분의 레스토랑에서 흔히 먹는 식사를 주문한다면, 당신은 한 번에 여러 끼 분량에 해당하는 지방을 섭취하게 됩니다. 미국인들이 어떠한 음식을 즐겨먹는지 생각해보십시오. 감자튀김, 감자칩, 통닭, 고기가 들어간 피자, 아이스크림 등의 음식들은 지방을 많이 함유하고 있습니다. 기름에 튀긴 호박이나 양파링처럼 식당에서 제공하는 야채조차도 암 예방에 대한 개념이 없이 조리되어 제공되고 있습니다. 당신이 꼭 확인해야 하는 것은 포장식품에 부착된 영양소 라벨과 레스토랑에서 먹는 지

과일과 야채? 왜 "하루에 5접시"인가?

미국 암협회(American Cancer Society)는 과일과 야채의 어떤 장점 때문에 하루에 적어도 5접시 이상을 섭취하라고 할까요? 우선 이들에는 알려진 셀레늄과 라이코펜(lycopene)과 같은 항산화제가 들어있기 때문입니다. 또한 브로콜리, 브루셀 스프라웃(Brussel sprout), 콜리플라워(cauliflower)와 같은 십자화과의 식물들은 세포내에서 GST-π의 양을 증가시키는 설포라판(sulforaphane)과 같은 성분을 포함하고 있기 때문입니다. 결국 이러한 음식을 많이 섭취하면 자연적인 항산화제를 많이 생산할 수 있으며 암과 대항하여 싸우기 쉬워지는 것입니다.

한 연구에 따르면 적어도 전립선암에 있어서는 과일보다 야채가 더 효과적이라고 합니다.(물론 과일은 전반적으로 몸에 좋기 때문에 매일 과일을 섭취하거나 과일주스를 마시는 것이 좋습니다.) 〈Journal of the National Cancer Institute〉에 실린 이 논문은 과일 섭취와 전립선암의 발생위험 감소와는 연관이 없으나, 야채(특히 십자화과의 식물)를 많이 섭취하는 것이 전립선암의 위험을 줄인다는 다른 연구들의 결과를 뒷받침해 주었습니다.

방의 양입니다.(많은 대형 레스토랑에서는 이러한 정보를 제공합니다.)

콩류: 이소플라본(Isoflavone), 파이토에스트로겐(Phytoestrogen), 제니스틴(Genistein)

콩류는 진정 만병통치약일까요? 아니면 콩류를 섭취하는 사람들이 다른 해로운 음식을 먹지 않기 때문에 암을 예방하는 효과가 있는 것일까요? 한 예로, 아시아인의 식단에는 맥도날드의 빅맥과 같은 음식이 많이 포함되어 있지 않습니다.

콩류를 즐겨 먹는 사람들이 단지 다른 해로운 음식을 먹지 않기 때문에 이러한 효과가 있는 것은 아니라는 많은 과학적인 증거들이 있습니다. 사실 많은 광고들에서 바나나를 "자연이 준 가장 완벽한 식품"이라고 선전하지만 암을 예방하는데 있어서는 콩류를 따라갈 수 없습니다. 실험실 연구를 통해 콩류에서 추출한 물질이 전립선암의 성장을 저해한다는 것이 입증되었습니다.

콩류는 정확히 무엇일까요? 그것은 콩과 콩으로부터 만들어진 많은 식품을 말합니다. 두부, 간장, 메주, 두유, 콩가루와 그 밖의 많은 식품들이 콩으로 만들어지며, 콩을 원료로 하는 식품은 빠르게 증가하고 있습니다. 파이토 케미컬(Phytochemical)은 과일이나 야채로부터 유래된 화학물질을 말합니다.('phyto'라는 것은 야채를 의미하는 접두어입니다.) 특히 콩류에 존재하는 파이토 케미컬을 이소플라본이라고 합니다. 그리고 이 중 가장 큰 비중을 차지하는 제니스틴이라는 물질은 최근들어 최고의 관심대상이 되고 있습니다.

1980년대 후반에 들어 제니스틴은 세포분열을 촉진시키는데 있어 핵심 효소인 상피성장인자 타이로신 키나아제(epidermal growth factor tyrosin kinase)를 억제한다는 결과가 실험실 연구를 통해 밝혀지면서, 유력한 항암물질로 주목받기 시작하였습니다. 그 이후, 제니스틴이 전립선과 같은 샘세포의 증식을 막으며 혈관신생을 방해할 수 있다는 사실이 밝혀졌습니다. 혈관신생(angiogenesis)(이것에 대해서는 12장에 언급되어 있습니다.)은 새로운 혈관을 만드는 것을 의미하며, 이것은 암이 퍼지는데 있어 마치 그들의 이동로를 만드는 것과 같이 중요한 과정입니다. 암은 혈액공급이 많이 필요합니다. 만약 이런 과정이 방해를 받아 혈액공급이 차단된다면 암은 발이 묶이게 됩니다. 비록 암이 사라지지는 않으나 더 이상 퍼지지도 않는다는 것입니다. 몇몇 과학자들은 제니스틴과 같은 이소플라본이 새로운 혈관의 생성을 억제함으로써 암의 유발이나 진행을 막을 수 있다고 생각합니다. 제니스틴 역시 흔히 말하는 파이토에스트로겐에 해당합니다. 이것은 몇몇 식물들에서 발견되는 물질로, 약하게나마 에스트로겐과 유사한 작용을 합니다. 실험에서 제니스틴은 유방암 세포의 성장을 억제하는 것이 확인되었습니다. 다른 연구에서는 갓 태어난 쥐에 제니스틴을 투여할 경우 유방암의 발생률이 감소한다는 결과가 나왔으며, 제니스틴은 전립선암의 성장을 억제하며 PSA의 농도도 낮춘다는 사실도 밝혀졌습니다.

많은 아시아인들의 밥상에는 콩류가 거의 항상 올라갑니다. 조금씩 변해가고 있긴 하지만 여전히 대부분의 미국인들에게 콩류는 식탁에서 소외되는 식품 중 하나입니다. 통계 결과를 살펴보면, 대부분의 미국인들은 하루에 평균 1-3mg의 이소플라본을 섭취합니다. 반면 일본인들은 하루에 평균 12mg을 섭취합니다. 일반적인 서양인에 비해서 일본인의 혈중 이소플라본의 농도는 적어도 일곱 배 이상 되며 그보다 훨씬 높기도 합니다.

그렇다면 두부도 좋을까요? 아무리 몸에 좋다고 하는 콩류도 적절량을 먹어야 한다는 사실을 기억해야 합니다. 이것은 한 장기간의 연구에서 뜻하지 않게 얻은 결과를 토대로 알게 된 사실입니다. 35년간의 종단적 연구로 진행된 호놀룰루-아시안 노화연구(Honolulu-Asia Aging Study)에서는 여러 종류의 음식들이 질병발생률, 노화 그리고 죽음에 미치는 영향에 대해 조사하였습니다. 이 연구에서는 70세 이상까지 생존한 3,734명의 연구대상자들에게 식습관과 음료 습관에 관한 질문을 하여 답하도록 하였습니다. 질문에는 쌀, 물고기, 육류, 콩류, 녹차, 그리고 커피의 섭취량도 포함되어 있었습니다.

놀랍게도 연구자들은 두부를 규칙적으로 섭취한 일본계 미국인이 그렇지 않은 사람보다 말년에 인지능력이 더 많이 떨어진다는 사실을 알게 되었습니다. 인지능력이 떨어지는 속도는 대략 4년 정도 빨랐다고 〈Journal of the American College of Nutrition〉에 이 내용을 발표한 호놀룰루의 연구자들은 보고하였습니다. 그들이 밝힌 바로는, 오직 두부만이 인지능력 저하와 연관이 있다고 하였습니다. 두부를 거의 먹지 않는 남성의 96%는 정상적인 인지능력을 보인 반면, 일주일에 네 번 이상 두부를 섭취한 남성들은 80.7%만이 정상적인 인지능력을 보였다고 합니다.

이러한 결과는 두부가 두뇌의 노화에 어떠한 나쁜 영향을 미치는 것인가에 대한 많은 가설들을 불러일으켰습니다. 한가지 이론은, 두부에 많이 함유되어 있는 신경전달물질인 글루타메이트(glutamate)의 농도가 올라가면 뇌의 신경세포, 즉 뉴론에 자유기에 의한 손상을 준다는 것입니다. 그렇지만 음식에 관한 어떤 연구에서와 마찬가지로 이를 확신하기 어렵습니다. 예를 들어 두부를 많이 먹은 사람들에서 가정형편이 안좋은 사라들이 더 많았기 때문에 이들의 인지능력이 떨어지는 것은 어린 시절 적절한 영양을 공급받지 못해서 그런 것일 가능성도 배제할 수는 없다는 것입니다. 어찌하였든 많은 과학자들은 이에 대한 답을 찾기 위해 노력하고 있습니다. 우리가 기억해야 할 것은 콩류 섭취에 있어서도 역시 중용이 중요하다는 것입니다.

카로티노이드(Carotenoid): 비타민 A와 라이코펜(Lycopene)

비타민 A는 두 가지 형태로 존재합니다. 하나는 이미 만들어진 상태의 비타민 A이며 이것은 동물에서 얻을 수 있습니다. 미국인들은 비타민 A를 주로 이러한 형태로 섭취합니다. 또 다른 형태는 카로티노이드라는 색소의 형태입니다. 이 색소는 녹황색 채소에서 많이 얻을 수 있습니다. 아시아인들은 주로 어떤 형태로 비타민 A를 섭취할까요? 네, 물론 카로티노이드입니다. 비타민 A가 전립선암에 있어서 어떠한 영향을 미칠 것인지 확언하기는 어렵습니다. 왜냐하면 상충되는 증거들이 있기 때문입니다.(앞에서 다룬 "베타카로틴의 실패"를 보십시오) 쥐를 이용한 실험에서 비타민 A가 전립선암의 발생을 줄인다는 증거가 발견되었습니다. 하지만 또 다른 연구에서는 비타민 A가 전립선암을 예방하는 효과가 없을 뿐 아니라 오히려 발생률을 증가시키기도 한다고 발표하였습니다.

그렇지만 비타민 A는 세포의 분화를 돕는 물질로 알려져 있습니다. 세포의 분화에 대해서는 6장에서 보다 자세히 다룰 것입니다만, 여기서 알아둬야 할 사실은 정상 조직뿐만 아니라 느리게 성장하거나 우연히 발견된 암도 분화도가 좋다는 것입니다. 현미경 상에서 분화도가 좋은 세포는 경계가 뚜렷하고 중심이 분명하고 자라는 속도가 비교적 느리고 규칙적입니다. 분화도가 나쁜 세포는 경계가 불분명하며 한데 합쳐져 덩어리를 이루는 경향이 있습니다. Gleason 점수체계에서 분화가 잘된 암세포는 낮은 점수에 해당하고, 더 위험하고 분화가 덜 된 세포의 경우는 높은 점수에 해당하게 됩니다. 당근이나 다른 채소를 충분히 섭취할 것을 권장합니다. 이것이 왜 우리 몸에 유용한 것인지 아직은 정확하게 밝혀지지 않았지만 몸에 좋다는 것만은 확실합니다.

오늘날 카로티노이드 계열 중 최고의 관심사는(비록 이것이 비타민 A로 전환될 수 없기는 하지만) 또 다른 항산화물질(자유기를 없애주어서 산화에 의한 손상을 막는 물질)인 라이코펜입니다. 실험실 연구에서 라이코펜은 자궁내막암 세포, 특정한 종류의 유방암 세포, 그리고 폐암과 백혈병의 성장을 늦추는 것으로 밝혀졌습니다.

음식에 대한 연구가 이루어지면서, 몇 년 전부터 토마토, 적포도, 수박 그리고 딸기류(딸기를 제외한)의 열매에서 얻을 수 있는 라이코펜이 전립선암을 예방할 수 있는 물질 중 하나로 주목받기 시작하였습니다. 전립선암의 발생률이 낮은 남자들은 피자나 스파게티에 토핑으로 쓰이는 토마토소스 등 조리된 토마토를 많이 섭취한다는 공통점이 있습니다. 과학자들은 암발생률을 낮추는 물질로 라이코펜에 관심을 갖기 시작하였습니다. 이 개념은 피자나 스파게티를 먹은 것에 대한 핑계로 생각되기는 하지만, 실제로 토마토 안에 전립선암을 예방할 수 있는 물질이 숨겨져 있을지 모릅니다. 라이코펜 자체가 아닌 토마토 가루를 쥐에 먹인 연구에서 전립선암 예방 효과가 나타났습니다. 참고: 토마토를 조리할 경우 라이코펜이 더 많이 유리되기 때문에, 토마토 파스타 소스나 수프는 특히 더 효과가 좋을 수 있습니다. 또한 라이코펜은 지용성이기 때문에 지방과 같이 먹는 것이 더 몸에 흡수가 잘 됩니다. 이 중 특히 올리브유는 몸에 좋은 단일불포화지방산이 많아 토마토 요리에 제격입니다.

최근 한 연구에서, 국소성 전립선암(6장에 자세하게 언급됩니다.)을 가진 32명의 남성들에게 수술을 받기 전 3주 동안 토마토 소스로 만든 파스타 요리를 먹게 했습니다. 수술 후 전립선 조직을 병리학자들이 확인해 본 결과, DNA의 산화적 손상이 현저히 줄어든 것을 발견했습니다. 좀더 많은 연구가 필요하겠지만, 많은 증거들이 라이코펜, 일반적으로 말하면 토마토 소스가 전립선암에 대한 저항력을 키워준다는 것을 뒷받침하고 있습니다. 하지만 아직 많은 의문이 남아있습니다. 예를 들어봅시다. 전립선암에 걸린 환자의 전립선에 라이코펜의 농도가 낮을까요?(전립선은 라이코펜을 좋아하는 듯 합니다. 왜냐하면 라이코펜은 다른 물질(몇가지 약물을 포함)과는 달리 전립선에서 직접 흡수되며, 몸의 다른 곳보다 전립선에서 라이코펜의 농도가 특히 높기 때문입니다.) 전립선암으로 진행되고 있는 사람들은 라이코펜의 농도가 더 낮을까요?(이것은 볼티모어 노화 연대기 연구와 같이, 나이가 들어감에 따라 라이코펜의 혈중농도가 어떻게 변하는지 수십 년에 걸쳐 자료를 확보해온 연구를 통해 규명될 것입니다.) 그럼 라이코펜은 남자의 몸에서 실제로 어떠한 작용을 하는 것일까요? 이러한 연구에 있어서 하나 문제가 되는 것은 결과를 얻는데 많은 시간이 걸린다는 것입니다. 긍정적인 사실은 항생제를 포함한 다른 많은 물질과는 달리 라이코펜은 전립선까지 도달한다는 것입니다. 어떻든 간에 토마토소스를 더 먹는다고 해서 해가 되지는 않을 것입니다.

녹차(Green Tea)

아시아인들은 물보다 차를 더 많이 마시곤 합니다. 그리고 많은 과학자들은 홍차나 우롱차와 같은 차가 우리 몸의 치유 효과에 도움이 된다고 믿습니다. 차는 식도암 예방에 효과가 있으며, 그 외 췌장, 대장, 간에 생긴 암에도 효과가 있을 것으로 생각됩니다. 또한 심장에도 좋다고 합니다.

중요한 것은 차를 우려내는 과정입니다. 흥미롭게도 녹차와 홍차와 우롱차는 모두 같은 식물로 만든 것입니다. 차의 원료가 되는 식물을 어떻게 처리하느냐가 다릅니다. 만약 잎을 채취하여 곧바로 열처리하면, 잎은 녹색을 유지하며 녹차가 됩니다. 만약 잎을 조금 뒤에 열처리하면 우롱차가 됩니다. 한참 뒤에 열처리하면 홍차가 됩니다. 맛이나 색이 다름에도 불구하고 녹차와 홍차는 차갑던 뜨겁던 간에 많은 물질들이 공통적으로 들어있습니다. 이 중에는 항암효과가 있다고 알려진 폴리페놀(polyphenol)과 같은 물질도 포함됩니다. 우롱차에 대해서는 알려진 바가 적지만, 홍차와 녹차 모두 항산화 작용을 하는 것만은 확실합니다. 녹차에는 얼마나 많은 항전립선암 물질이 들어있을까요? 아직은 아무도 모릅니다. 그렇지만 다른 암에 대한 연구에서 얻어진 결과는 매우 고무적입니다. 중국의 국립 암 연구센터에서 식도암에 걸린 900명의 환자와 1,500명의 건강한 환자를 비교해 보았습니다. 흡연을 하지 않고 술을 먹지 않는 환자를 살펴본 결과 녹차를 마시는 사람들은 그렇지 않은 사람들보다 암에 걸릴 확률이 60%나 낮다는 결과가 나왔습니다. 14,000명의 캘리포니아 노인들을 대상으로 한 연구 결과, 차를 마시는 사람들에서 췌장암 발생률이 낮았습니다. 또한 아이오와에 거주하는 35,000명의 폐경기 여성을 대상으로 8년간 연구한 결과 하루에 차를 최소한 두 잔 이상 마시는 사람들은 차를 거의 또는 전혀 마시지 않는 사람들에 비해 소화기계나 비뇨기계 암이 발생할 확률이 40-70% 낮은 것으로 밝혀졌습니다.

녹차와 홍차에 들어있는 카테킨(catechin), 에피갈로카테킨갈레이트(epigallo-

특히 허브(약초)요법을 과도하게 하지 마십시오

허브(약초)는 자연의 산물입니다. 그것은 자연의 치유자이며, 당신에게 도움이 되는 것입니다. 맞나요? 다시 한번 강조하지만 식이요법에서 가장 핵심적인 내용은 적정량을 먹어야 한다는 것입니다. 허브는 당신의 기분을 좋게 할 수 있습니다. 하지만 동시에 당신을 아프게 할 수도 있습니다. 그것들이 자연의 산물이라고 할지라도 하나의 허브 요법에는 수많은 활성 화학물질이 포함되어 있으며, 다른 약물이나 음식에서와 마찬가지로 허브에 의한 이상 반응이 생길 수 있습니다.

몇 가지 예를 들어보면 :

- 컴프리(Comfrey,Symphytum officinale)를 오랜 기간 섭취할 경우 심각한 간손상이 올 수 있습니다.
- 쿠마딘(와파린)과 같은 혈전용해제를 복용하는 사람들은 징코 빌로바(gingko biloba - 은행잎 추출물), 화란국화(feverfew), 그리고 비타민 K를 섭취해서는 안 됩니다. 또한 징코 빌로바는 MAO 억제제(많은 항우울제의 주성분)와 반응할 수 있습니다.
- 세인트존스워트(St.John's wort)는 MAO 억제제를 방해할 수 있으며 치즈나 적포도주, 훈제고기에서 발견되는 화학물질과 반응할 수 있습니다. 또한 피부가 햇볕에 민감해져 화상을 입기 쉽습니다.
- 인삼(Ginseng)과 마황(ephedra)은 혈압을 상승시킬 수 있으며, 고혈압, 당뇨, 심장질환 또는 혈액응고장애가 있는 사람의 경우 섭취해서는 안됩니다.

수년 전 많은 사람들은 전립선암의 진행을 늦추는 것으로 알려진 PC-SPES라고는 허브 혼합물에 목숨을 걸었습니다. 불행히도, 이 약품은 합성 에스트로젠인 디에틸스틸베스테롤(diethylstilbestrol; DES)과 항불안제, 그리고 에스트로겐 치료에 사용되어 혈전형성을 막기위한 항응고제를 섞은 것으로 조사되었습니다. 이와 유사하게 현재 발기부전 치료제로 광고되고 있는 몇몇 허브 혼합물에는 비아그라 우사 약물이 소량 섞여있는 것으로 밝혀졌습니다.

허브에 대해서 반드시 알아야 하는 사실은 책임이 전적으로 구매자에게 있다는 것입니다. 미국 식약청(Food and Drug Administration; FDA)은 자국에서 판매되는 모든 약물에 대해서 안정성을 검토하고 보장하며 제조사의 요구에 소신있게 대응합니다. 이 기관은 매우 엄격하게 일을 합니다. 사실 환자가 필요로 하는 약이 시중에 공급되기까지 수년에 걸친 실험을 요구한다는 점에서 비판의 대상이 되기도 합니다. 그러나 FDA는 허브에 대해서만큼은 이런 엄격한 기준을 적용하지 않고 있습니다. 대부분의 사람들은 이 사실을 알지 못합니다. 사람들은 "안전하지 않으면 건강식품점에서 팔지 못할거야"내지는 "자연에서 나는 건데 해로울 리가 있겠어"등 지나치게 허브를 신뢰하는 경향이 있습니다. 하지만 이것은 잘못된 생각입니다. 아무리 건강식품점에 있는 것이라 할지라도 안전하다고 보장할 수는 없습니다. 왜냐하면 1994년 보조식품건강교육법(Dietry Supplement Health and Education Act)에서 비타민과 미네랄, 허브, 아미노산이나 다른 허브 추출물 등 애매한 부류의 건강보조식품들은 연방 규제를 받지 않을 뿐 아니라 그것으로 인해서 부작용이 발생하였을 때에도 보고할 의무가 없다고 명시하였기 때문입니다.

더욱이 허브가 얼마나 포함되어 있는지 명시하도록 법적으로 되어 있음에도 불구하고 부정확한 경우가 있습니다. 만약 당신이 복용하는 허브가 이런 식이라면, 효과가 불확실한 것에 돈을 낭비하는 것에 불과합니다. 그나마 효과가 조금이라도 있으면 다행입니다. 최악의 경우에는 이로 인해서 아플 수 있고, 심지어 간이나 신장에 돌이킬 수 없는 손상을 입을 수도 있습니다.

가장 좋은 것은 허브를 구입할 때, 심지어 허크차라 할지라도 믿을 수 있는 회사의 제품을 사는 것입니다. 포장이 제대로 되지 않은 허브나 티, 제조사 포장이 아닌 경우 또는 자세한 상품에 대한 정보가 기재되지 않은 제품을 구입할 경우, 1998년에 캘리포니아에서 적발된 납과 비소, 수은으로 오염된 허브제품과 같이 오염되고 질이 떨어지는 것을 구입할 확률이 높아지게 됩니다. 또한 제품포장에 기재된 허브에 대한 정보에 대해 보다 많은 사전지식이 필요합니다. 심지어 제품라벨에 임상적으로 입증되었다고 기재되어 있더라도,

이는 단지 다른 제품의 연구결과를 적어 놓은 것에 불과할 수 있으며 실제로는 질이나 효과가 떨어질 수도 있습니다. 라벨에 "표준방식으로 추출된"이라는 말이 기재되어 있는 제품을 선택하십시오.

만약 어지러움이나 구역감 또는 알러지 반응과 같은 부작용이 생기면, 섭취를 중단하고 의사와 상의하십시오. 만약 더욱 위급한 증상(특히 심계항진이나 호흡부전)이 나타날 경우 즉시 의사에게 의학적 도움을 받으십시오. 마지막으로 의사가 복용 중인 약물에 대해서 물어본다면 당신이 먹고 있는 허브에 대해 언급하는 것을 잊지 마십시오.

catechin gallate; EGCG), 에피카테킨(epicatechin)과 같은 물질에 대한 연구가 현재 진행 중에 있습니다. 이러한 물질들은 생물학적 활동성을 가지고 있는 것으로 알려져 있지만 아직 풀어야 할 숙제가 있습니다. 아시아인들이 전립선암에 덜 걸리는 것이 과연 많은 양의 녹차를 섭취하기 때문이냐는 것입니다. 아시아인들은 동시에 많은 양의 콩류와 야채를 섭취하며 육류를 적게 먹는데 말입니다. 아직 이것에 대해서 확실한 답을 줄 수 있는 사람은 아무도 없습니다.

참고: 차에 아무리 좋은 물질이 많다고 해도 여기에는 불안과 걱정스러운 감정을 불러일으킬 수 있는 카페인이 함유되어 있습니다. 만약 심장질환(부정맥이나 고혈압)이 있다면 차를 많이 마시지 않는 것이 좋습니다. 또한 차를 많이 마시면 위식도 궤양, 장염, 크론씨병 증상이 심해집니다. 그리고 신장 결석의 주원료인 수산염(oxylate)이 많이 함유되어 있으며, 신장 질환이 있는 경우 몸에서 처리하기 힘든 칼륨이 많기 때문에 신장 질환을 악화시킬 수 있습니다.

적포도주

앞에서 말했듯이 만약 당신이 적포도주를 좋아한다면 운이 좋은 겁니다. 워싱턴 주의 킹카운티에서 행해진 대규모 연구에 따르면, 적포도주를 마시는 사람은 전립선암에 걸릴 확률이 낮은 것으로 나타났습니다. 그 외 알코올 음료, 심지어 백포도

주도 이러한 효과가 없었습니다. 게다가 1주일에 적포도주를 한 잔씩 더 마실 경우, 전립선암에 걸릴 상대 위험도는 6%씩 줄어드는 것으로 나타났습니다. 1주일에 4잔 이상의 적포도주를 마시는 사람들은 상대 위험도가 50%나 감소하였습니다. 이 실험은 선별 오류를 막기 위해 최대한 꼼꼼하게 설계되었습니다. 예를 들어, 적포도주를 마시는 사람들은 의사에게 잘 가지 않기 때문에 암이 발견되지 않은 것일 수 있습니다. 그렇다면 암이 발견된 경우가 적은 것은 무슨 음료를 마셨는지와는 상관이 없게 됩니다. 더욱 흥미로운 사실은, 공격적이고 완치가 되기 어려운 Gleason 8점인 암은 60%나 감소했다는 것입니다.

여기에 숨겨진 물질은 무엇일까요? 이것은 아마도 레스베라트롤(resveratrol)이라 불리는 포도껍질에 농축되어 있는 폴리페놀일 것입니다. 이것은 포도껍질에 자라는 곰팡이 균에 대항하여 생기는 물질입니다. 결국 비가 많이 오는 해에 만들어진 적포도주에 더 많이 함유되어 있다는 것을 의미합니다. 이 레스베라트롤은 항산화제이자 항염증제이며 세포 증식을 억제하는 효과도 있습니다.(암세포의 성장도 늦추는 작용을 합니다.) 혈관생성을 억제하는 효과도 있으며, 항남성호르몬 작용도 합니다. 연구자들은 미국에 비해 프랑스와 이탈리아의 전립선암 발생률이 각각 50%와 20% 더 낮은 이유에 대한 해답이 적포도주와 연관이 있을 것으로 생각하고 있습니다.

석류 주스

문학작품에 등장하는 석류 중 가장 유명한 것은 왜 겨울에 식물들이 시들었다가 봄에 다시 생명을 얻는 유래와 관련된 그리스 신화의 페르세포네 설화에 나옵니다. 석류는 최근들어 전립선암 문헌에도 실리기 시작한 대표적인 항산화제입니다. 페르시아에서 온 이 과일은 폴리페놀과 탄닌이라는 항암성분이 풍부하고 적포도주와 녹차보다 더 큰 항산화 효과를 지니고 있습니다. 위스턴 대학에서 진행된 실험실 연구에서 석류 주스는 암세포를 죽일 뿐만 아니라 암세포가 만들어지는 과정을 방해하는 것으로 나타나 암의 예방과 진행을 막는데 도움을 줄 것이라고 예상되고 있습니다. PSA가 증가된 48명의 남성을 대상으로 한 연구에서 매일 8온스(약 240cc)의 석류 주스를 마신 사람들은 PSA 수치가 오르는데 더 많은 시간이 소요되는 것으로 조사되었습니다.

십자화과의 채소

몸에 좋다는 사실은 이미 알고 있을 겁니다. 브로콜리, 양상추, 브루셀 스프라웃(brussel sprout), 콜리플라워(cauliflower), 청경채, 케일 등이 십자화과의 채소이고 몸에 좋은 것을 다량 함유하고 있습니다. 그 중 하나는 설포라판(sulforaphane)이라고 불리는 보호 물질인데, 이는 GST-π를 증가시켜주는 것으로 알려져 있습니다. 이 GST-π는 전립선에서 산화적 손상을 막고 궁극적으로는 암에 대항하는 방어자 역할을 하는 물질입니다. 몇몇 역학적 연구에서 십자화과 채소를 많이 먹을수록 전립선암의 위험이 낮아지는 것으로 보고되었습니다. 한 연구에서는 8년 전에 매주 5접시 이상의 십자화과 채소를 먹은 사람들은 전립선암에 걸릴 확률이 10-20% 감소한다고 합니다. 이는 십자화과의 채소를 먹는 것이 암발생 초기 단계에 가장 효과적이라는 정보를 제공해줬다는 점에서 매우 흥미로운 사실에 해당됩니다.

나는 이제 무엇을 해야 하는가?

전립선암의 발생과 그로 인한 사망을 피하기 위해서는 무엇보다도 칼로리를 적게 섭취하거나 운동을 더하여 적당한 몸무게를 유지하는 것이 중요합니다. 3장에서 이야기했던대로 붉은 육류와 유제품은 전립선암에서 활성화되는 효소들을 촉진시킨다는 사실을 기억하십시오. 따라서 붉은 육류와 유제품을 통해 섭취하는 지방의 양을 최소한으로 줄이시기 바랍니다.

칼슘 섭취를 주의하십시오. 하루권장량을 훨씬 초과하는 칼슘 보조제를 드시지 마십시오. 조금은 괜찮지만 많이 먹는 것은 안됩니다. 하루 1,000-1,500mg이상의 칼슘을 섭취할 경우 전립선암의 발생률이 증가합니다. 하지만 1,500mg이하의 칼슘을 섭취하는 것은 노인에서의 대장암이나 골다공증을 예방하는데 도움이 됩니다.

생선을 더 많이 드십시오. 2개의 대규모 연구 결과 생선은 좋은 지방, 특히 오메가-3 지방산을 함유하고 있어 전립선암 예방에 효과적이라고 합니다.

조리된 토마토를 드십시오. 특히 올리브유로 조리한 것을 드십시오. 십자화과의 채소를 식단에 포함시키십시오.

콩류를 더 드십시오. 꼭 두부일 필요는 없습니다. 간장이나 두유, 콩아이스크림도 좋습니다.

식사를 하기 전에, 녹차나 홍차, 혹은 레드와인 한잔을 드십시오.

우리가 이 책에서 지금까지 언급한 음식들의 장점은 독성이 매우 적다는 것입니다. 콩류를 더 많이 먹는다고 해서 해가 되지는 않습니다. 이는 암 예방에 도움이 될 뿐만 아니라, 만약 콩류를 더 많이 섭취하는 것이 육류나 고지방식 섭취를 그만큼 줄이는 것이라면 심혈관계에도 좋을 것입니다.

이제 화학적 예방법에 대해 살펴 봅시다. 5-알파 환원효소 억제제에 대해 더 많은 정보를 얻을때까지 전립선암 예방 목적으로 사용하는 것은 추천되지 않습니다. 만약 당신이 스타틴이나 비염증성소염진통제(NSAID)를 다른 목적으로 복용 중이라면 의사의 지도하에 계속 복용하십시오. 이 약물들은 부작용이 있으므로 전립선암을 예방하겠다는 기대만 가지고 복용을 시작해서는 안됩니다.

셀레늄: 셀레늄은 얼마큼이 적절하며 얼마큼이 과다복용일까요? 국립 과학 아카데미(National Academy of Science)의 부속기관인 의학 연구소(Institute of Medicine)에서는 55mg을 하루 적정량으로 권장하고 있으며, 이것은 남성을 위한 일반적인 종합비타민제에 함유되어 있는 양입니다. 이보다 많이 섭취하기 이전에 셀레늄 결핍이 있는지 확인하기 위해 반드시 셀레늄 수치를 측정해야 합니다.

비타민 E: 의학 연구소에서는 하루 15mg, 즉 22IU(International Unit) 복용을 적정량으로 보고 있습니다. 하루에 400IU이상을 섭취하면 심혈관계 부작용이 나타난다는 최근의 연구 결과를 고려할 때 비타민 E는 하루 40-60IU이상 섭취하면 안됩니다. 이것은 남성을 위한 종합비타민제에 함유되어 있는 양과 같습니다. 참고: 앞에서 언급한 데로 비타민 E는 출혈 위험을 높입니다. 이를 섭취하기 전에 반드시 의사와 상담하십시오. 또한 수술 받기 한참 전에 비타민 E 복용을 중지해야 합니다. SELECT연구가 끝나면 비타민 E(매일 400IU씩)와 셀레늄(매일 200mcg)의 안정성과 효과에 대해서 알 수 있을 것입니다.

다른 비타민과 보조제들은 어떨까요? 중용이 가장 중요합니다. 의학회에서는 비타민과 보조제의 남용에 대한 우려를 나타내는 연구 결과들을 잇달아 내놓고 있습니다. 예를 들어 셀레늄을 많이 먹는다고 암이 그만큼 안 생기는 것이 아니며 오히려 당신의 건강을 해칠 수 있습니다. 셀레늄 중독의 결과 체모가 손실되고 손톱이 빠질 수도 있습니다. 많이 먹을수록 좋다고 밝혀진 약이나 음식은 지금까지 하나도 없습니다.

그 밖에 알아두어야 할 것들: 하루에 사과 하나를 섭취하십시오. 더 좋은 것은 사과 한 개, 오렌지 한 개, 야채수프 한 접시, 그리고 옥수수 알맹이를 먹는 것입니다. 건강식품점에서 영양제를 사서 먹는 것보다 자연이 주는 파이토 케미컬을 섭취하십시오. 네이쳐(Nature)에 실린 코넬 대학의 연구에서는 사과 하나를 먹는 것만으로도 엄청난 양의 비타민제를 먹는 것보다 훨씬 더 많은 양의 항산화물질을 얻을 수 있다고 합니다.

생각할 것: 과학자들이 과일과 야채에서 하나의 화학물질을 추출하면 실험실에서는 이를 다량함유한 혼합물로 순식간에 만들어 시장에 내놓습니다. 과학자들이 알아서 잘 만들었을 거라고 믿는 일종의 도박을 하는 것입니다. 과학자들의 손에 확인되지 않고 사라져버린 파이토 케미컬의 종류만 해도 수백가지가 넘을 것입니다. 이 중에는 정말 놀랄만한 효과를 가진 것이 있었을 지도 모릅니다. 아직 아무도 모릅니다. 위험을 최소화하면서 가장 효과를 보는 방법은 분산하는 것입니다. 즉 가능하면 자연 그대로 섭취하라는 것입니다. 뉴욕 사과연구개발원(New York Apple Research Development)과 뉴욕 사과협회(New York Apple Association)에서 후원한 한 연구에서 과학자들은 껍질이 없는 사과보다 껍질이 있는 상태의 사과에 훨씬 많은 자유기 제거능력이 있다는 사실을 밝혔습니다. 그리고 싱싱한 사과 한 개에는 비타민 C 1,500mg에 해당하는 놀라운 양의 항산화 물질이 들어있다고 합니다.

마지막으로, 세상에 있는 모든 브로클리를 다 먹는다해도 지금 당장 전립선암에 걸릴 위험으로부터 자유로워지는 것은 아닙니다. 물론 궁극적으로는 효과가 있을지는 모릅니다. 만약 당신이 40대 이상의 남성이라면, 만약 전립선암의 가족력이 있거나 아프리카계 미국인이라면 식이요법 그 이상의 것들이 요구됩니다. 그것은 바로 매년 직장수지검사와 PSA검사를 받는 것입니다. 이제 5장에서 '과연 내게 전립선암이 발생하였을까? 선별검사와 조기발견'이라는 주제에 대해서 이야기해 봅시다.

제5장

과연 나에게도 전립선암이 발생하였을까? 선별 검사와 조기발견

시작하며(이번 장의 요약)

전립선암은 초기일 경우 증상이 거의 없습니다. 초기임을 알려주는 신호 또한 없습니다. 사실 암이 전립선 밖으로 나갔을 경우나 치료할 수 없을 정도로 진행된 뒤에야 발견되는 경우가 많습니다. 전립선암으로부터 살아남을 확률을 높이는 길은 암을 치료하기 쉬운 단계에서 발견하는 것입니다. 그리고 전립선암을 조기에 발견하는 가장 좋은 길은 정기적인 검진을 하는 것입니다.

비록 과학자들이 전립선암을 예방하기 위해서 많은 노력을 하고 있으나 아직까지는 역부족입니다. 그러므로 우리는 차선책으로 전립선암으로 인한 사망률을 줄이려는 노력을 합니다. 우리는 이것을 "2차예방"이라고 부릅니다. 이는 질병을 완치가 가능한 상태에서 발견하여 바로 치료에 들어가는 것을 의미합니다.

최근 20년간 전립선암의 진단과 치료에 있어서 가히 혁명적인 변화가 있어왔습니다. 오늘날에는 PSA와 직장수지검사라는 강력한 진단도구로 전립선암을 완치 가능한 시기에 조기 발견할 수 있으며, 최근 10년간 이러한 효과적인 진단 도구의 조합으로 수많은 사람들이 전립선암으로부터 생존하였습니다.

전립선 암 검진: 무엇을 해야 할까요?

40세 때 직장수지검사와 PSA검사를 받으십시오.

PSA가 0.6ng/ml이하이면, 45세 때에 다시 검사를 받으십시오.

PSA가 0.6ng/ml이상이면, 매 2년마다 검진을 받으십시오.

PSA 수치가 낮더라도 직장수지검사에서 의심되는 혹이나 단단한 부분이 만져진다면 생검을 받으십시오.

직장수지검사가 정상이라면 다음은 PSA 수치에 따라 결정됩니다.

다음과 같은 경우 생검을 받아야 합니다.

- PSA 수치가 2.5ng/ml이상이면서 40-49세
- PSA 수치가 3.0ng/ml이상이면서 50-59세
- PSA 수치가 4.0ng/ml이상이면서 60세 이상
- PSA 수치가 위의 경우보다 낮지만 최근 2년 동안 매년 0.2-0.4ng/ml 이상 올라간 경우
- PSA 수치가 4.0ng/ml이상이지만 매년 0.75ng/ml 이상 증가한 경우

이러한 권장사항에는 free PSA가 포함되어 있지 않습니다. 당신은 free PSA검사를 받아야 할까요? Free PSA는 PSA 수치가 4-10ng/ml 사이에 포함되는 남성에서 가장 질병을 잘 반영하고, 2.5-4.0ng/ml 사이에 포함되는 남성에서는 덜 반영하며, 이보다 낮은 남성에서는 거의 반영하지 않는 것으로 되어 있습니다. 이 사실은 치료가 가능한 이른 시기에 암의 진단을 놓쳐버리거나 불필요한 생검을 할지도 모른다는 생각으로 인해 당신을 상당히 괴롭게 만듭니다.

만일 PSA 수치가 다음과 같다면 다음 직장수지검사나 PSA검사 때까지 안심할 수 있습니다.

- 2.5 ng/ml 보다 작고, 40세에서 49세 사이일 경우
- 3.0 ng/ml 보다 작고, 50세에서 59세 사이일 경우
- 4.0 ng/ml 보다 작고, 60세 이상인 경우

그리고 PSA 속도가:

• 0.2-0.4 ng/ml 이하이면서 PSA 수치가 1에서 4 ng/ml 사이인 경우
• 0.75 ng/ml 이하이면서 PSA 수치가 4 ng/ml보다 큰 경우

이 권장사항도 free PSA가 아닌 총 PSA 수치에 근거하고 있습니다. 만일 당신이 암에 대해서 걱정되고 당신의 free PSA 수치가 25%보다 작다면 비록 총 PSA 수치가 이 범위에 속한다 하더라도 생검을 받아야 합니다. 마지막으로, 이 권장사항도 새로운 좋은 검사법들이 상용화된다면 바뀔 것입니다.

왜 당신은 검사를 받아야 하는 것일까요?

미래에는 아마 전립선암을 사전에 예방할 수 있을 것입니다. 그렇지만 오늘날 우리가 할 수 있는 최선의 방법은 이 병을 조기에 발견하는 것입니다. 최근 10년 동안 PSA검사와 직장수지검사라는 강력한 도구의 조합으로 인해서 수많은 생명이 전립선암으로부터 살아남았습니다.

많은 과학자들이 지난 25년 동안 PSA에 대해 많은 지식을 습득하였습니다.(PSA는 Prostate Specific Antigen의 약자로 전립선에서 만들어진 효소를 뜻하며 간단한 피검사로 측정이 가능합니다.) 그럼에도 불구하고 이것은 여전히 새로운 진단 도구라 할 수 있습니다. 1980년대 후반까지 PSA검사는 환자들에게 알려져 있지 않았으며 의사들도 단지 이미 진단된 전립선암을 모니터링하는 데에만 이 검사를 주로 이용했습니다. 그렇지만 1990년대는 "PSA의 시대"였습니다. 정기적인 혈액 검사와 혈중 PSA 농도의 상승여부를 감시하는 것만으로도 다른 어떤 수단보다 빠른 시기에 전립선암이 생기는 것을 알 수 있다는 사실을 알게 되었습니다. 전립선암를 치료한 후에 PSA가 다시 상승하는 것 - 특히 얼마나 일찍 또는 얼마나 빠르게 상승하느냐 - 은 암이 가진 특성을 예측할 수 있는 중요한 단서를 제공해 줍니다.(예컨대, 이

암이 공격적인지 아닌지 예측할 수 있게 해주며 이를 어떻게 치료해야 할 지 알려줍니다.) 이러한 발전에도 불구하고 여전히 PSA에 대한 기본적인 의문들이 있습니다. PSA 해석 방법을 모르거나 이 검사를 통해 전립선암을 선별하는 것이 불가능하다고 믿고 있는 많은 의사들에게 이러한 의문들은 보다 큰 혼란을 가져다 줍니다.

이것이 문제입니다. 전립선암은 전립선 밖으로 퍼지기 이전인 초기 단계에서는 치료가 매우 쉬운 암입니다. 그렇지만 불행하게도 전립선 밖으로 퍼지기 전에는 증상이 거의 없기 때문에 암에 걸렸는지 알기가 어렵습니다. 그러므로 전립선암이 치료가능한 시기에 되도록 빨리 발견될 확률을 높이기 위해서는 정기적인 검진을 일찍부터 시작해야합니다.

PSA라는 간단한 선별검사를 통해 많은 사람의 생명을 구할 수 있다는 것은 이미 입증되었습니다. 그러나 PSA검사는 어느 순간 실험실에서 발견되어 암검사법으로 활용된 것은 아닙니다. 1980년, 1990년대의 많은 의사들은 PSA검사로 모든 남성들에서 암이 발견되는게 아닐까 그리고 그럴 경우 어떻게 해야 하나 걱정했습니다. 이런 생각을 하게 된 이유는 사망한 남성들을 부검했을 때 약 30-40%의 남성들에서 전립선에 국한된 암이 발견되었기 때문입니다. 이 암은 절대 증상을 일으키지 않으며 매우 성장이 느리고 죽을 때까지 치료를 요하지 않습니다. 만약 그렇다면, PSA검사는 득보다 실이 많은 검사인가요? 혹시 지금까지 행복하게 잘 살던 남성들에게 암에 대한 공포를 심어 치료를 하게 만들거나 그들의 삶을 망칠 수 있게 할 수도 있지 않을까요? 다행스럽게도 그렇지 않은 것으로 드러났습니다. 수년에 걸쳐 PSA에 대한 많은 사실들이 밝혀지면서 진행이 느린 암을 구분해 내고 공격적인 치료법을 쓰지 않고도 관리할 수 있게 되었습니다.

PSA검사의 초기에는 이 검사법이 암에 특이적인 것이 아니라 전립선에 특이적이라는 사실이 큰 걱정거리였습니다. PSA가 올라간 모든 사람들이 암에 걸린 것은 아니었기 때문에 일부 남성들은 생검과 같은 굳이 필요하지 않은 검사를 받아야 했습니다. 이 검사 역시 의미 없는 것으로 판명되었습니다. 유방 X선 촬영의 정확성에 대해 살펴봅시다. 암을 진단하는데 있어서 어떤 검사가 민감도가 높을까요? 50세의 부인이 유방 X선 촬영 결과 양성으로 판독을 받고, 같은 날 50세의 남편이 PSA 농도가 4ng/ml이상인 것으로 확인되었다고 할 때, 이 두 사람 중 누가 더 실제로 암에 걸려있을 확률이 높을까요? 이 물음에 대한 답은 남편입니다. 유방 X선 촬영에서 양성으로 진단받은 여성이 실제로 암에 걸려있을 확률은 나이에 따라 다릅니다. 70대 이상의 여성의 경우는 19%, 60대의 여성의 경우는 17%이고, 50대 여성의 경우는 9%, 40대의 여성의 경우는 4%, 그리고 30대의 여성은 3%입니다. 반면 50대 남성의 경우 PSA가 4ng/ml이상이면 전립선암에 걸려있을 확률이 25%입니다.

PSA검사에 관한 가장 큰 논쟁거리는 "국한된 전립선암을 치료하는 것이 생명을 연장시킬 수 있다는 증거가 없다."는 것이였습니다. 그러나 역으로 이것이 생명을 연장시킬 수 없다는 증거도 없었습니다. 다행스럽게도 오늘날에는 증거가 확보되었습니다.(이것에 대해서는 7장에서 자세히 논할 것입니다.) 수년간 스웨덴에서는 전립선암이 있어도 치료를 하지 않았습니다. 스웨덴에서는 기대요법이라는 방법으로 추적관찰하였습니다. 스웨덴에서 유방암으로 사망하는 여성의 수보다 전립선암으로 사망하는 남성의 수가 50% 더 많았습니다. 그래서 스칸디나비아의 과학자들은 전립선암 환자들을 무작위로 선정하여 근치적 전립선 절제술 또는 기대요법을 시행하는 대규모 연구를 진행하였습니다. 결과는 예상보다 빨리 〈New England Journal of Medicine〉이라는 저널에 실렸으며, 매우 고무적이었습니다. 근치적 전립선 절제술을 받는 군이 기대요법을 시행한 군에 비해 전이될 확률이 낮았으며, 전립선암에 의한 사망률은 40%, 전체 사망률은 26% 낮았습니다. 결과적으로 다른 건강상의 이유가 없는 환자에서 국소성 전립선암(전립선에 국한되어 주변 조직이나 장기를 침범하지 않은 암)을 찾아내고 치료하는 것이 전립선암에 의한 사망률을 낮출 수 있다고 확실하게 말할 수 있습니다.

선별 검사는 어떨까요?

1980년대 후반에 전립선암에 있어서 PSA검사의 도입은 갑작스런 지진과도 같은 충격적인 일이었습니다. 새롭게 진단되는 사례가 급격하게 증가하였기 때문입니다. 1988년에서 1992년까지 83%가 증가하였습니다. 이것이 갑자기 전립선암이 발병했기 때문일까요? 그렇지 않습니다. 이 질환에 걸린 사람들의 숫자는 지금이나 그 당시나 별반 다르지 않습니다. 당시 처음으로 아무런 증상이 없던 남성들에서 암이 발견되기 시작했기 때문입니다. 그리고 실제 이러한 사람들이 매우 많았습니다. 증상이 없는 사람들이 진단되어 발병률이 급격히 증가한 이후에는 새로 진단되는 사람이 점차적으로 줄었습니다. 오늘날 새로 진단되는 환자의 수는 PSA검사가 있기 전에 비해서는 여전히 약간 많습니다. 이는 새로운 진단 도구가 도입되는 경우 항상 있는 결과입니다.(유방 X선 촬영이 새로 도입된 뒤 유방암에 대해서도 같은 현상이 일어났습니다.)

PSA검사로 진단된 암은 전반적으로 부피가 크고 악성도가 낮았습니다. 미국에서 1991년에서 2001년 사이에 전립선암으로 인한 사망률은 27% 감소했습니다. 더 흥분되는 사실은 진행된 전립선암으로 발견되는 사례가 1991년부터 매년 18%의 비율로 감소하여 최근에는 5%까지 감소했다는 것입니다. 이것은 PSA검사가 나오기 전 시대와 비교한다면 획기적인 발전입니다. 1988년 미국인에서 전립선암이 전이된 상태로 발견되는 경우는 20%였습니다. 1995년 미국 암 협회(American Cancer Society)에서는 35,000명의 남성이 전립선암으로 사망할 것이라고 예상하였고, 2000년대 초반에 그 숫자는 29,000명으로 감소하였습니다. 간단히 말하면 일어나야 할 일이 일어난 것입니다. 1997년 국립 암 연구소(National Cancer Institute)의 연구자들은 60대에서 79세 사이의 남성에서 전립선암에 의한 사망률이 1950년 이례 가장 낮다는 사실을 보고하였습니다. 오랫동안 PSA검사에 대해 회의적인 생각을 가지고 있던 이 연구의 최고 저자는 뉴욕 타임즈와의 인터뷰에서 다음과 같이 말했습니다. "전립선암에 대한 조기 진단과 치료가 긍정적인 측면이 있다는 증거가 나타나기 시작하였습니다."

우리는 분명히 옳은 방향으로 가고 있습니다. 1980년대의 남성들은 증상이 있거나, 운이 좋아 만져질 정도로 암이 크기 전까지는 진단되지 않았습니다. 당시에는 매우 적은 수(7%)의 남성만이 수술을 받았으며, 방사선 치료를 통해 완치하기에는 전립선에 대한 선택적 조사능이 부족하였습니다. 1990년대가 되어 안전하고 개선된 수술법이 등장하면서 35%의 남성이 수술을 선택하였습니다. 당시만 해도 근치적 전립선 절제술 건수의 증가에 대해서 비판적인 시선이 많았습니다. 그러나 이러한 수술의 증가도 옳은 방향이라는 것이 밝혀졌습니다. 사상 처음으로 의사들이 다수의 전립선암 환자들에게 완치 목적으로 공격적인 치료를 하기 시작했습니다.

왜 전립선암에 의한 사망률이 감소하는 것일까요? 그것은 조기 진단과 개선된 치료 때문이라고 할 수 있습니다. 앞에서 언급했던 스칸디나비안의 연구에서, 진단 후 10년 뒤, 수술을 받은 군이 기대요법을 한 군에 비해 5% 덜 사망하였습니다. 1993년 미국에서는 100,000명의 전립선암 환자들이 수술을 받았습니다. 만약 환자의 수가 거의 같고 수술에 의해 전립선암 사망률이 5% 감소했다면, 이것이야말로 최근 10년 동안 우리가 이룬 발전의 결과라고 할 수 있습니다.

여기서 중요한 것은 원인과 상관없이 우리는 계속 승리하고 있다는 것입니다. 미국에서는 전립선암으로 사망하는 사람들이 줄고 있습니다. 이 병은 점점 더 조기에 발견이 가능하며 보다 완치에 가깝게 치료할 수 있게 되었습니다.

당신이 전립선암에 걸렸는지 어떻게 알 수 있을까?

초기 증세가 없습니다

만약 전립선암이 전립선비대증이 주로 발생하는 요도 주위에서 생긴다면 증세가 바로 나타날 것입니다. "여기! 뭔가 이상해. 소변을 배출하는데 문제가 생겼어! 검사를 받아봐야할 것 같아!" 하지만 그렇지 않습니다. 그러나 요도 주위에서 멀리 떨어진 말초대(1장의 그림 1.3)에 생기기 때문에 수년에 걸쳐 조용히 자랄 것입니다. 그 결과 전립선암인 것을 예측할 수 있는 어떤 증상도 나타나지 않으며 의사가 전립선암이라고 확진할 수 있을 만한 증거도 없게 되는 것입니다.

전립선암의 모든 증상들은 다른 원인에 의해서도 가능한 것들입니다

종양이 요도를 막을 정도로 커진 경우를 생각해 봅시다. 이때에는 소변이 급해지며, 잘 나오지 않고, 중간 중간 끊기고 방울처럼 떨어지고, 심지어 혈액이 섞여서 나오는 등 전립선비대증의 전형적인 증상이 나타나게 됩니다. 과거에는 이러한 전립선비대증 유사 증상 때문에 실제 문제는 알지 못한 채 귀중한 시간을 허비한 적이 많았습니다.(다행히 이것은 PSA검사가 보급되면서 이런 사항들이 개선되고 있습니다.) 보다 드문 경우에는 전립선암이 진행하여 발기와 관련된 신경을 침범하여 생기는 발기부전이나 발기력 저하가 있습니다. 그러나 이런 증상 또한 정상적인 노화의 과정으로 받아들여 질 수 있기 때문에 확실한 경고가 되지 못합니다. 같은 맥락에서, 암이 커져서 사정관을 막은 경우 사정액의 양이 감소하게 되는데(이로 인해 정액에 혈액이 섞여서 나올 수도 있습니다.) 이 또한 노화의 정상적인 과정으로 생각될 수 있습니다. 또한 등이나 골반, 둔부나 허벅지의 심한 통증(이러한 것은 암이 뼈로 전이된 경우 나타나는 증상입니다.)도 관절염이나 섬유근막염(fibromyalgia)로 오인할 수 있습니다.

만약 당신에게 이러한 증상이 나타난다면 전립선비대증이나 전립선염일 것이라고 생각되더라도 즉시 비뇨기과 전문의의 진료를 받아야 합니다. 이미 살펴본 바와 같이 전립선암은 다른 질병의 증상과 겹치는 부분이 많습니다. 하지만 무엇보다 전립선암이 의심되는 증상들이 나타나기 전에 검사를 받는 것이 가장 바람직합니다. 직장수지검사에서 만져질 정도로 큰 암덩어리가 있더라도, 뭔가 이상하다고 생각하게 만드는 약간의 조짐 조차도 전혀 느끼지 못할 수 있습니다. 이렇게 생각하십

진행성 전립선암 환자의 증상

- 전립선비대증과 비슷한 증상: 배뇨곤란, 소변이 잦으며 참기 어려움, 배뇨시까지 한참을 기다려야 하거나 소변줄기가 약함, 배뇨 중간에 소변이 끊기거나 방울방울 떨어짐
- 발기력 저하 또는 발기부전
- 사정액의 양 감소
- 혈뇨 또는 혈정자증(정액에 피가 섞여 나오는 증상)
- 허리, 골반, 엉덩이, 또는 허벅지에 발생하는 심한 통증

시오. PSA검사나 직장수지검사를 받지 않았다면 치명적인 전립선암이 몸에 존재하지 않다고 어떻게 확신하시겠습니까?

왜 직장수지검사가 필요할까요?

왜 40세 이상의 남성들은 매년 직장수지검사를 받아야 할까요? 왜 통증이 없는 PSA검사를 먼저 실시하고 혈액 검사상 암이 의심될 때만 직장수지검사를 실시하지 않을까요? 그것은 PSA검사가 완벽하지 않기 때문입니다. 25%의 전립선암 환자에서는 암이 의심되지 않을 정도로 PSA 수치가 낮게 나타납니다. 이처럼 PSA검사가 항상 암을 조기 발견할 수 있게 해주는 것은 아닙니다. 이것은 직장수지검사 또한 마찬가지입니다. 암환자의 반 수 이상은 의사의 손가락이 닿지 않는 부위에서 암이 자랍니다. 또 어떤 경우에는 암이 여러 곳에 발생해 전립선이 전체적으로 단단하게 느껴질 수도 있습니다. 촉진시 암이라고 생각되나 의사의 손가락에 내시경이나 초음파가 달려 있지는 않기 때문에 판단이 틀릴 수도 있습니다. 단단한 전립선이 항상 암을 의미하는 것은 아닙니다. 비록 정상적인 전립선은 부드럽지만 때때로 그렇지 않을 수도 있습니다. 그러므로 단지 이 소견만 가지고는 추가 검사가 필요하다고 할 수 없습니다. 마찬가지로, 모든 전립선이 부드러운 표면을 가지고 있는 것도 아닙니다. 어떤 사람들은 전립선에서 근육과 같은 조직(stromal)과 샘조직(epithelial)의 균형이 근육쪽으로 치우친 경우가 있습니다. 이러한 사람들의 전립선은 작고 단단합니다. 마지막으로 암이 자라고 있고 위험성이 있지만 아직 너무 작아서 만져지지 않는 경우도 있습니다.

PSA검사를 통해 직장수지검사에서 발견되지 않은 암을 발견할 수 있습니다. 이것은 의사가 선별 검사 중 한 가지에만 완전히 의존할 수 없는 또 하나의 이유입니다.(유방암 검진에서 유방 촉진 검사와 유방X선 촬영 모두를 이용하는 것과 같습니다.) 이는 2,634명의 남성을 대상으로 시행한 연구에서 입증되었습니다. 이 연구에 따르면 PSA와 직장수지검사는 암을 발견해 내는 능력에 있어서 거의 동등하지만 항

직장수지검사

많은 남성들이 이 검사를 두려워합니다. 실제로 어떤 사람들은 직장수지검사를 너무 싫어하여 거부하다가 결국 자신의 건강을 위험에 빠뜨리기도 합니다. 직장수지검사는 절대 즐거운 검사는 아닙니다. 사실 이 검사는 매우 느낌이 이상하고 불편합니다. 하지만 아파서는 안됩니다. 대부분의 경우 금방 끝나고, 무엇보다 이 간단한 검사 하나로 그 어떤 검사를 통해서도 알 수 없는 필수적인 정보를 얻을 수 있습니다. (참고: 만약 검사 중에 손가락이 직장에 들어왔을 때 느낄 수 있는 불편감을 넘어 심한 통증이 느껴진다면 전립선염과 같은 다른 문제를 의미할 수도 있습니다. 만약 참기 어려우면 참지 말고 의사에게 알리십시오.)

불행하게도 많은 사람들이 다른 이유로 인해서 이 검사를 기피합니다. 바로 의사들이 환자에 대한 매너가 부족하거나 없기 때문입니다. 많은 의사들이 환자들에 대한 당연한 배려를 하지 않습니다. 그들은 환자가 올바른 자세로 취하지도 않은 상태에서 매우 급하고 거칠게 검사를 진행합니다. 의학적 견지에서만 보더라도 이것은 잘못된 행동입니다. 부드럽게 접근해야 의심되는 부위를 보다 정확하게 검사할 수 있기 때문입니다. 더 심각한 것은, 환자들이 이러한 의사의 진료를 받고 난 뒤 이 검사에 대해서 모욕적이거나 불쾌한 느낌을 갖는 것입니다. 그리하여 그들은 점점 이러한 무례하고 퉁명스러운 대접을 받지 않기 위해서 재방문을 미루게 되는 것입니다. 이는 매우 애석한 일입니다. 좋은 의사는 어떻게 해야 환자가 편안함을 느끼는지 알고 있습니다. 그들은 환자들에게 말을 걸며, 그들을 존중해줍니다. 만약 당신의 의사가 환자를 다루는 능력이 부족하거나 없어서 검사하기가 꺼려진다면 다른 의사를 찾으십시오. 좋은 의사들은 얼마든지 많습니다.

이제 환자의 입장에서 어떻게 해야 직장수지검사를 가장 고통이 적고 효율적으로 받을 수 있을까요? 가장 중요한 자세 잡는 법에 대해 우선 살펴봅시다. 의사가 전립선을 가장 잘 촉진하기 위해서는 환자가 일어선 상태에서 검사테이블의 모서리부분을 잡고 구부린 자세를 취해야 합니다.(어떤 의사들은 환자를 옆으로 눕게 한 상태에서 검사를 하지만 이것은 좋은 방법이 아닙니다. 이 자세에서는 기껏해야 전립선의 아래 부분 밖에 검사할 수 없습니다.) 대부분의 사람들이 검사 시 가장 불편하다고 느끼는 부분은 의사의 손가락이 항문괄약근을 통과하여 골반 바닥에 있는 근육을 지나갈 때 입니다. 비록 의사가 장갑에 윤활제를 바르고 검사를 시행하기는 하지만, 골반 바닥의 근육이 긴장되어 있을 경우(이는 정상적인 현상이며, 검사를 처음 받을 경우에는 흔히 있는 일입니다.)에는 의사가 힘을 더 주게 됩니다. 이로인해 불편감은 더 심해지고 환자는 더욱 긴장하게 됩니다.

어떻게 하면 이 근육을 이완시킬 수 있을까요? 괜한 노력하지 마십시오. 그냥 올바른 자세를 취하면 됩니다. 우선 불편하더라도 팔꿈치를 검진테이블에 데지 마십시오. 상체 윗부분에 체중을 실으십시오. 무릎을 굽혀서 발이 거의 바닥에 닿을 정도로 하십시오. 당신의 발에 체중이 실려서는 안 됩니다. 이러한 자세를 취하면 당신의 엉덩이와 골반의 근육이 완전히 이완되어 의사의 손가락이 들어가기 쉽게 됩니다.

의사가 촉지하는 전립선이 어떤 느낌인지 알고 싶다면 당신의 손을 만져보십시오. 정상적인 전립선은 마치 당신의 엄지손가락 아랫부분의 살처럼 부드럽게 만져집니다. 이제 엄지손가락의 관절을 느껴보십시오. 이것은 단단한 암덩어리의 느낌과 유사합니다.

상 같은 암을 발견하지는 않습니다. 즉 하나의 검사만 할 경우에는 놓칠 수 있는 암이 있다는 것입니다. 그러므로 이 두 검사는 항상 함께 시행되어야 합니다.

당신이 미국인이라면 40세부터 전립선암에 대한 검사를 시행해야 합니다. PSA검사는 일찍할수록 좋습니다. 젊은 사람들에서는 전립선비대증과 같이 검사 결과에 혼란을 주는 질환이 드물기 때문에 PSA검사의 정확성이 보다 높습니다. 만약 당신이 아프리카계 미국인, 또는 가족력이 있는 사람일 경우 40세에 검사를 시작하는 것이 매우 중요합니다. 이러한 사람들은 보다 젊은 나이에 암에 걸릴 수 있기 때문입니다. 직장수지검사을 통해 의사는 전립선암에 대한 많은 정보를 얻을 수 있습니다. 암이 한 쪽에 국한되어 있는지 아니면 양측에 있는지, 전립선 밖으로 나가 골반벽이나 정낭을 침범했는 지 알 수 있습니다.(전립선의 해부학에 대해서는 1장을 참고하십시오.) 직장수지검사는 매우 훌륭한 검사이기는 하지만 이 검사로 모든 조기암이 발견되는 것은 아닙니다. 솔직히 직장수지검사는 의사의 능력에 따라서 결과가 달라질 수 있습니다. 이것은 주관적인 검사입니다. 이 영역에 있어서 비뇨기과 의사가 일반의에 비해서 유리한 점이 있다면 이는 단지 전립선암을 진단하는 것이 그들의 주요한 전문영역 중의 하나이기 때문일 것입니다. 종종 일반의들은 직장수지검사에서 의심스러운 부위가 촉진되어도 PSA가 정상범위(4ng/ml 미만)라는 이유로 암

PSA검사 이전에 할 일

- 검사 2일 전부터는 사정하지 마십시오.(사정으로 인해 PSA 수치가 상승할 수 있습니다.)
- 반드시 직장수지검사하기 전에 이 검사를 받아야 합니다.(직장수지검사 역시 PSA수치를 상승시킬 수 있습니다.)
- 전립선비대증으로 프로스카(finasteride, Proscar) 또는 아보다트(dutasteride, Avodart)를 복용하거나 탈모로 프로페시아(finasteride, Propecia)를 복용할 경우 반드시 의사에게 알려야 합니다. 이 세가지 약물은 모두 PSA 수치를 낮춥니다. 이를 보정하기 위해서, 만약 이 약물들 중 한 가지를 단기간 복용했다면 측정된 PSA에 2.0을 곱하십시오. 만약 5년 이상 복용 중이라면 2.5를 곱하시기 바랍니다. 다행히 이 약물들은 free PSA에 영향을 미치지 않습니다. 또한 전립선 관련 수술 과거력을 의사에게 꼭 알리시기 바랍니다. 전립선비대증으로 경요도 전립선 절제술을 시행 받았다면 PSA가 1ng/ml이하로 떨어질 수 있습니다. 이로 인해 이상이 없다는 착각을 불러올 수 있습니다. 만약 당신의 PSA 수치가 점차 증가한다면, 증가폭이 크지 않다고 하더라도 꼭 비뇨기과를 방문하십시오.
- 만약 PSA 수치가 지난번 검사에 비해 약간 또는 크게 상승했다면 같은 기관에서 재검을 받으시기 바랍니다. 이 중 25% 정도에서는 PSA가 이전 수치로 돌아올 것입니다. 만약 확실한 PSA 상승 소견이 보인다면 감염을 배제하기 위해 항상제 처방을 받으십시오. (보통 시프로플록사신(ciprofloxacin, Cipro) 또는 레보플록사신(levofloxacin, Levaquin)을 3-4주간 복용하고 PSA를 재측정하게 됩니다.) 만약 여전히 PSA가 상승해 있다면 생검을 실시해야 합니다.

에서 배제시킵니다. 이것은 전립선암 환자의 4분의 1의 경우 PSA 수치가 낮다는 사실을 간과한 것입니다.

PSA검사가 왜 필요할까요?

다른 어떤 암도 촉진만으로 진단되는 경우는 없습니다. 왜 그럴까요? 그것이 손으로 느껴질 정도로 충분히 커지기 위해서 얼마나 많은 분열을 거쳐야 할지 상상해 보십시오. 이러한 이유로 의사들은 수년에 걸쳐 남성에서 파파니콜로도말검사(Pap smear - 자궁경부암검사)에 해당하는 검사를 찾아내고자 하였으며, 이를 임상 증상이 나타나기 이전에 암을 감지해 낼 수 있는 조기 암 탐지기로 활용하고자 하였습니다.

이 분야에서는 아직까지는 PSA검사가 가장 유력합니다. PSA는 주로 전립선에서 만들어집니다. 그것은 전립선 내부의 그물망과 같은 분비관을 통해 배출되며 사정 시에 정액의 일부를 형성합니다.(1장을 보십시오.) PSA라는 효소가 전립선에만 만들어지기는 하지만 전립선 내에 머무르지 만은 않습니다. 혈액을 타고 들어가기 때문에 간단한 혈액검사만으로도 검출됩니다.

PSA는 완전히 새로운 검사 방법이 아닙니다. 그렇지만 예전에는 그 용도가 제한적이었습니다. 과거 PSA검사의 주요 목적은 이미 진단된 전립선암에 대한 추적관찰이었습니다. 이것보다 더 큰 역할을 할 수 있을까요? 과연 아직 진단되지 않은 암을 감지해 낼 수 있을까요? 1980년대 후반 의사들은 이 질문들에 대해 "네"라는 답을 얻었습니다. PSA 수치의 상승은 전립선암의 존재를 알려주고 조기 전립선암을 발견하는데 도움을 주며 전이된 상태로 발견될 확률을 줄이기 때문입니다.

지난 10년에 걸쳐 PSA에 대한 지식이 기하급수적으로 증가했지만 PSA검사는 전립선암을 완벽하게 집어내는 마법의 지팡이는 아닙니다. 바로 그것이 문제입니다. 지금까지도 의사들은 이 검사를 가장 잘 활용하는 방법과 검사를 통해 얻은 결과를 해석하는 방법을 연구하고 있습니다. 미국 남성이 전립선암으로 사망할 확률은 3%이지만, 일생 동안 전립선암으로 진단받을 확률은 17%입니다. 생명을 위협하는 암을

나의 PSA 수치가 올라갔다:
PSA 상승의 다른 원인으로 어떤 것들이 있을까?

PSA 수치가 낮다고 전립선암으로부터 안전하다는 것을 의미하지 않는 것처럼 PSA 수치가 높다고 해서 반드시 전립선암에 걸린 것은 아닙니다. 당신의 PSA수치가 높다는 것은 당신에게 손상, 비대, 감염, 또는 암과 같은 전립선 질환이 있다는 것을 뜻하며, 이 중 원인이 무엇인지를 확인하기 위해 비뇨기과 의사를 찾아야 합니다.

예컨대 전립선에 가해지는 손상(심지어 강한 직장수지검사)은 PSA 수치를 일시적으로 상승시킬 수 있습니다. (PSA가 얼마나 복잡한지는 다음 예를 통해 확인할 수 있습니다. 프랑스의 한 과학자가 연구한 바에 따르면 직장수지검사 후의 PSA상승은 대부분 free PSA의 상승이라고 하였습니다. 어찌되었던 수치는 올라갔고 결과적으로 오해를 부를 수 있습니다.) 이것은 방광경이나 전립선 생검, 경요도 전립선 절제술(transurethral resection of the prostate; TURP)처럼 전립선에 영향을 주어 PSA 수치가 상승시킬 수 있는 시술을 하기 이전에 혈액을 먼저 채취하는 것이 바람직하다는 것을 의미합니다. 이러한 이유로 생검 후 치료 방법 결정을 위해 PSA검사를 해야한다면 최소한 6-8주 정도 기다린 후에 하는 것이 바람직합니다. 기다린 뒤에도 여전히 PSA수치가 생검 전에 비해 상승되어 있을 수 있습니다. 이 경우에도 당황하지 말고 단지 당신의 PSA가 아직 기준치로 떨어지지 않았다고 생각하십시오.

전립선비대증에 의해서도 PSA가 올라갈 수 있습니다. 경미한 전립선염 또한 PSA 수치를 올릴 수 있습니다. 세균성 전립선염과 같은 급성감염의 경우에는 PSA 수치가 급증할 수 있습니다. 이러한 이유로 정기적인 PSA검진에서 PSA수치가 급증한 환자들에게는 감염과 같은 가능한 다른 원인을 배제하기 위해 우선 항생제를 몇 주 동안 처방한 뒤 다시 검사를 합니다.(이것은 불필요한 전립선 생검을 줄이기 위한 것이기도 합니다.) 만일 문제가 정말 전립선염이며, 심각한 정도라면 항생제 처방 뒤 PSA가 정상으로 돌아오는데 4-6주가 걸릴 것입니다. 그러나 어떤 사람에서는 최저치가 상승된 체 유지되어 더 이상 떨어지지 않습니다.

PSA는 성관계에 의해서도 상승할 수 있습니다. 사정 후 1시간 이내에 PSA는 41%나 증가합니다.(그러므로 PSA검사를 받기 전 적어도 이틀 동안은 성관계를 피하는 것이 좋습니다.)

급성 요폐(전립선비대증이나 요로감염으로 인한)도 갑작스런 PSA증가의 원인이 되기도 하며, 정상으로 돌아오는데 일주일 정도 걸릴 수 있습니다. 드물게는 전립선비대증이 전립선 부근의 혈류를 차단할 수 있습니다. 이를 전립선 경색(prostate infraction)이라고 하며, 혈류의 차단은 마치 심근경색이나 심장발작 때와 비슷합니다. 전립선 경색은 요폐를 일으킬 수 있으며 또한 일시적인 PSA의 급상승을 초래합니다. 때때로 100-200ng/ml까지 올라가는 경우도 있습니다. 미시간 주의 과학자들에 의해서 이루어진 한 연구에서는 전립선 경색일 때 PSA뿐만 아니라 산성인산분해효소(acid phosphatase – 전립선에서 만들어지는 또 다른 효소, 6장을 보십시오.)도 상승할 수 있다는 것을 밝혀내었습니다. 경색은 설명되지 않는 이 두 효소들의 혈중농도의 상승의 원인이 될 수 있다는 것입니다.

마지막으로 검사실의 실수로 PSA가 잘못 측정되었을 가능성도 배제할 수 없습니다. 그리고 이는 불필요한 걱정을 야기할 수 있습니다. 이러한 실수는 생각보다 자주 일어납니다. 모든 PSA 상승의 원인들을 고려해볼 때 PSA 수치 하나만으로 치료에 대한 결정을 내릴 수는 없음을 알 수 있습니다.(전립선암의 확진에 대한 자세한 내용은 6장을 보십시오.)

참고: '자전거 타기'는 PSA수치를 상승시키지 않습니다. Archives of Family Medicine에 실린 한 연구에서 과학자들은 27세에서 54세 사이의 사이클 동호회의 구성원 20명을 대상으로 조사를 시행하였습니다. 이 연구결과 장거리 사이클(비록 이것은 음낭과 직장사이의 부분인 회음부의 감각을 둔화시킬 수는 있습니다.) 이후에도 PSA의 혈중농도가 상승하지 않았습니다. 4일간 자전거 경주를 한 260명의 남성을 대상으로 한 대규모 연구에서도 역시 PSA수치의 눈에 띄는 상승은 보이지 않았습니다.(이들 중 4명은 검사전부터 PSA가 4ng/ml이상이었으며, 경주 후에 이 수치가 더 오르지는 않았습니다.)

정확하게 찾아낼 수 있는 표지자가 나오기 전까지는 선별 검사로 인해 과도하고 불필요한 검사와 치료를 받는 남성들이 있을 것입니다. 또한 많은 노령자들이 젊은 남성들 만큼 자주 검진을 받게 됨으로써 전립선암 선별 검사와 치료로 모든 남성들의 삶이 연장되지는 않을 것으로 생각됩니다.

PSA는 암 특이적이 아니라 전립선 특이적입니다. 그러므로 혈액검사만으로는 충분하지 않습니다. 직장수지검사가 함께 이루어져야 합니다. PSA 수치가 높다고 해서 항상 전립선암을 의미하는 것은 아닙니다. PSA는 높지만 암이 아닌 경우도 많습니다. 또한 전립선암이 있지만 PSA 수치는 낮을 수도 있습니다. 전립선암인 남성의 15%는 PSA 수치가 4ng/ml 미만으로 낮으며, PSA 수치가 4-10ng/ml사이인 남성의 25%가 암이라고 합니다. PSA 수치가 10ng/ml 이상인 경우에는 65%가 암입니다. 결국 PSA는 여러가지 요인에 의해서 올라갈 수 있다는 것입니다.("나의 PSA 수치가 올라갔다: PSA 상승의 다른 원인으로 어떤 것들이 있을까?"를 참고하시기 바랍니다.)

암조직의 경우 정상조직보다 혈중 PSA농도가 10배나 높습니다. 정상 전립선의 경우는 작은 관을 통해 PSA가 분비되고 소변으로 배출되기 때문입니다. 그러나 전립선암의 경우 도관이 제대로 기능을 하지 않습니다. 암의 관들은 막다른 골목처럼 막혀있습니다. 그래서 요도로 배출되는 대신 PSA가 전립선 안에 쌓이다가 전립선 밖으로 새어나와 혈류에 이릅니다. 이것이 PSA가 암에 대한 좋은 표지자가 된 이유입니다.

PSA검사에 대한 새로운 접근

하지만 아직까지 PSA검사는 발전의 여지가 있습니다. PSA가 좋은 검사인 만큼 많은 과학자들은 이 검사를 더 의미있고 특이적으로 만들기 위해 노력하고 있습니다. 다음의 내용은 PSA검사에 대한 새로운 접근 중 가장 유망한 것들입니다.

Bound PSA와 Free PSA

화학적으로 말하면 PSA는 작고 날카로운 가위와 같습니다.(PSA의 주된 작용은 성교 후 응고된 정액을 녹이는 것입니다. 1장을 보십시오.) 수많은 작은 가위들이 혈액을 타고 움직이면서 날카로운 날로 조직을 자른다고 상상해보십시오. 만일 PSA가 원래의 형태로 혈액을 순환한다면 이에 닿는 모든 것들은 손상될 것입니다. 그러나 우리 몸은 매우 영리합니다. 정상적인 경우 PSA는 가위날집에 들어있는 형태로 존재합니다. 마치 화학적인 구속복을 입은 것과 같이 정상적인 조직에 해를 주지 않도록 하는 것입니다. 이처럼 다른 단백질과 결합하여 해롭지 않은 형태의 PSA를 "bound PSA"라고 합니다. 그러나 때때로 PSA는 스스로를 불활성화시킵니다. 한쪽 날이 망가진 가위를 생각해보십시오. 이러한 가위는 더 이상 가위날집에 들어가지 못합니다. 이런 PSA는 화학적으로 수동적입니다. 이러한 PSA를 "free PSA"라고 합니다. 이런 형태의 PSA들은 혈액을 타고 자유롭게 순환할 수 있습니다.

일반적인 혈액검사에서는 두 가지 형태의 PSA가 합쳐진 "총 PSA"로 보고됩니다. 그러나 최근에 과학자들은 이 두 가지 형태를 구분하여 양을 측정할 수 있는 민감한 방법을 고안했습니다. 그 목적은 혈중 PSA를 두가지 형태로 구분하고 양을 측정하여 시간에 따른 각 수치의 변화를 알아보는 것입니다. 이를 통해 전립선의 정상적인 성장과 비정상적인 성장을 예측하는 것입니다. PSA를 이 두 가지 형태로 구분하는 것은 두 가지 중요한 측면에서 도움이 됩니다. 우선 PSA검사가 보다 더 특이적일 수 있으며, 또한 암이 얼마나 공격적인 성향을 가진 암인지에 대해서 알 수 있습니다.

● **보다 더 특이적인 검사인 free PSA검사** 이 장의 뒷부분에서 언급하겠지만, PSA 수치의 증가가 무조건 전립선암을 의미하지는 않습니다. 그것은 단지 전립선에 문제가 있다는 것을 시사할 뿐입니다. 그것이 암 일수도 있지만 비대, 감염, 최근의 손상을 의미하는 것일 수도 있으며, 결국 비뇨기과 전문의를 만나 정확한 원인이 무엇인지 확인해야 한다는 것을 의미합니다. PSA가 정상보다 높은 원인 중 가장 흔한 경우는 전립선비대증입니다. PSA 수치가 전립선 무게의 10% 정도에 해당하는 것은 흔히 있는 일입니다. 만약 전립선이 60g으로 커졌다면 암에 걸리지 않았어도 PSA가 6ng/ml일 수 있습니다.

● **Free PSA는 전립선비대증 조직에서만 나온다** 이것을 쉽게 기억하는 방법

은 "free PSA가 높을수록 암으로부터 free할 수 있다" 입니다. 전립선암이 있을 경우에는 free PSA의 비율(percent-free PSA(% free PSA)라고도 부릅니다)이 상대적으로 낮습니다. 그러므로 PSA가 증가했고 그 중 대부분이 free PSA라면 전립선비대증일 가능성이 높지만, 대부분이 bound PSA라면 암일 가능성이 높습니다. free PSA검사는 이렇게 유용하게 이용될 수 있습니다.

Free PSA검사가 불필요한 생검을 줄여줄 수 있을까요? 가능합니다. Free PSA 결과를 지나치게 의존할 경우 전립선암을 놓칠 수 있을까요? 그럴 수 있습니다. 한 연구에서 %free PSA의 기준을 19%로 정하고, 총 PSA농도가 3-4ng/ml인 남성들을 대상으로 생검을 했을 때 90%에서 암이 확인되었습니다. PSA 수치 2.6-4ng/ml 사이의 남성들을 대상으로 한 또 다른 연구에서는 보다 높은 %free PSA의 기준을 27%로 적용하였지만 역시 90%에서 암이 확인되었습니다. 이 연구를 통해 이러한 기준을 정함으로써 18%의 불필요한 생검을 피할 수 있다는 것을 알 수 있습니다. 참고: 다시 말하지만, free PSA가 낮으면 근치적 전립선 절제술 결과 공격적이고 진행된 암을 가질 확률이 높습니다. 따라서 생검 결과가 불확실하거나 암이 매우 소량 존재한다고 하더라도, 만약 %free PSA가 15보다 작다면 free PSA가 높은 남성들에 비해 실제로 더 많은 양의 암이 존재할 수 있습니다.

또 다른 연구에서는 PSA농도가 높은(4-10ng/ml) 사람들에서 free PSA를 측정하였습니다. 이 중 free PSA가 25%미만인 사람만 생검을 했을 때 95%의 암을 진단할 수 있었고 20%의 불필요한 생검을 줄일 수 있었습니다. 그렇지만 일부 과학자들은 나머지 5%의 암을 놓일 수 있다는 사실에 대해서 우려를 표명하고 있습니다.

Complexed PSA

이 검사를 약자로 cPSA로 bound 형태와 free 형태의 PSA를 구별할 수 있는 또 다른 방법입니다. 이는 마치 동일한 피사체를 서로 다른 렌즈로 찍는 것과 같습니다. 남성의 PSA 중 결합된 형태가 얼마나 되는지 측정합니다. 전립선암에 걸린 남성의 경우 전체 PSA 중 많은 부분이 결합된 형태이기 때문입니다. PSA 수치가 2.5에서 4ng/ml 사이에 있는 남성들을 대상으로한 연구에서 cPSA 단독검사는 전립선암을 진단하는 데 있어 일반적인 PSA검사보다 민감하고, %free PSA와는 비슷한 수준이었습니다. 이 검사의 잠재적인 이점은 한번의 혈액검사로 해결되기 때문에 더 비용효율적이라는 것입니다. 그러나 이 검사는 전립선암의 공격적인 성향을 예측할 수 있는 %free PSA를 알 수 없다는 단점이 있습니다.

● **이 검사를 과연 받아야 할까요?** 고려해 볼 사항들이 몇가지 있습니다. free PSA검사의 단점은 비용이 두배로 든다는 겁니다. 이 검사는 총 PSA와 free PSA를 측정하여 %free PSA를 계산해야 하기 때문입니다. 많은 의사들이 free PSA검사로 발생하는 추가 비용에 대해 크게 관심을 가지지 않음에도 불구하고 이 검사는 아직 널리 보급되지 않았습니다. 일부 비뇨기과 의사는 %free PSA가 25 미만인 사람에 한하여 전립선 생검을 실시합니다, 이것은 물론 불필요한 생검을 줄일 수 있다는 장점이 있지만, 5-10%의 확률로 암을 놓칠 수 있습니다. 결국 결정하기 어려운 상황에 봉착하게 됩니다. 조기에 진단할 수 있는 암을 놓치느냐 아니면 불필요한 생검을 하느냐입니다.

하지만 %free PSA가 특히 유용한 두 가지 경우가 존재합니다. 첫 번째로, 총 PSA 수치가 정상보다 높아서 전립선 생검을 여러 번 시행한 남성이 있다고 가정해 봅시다. 모든 생검 결과 음성으로 나왔지만 여전히 꺼림칙합니다. 여기서 만약 free PSA 수치가 높다면 의사와 환자는 안심할 수 있습니다. 만약 매우 낮다면 생검을 다시 실시해야 합니다. 두 번째는 나이의 비해서는 PSA가 낮음에도 불구하고 전립선암의 가족력 때문에 극심한 걱정을 하고 있는 남성의 경우입니다. 여기서도 역시 %free PSA를 통해 위안을 얻을 수 있습니다. 만약 비율이 높다면 이 사람은 안심할 수 있습니다. 만약 낮다면 생검을 해 봐야 할 것입니다.

● **얼마나 공격적인 암인가요?** 어떤 의사도 전립선암 환자의 총 PSA 수치 만으로 PSA상승이 어디에서부터 온 것인지 알 수 없습니다. 예컨대 작은 크기의 조기암을 가진 많은 남성들의 경우, 대부분의 PSA는 실제로 암이 아닌 정상적인 상피세포에서 나옵니다. 그러나 free PSA가 15% 미만일 경우의 PSA는 거의 대부분 암세포

로부터 유래한 것이라고 생각할 수 있습니다. 그리고 이 경우 암은 상당히 크고, 공격적일 것입니다. 재차 강조하지만 PSA 수치에 대한 이러한 차이점은 암이라고 해서 모두 같은 것은 아닙니다. 어떤 암은 성장이 매우 느리고 치료를 필요로 하지 않는 반면, 어떤 암은 진단 후 몇 년 이내에 사망할 정도로 매우 치명적일 수 있다는 것입니다. 그러므로 과학자들에게 있어 조기에 암을 발견하는 것 못지 않게 어떤 종류의 암인지 아는 것도 매우 중요합니다. 존스 홉킨스에서 시행한 연구를 통해 어떤 남성들에서 면밀한 추적관찰을 할지에 대한 지침을 마련하였습니다.(6장과 7장을 참고하십시오.) 또한 어떤 남성이 당장 치료하지 않으면 치명적일 수 있는 공격적인 전립선암을 가지고 있는지 밝혀내기 위해 연구 중입니다. 어떤 암이 빠른 시일 내에 치료를 필요로 하는 공격적인 암인지를 총 PSA검사로 암을 진단하기 수년 전에 미리 free PSA로 예측할 수 있다는 새로운 증거가 있습니다. 존스 홉킨스에서 이루어진 한 연구에서 연구자들은 볼티모어 노화 연대기 연구를 통해 모은 방대한 자료를 활용하였습니다. H. 발렌타인 카터가 주도하여 시행한 이 연구에서 전립선암으로 진행된 남성들과 그렇지 않은 남성들의 혈액을 비교하였습니다. 그리고 공격적인 전립선암으로 진단된 모든 남성들의 경우 진단받기 15년 전의 free PSA가 15% 미만이었다는 사실을 알아냈습니다. 성장이 느리고 덜 공격적인 암을 가진 사람들의 %free PSA는 15 이상이었습니다. 이 연구를 통해 %free PSA가 치료를 요하는 공격적인 암을 예측하는데 있어 매우 훌륭한 도구라는 것이 밝혀졌습니다.

PSA 속도(velocity)

PSA를 이용한 또 하나의 진단 방법은 PSA 속도를 측정하는 것입니다. 이것은 1년 동안의 PSA 변화를 구하는 것입니다. 이론은 이렇습니다. 만일 전립선암 세포의 증식 속도가 전립선비대증에서보다 빠르고, 전립선암에서 보다 많은 양의 PSA가 생성된다면, 일 년 동안의 PSA 증가 속도 역시 전립선비대증에 비해 전립선암에서 더 빠를 것입니다.

그러나 이 방법이 정확하기 위해서는 2년 동안 최소한 세 번 이상 PSA를 측정해야 하고 최소한 18개월의 간격을 두고 측정해야 합니다. 짧은 간격(예를 들어 수개월 간격)으로 PSA를 너무 자주 측정하는 것은 그다지 도움이 되지 않습니다. 왜냐하면 PSA는 자연적으로 15-30%가량 일시적인 변동폭을 보이기 때문입니다. 당신의 PSA검사 결과가 4.1ng/ml이라고 해봅시다. 두 달 후의 결과는 4.7ng/ml가 나왔습니다. 이것은 정상적인 변화에 해당합니다. 그렇지만 이 사실을 몰라 전립선암이 빠르게 자라는 것이라고 생각한다면 당신은 불안에 빠질 것입니다.

볼티모어 노화 연대기 연구의 자료를 이용한 한 연구에서 전립선비대증이 있는 사람, 전립선암에 걸린 사람, 전립선 질환이 없는 사람(대조군), 이렇게 세 그룹의 남성에 대한 연구를 실시하였습니다. 20년 동안 모은 혈액표본을 분석한 결과, PSA 속도를 제대로만 해석한다면 마법의 구슬과 같이 전립선암을 예측할 수 있다는 결론을 얻었습니다. 전립선암을 진단받은 환자들은 길게는 진단 받기 최고 10년 전부터 대조군에 비해 PSA 수치가 크게 변화하였습니다. 즉 PSA의 수치의 변화를 추적함으로써, 다른 진단 방법으로 진단되기 수년 전에 전립선암을 미리 감지할 수 있다는 것입니다. 예를 들어, 전립선암으로 진단받기 5년 전, 전립선비대증 군과 전립선암 군 사이에 PSA 수치는 차이가 없으나, 전립선암으로 밝혀진 남성들과 전립선비대증 군 및 대조군 사이에는 PSA속도에 는 큰 차이가 있을 수 있습니다.

PSA속도는 전립선암을 발견하는데 있어 그리고 전립선비대증를 조기에 감별하는데 있어 매우 가치가 큰 검사입니다. 특히 요즘처럼 매년 직장수지검사와 PSA 검사를 받기 위해 의사를 찾는 환자들이 증가하는 시점에서는 더욱 그렇습니다. 그렇지만 PSA 속도의 기본적인 개념은 연속성입니다. 의사는 PSA 수치가 마법의 숫자(현재는 이 마법의 숫자는 4ng/ml입니다)에 도달할 때까지 기다릴 필요가 없습니다. PSA 속도에 있어 염두에 두어야 할 것은 시간에 따른 의미있는 변화입니다. 그리고 이는 PSA 수치에 따라 변합니다. PSA가 4ng/ml이상인 남성에서 세 번의 순차적인 PSA검사 동안 평균 0.75ng/ml의 속도로 증가한다면 의미가 있다고 볼 수 있습니다. 중요한 것은 일정기간 동안 눈에 띄는 증가를 보여야 한다는 것입니다. 18개월 이상 동안 한 남성의 PSA 수치가 4.0ng/ml에서 4.6ng/ml로 그리고 5.8ng/ml로 증가했다고 가정해 봅시다. 분명이 여기엔 어떤 일이 벌어지고 있는 것입니다. PSA 속도를 이용하면 4ng/ml보다 낮은 수치에서도 보다 정확하게 전립선암을 진단해 낼 수 있습니다. 이제는 PSA 수치가 1.0nl/ml인 경우에도 암이 있을 수 있다는 사실을 알기 때문에 PSA 수치가 1에서 4ng/ml 사이인 남성들에서의 진단지침이 새로이 제시되었습니다. 카터에 의해 진행된 연구와 볼티모어 노화 연대기 연구에서는 일년에 0.2-0.4ng/ml의 적은 수치로라도 지속적인 증가를 보인다면 주의해야 한다고 하였습니다. 만약 PSA 수치가 1에서 4ng/ml사이이고 일년 사이에 0.2-0.4ng/ml보다 빠른 속도로 높아진다면 생검을 받아야 합니다. 또한 PSA 속도는 보다 특이적입니다. 만약 의사들

나의 PSA가 낮아도 문제 없을까?

전립선비대증 치료를 위해 프로스카나 아보다트와 같은 5알파 환원효소 억제제를 복용할 경우 인위적으로 PSA 수치가 절반으로까지 떨어질 수 있습니다. 탈모 치료제로 사용되는 프로페시아는 프로스카의 저용량 형태로 이 또한 PSA를 낮출 수 있습니다. 이를 보정하기 위해서 만약 이 약물들을 단기간 복용한 적이 있으면 측정된 수치에 2를 곱해야 합니다. 만약 5년 이상 복용하였다면 2.5를 곱하야 합니다.(다행스러운 사실은 이 약물들이 free PSA에는 영향을 미치지 않는다는 점입니다.)

비만 역시 인위적으로 PSA수치를 낮출 수 있습니다. 과학자들은 이로 인해 전립선암이 조기에 발견되지 않을 수 있다는 사실에 대해 걱정하고 있습니다. 3장에서도 언급했지만 전립선암으로 진단받기 25년 전에 뚜렷한 체중 증가가 있었던 남성들은 근치적 전립선 절제술 후 PSA가 오를 가능성이 높습니다. 이는 결국 암세포가 수술 후에도 일부 남아 있다는 것을 의미합니다. 이런 현상이 비만과 관련된 호르몬 때문일까요? 아니면 PSA가 낮아 보여 진단이 늦어진 것일까요?

만약 당신이 전립선비대증으로 수술(예, 경요도 전립선 절제술)을 받았다면 당신의 PSA수치는 아마도 1.0ng/ml로 떨어진 채 유지될 것입니다. 만약 당신의 PSA수치가 이보다 높다면, 아무리 정상 범위 내에 속한다 할지라도 정상이라고 할 수 없으며 이때에는 반드시 추가적인 검사를 해봐야 합니다.

이 PSA 기준치를 4ng/ml로 잡는다면 전립선비대증만 가지고 있는 남성의 40%가 불필요한 생검을 받게 될 것입니다. 그러나 PSA 속도를 이용하면 그 숫자는 줄어듭니다. 전립선비대증만 가지고 있는 남성의 10%만이 불필요한 생검을 받게 될 것입니다.

PSA의 큰 변화는 무언가 크게 잘못되었다는, 즉 치료하기 힘든 암이 존재한다는 신호가 될 수 있습니다. 근치적 전립선 절제술 또는 방사선 치료를 받은 환자들을 대상으로 한 2개의 대규모 연구에서, 진단받기 일년 이내에 PSA속도가 2ng/ml이상 증가한 사람들은 공격적인 성향의 암을 가질 확률이 높았으며 10년 이내 전립선암으로 사망할 확률 역시 높았습니다. 따라서 PSA 수치가 갑자기 증가하고 같은 기관에서 시행한 반복 검사에서 이런 결과가 지속될 경우, 당신은 치료를 바로 요하는 심각한 암을 갖고 있을지도 모릅니다. 그리고 이 경우 수술이나 방사선 치료만으로는 완치가 되지 않을 수도 있습니다.

PSA 수치만 가지고 질환을 해석하는 것에 비하면 PSA 속도를 측정하는 것을 큰 발전이라고 할 수 있습니다. 하지만 이 역시 완벽한 방법은 아닙니다. 전립선암이 몸에서 성장하고 있는 남성의 25%는 PSA 수치의 큰 증가가 없다는 사실을 기억하십시오. 그러므로 단지 당신의 PSA가 높지 않거나 증가하지 않았다고 해서 당신이 전립선암에 걸리지 않았으며 위험하지 않다고 단정 지을 수는 없는 것입니다.

나이특이적 PSA

나이가 들수록 남성의 전립선은 커집니다. 그런데 왜 40대 남성과 80대 남성의 PSA기준치가 같은 것일까요?(고령일수록 전립선비대증 때문에라도 PSA가 높을 것입니다.) 상식적으로 말이 되지 않습니다. 젊은 사람의 전립선은 고령 남성들에 비해 상대적으로 작습니다. 연구결과 50세 미만의 남성들에서 2.5ng/ml라는 수치를 PSA기준으로 사용할 경우 의사들은 20%의 암을 더 잡아낼 수 있으며 생검을 받아야 하는 사람은 단지 5%만 늘어난다고 합니다. 젊은 사람들에게 이러한 낮은 수치를 기준으로 사용하는 것은 전립선암의 조기 발견이 이들에게 보다 중요하다는 관점에서 볼 때 매우 바람직한 것입니다. 어떤 과학자들은 60세 이상의 남성에게는 보다 높은 기준치를 적용해야 한다고 제안합니다. 왜냐하면 많은 노인들이 비후된 전립선을 가지기 때문입니다. 그렇지만 이것은 만약 미리 발견되었다면 치료가 가능한 암을 놓칠 수 있는 위험이 있습니다. 그러므로 연령에 관계없이 PSA기준치를 4ng/ml 이상으로 올리는 것은 권장하지 않습니다.

PSA 밀도(PSA density)

전립선암에 걸려 있는 남성들의 대부분은 전립선비대증도 동반되는 경우가 많으며, 전립선비대증에 의한 PSA의 상승으로 정확한 진단이 어렵습니다. 전립선비대증과 전립선암을 구별하는 방법 중 하나는 PSA 길도를 측정하는 것입니다. PSA 밀도는 혈중 PSA 수치를 초음파로 측정한 전립선의 부피로 나눈 값입니다. 일반적으로 만약 양성 질환이라면 PSA는 전립선 무게의 약 10%정도 되며 최대 15%를 넘지 않아야 합니다.(PSA밀도로 계산하면 이는 0.1정도에서 0.15까지입니다.) 예컨대 당신의 PSA가 8ng/ml정도이고 전립선의 무게가 80gm이라면 대부분의 PSA는 전립선비대증에 의한 것입니다. 그러나 전립선 무게가 30 또는 40gm이라면 PSA 농도는 전립선비대증에 의한 것이라고 하기에는 너무 높습니다.

"그렇다면 내 전립선의 무게는 어떻게 측정하지?"라는 의문이 생기지 않으십니까? 바로 이것이 문제입니다. 전립선의 크기를 구하려면 경직장초음파검사와 같은 침습적인 방법을 동원해야 합니다. 그렇기 때문에 PSA 밀도는 전립선암의 선별검사

표 5.1

나이에 따른 PSA 수치				
나이	50-59	60-69	70이상	전체
PSA 수치				
2.5이하	88%	75%	61%	78%
2.6-4.0	8%	14%	18%	12%
4.1-9.9	3%	9%	16%	8%
10이상	1%	2%	5%	2%

Adapted from the *Journal of the American Medical Association*

로 받아들여지지는 않고 있습니다. PSA검사나 직장수지검사 결과가 비정상적이어서 초음파를 이용한 생검을 받은 남성에게 있어 PSA 밀도는 전립선에 암이 얼마나 분포하고 있는지 알아내는 데에 도움을 줍니다. 또한 생검 결과가 계속 음성으로 나오는 사람이 암을 찾기 위해서 검사를 계속 해야 하는 지 결정하는 데에도 유용합니다. 전립선암이 없는 남성에서 PSA는 전립선비대증에 의해 주로 높아지기 때문에 일부 연구자들은 전립선의 전체 무게 대신 이행대의 무게를 측정해서 밀도를 계산해야 한다고 주장합니다.

PSA 기준치

일단 숫자 4를 기억해야 합니다. 처음 PSA검사가 시행되었을 당시에는 수치가 4ng/ml 이상이면 비정상으로 간주하였습니다. 이후 나이특이적 PSA를 알게 되었고 40대의 경우는 기준치를 2.5로 낮춰야 한다는 사실 또한 알게 되었습니다. 최근 들어 몇몇 전문가들은 모든 연령대에서 2.5를 기준치로 잡아야 한다고 주장합니다. 그들은 그래야만 PSA가 4ng/ml이상으로 오를 때까지 기다리다가 생검이 늦어져 암을 놓치는 경우가 생기지 않을 것이라고 합니다. 그들은 또한 PSA 수치가 낮을 때, 즉 암을 초기에 치료하는 것이 바람직하다고 주장합니다. 하지만 이렇게 낮은 PSA 수치에서 발견되는 암들은 작고 저등급이므로 임상적으로 심각하지 않기 때문에 바로 치료할 필요가 없다는 반대주장도 있습니다. 맞는 말입니다. 더 많은 암을 찾아내는 데 이용되는 검사방법들은 과잉진단이나 치료를 유발할 수 있습니다. 〈Journal of the National Cancer Institute〉에 실린 논문에서는, 미국에서 전립선 생검 기준치를 2.5ng/ml로 낮출 경우 비정상으로 판정되는 사람들이 현재의 거의 2배인 600만 명에 육박할 것이라고 하였습니다. 이것은 재앙이라고 할 수 있습니다. 과학자들은 다음과 같이 말합니다. "선별검사가 효과적이라는 근거가 있기 전까지 전립선 생검을 시행하는 남성의 숫자를 늘리는 것은 시기상조입니다."

이렇게 2.5와 4를 두고 논쟁이 계속되고 있을 무렵 폭탄이 하나 터졌습니다. 〈New England Journal of Medicine〉에 실린 연구에서 PSA가 4ng/ml 미만인 3,000명의 남성을 대상으로 전립선 생검을 실시한 결과, 이들 중 15%에서 암이 발견되었습니다. 또한 암으로 진단받은 그 사람들 중 15%는 Gleason 점수가 7이상이었습니다. 이 연구는 몇가지 난제를 안겨주었습니다. 하지만 PSA 기준치로 암에 걸린 사람과 아닌 사람을 구분 수도 없다는 사실만큼은 확실히 알게 되었습니다.

현실적으로 암을 완전히 배제시킬 수 있는 PSA 기준치는 1.0ng/ml입니다. PSA가 이렇게 낮아도 전립선암이 있는 경우가 있지만, 생명을 위협하지 않거나 고등급은 아닐 가능성이 높습니다. 보다 중요한 것은 이 PSA 수치가 시간이 지남에 따라 증가하는지 그리고 증가한다면 얼마나 빠른지 입니다.

● **전립선비대증이 혼란을 가중시킵니다.** 전립선비대증의 존재는 많은 경우에 있어 암과 상관없이 PSA 수치를 증가시키기 때문에 PSA를 이용한 해석을 어렵게 만듭니다. 이 때문에 PSA검사는 전립선비대증이 없는 남성에서 암을 진단하는데 더 유용합니다. 이러한 남성들은 일반적으로 PSA 수치가 낮고 젊으며 암을 조기 진단함으로써 얻는 이득이 많습니다. 절대적인 PSA기준에 대한 재고가 필요합니다. PSA가 4ng/ml 미만일 때는 어떤 식으로 증가하는지 심도있게 생각해 봐야 할 것입니다. 그

표 5.2

내 조직검사에서 암이 나올까요?
고등급의 암이 나올 가능성은 얼마나 될까요?

PSA	조직 검사에서 암으로 나올 확률	고등급 암으로 나올 확률 (Gleason 7-10)
0.5이하	7%	0.8%
0.6-1.0	10%	1.0%
1.1-2.0	21%	2.6%
2.1-3.0	27%	5.7%
3.1-4.0	30%	9.4%
4.1-10	23-38%	5-15%
〉10	65%	-

Data adapted from *New England Journal of Medicine*

리고 생명을 위협하는 질환을 가장 치료가 용이한 시점에 진단할 수 있는 방법들을 모색해야 합니다. 존스 홉킨스 대학병원의 비뇨기과 의사인 H. 발렌타인 카터는 PSA가 1에서 4ng/ml 사이인 남성에서 PSA 속도가 일년에 0.2에서 0.4ng/ml 사이인 경우 전립선암에 의해 사망할 가능성이 높다는 사실을 밝혔습니다.

PSA와 인종

흑인들은 전립선암에 걸리지 않았어도 다른 인종에 비해서 PSA 수치가 높습니다. 예를 들어 시카고 지역의 연구자들에 의해서 진행된 후향적 연구에서, 흑인의 평균적인 PSA 수치는 백인이나 히스패닉보다 약간 높다는 것이 밝혀졌습니다. 또한 흑인은 PSA 밀도 역시 높습니다. 이것은 아프리카계 미국인에게 PSA검사를 시행할 때 더 높은 기준을 적용해야 한다는 것을 의미합니다. 하지만 다른 한편으로는 흑인들의 경우 전립선암에 걸릴 위험이 더 높습니다.(3장을 보십시오) 그들이 백인들의 기준과 같은 PSA 기준치로 생검을 받을 경우 암이 발견될 가능성이 높아집니다. 한 연구에서 PSA 기준을 4.0ng/ml로 했을 때, 백인에서는 38%가 암으로 진단된 반면 흑인에서는 52%가 암진단을 받았습니다.

흑인에서의 PSA검사 지침을 마련하기 위해서는 더 많은 연구를 필요로 합니다. 아프리카계 미국인들은 보다 진행되고 치명적인 형태의 전립선암에 더 잘 걸리므로 주의깊은 추적관찰이 필요합니다. PSA와 함께 free PSA와 같은 다른 검사를 함께 시행하는 것이 이들에게 도움이 될 것입니다.

연구 중인 혈액검사들

PSA에 대해 알면 알수록 전립선의 작용뿐만 아니라 전립선에서 항상 내보내는 생화학적 신호들에 대해 알게 됩니다. 이를 해석할 수만 있으면 얼마나 좋을까요? 최근들어 전립선암을 예측할 수 있는 다른 혈중 표지자를 찾기 위한 연구들이 진행 중에 있습니다.

조기 전립선암 항원 - 2(Early Prostate Cancer Antigen-2; EPCA-2)

전립선암 진단에 쓰이는 이 새로운 표지자는 존스 홉킨스 브래디 비뇨기과 연수소(Johns Hopkins Brady Urological Institute)의 연구관리자인 로버트 H. 게첸버그(Robert H. Getzenberg)가 발견하였습니다. EPCA-2의 발견은 그의 전임자였던 도널드 S. 커피(Donald S. Coffey)와 수십 년간 연구한 끝에 이루어졌습니다. 커피(Coffey)는 암세포의 핵이 매우 이상한 형태를 띄고 있다고 사실을 알아냈습니다. 그리고 그는 암세포의 형태를 이렇게 변화시키는 구조단백질들을 찾았습니다. 그리고 게첸버그가 전임강사일 때 그들은 이 EPCA-2를 찾아냈습니다. 최근에 게첸버그와 그의 동료들은 흥미있는 연구를 통해 EPCA-2가 그 어떤 표지자보다(심지어 PSA보다) 전립선암에 더 특이적이라는 사실을 알아냈습니다. 더 나아가 이 검사를 통해 어떤 남성에서 암이 전립선에 국한되어 있고, 암이 전립선 밖으로 퍼졌는지 알아낼 수 있습니다.

이는 대단한 결과입니다. 이 표지자를 다수의 전립선암 환자에서 적용할 수만 있다면 전립선암 선별 검사에 있어 혁명적일 수 있습니다. 최소한 EPCA-2는 PSA가 비정상인 사람들에서 어떤 사람이 암을 갖고 있는지 판단하는데 도움을 줄 것입니다. 더 나아가 EPCA-2가 PSA를 대신하게 될 날이 올지도 모릅니다.

항체 발현 패턴(Antibody Signatures)

우리의 몸은 모든 바이러스, 세균, 그리고 독소 등 우리의 면역 체계가 외부의 것 또는 잠재적으로 해가 된다고 여기는 것들에 대해 항체를 형성합니다. 과학자들은 우리 몸이 암에 대해서도 항체를 만들어 낸다는 사실을 알고 있었습니다. 특히 전립선암에 대해서는 암조직의 단백질을 공격하는 항체를 만듭니다. 미시건 대학 연구진들은 전립선암에 걸린 남성과 그렇지 않은 남성의 혈액 속에 있는 22종류의 단백질에 대한 항체를 찾아냈습니다. 예비 연구결과 이들이 찾아낸 항체를 이용한 검사를 이용하여 83%의 암을 찾아낼 수 있었고, 88%에서는 정상조직과 암조직을 구분할 수 있었습니다. 이는 PSA의 진단능력을 뛰어넘는 결과입니다. 이 기술이 임상에 적용되기까지는 더 많은 연구가 필요하겠지만 매우 유망한 검사법이 될 것으로 생각됩니다.

PSA의 분자파생물(Molecular Derivatives of PSA)

PSA는 더 큰 분자인 Pro-PSA에서 시작됩니다. Pro-PSA는 hK2라고 불리는 관련 효소에 의해 분해되어 활성화된 PSA가 되며, 이는 다시 BPSA라고 불리는 물질로 분해가 됩니다. BPSA는 free PSA의 특정한 형태로 전립선의 이행대에서 발생하는 전립선비대증에서 생성됩니다.(1장에서 이 구역은 암이 생기지 않으며 암은 전립선의 말초대에 발생한다고 했습니다.) BPSA는 암에 대한 표지자라기보다는 전립선비대증에 대한 표지자입니다. BPSA는 free PSA가 낮은 남성에서 양성 질환을 악성 질환으로부터 구분해 내는데 도움을 줍니다. 다음은 hK2입니다. PSA는 칼리크레인(kallikrein)이라는 단백질 분해효소에 속합니다. hK2(human kallikrein-2)라고 불리는 PSA의 사촌격인 이 효소 역시 단백질 분해효소이며 전립선에 의해서 표현되고 혈액에서 측정할 수 있으며 호르몬에 반응합니다. hK2 효소는 공격적이고 진행된 분화도가 나쁜 암에서 보다 많이 발현되며 암을 진단하는데 도움이 될 수 있습니다. Pro-PSA는 어떨까요? 총 PSA 중 pro-PSA의 비율을 나타내는 p-PSA는 PSA 수치가 2에서 4ng/ml사이인 남성들에서 가장 유용한 것으로 한 연구에서 밝혀졌습니다.

혈청 프로테움 패턴(Serum Proteomic Pattern)

각각의 기관과 조직은 단백질이나 펩타이드 등을 혈액으로 분비하거나 혈액으로부터 가져오거나 교환하는 방식으로 그들만의 표식을 남깁니다. 이 혈청 프로테옴이라고 불리는 단백질 표현형을 통해 특정 기관 또는 조직의 이상여부를 확인할 수 있습니다. 이 단백질 표현형을 밝혀내기 위해 SELD-TOF(Surface-Enhanced Laser Desorption ionization Time-Of-Flight) 질량 분광기라는 새로운 기술이 개발되었습니다. 연구자들은 이 기술을 이용하여 전립선암을 포함한 다양한 질환을 환자들의 혈액으로 분석할 수 있게 되었습니다. 연구자들은 특정 표지자보다는 특징적인 표현형을 찾고자 노력하고 있습니다. 특정 단백질을 밝혀내려고 하지도 않습니다. 단지 중요한 것은 확인이 가능한 표현형을 남긴다는 사실입니다. 아직까지 이 기술이 보급되지는 않았지만 최근 연구에 따르면 남성의 전립선암과 여성의 난소암을 발견하는데 효과적이라고 합니다.

전립선암 진단을 위한 소변 검사는?

전립선암을 진단하는데 있어 전혀 다른 접근 방법이 연구 중에 있습니다. 이것은 전립선 마사지나 전립선 생검 후 받은 소변에서 전립선암 세포의 분자가 발견된다는 사실에서 착안한 것입니다. 현재까지 잠재적인 소변검사 방법으로 3개의 암 특이 표지자가 연구 진행 중에 있습니다.

● DD3 이 유전자는 존스 홉킨스 브래디 비뇨기과 연구소에서 발견한 것으로 지금까지 알려진 유전자 중 가장 전립선암 특이적인 것 중 하나입니다. 전립선암의 조기진단에 활용될 것으로 기대하고 있습니다. 상용 검사방법인 uPM3, PCA3가 개발되었으며, 개발자 측에서는 81%의 정확도를 가진다고 합니다.

● AMACR 3장에서 언급된 이 유전자는 지방산 대사에 관여하며 전립선암에서 매우 높게 발현됩니다. 존스 홉킨스의 비뇨기과 의사인 크리스천 파블로비치(Christian Pavlovich)는 소규모 연구를 통해 이 유전자를 찾아냈으며, 87%의 전립선암을 예측할 수 있었다고 합니다.

● GST-π 이 유전자는 일반적인 경우 산화적 손상으로부터 세포를 보호하는 유전자로, 전립선암이 발생하는 과정에서 가장 먼저 메틸화되거나 화학적으로 녹아웃(knockout – 생화학적인 방법으로 돌연변이 시키는 것)되는 유전자입니다. 메틸화된 GST-π는 소변에서 발견할 수 있는 또 다른 전립선암 특이적인 표지자라고 할 수 있습니다.

어떤 사람들에서 선별검사가 필요할까?

가장 중요한 것은 완치 가능한 단계인 초기에는 전립선암에 의한 증상이 없다

앞으로 다가올 미래: 암을 예측하는 놀라운 컴퓨터

존스 홉킨스 대학병원의 비뇨기과 의사인 알렌 파틴(Alan Partin)은 통계학 등 수학적 계산에 능합니다. 그는 여러 가지 임상적인 사실들을 재조합하고, 이로부터 의미를 도출하며, 도출된 결과를 환자들에게 적용하려고 노력합니다. 대표적인 예로 그가 만든 "파틴 표(Partin table)"는 PSA 수치, Gleason 점수, 임상 병기를 이용하여 전립선암의 정도를 정확하게 예측하는 데 사용됩니다. 이를 통해 전립선암 치료에 대한 올바른 결정을 내릴 수 있습니다.(6장을 보십시오.)

이제는 세 가지 인자 대신, 더 많은 정보를 파틴이 개발에 참여한 매우 정교한 신경 네트워크인 "생각하는 컴퓨터 프로그램"에 대입합니다. 이 기술을 이용하면 생검 결과는 어떻게 될 것인지, 암의 병리학적 병기는 무엇일지, 림프절까지 전이가 되었을지에 대한 예측을 할 수 있습니다.

파틴은 다음과 같이 말합니다. "신경망 컴퓨터는 새로운 것이 아닙니다. 그렇지만 의학에 도입된 것은 최초라고 할 수 있습니다. 증권시장에서는 이 장비가 이미 사용되어 왔습니다. 경향을 보고 다음 분기에는 어떠한 일이 벌어질 지를 예측하여 줍니다. 이로써 사람들은 어떤 주식을 살 것인지 결정할 수 있습니다. 공장에서는 이 장비를 이용하여 물의 온도, 파이프를 통해 나오는 증기의 온도, 건물의 소음 정도 등 15-20가지의 변수들을 지속적으로 관찰합니다. 그렇게 함으로써 기계가 작동을 멈추기 이틀 전에 미리 예측할 수 있습니다. 신경망 컴퓨터는 '문제가 생길 것입니다. 생산 공정을 멈추거나 수리가 필요합니다.'라고 경고할 것입니다."

신경 네트워크는 흐름을 인식합니다. 이 기술이 제공하는 답은 교육된 추측이라고 할 수 있습니다. 마치 인공두뇌와 같은 기능을 하고 시행착오를 통해 터득하는 능력이 있는 신경 네트워크는 복잡하고 연속적인 결과물을 보고 패턴을 분석할 수 있습니다. 이를 통해 완치률이나 암의 공격성 등을 예측할 수 있습니다.

신경 네트워크는 PSA, PSA속도, free PSA, 나이, 인종 그리고 그 외의 표지자 등 객관적인 정보뿐만 아니라 많은 혼란 변수를 해석하는데에도 도움이 됩니다. 예를 들어,

일부 전립선암 환자들은 테스토스테론 수치가 낮은 데, 이는 암이 테스토스테론 생성을 억제하기 때문입니다.(3장을 참고하세요.) 최근들어 고도비만인 남성의 경우 PSA가 낮다는 사실을 알아냈으며, 이런 경우 암진단이 늦어질 수 있습니다. 전립선암 환자를 큰 집단으로 놓고 생각한다면 대부분의 변수들은 큰 의미가 없는 작은 요소에 불과하겠지만 개인의 입장에서는 암의 위험성을 집어내는데 핵심적일 수 있습니다.

는 것입니다. 이것은 대부분의 완치 가능한 전립선암 환자들이 건강상 아무 이상이 없다고 느낀다는 것을 뜻합니다. 전립선암 관련 증상이 동반된 남성들은 아마도 완치가 가능하지 않은 암일 가능성이 높습니다. 이것은 선별 검사의 필요성을 일깨워 줍니다. 기대 수명이 10년에서 20년 이상 남은 사람이나 전립선암으로 죽기를 바라지 않는 남성들은 검진을 받아야 합니다. 이것은 특히 고위험군(아프리카계 미국인이나 강한 가족력이 있는 남성)에서는 더욱 그러합니다.

이것은 무엇을 의미할까요? 간단하게 말하면 남성의 나이와 건강상태로 보아 기대 수명이 10년 미만인 경우에는 전립선암에 대한 조기검진을 할 이유가 없다는 것입니다. 만약 아주 고령이거나 건강상태가 안 좋은 남성이 현재 조기 국소성 전립선암에 걸렸다면 이 남성은 암이 진행이 되어 문제를 야기할 정도까지 살지는 못할 것입니다. 만일 이러한 사람들에서 암이 진행된다면 수년 동안 증상을 완화시키거나 질병의 진행을 늦출 수 있습니다. 이러한 사람들에게 치료에 대한 부담을 주는 것은 도움이 되지 않습니다. 여기서 놓치고 있는 중요한 문제는 이들이 얼마나 오래 살 것인지를 어떻게 알 수 있느냐 하는 것입니다. 어떤 비뇨기과 의사는 환자가 80세 이상일 경우 그의 부모를 모셔오지 않는 이상 PSA검사를 하는 것에 동의하지 않는다고 합니다. 그렇지만 우리는 같은 80세라도 당장 다음해에 사망할 사람과 100살까지 살 수 있는 사람을 정확히 구별해낼 수 있어야 합니다.

분명히 그 누구도 전립선암이나 그 외 다른 질환으로 사망하기를 원하지 않습니다. 하지만 어떤 남성들에게 전립선암은 추상적인 개념이기보다는 실질적이며 커다란 두려움입니다. 그들은 그의 아버지, 형제 또는 친구들이 전립선암으로 사망하는 것을 지켜본 사람들로 본인에게 같은 일이 발생하지 않기를 기도합니다. 그렇지만 다른 남성들은 이런 상황을 이해하지 못합니다. 그들은 전립선암 치료시 많은 부작용이 뒤따를 수 있으며 어떻게든 걸리지 않도록 해야겠다는 등 신문이나 TV를 통해 보고 들은 것만을 알고 있습니다. 솔직히 말해서 전립선암으로 죽은 친구나 가족이 없으면 상상하기 힘듭니다. 이 질환은 계속 진행하여 호르몬 치료와 같은 여러 가지 형태의 매우 불편하고 비인간적인 경험을 하게 만들며 궁극적으로는 뼈로 전이되어 지켜보기도 힘들 만큼 비참한 죽음에 이르게 합니다. 전립선암은 정상적인 신체 기능을 잘 침범하기 때문에 환자들은 몸의 방어체계가 약화되어 폐렴으로 쓰러지는 매우 고통스러운 죽음을 맞이하게 됩니다. 이런 끔찍한 일은 지켜보는 가족들로 하여금 무기력감과 동시에 분노를 불러일으킵니다. 당신은 이렇게 생각합니다. "현대 의학이 이렇게 많이 발전했는데 뭔가 할 수 있어야 되는 것 아니야? 지금쯤이면 이런 고통에서 벗어날 때도 되지 않았어?" 많은 과학자들이 최선을 다해 연구하고 있음에도 불구하고 아직 이 단계에 이르지는 못하였습니다. 하지만 곧 그런 날이 올 것입니다. 전립선암의 이런 측면에 대해서는 거의 들어본 바가 없을 것입니다. 이는 집단 검진에 대해 회의적인 시각을 가진 사람들이 말하기 꺼려하는 전립선암의 측면이기도 합니다. 대신에 그들은 치료의 부작용을 강조합니다.

오늘날에는 다행스럽게도 모든 형태의 전립선암 치료방법들이 부작용이 줄었습니다. 젊은 나이에 진단을 받을 경우 특히 그렇습니다. 이 장의 앞부분에서 살펴보았듯이 선별 검사와 효과적인 치료는 진행된 전립선암 환자수를 감소시키고 생존률은 증가시킨다는 증거들이 계속 나오고 있습니다. 이 질환으로 사망하는 미국인의 수는 감소하고 있습니다. 미국에서는 1995년에 35,000명이 전립선암으로 사망하였고 2006년에는 27,400명이 사망하였습니다. 따라서 오래 살고 싶은 사람들은 치료받을 기회를 제공받아야 합니다. 선별 검사가 바로 그 첫걸음입니다.

● **40세가 되면 검진을 시작해야 합니다.** 전립선암은 젊은 사람에서 발견되었을 경우 완치될 확률이 더 높습니다. 이 사실을 바탕으로 존스 홉킨스의 비뇨기과 의

사인 H. 발렌타인 카터와 그의 동료들은 전립선암에 대한 검진을 보다 개선하는 방법을 모색하기 시작하였습니다.

그들은 자궁경부암이나 유방암 선별검사를 언제부터 얼마나 자주 해야 하는지를 알아내는 과정에 사용되었던 방법을 전립선암에도 적용하였습니다. 이 방법은 어떤 집단에서 질병이 진행되는 양상을 수학적으로 시뮬레이션할 수 있는 마르코프(Markov)라고 불리는 매우 정교한 컴퓨터 프로그램을 이용하는 것입니다. "기본 개념은 가상의 인구집단을 프로그램에 대입하여 가상의 삶을 살게끔 합니다."라고 카터는 말합니다. 이 가상의 집단에는 전립선암이 진행되는 사람, 전립선암으로 죽는 사람, 전립선암에 걸리지 않지만 다른 질환으로 죽는 사람 등 실제 현실과 같은 조건의 구성원들이 존재하게 됩니다. 이 특정 모델을 설정하는 작업이 어려운 부분입니다. 연구자들은 다양한 선별 검사 전략을 프로그램에 적용하여 그에 따라 전립선암에 의한 사망률이 어떻게 변하는지와 각각의 암을 감지하는데 있어 PSA검사와 생검이 얼마나 요구되는지를 실험합니다.

왜 40대에 시작해야 하나요?

3가지 이유가 있습니다. 첫째는 50대까지 전립선암이 발견되지 않은 환자 중 많은 수가 전립선암 때문에 사망합니다. 이들 중 대다수는 전립선암에 대해 별다른 걱정을 할 필요가 없는 사람들입니다. 즉, 강한 전립선암 가족력도 없고 아프리카계 미국인도 아닙니다. 하지만 전립선암으로 사망하는 50-64세의 남성 중 대부분은 만약 40대에 질환이 발견되었다면 살았을 수 있습니다.

둘째로, 젊은 남성들의 경우 완치가능한 질환일 가능성이 높고 치료 부작용도 적습니다.

마지막으로, PSA검사는 젊은 남성들에서 보다 특이적입니다. 젊을 경우 전립선비대증이 흔하지 않기 때문에 이로 인한 PSA 상승효과를 배제할 수 있습니다.

〈Journal of American Medical Association〉에 실린 결과는 의외였습니다. 전립선암이 발생할 확률이 높지 않은 남성들에서 50대에 선별 검사를 시행하는 것은 최선의 방법이 아니였습니다. 그보다 가장 좋은 방법은 PSA검사를 40세와 45세 그리고 50세에 각각 실시하고 그 이후부터는 2년에 한 번씩 하는 것입니다.(만일 PSA가 2ng/ml이상이라면 이보다 일찍 시작해야 합니다.) 이 전략이 가져다주는 세가지 이점을 다음과 같습니다. "전립선암 사망률이 낮아지고, PSA검사의 전체 횟수가 줄고, 암이 진단될 때까지의 전립선 생검 횟수가 줍니다."라고 카터는 말합니다.

그러나 카터를 포함한 많은 과학자들은 최근의 연구 결과에 매우 골머리를 앓고 있습니다. PSA가 4ng/ml보다 낮은 남성들의 15%가 암을 가지고 있고 그 중 15%는 고등급의 암이라는 것입니다. 이 사실 때문에 PSA 수치가 절대적 기준치인 1.0ng/ml보다 높을 경우에는 고등급의 암을 가지고 있지 않다고 확신할 수는 없습니다. 따라서 훗날에는 PSA의 변화 양상이 가장 중요할 것입니다. 전립선비대증이 없을 것으로 생각되는 40대에 받는 첫 PSA검사와 직장수지검사가 앞으로 살면서 받게 될 모든 PSA관련 검사의 기준점이 될 것입니다. 이 기준점이 되는 PSA 수치는 향후 25년 내에 전립선암으로 진단받게 될 가능성을 암시해 줍니다. 기준치가 되는 검사 결과에 따라(특히 검사 당시 연령대의 50‰의 위 또는 아래에 속하는지에 따라) 매 2년에서 5년마다 PSA검사를 다시 받으면 됩니다. 40세에 PSA가 0.6ng/ml보다 높게 나온 사람은, 50세에 0.7ng/ml보다 높게 나온 사람과 마찬가지로 이 집단에 해당됩니다.(노스웨스턴 대학의 윌리엄 캐털로나(William Catalona)의 주도 하에 진행된 보다 큰 규모의 연구에서, 기준치로 40대에서는 0.7ng/ml, 그리고 50대에서는 0.9ng/ml를 제시하였습니다.) 만약 당신이 이 집단에 속한다면 PSA검사를 2년마다 반복해야 합니다. 만약 당신이 50‰ 미만에 속할 경우 다음 검사 까지 5년을 기다려 볼 수 있습니다.

이 기준치에서부터 의사는 당신의 연간 PSA증가율을 계산해낼 것입니다. 만약 PSA 수치가 1에서 4ng/ml로 낮다면 약간의 증가도 주목해야 합니다. 카터와 그의 동료들은 볼티모어 노화 연대기 연구의 자료를 이용하여 PSA 수치가 매년 0.2-0.4ng/ml 이상 증가하는 것은 전립선암으로 인한 사망을 예측하는 인자라는 사실을 알아냈습니다. 오늘날 시간에 따른 PSA의 변화는 PSA 수치를 해석하고 전립선암을 예측해

전립선암의 가족력이 있는 경우: 유전자 검사를 해야 하는가

유전자 검사는 아직까지 실용화되지 않았기 때문에 지금은 그냥 상상에 그쳐야 합니다. 그러나 가까운 미래에는 가능해질 것입니다. 이론적으로, 결함이 있는 전립선암 관련 유전자를 물려받은 남성의 3-4%에서 혈액을 채취하여 전립선암의 발생시킬 수 있는 추가적인 위험성이 있는지 찾아내는 것이 가능하다는 것입니다.

과연 그럴까요? 아마도 가능할 것입니다. 오늘날 우리는 소규모의 가족 집단에서 유전적 전립선암과 관련된 3개의 유전자를 확인하였습니다. 대대로 유전되는 질환에 관여하는 다수의 유전자가 분명 존재할 것이라는 믿음도 있으나 유방암이 많은 가족에서 발견되는 BRCA-1과 BRCA-2같은 공통 유전자가 존재할지는 의문입니다.

일단 혈액 검사가 개발되고 나면 어떤 일이 일어날까요? 강한 전립선암 가족력을 가진 남성들은 돌연변이 유전자가 존재하는 지 검사받게 될 것입니다. 만일 검사 결과가 양성이라면, 검사 결과에 대해 많은 상담이 이루어질 것이고 다른 가족 구성원들도 이 유전자를 가지고 있는지 그리고 위험성이 높은지 검사받게 될 것입니다.

3장에서 우리는 암이 "도미노 효과"처럼 연쇄적인 유전자의 이상으로 인해서 발생한다고 언급하였습니다. 어떤 사람들은 선천적으로 매우 불리한 입장에 놓이게 됩니다. 하지만 그렇다고 해서 암을 영원히 지연시키지 못하는 것을 아닙니다. 예를 들어 식이요법의 변화로도 지연시킬 수 있습니다. 전립선암과 관련된 유전자를 물려받은 사람들은 마음의 준비를 해야 한다는 것을 의미하는 것은 물론 아닙니다. 오히려 이러한 유전자들이 어떻게 잘못되는지에 대해서 알면 알수록 모두에게 좋습니다. 우리가 이 유전자들을 밝혀낸다면 우리는 전립선암의 원인에 대해서 보다 많은 것들을 알게 될 것이고 식이요법이나 약물요법을 통해 유전적 균형을 유지시킬 수 있게 될 것입니다. 이것이 바로 전립선암을 예방하는 길입니다. 전립선암을 유발하는 원인의 반은 유전에 의한 것이라는 점을 기억하십시오. 만약 당신의 집안이 강한 가족력을 가졌다면, 당신은 당신의 아버지나 할아버지가 갖지 못했던 검사대상자로써의 특권을 가지게 되는 것입니다.

다행스럽게도 우리가 논의하고 있는 이 질환은 조기에 발견되기만 한다면 치료가 가능합니다. 헌팅턴씨 병과 같은 유전질환을 가진 가족들은 이러한 질병을 치료하기 위해서 많은 대가를 치러야 합니다. 그리고 이것은 유전자검사에 대한 커다란 윤리적 문제를 야기합니다. 어떤 가족에게 있어서 유전자 검사에 대한 상담을 하고 준비하는 것은 매우 감당하기 힘든 일일 수 있습니다. 왜냐하면 불행하게도 어떤 질환은 매우 무섭고 치명적이어서 진단 자체가 자살로 이어지는 경우도 있기 때문입니다.

그렇지만 전립선암은 이러한 질환이 아닙니다. 이것은 조기에 발견만 되면 완치가 가능할 뿐만 아니라 생명을 연장시켜줄 수 있는 많은 좋은 치료가 개발되어 있으며, 다음 10년 동안에는 이와 관련하여 폭발적인 발전이 있을 것입니다. 수많은 약물이 개발될 것이며, 치료가 가능하지 않은 전립선암의 경우는 당뇨병처럼 완치가 되지는 않지만 진행을 멈추게 할 수 있는 만성질병과 같은 개념으로 바뀔 것입니다. 과거 그 어느 때보다 희망이 가득합니다.

아직 실용화된 유전 검사는 없지만, 강한 가족력이 전립선암의 위험성을 예측할 수 있는 가장 강력한 인자 중 하나인 사실을 알고 있습니다. 만약 친척 중 2명 이상이 전립선암에 걸릴 경우, 특히 젊은 나이에 발생했을 경우, 당신은 검진 대상 일순위에 해당됩니다. 당신이 지금으로써 할 수 있는 가장 최선의 방법은 뒤쳐지지 않는 것입니다. 40대에 검진을 시작하고 식단을 바꾸고 (4장에 자세히 언급되어 있습니다.) 이 질환에 대해서 계속해서 공부하십시오.

내는데 있어 가장 의미있는 도구입니다.

● 만약 당신이 기준이 되는 검사를 하지 않았다면 어떻게 해야 할까요? 만약 이번이 당신의 첫 번째 PSA검사라면 어떨까요? 당신이 50대나 60대인데 PSA검사를 그동안 받은적이 없고, 이번 결과가 3.0ng/ml이상이고 다른 질환없이 건강하고 기대수명이 최소한 15년에서 20년이라면 생검을 해야 합니다. 만약 40대이고 PSA 수치가 2.5ng/ml이상이라면 역시 생검을 받아야 합니다. 만약 PSA가 4ng/ml이상이고 생검

에서 암이 발견되지 않았다면 정기적으로 PSA 수치를 검사해야 하며, 이때 PSA는 매년 0.75이상 증가하지 않아야 합니다.

언제까지 검진을 해야 할까요?

가장 최근 연구 결과에 따르면 74세에는 검진을 멈추어도 된다고 합니다. 기대 수명이 적어도 10년 이상인 경우에서만 검진받을 것을 권장합니다. 정기 검진을 받지 않고 전립선암으로 진단된 대부분의 사람들은 치료없이도 15년 이내에는 거의 죽지 않습니다. 그리고 검진을 할 경우 그보다 5에서 10년 정도 더 살 수 있습니다. 따라서 주기적으로 검진을 받아왔고 전립선암이 발생할 확률이 낮은 수치의 PSA가 유지된 경우에는 보다 일찍인 약 70세에 검진을 멈추어도 됩니다. 다시 말하면, 만약 당신의 PSA 수치의 변화 과정에 별다른 이상이 없다면 70세에 검진을 멈추어도 된다는 말입니다. 존스 홉킨스 대학병원의 비뇨기과 의사인 카터의 연구에서는 PSA 수치가 0.5에서 1.0ng/ml 미만일 경우, 검진을 65세에 중단해도 여생 동안 전립선암을 놓치지 않을 것이라고 하였습니다.

제6장

진단과 병기

시작하며(이번 장의 요약)

혹시 전립선암에 걸렸습니까? 만약 그렇다면 PSA 수치가 높았거나, 작년이나 재작년에 비해 높아졌을 것입니다. 혹은 당신의 주치의가 직장수지검사에서 무언가 의심스러운 것을 느꼈을지도 모릅니다. 그럼 이제 어떻게 해야 할까요? 다음 단계는 암이 있는지 확인하는 것이고 이 과정은 생검을 통해서만 가능합니다.

그러나 먼저 집고 넘어가야 하는 사실은 암이 있다고 할지라도 좌절할 필요 없으며 섣부른 결정을 내려서는 안 된다는 것입니다. 만약 당신이 암에 걸렸다면, 이것은 오늘 시작된 것도, 이번 달, 심지어는 올해 일어난 것도 아닙니다. 당신은 오래 전부터 이 질환을 가지고 있었고, 적어도 10여년에 걸쳐 매우 천천히 암이 성장하였을 것입니다. 당신이 정확한 진단을 받고, 병의 진행 정도를 확인하고, 적절한 치료를 선택하고, 그 치료를 해 줄 최고의 의사를 찾기 위해 몇 주 더 시간을 소요한다고 해서 완치할 수 있는 시기를 놓치는 것이 아닙니다. 오히려 몇 주 더 할애하여 올바른 결정을 하기 위해 충분한 정보를 얻는 것이야 말로 당신의 건강과 삶을 위한 일생일대의 투자일 수 있습니다.

모든 정보를 얻은 후에는 어려운 결정이 기다리고 있습니다. 당신 스스로에게 다음과 같은 질문을 해야 합니다. 내가 선택할 수 있는 방법은 무엇인가? 그리고 내가 무엇을 해야 하는가? 대부분의 사람들은 전립선암을 진단받으리라고 예상하지 못했을 것입니다. 인생에서 예상치 못한 일에 닥쳤을 때 으레 하는 것처럼 문제를 직면하고 관련된 정보들을 모아야 합니다. 당신은 세 가지 정보 - PSA 수치, Gleason 점수, 그리고 임상 단계 - 를 얻게 될 것입니다. 이 세 가지 정보만으로도 현재 직면한 상황을 바로 알 수 있게 됩니다. 암이 전립선에만 국한되어 있을 수도 있고, 원격 전이 없이 전립선 주위로 퍼졌을 수도 있고, 10%미만에서는 암의 발견이 늦어져 림프절이나 뼈에 전이된 경우도 있을 것입니다. 상황이 파악되면, 그 다음 단계는 어떤 치료법이 있는가를 알아보고, 가장 적합한 방법을 찾아내는 것입니다. 어떤 상황에 있든 좌절하지 마십시오. 지금은 그 어느 때보다 희망이 가득합니다.

진단과 병기결정

혹시 전립선암에 걸렸습니까? 만약그렇다면 PSA 수치가 높았거나, 작년이나 재작년에 비해 높아졌을 것입니다. 혹은 당신의 주치의가 직장수지검사에서 무언가 의심스러운 것을 느꼈을지도 모릅니다. 그럼 이제 어떻게 해야 할까요? 다음 단계는 암이 있는지 확인하는 것이고, 이 과정은 생검을 통해서만 가능합니다.

그러나 몇 가지 유의해야 하는 것들이 있습니다. 우선 생검의 결과가 음성으로 나올 수도 있다는 것입니다.(PSA 수치가 4ng/ml미만인 사람의 15%, PSA 수치가 4에서 10ng/ml인 남성 중 25%의 경우에서만 암이 발견됩니다.) 그리고 암이라고 하더라도 좌절하거나 섣부른 결정을 내려서는 안됩니다. 오늘 무슨 일이 벌어지는 것은 아닙니다. 당신은 오래 전부터 이 질환을 가지고 있었고, 적어도 10여년에 걸쳐 매우 천천히 암이 성장하였을 것입니다. 정확한 진단을 받고, 병의 진행 정도를 확인하고, 적절한 치료를 선택하고, 그 치료를 해 줄 최고의 의사를 찾기 위해 몇 주 더 시간을 소요한다고 해서 완치할 수 있는 시기를 놓치는 것이 아닙니다. 오히려 몇 주 더 할애하여 올바른 결정을 하기 위해 충분한 정브를 얻는 것이야 말로 당신의 건강과 삶을 위한 일생일대의 투자일 수 있습니다.

그럼 어떻게 해야 가장 올바른 투자를 한 것일까요? 행동에 옮기기 전에 이 질환에 대해 공부를 최대한 많이 해야 합니다. 그럼 이제 생검에 대해 알아보겠습니다.

생검

1990년대 초까지 의사들은 전립선 생검을 할 때 직접 눈으로 확인하면서 하는 것이 불가능하였습니다. 그래서 종종 전립선이라고 생각하고 시행한 생검에서 전립선이 아닌 부위가 나오기도 하였습니다. 그러나 최근에는 직장초음파을 사용하기 시작하면서 실시간으로 확인하면서 검사하는 것이 가능해 졌습니다. 그래서 오늘날의 전립선 생검은 그 어느 때보다도 더욱 정확해졌고, 바늘이 매우 가늘어져 통증도 감소하였으며 합병증 또한 줄었습니다.

전립선을 7개 정도의 작은 씨앗 같은 점이 있는 큰 딸기로 상상해 보십시오. 이 씨앗들이 바로 암이며 7이라는 숫자는 근치적 전립선 절제술 후 검체에서 확인되는 암 조직의 평균 갯수입니다. 전립선암은 다발성(multifocal)이기 때문에 여러 부위에서 악성 조직이 발생하게 됩니다. 이 과정에서 전립선 전체가 변형되는 소위 field change가 유발됩니다. 즉 다발성의 암들이 동시에 생깁니다. 각각의 크기는 수 mm 정도입니다.

이와 같은 현상은 전립선 생검이 확진의 수단인 비뇨기과의사들에게 있어 부담을 주는 요인이 됩니다. 암을 찾아내는 무기는 용수철에 의해 장전되는 생검 총으로 이를 초음파 기계에 부착하여 사용합니다. 이는 매우 정교한 바늘로 바늘 속에 빈 공간이 있어 이를 통해 전립선 조직을 얻을 수 있도록 고안되었습니다. 이 얻어진 조직은 수 mm에 불과하며 병리학자들이 이를 현미경으로 관찰하게 됩니다.

생검을 하기 전에 관장을 해야하며 감염의 위험성을 최소화하기 위해 항생제를 복용해야 합니다.(더 자세히 알고 싶다면 "생검 전과 후"를 참고하십시오.) 조직 생검은 깨어있는 상태에서 옆으로 누워서 시행합니다. 비뇨기과 의사들은 초음파 탐침자를 직장에 삽입한 후, 초음파 영상으로 중요한 부위에 바늘을 위치시킵니다.

생검 바늘이 예전보다는 훨씬 많이 좋아졌지만, 아직까지도 완벽하지는 않기 때문에 아주 확실한 답을 주지는 못합니다. 그리고 가끔은 현미경을 가지고 보더라도 암이라고 확실히 규정짓지 못하는 경우도 있습니다. 딸기에 있는 씨를 바늘로 찍는 것이(특히 안 보고 할 경우) 어렵듯이, 생검 과정에서도 생검 바늘이 암을 피해가는 경우가 있습니다.

예전에는 전립선을 4등분하여 각각의 영역에서 한 개씩, 총 4개의 검체를 얻던 시기가 있었습니다. 이후 여섯 개로 늘어났습니다.(좌우측 윗부분, 중간부분, 그리고 아랫부분). 하지만 지금은 10에서 12개의 검체를 얻는 것이 좋다고 되어 있습니다. 그리고 암을 찾아내는 방법도 보다 체계적으로 개선되었습니다. 예를 들어, 발굽 모양으로 뻗어있는 전립선의 말초대에 암이 잘 발생한다는 사실을 알게 되었습니다(그림 6.1). 또 우리는 암이 종이처럼 얇은 전립선의 외측으로 퍼진다는 것과, 바늘을

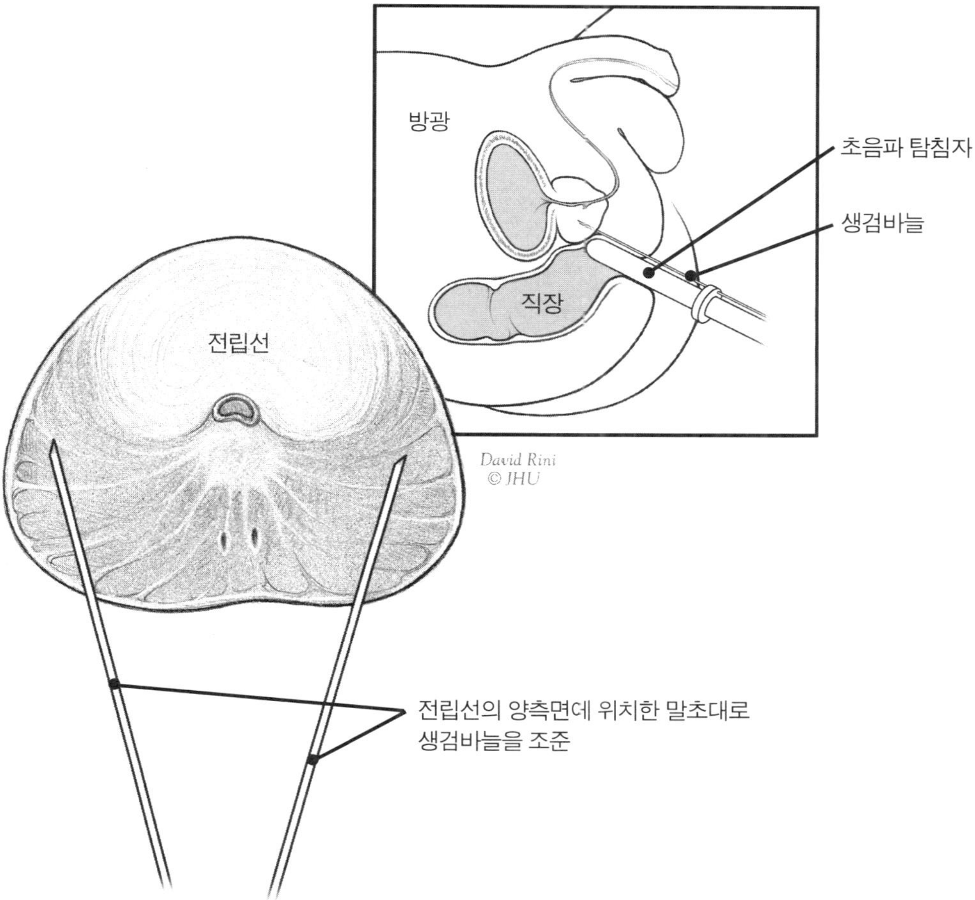

| 그림 6.1 | 전립선암의 탐색

암은 전립선의 말초대에 주로 존재하며 전립선의 가장자리에 말발굽 형태로 분포합니다. 전립선암은 얇은 종이장처럼 주로 외측으로 퍼지기 때문에 조직검사 시 목표 지점을 지나쳐 너무 깊게 찌를 수 있습니다. 비뇨기과 의사들은 암세포를 더 잘 찾아내기 위해 전립선의 중심부보다는 가장자리로 생검바늘을 정확히 조절하기 위한 훈련을 받습니다.

깊게 넣으면 목표지점을 지나칠 수도 있다는 것을 알게 되었습니다. 비뇨기과 의사들은 암세포가 더 많이 존재하는 전립선의 가장자리에서 검체를 얻을 수 방법을 찾고자 노력하고 있습니다. 비뇨기과 의사인 H. 발렌타인 카터(H. Ballentine Carter)는

직장 초음파 검사: 아름다운 영상들, 그리고 한계점

초음파 검사는 잠수함의 음파 레이더처럼 음파를 이용하여 영상을 나타냅니다. 직장 초음파 탐침자를 직장에 삽입하여 암 조직과 정상 조직의 차이점을 비교할 수 있습니다. 큰 마이크로폰에 해당하는 탐침자를 통해 복부에서 전립선까지 낮은 주파수의 음파를 전달하여 저해상도의 영상을 얻어냅니다.

몇십 년 전까지만 해도, 의사들은 직장 초음파 검사가 "남성용 유방 X선 촬영"으로 전립선암을 초기에 검사하는데 쓰일 수 있다고 믿었습니다. 하지만 이는 실현되지 않았습니다. 직장 초음파 검사는 빠르지도 저렴하지도 않고 의사의 술기에 따라 결과가 달라집니다. 무엇보다 가장 큰 단점은 초음파를 통해 보이는 전립선의 영상에 한계가 있다는 것입니다.

영상 전문가들은 암이 주위 조직들로부터 구별 될 수 있다고 믿었습니다. 왜냐하면 전립선의 내부에는 빈 공간이 존재하지 않았고 음파가 주위 조직과는 다른 특이한 형태로 진행하였기 때문입니다. 하지만 이는 믿을 수 없었습니다. 검사자에 따라 촉진할 때 (5장을 참고하세요.) 느낌이 다르듯이 소리도 개개인 마다 다를 수밖에 없었습니다. 그리고 직장 초음파 검사를 사용할 경우 1cm 이상 크기의 전립선암 중 절반가량 놓치게 되는데, 이는 이 조직이 정상 조직과 같은 주파수를 가지기 때문입니다. 그리고 일부의 경우 정상 조직에서 암과 같은 신호가 잡히는 경우가 있어서 양성병변을 암으로 오인할 수도 있습니다. 많은 경우 초음파에서 암이 확인되지 않으며 보인 대부분의 병변 또한 암이 아닌 경우가 많습니다. 직장초음파검사의 목적은 바늘 생검을 하는데 도움을 줘서 원하는 곳에서 조직을 얻었는지를 확인해 주는 것입니다. 초음파는 또한 PSA 수치를 측정하기 위해 전립선의 무게를 측정하는데 도움을 줍니다.

이 방법으로는 암을 진단할 수도 배제할 수도 없습니다. 초음파 검사를 처방하는 의사들이 "암이 있나 없나를 확인하려고 하는 검사입니다."라고 말한다면 주의하셔야 합니다. 왜냐하면 초음파는 결코 진단에 도움이 되는 방법이 아니기 때문입니다. 이 검사의 목적은 단지 비뇨기과 전문의들이 생검 바늘을 조준하는데 도움을 주기 위한 것입니다.

존스 홉킨스에서 시행한 연구 결과, 만약 일반적인 방법으로 생검을 6코어에서(좌우 3군데 위에서 아래로) 시행한다면 25%의 암을 놓칠 수 있다는 사실을 발견하였습니다. 하지만 암이 존재할 가능성이 가장 높은 전립선의 가장자리에서 6코어(core)의 조직을 얻어내면 12%만을 놓치게 된다고 합니다. 10-14코어의 검체를 얻는다면 암을 찾기가 더욱 수월해 집니다. 그리고 전립선이 대우 큰 남성이라면 더 많은 검체를 얻어야 합니다. 예를 들어, 딸기가 아닌 오렌지에서 "암"을 찾아내려면, 더 많은 조직을 얻어야 하는 것과 마찬가지입니다.

"유방암이나 간암은 고형의 결절을 만들기 때문에 촉진이나 영상으로 감지할 수 있습니다."라고 존스 홉킨스의 병리학 교수인 조나단 엡스타인(Jonathan Epstein)은 말합니다.("생검: 왜 다른 병리학자의 의견도 들어봐야 하는가"를 참고하십시오.) 하지만 전립선암은 정상 세포 주위에 존재하다가 정상 조직을 침범하는 성향이 있습니다. 전립선암은 "강물이 범람하듯이" 정상적인 주위조직으로 손가락을 뻗는 형태로 진행한다고 존스 홉킨스의 과학자 돈 커피(Don Coffey)가 설명했습니다. 쉽게 만져지거나 초음파에서 볼 수 있는 확실한 결절의 형태가 아닐지라도 이는 상당량의 암이 있음을 암시하는 것입니다.

생검 전과 후: 무엇을 해야 하고 어떤 일이 일어날 것인가

특별한 조건들(예를 들면, 시행 전에 얼마 동안 아스피린 복용을 중단해야 하는지)은 병원마다 기준이 다르지만 일반적인 수칙들을 적어보았습니다:

검사전:

- 식사에는 제한이 없습니다. 병원을 가기 전에 아침이나 점심을 먹고 주스나 커피, 물 등의 음료를 많이 마시기 바랍니다.
- 생검 당일 아침에 관장제를 복용하시기 바랍니다.

- 복용하던 약은 지속적으로 복용해도 됩니다. 하지만 아스피린, 관절염약, 비타민 E, 혈전용해제(Coumadin heparin)는 절대 복용하면 안 됩니다. 통증이 있으면 타이레놀(acetaminophen)을 복용하십시오. 만약 타이레놀 이 외의 약을 복용하면 당신의 생검은 연기될 것입니다.
- 당신이 매일 아스피린 을 복용하고 있다면 적어도 생검 일 주 전에는 이를 복용하지 마십시오. 만약에 지키지 못했다면 생검시간을 다시 잡는 것이 안전합니다.
- 생검 전에 소변을 보거나 방광을 비워 놓지 마십시오. 초음파로 더 좋은 영상을 얻기 위해서는 방광이 어느 정도 차 있어야 합니다.
- 항생제를 복용하십시오. 염증을 피하기 위해서 항생제를 복용해야 합니다. (fluroquinolone에 속하는 levofloxacin 이나 ciprofloxacin이 대부분 쓰입니다.) 이를 생검 전날, 그리고 생검 하는날, 그리고 생검 후 이틀 뒤까지 복용해야 합니다.

검사중:

- 30분 정도 소요될 것입니다.
- 옆으로 누우라고 지시 를 받을 것입니다. 검사 자체는 매우 불편하지만 아프지는 않을 것입니다. (아래를 참고하세요.)

검사후:

- 당신의 소변에서 피가 비칠 수 있을 것입니다. 혹은 피 덩어리가 나오거나 대변에서도 피가 나올 수 있습니다. 이는 일반적으로 생길 수 있으므로 놀랄 필요가 없습니다. 출혈은 당일 멈추거나 다음날 아침에 멈출 것입니다.
- 하루 종일 음료수를 많이 마시도록 하십시오. 이는 당신의 소변을 희석시키고 방광에 피 덩어리가 생기지 않도록 도와줍니다.
- 생검 이후 24시간 동안은 금주하십시오.
- 혈전용해제를 제외한 의약품은 다시 복용해도 됩니다. (혈전용해제 등은 당신의 의사가 복용하라고 하기 전까지는 복용하지 마십시오.)

- 생검 이후 5일 동안은 심한 운동을 삼가하십시오.
- 생검 후에 몇 달 동안 사정시 피가 나올 수 있습니다. 이는 정상입니다.

이럴 때에는 의사에게 즉시 연락하십시오. :

- 열이 나거나 요한이 있을 때.
- 방광이 매우 찼다고 느끼지만 소변을 보지 못할 때, 이는 매우 심각하니 응급실로 가십시오.
- 직장 출혈이 2, 3일 연속적으로 있을 때.
- 혈뇨가 5일 이상 지속 될 때.

생검을 하게 되면 어떤 합병증이 생길 수 있을까요?

전립선 생검은 간단하지만 침습적인 검사입니다. 따라서 합병증이 일어날 가능성이 적게나마 있습니다. 합병증은 다음과 같습니다.

통증

아무도 생검이 즐겁다고 하지는 않을 것입니다. 대부분의 남성에 있어 생검은 심한 통증보다는 오히려 "불쾌함"에 가깝습니다. 하지만 10에서 12개 이상의 조직을 떼어내야 하는 환자에게서는 생검이 매우 고통스러운 검사일 것입니다. 당신은 직장 부위에 통증이 있으리라고 생각하지만 그렇지 않습니다.(직장 점막에는 통증 신경이 분포하지 않습니다.) 통증은 바늘이 전립선을 뚫고 지나갈 때 생깁니다. 생검 시 어떻게 하면 덜 아플까요? 비뇨기과 의사와 상담을 해보십시오. 하나의 선택은 "각성하 진정(conscious sedation)"을 시행하는 방법입니다. 이 방법은 의사들이 대장내시경을 할 때 쓰는 방법으로 환자들은 시술 중에 의식은 깨어 있지만 아픔을 느끼지 않으며 나중에 시술 중 있었던 일을 기억하지 못하는 것입니다.(그러니 당신은 시술 중에 의사와 이야기를 했더라도 나중에는 똑같은 질문을 다시 하게 되는데 이는 당신이 처음에 대화를 나누었던 사실을 기억하지 못하기 때문입니다.) 참고: 진정제의 사용은 생검에 드는 비용을 증가시킬 것이고 아주 흔하지는 않지만 심각한 부작용을 가져 올 수도 있습니다. 더 안전하면서도 비용이 적게 드는 방법은 치과의사들이 충치치료를 할 때 잇몸을 국소 마취시키듯이 전립선 신경차단을 이용하는 것입니다. 이 방법은 전립선의 양쪽에 위치하는 정낭 주변 조직에 마취제를 주사하게 됩니다.(이 부분을 골반신경총(pelvic plexus)이라고 합니다.) 발기에 관여하는 신경들도(이는 신경혈관다발로 8장에서 더 자세히 다루겠습니다.) 통증 섬유가 전립선까지 연결되어있습니다. 이 신경 섬유들을 차단하는 것만으로도 통증을 충분히 줄일 수 있습니다. 다른 방법으로는 탐침자에 마취용 윤활제를 바르면 생검할 때 통증이 덜 하다고도 합니다.

감염

비록 전립선 생검이 직장을 통해 이루어지지만 감염이 문제가 되는 경우는 드뭅니다. 사전에 관장을 하고 항생제를 생검 전후로 준다면 문제가 생기지 않습니다. 대부분의 환자에서는 항생제(fluoroquinolone계열)를 생검 한 시간 정도 전에 복용하고 시술 후 이틀이나 사흘 정도까지 복용하도록 합니다. 하지만 몇몇 남성들에서는 이것으로 불충분할 수 있습니다. 예를 들어 당뇨병과 같은 만성 질환이 있다면 감염에 걸릴 가능성이 더 높기 때문에 항생제를 더 오랜 기간 동안 복용하여야 할 것입니다. 그리고 어떤 이유에서건 직장에 가해지는 손상이 일반적인 경우보다 더 크면 감염에 걸리게 됩니다. 이는 매우 중요한 사실입니다. 만약 당신이 생검 후에 열이 난다면 비뇨기과를 빨리 찾아가야 합니다. 드문 경우에 있어 감염은 매우 치명적일 수 있습니다. 하지만 대부분의 남성에게서 감염은 거의 일어나지 않으며 합병증도 심각하지 않습니다.

출혈

요도(방광에서 몸 밖으로 소변을 나르는 관)는 전립선을 통과합니다.(그림 1.2)

그래서 생검 직후에 소변에서 피가 조금 섞여 나오는 것은 흔한 일입니다. 그리고 당신은 몇 개월 정도는 사정시 혈흔을 보게 될 수도 있습니다. 이런 현상 때문에 걱정하시는 마십시오. 이는 전립선이 스펀지와 같으며 작고 많은 관들로 구성되어 있어, 생검 중에 발생한 출혈이 사이 공간으로 스며들 수 있기 때문입니다. 그리고 이 혈흔은 시간이 지나감에 따라 갈색을 띠게 됩니다. 비록 불쾌하겠지만 걱정할 일도 아니며 암이 더 악화되어 나타난 증상도 아닙니다. 이것은 그저 오래되고 건조된 피의 흔적일 뿐입니다.

하지만 생검 중에 일어날 수 있지만 드문 다른 형태의 출혈이 있습니다. 이는 매우 심각하기 때문에 주의해야 합니다. 만약 남성이 치질을 가지고 있으면, 생검 바늘이 부주의하게 정맥을 손상 시킬 수 있으며 심한 출혈이 발생합니다. 이런 경우 즉시 생검을 중단한 후에 손상된 정맥을 묶어주거나 재건하는 시술이 필요합니다.

발기부전

생검 후 생기는 매우 드문 합병증으로 발기부전이 있습니다. 일부 남성들에서 생검 후 발기가 예전에 비해 약해지거나 매우 드물게는 발기부전이 생긴 예가 보고된 바 있습니다. 만약 이 현상이 일어난다면 이는 생검 바늘이 신경혈관다발에 가까운 위치 한군데를 너무 가까이 찔러서(8장에 더 자세히 나와 있습니다.) 생긴 것으로 일시적인 현상에 불과합니다. 이것이 일시적인 것은 신경들이 아직 그곳에 존재하고 있고 상처 난 신경들이 저절로 회복되면 발기력도 돌아오기 때문입니다. 다시 강조하지만 이는 매우 드문 현상으로 일시적인 발기력 저하 때문에 생검을 두려워해서는 안됩니다. 비뇨기과 의사들은 생검을 매우 신중하게 실시하며 꼭 필요한 경우에만 생검을 권유하기 때문입니다.

만약 내게 암이 존재한다면, 생검으로 암이 퍼질 수 있을까요?

이는 매우 좋은 질문이며 환자들이 가장 흔히 겪는 두려움 중 하나입니다. 암을 둘러싼 벽에 구멍을 뚫는 것이기 때문에 암이 퍼질 수 있다고 걱정하는 것은 매우 당연합니다. 의사들 또한 많은 종류의 암에 있어서 이런 걱정을 하지 않은 것은 아닙니다. 하지만 좋은 소식은 이런 일이 일어난 적이 한 번도 없었고 일어날 것이라는 근거가 없다는 것입니다. 생각해봅시다. 유방암, 대장암, 간암, 전립선암은 모두 생검으로 진단합니다. 만약에 생검 자체가 암을 퍼지게 한다면 모든 조기진단 및 치료는 제 역할을 할 수 없게 될 것입니다. 하지만 생검으로 암이 진단된 사람들 중 상당수가 완치되었습니다.

하지만 만약 암세포가 혈관으로 나오게 되면 어떻게 되는 건가요?

그럴 수도 있습니다. 실제로 전립선암에 대해 더 많이 알면 알수록 치료가 가능한 암의 경우에도 암세포가 혈액을 통해 순환하는 것이 매우 흔한 현상인 것을 알 수 있습니다. 그리고 생검을 하는 동안 암 부위가 건드려지면 몇 개의 암세포가 혈관으로 빠져 나오는 것도 가능합니다. 가장 중요한 것은 암의 병기입니다. 만약 암이 전립선에만 국한되어 있다면 그 작은 암세포들이 빠져 나온다고 해도 그 세포들은 살지 못합니다. 이는 그들이 자라온 환경 외에서는 적응력을 잃어버리기 때문입니다. 하지만 시간이 지날수록 암세포들은 변합니다. 보다 공격적으로 변하고 여러 면에서 "똑똑하게" 변합니다. 먼 곳으로 이동할 뿐만 아니라 새로운 위치에서 살 수 있는 수단을 터득하게 됩니다. 그러므로 여기에는 두 가지 논점이 있습니다. 하나는 암세포가 혈액 속에 있을 경우이고, 또 다른 하나는 이 세포들이 먼 위치에서 살아남을 생존율입니다. 전립선암 세포들은 전이 능력을 갖추기 전까지는 다른 공간에서 살아남을 수 없는 특징을 가지고 있습니다.

생검에서 암을 못 찾았을 때: 어떻게 해야 할까요?

아마도 전립선 생검에서 가장 까다로운 것은 만약 얻은 조직에서 암세포가 발견되지 않는다면 어떻게 하느냐입니다. 이는 암이 없다는 것을 의미할까요? 만약 그렇다면 왜 PSA 수치가 올라갔으며 직장수지검사 당시 만져진 결절은 무엇이었을까요? 애초에 생검을 하도록 만든 의심스러운 점이 있었다면, 그것은 아직 그곳에 있기 마련입니다. 각각의 생검 조직들은 전립선 전체 크기의 1000분의 1에 지나지 않습니다. 만약 조준할 결절이 없다면 생검을 12코어 하더라도 암을 놓치기 쉬울 것입니다. 만약 직장수지검사 당시 만져지는 무언가가 있었다면 즉시 생검을 다시 받아야 합니다. 직장수지검사에서 뭔가 만져진다는 것은 그 부위가 단단하다는 것을 의미하고, 따라서 이 부위를 겨냥해 바늘을 찌를 때 가장자리로 빗겨나가는 경우가 생기기 때문에 암이 없다고 나오기도 합니다.

만약 PSA 수치가 당신의 연령대 평균보다 많이 높거나, 평소보다 더 빠른 속도로 수치가 올라가거나, 당신의 free PSA 수치가 낮다면(PSA 지침은 5장 참고), 이는 생검 당시 암을 놓쳤다는 것을 의미할 수 있습니다. 이럴 경우 재생검을 해야만 합니다. 생검시 암이 존재함에도 불구하고 음성으로 나오는 경우가 흔합니다. 이를 위음성이라고 하며, 이는 비뇨기과 의사나 환자 모두에게 "암이 없다는 잘못된 낙관적인 견해"를 주기도 한다고 존스 홉킨스의 조나단 엡스타인은 말합니다. 아주 작은 바늘을 가지고 이 조그마한 덩어리를 잡아내는 것이 얼마나 어려울 것인지 상상해보십시오. 어떤 경우에서는 모래사장에서 바늘 찾기만큼 어려울 수도 있습니다.

재생검은 얼마나 도움이 될까요?

일정 횟수 이상 재생검하는 것은 의미가 없습니다. 유럽에서 시행된 대규모 연구에서는 PSA가 4에서 10ng/ml 사이인 남성들을 대상으로 8코어 생검 후 만약 암이 발견되지 않았으나 여전히 의심스러우면 재생검을 시행하였습니다. 첫 생검에서는 22%에서 암이 발견되었고, 두 번째에서는 10%에서, 세 번째와 네 번째에서는 각각 5%와 4%에서 발견되었습니다. 첫 번째와 두 번째 생검에서 발견된 종양들을 병리학자들이 분석한 결과 그 부피와 등급, 범위가 비슷하였습니다. 하지만 세 번째와 네 번째 생검에서 발견된 암의 경우는 당장 진단되지 않아도 큰 무리가 없는 낮은 병기와 등급이였으며 부피가 적었습니다. 세 번째와 네 번째 생검을 반복해서 받은 사람들은 합병증도 조금 더 많았습니다. 따라서 연구자들은 첫 생검에서 음성이 나왔을 때, 두 번째 생검을 하는 것은 정당하다고 생각하였습니다. 그러나 세 번째와 네 번째는 암이 강력하게 의심되는 남성에 한해서 시행해야 한다고 하였습니다.

재생검과 관련된 다른 주의사항: 이전 생검시보다 더 많은 검체를 얻어야 하고, 숨겨진 암을 찾기 위해서 전립선비대증이 일어나는 이행대나 보통은 바늘이 잘 닫지 않는 전립선의 바닥 부위(전부 또는 측부; 그림 1.3 참고) 등 일반적으로 생검을 시행하지 않는 부위를 포함하여 생검해야 합니다.

개발되고 있는 검사법들

앞장에서 언급한 field change 기억하십니까? 전립선암의 경우 정상조직과 암조직으로 명확하게 구분되는 지점이 없습니다. 우리는 전립선암에서 모든 샘들이 바뀐다는 사실을 알고 있습니다. 따라서 만약 모든 조직들이 불안정한 상태라면 비록 조직들이 악성으로 보이지 않더라도 정상적인 부분이 전혀 없을지 모릅니다. 이것에 착안하여 존스 홉킨스의 과학자인 로버트 게첸버그(Robert Getzenberg)와 도날드 커피(Donald Coffey)는 조기 전립선암 항원(early prostate cancer antigen; EPCA)이라고 불리는 핵기질 단백질을 찾아냈습니다.(이 단백질은 5장에서 다루었던 EPCA-2와는 다릅니다.) EPCA는 전립선암 환자의 정상적인 조직과 비정상적인 조직 모두에서 발견되는데, 이는 field change를 확인할 수 있는 중요한 표지자라고 할 수 있습니다. 이 검사는 생검이 위음성으로 나온 남성들에서 유용하게 쓰일 수 있을지도 모릅니다.

또한 생검을 통해 얻은 전립선 세포의 핵소체를 조사하는 컴퓨터화된 접근법이 대두되고 있습니다. 정량적 핵 등급(Quantitative Nuclear Grade; QNG)이라고 불리는 이 기술은 존스 홉킨스의 비뇨기과 의사인 로버트 벨트리(Robert Veltri)와 알렌 파틴(Alan Partin)에 의해 소개되었습니다. 기본적인 개념은 전립선암에 걸렸을 것이라고 생각되는 환자의 정상적으로 보이는 생검조직에서 비정상적인 부분을 찾아내는 것입니다. 만약 이 검사들이 임상에 적용된다면 추가적인 생검에 의한 수고를 덜어줄 것이고, 암이 없는 남성들에게 안도감을 주며, 암이 있는 남성들은 더 일찍 치료를 시작할 수 있도록 도와줄 것입니다.

생검 결과에 대한 분석

생검이 음성일 경우는 없을까요? 가끔 병리학자들은 암이 관찰되지 않는다고 보고하는 경우도 있고 생검한 모든 조직이 양성(benine)이었다고 보고하기도 합니다. 이것이 바로 "음성(negative)"에 해당하는 판독결과입니다.(하지만 다른 견해가 없는지 확인해야 합니다. 아래 참고) 그러나 암이 존재하지 않는다는 것처럼 판독되었으나 해석에 있어 오해의 소지가 있는 두 개의 다른 진단명이 있습니다. 첫째는, 병리학자들이 자주 사용하는 "부정형(atypical)"이란 단어입니다. "부정형"이란 세포들이 암세포와 같지는 않지만 암의 가능성을 확실하게 배제시킬 수는 없다는 것입니다. 다른 말로, "부정형"이란 "아마도(maybe)"와 같은 뜻입니다. 이 단어 역시 두 가지 가능성 모두를 뜻합니다. 전립선암을 전문으로 보는 병리학자가 검체 슬라이드를 재확인하여 확실히 암이 없다는 것을 확인해야 합니다. 그리고 만약 그 병리학자도 "부정형"이라고 한다면 재생검을 해야 합니다.

PIN이면 어떻게 되는 것인가요?

또 다른 진단은 PIN입니다. 병리학자들이 말하기를, 전립선암을 진단하는 것은 "위의 보기 모두(All of the above)" 또는 "그 외 나머지(other)" 등의 보기가 있는 어려운 복수정답형 문제를 푸는 것과 같다고 합니다. 결국 전립선 생검 판독결과에 있어 애매한 단어가 생기게 되었습니다. 이는 바로 전립선상피내종양((Prostatic Intraepithelial Neoplasia; PIN)입니다. PIN은 마땅히 더 잘 기술할 방법이 없는 희안하게 생긴 전립선 세포입니다. 악성도 아니고 그렇다고 양성도 아닙니다. 그 외에 해당합니다. PIN은 비정상적인 세포로 전립선암과 긴접한 관계가 있습니다.

암과 마찬가지로 PIN도 PIN1, PIN2, PIN3로 나뉘며 악성도가 심할수록 PIN3에 가깝습니다. 일반적으로, PIN1은 임상적으로 중요하지 않으며 추가적인 진단도 불필요합니다. 그러나 병리학자들은 PIN2와 PIN3을 묶어 고등급 PIN으로 취급하며 이 세포들은 심각하게 다루어야 한다고 합니다. 일부 학자들은 이를 암의 전구병변(premalignant) 세포로 취급합니다. 하지만 엄밀히 말해서 실제 이 세포들이 악성으로 변하는지는 확실하지 않습니다. 고등급의 PIN 세포는 암이 생길 조짐이 보이는 경우와 밀접한 관련이 있습니다. PIN을 규명하는데 큰 역할을 하였으며 누구보다도 이에 관해 많은 지식을 가진 병리학자 조나단 엡스타인은 “암조직 주변에서 고등급의 PIN이 발견되는 경우가 종종 있습니다”라고 설명합니다.

●**예전만큼 명확히 구분해 내지는 못하는 이유** PIN은 암조직 주변에서 종종 발견됩니다. 몇 년전까지만 해도 PIN이 생검조직에서 발견되면 암을 간발의 차로 놓친 것으로 판단하여 다시 생검을 해야 한다고 생각했습니다. 최근들어 우리는 더 많은 조직을 생검하기 때문에 이런 일은 흔하지 않습니다. 과거에는 4-6코어 생검을 했었기 때문에 PIN 바로 옆에 있는 암조직을 실제로 놓쳤습니다. 하지만 오늘날에는 주로 12코어 생검을 하기 때문에 암이 있다면 PIN이 암조직에 붙어서 발견될 확률이 높습니다. 만약 PIN만 발견되다면 우리는 재생검을 바로 권유하지 않습니다. 존스 홉킨스 병원이 주축이 되어 1,000명의 전립선암 환자를 대상으로 진행한 연구에서, 고등급의 PIN이 나온 환자들을 재생검했을 때 PIN이 아주 많이 발견되지 않는 이상 암이 발견된 확률이 대조군과 차이가 없다는 결과가 나왔습니다. 엡스타인은 고등급의 PIN을 포함하는 코어의 개수가 결정인자라고 생각했습니다. 최근 연구에서 그는 PIN이 3-4코어에서 발견되었을 때, 40-75%의 남성이 결국 암으로 진단된다고 하였습니다. 만약 당신에게서 고등급의 PIN이 3-4코어에서 발견된다면 주치의가 재생검을 권유할 것입니다.

●**PIN이 진행하기 전에 막을 수 있을까요?** 여기 새로운 견해가 있습니다. PIN은 비정상적이라는 전제 하에, 비록 그 자체로써 해가 되지는 않더라도 이것이 암으로 진행하거나 전립선에 악영향을 미친다면 PIN을 치료하는 것이 어떨까요?

몇몇 과학자들은 이 생각을 실제 적용해 보고 있습니다. 새로운 연구들에서는 전이성 유방암을 치료에 쓰이는 항에스트로젠 제제인 토레미펜(toremifene, Fareston)을 사용했을 때 전립선암에서 도움이 되는 것으로 보고되고 있습니다. PIN으로 진단받고 나중에 재생검을 받은 남성들에 관한 초기 연구에서, 토레미펜은 전립선암으로 진행된 환자의 수를 줄이는 것으로 밝혀졌습니다. 이 약은 매우 낮은 용량에서 효과가 가장 좋았지만, 너무 생소한 내용이라 밝혀진 바가 많지는 않습니다. 예를 들어, 얼마나 오랜 기간 치료를 받아야 하는지, 이 약이 암을 예방하는 효과가 있는지 아니면 그냥 암의 발생을 지연시키는 것인지 등 풀어야 할 숙제가 많습니다. 최근 이와 관련된 연구가 관심사로 떠오르고 있습니다.

Gleason 점수에 대한 이해

현미경으로 보는 전립선암은 가관입니다. 현대미술에 비유하자면 추상화에 가깝습니다. 거의 정상에 가까운 세포에서부터 분화도가 나쁜 세포까지 전부 한 데 섞여 있는 양상입니다.

이질성(heterogeneity)이라고 할 수 있는 이 특성이 바로 전립선암의 심각성을 결정짓는 핵심적인 요소 중 하나입니다. 생검을 통해 얻은 조직을 보는 위치에 따라 전혀 다르게 보이게 됩니다. 이로 인해 병리학자들 사이에서 수년 동안 전립선암 세포들을 구분을 하는 것이 거의 불가능한 일이라 여겨졌습니다.

도널드 F. 글리슨(Donald F. Gleason)은 그 전까지 아무도 하지 않았던 새로운 시도를 하였습니다. 그는 이 암세포들을 이해하기 시작하였습니다. 재향군인청 협동 단체(Veteran Administration Cooperative Group)의 자문 병리학자였던 글리슨은 수천 개의 전립선암 생검조직들을 연구했습니다. 그는 저배율의 현미경 아래에서 보이는 암세포를 다섯 가지의 특징적인 형태로 분류하였으며, 이를 등급(grade)이라고 하였습니다. 그는 또 가장 많이 보이는 형태의 등급과 두 번째로 많이 보이는 형태의 등급을 더하여 점수(score)로 표시하였습니다. 하나의 형태보다는 점수로 구분하는 것이 전립선암을 보다 정확하게 분류할 수 있다는 사실이 밝혀졌습니다. 이 Gleason 점수체계는 전립선암의 공격성을 나타내는 방법으로 세계 어디서나 공통적으로 사용됩니다.

가장 낮은 점수는 1+1=2 이고 가장 높은 점수는 5+5=10입니다. 이론적으

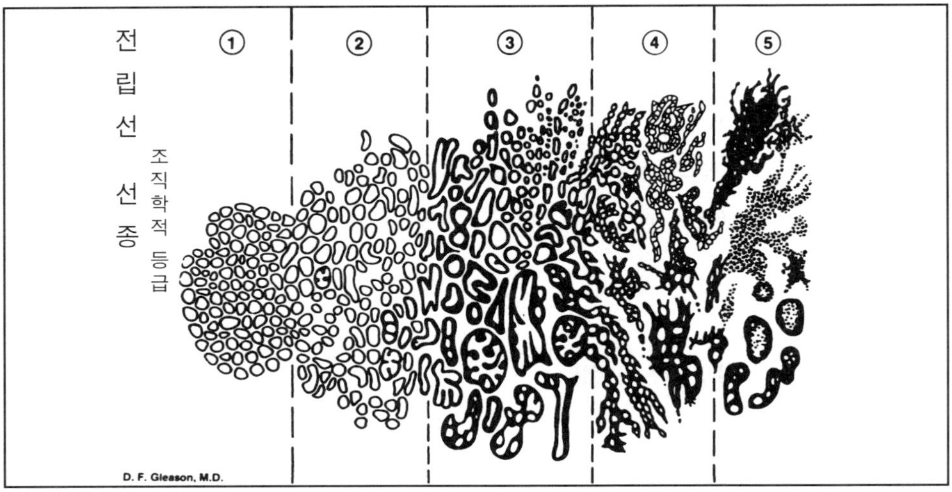

| 그림 6.2 | 전립선암의 여러 조직학적 양상: Gleason 점수 체계

이 그림은 전립선암의 조직학적 양상으로, 거의 정상형태(등급 1)에서 도저히 정상이라고 볼 수 없는 분화도가 나쁜 형태(등급 5)로 나뉩니다. 전립선암을 평가하는 데 사용되는 Gleason 체계는 등급이라고 불리는 이 다섯 가지 암세포 형태를 기준으로 합니다. 병리학자들은 3+3=6 또는 3+4=7과 같이, 가장 많은 구조의 점수와 두 번째로 많은 구조의 점수를 더하여 전립선암의 악성도를 표시합니다.

로는 9개의 단계로 나뉘지만 실제는 조금 다릅니다. Gleason 점수가 2, 3, 4인 남성들은 대부분 생검으로 확인되지 않습니다. 이는 전립선비대증이 주로 발생하는 이행대에서 발견되는데, 많은 경우 경요도 전립선 절제술 후 얻어진 검체를 병리학자들이 판독하는 과정에서 발견됩니다. 이렇게 발견된 암의 경우는 대부분 임상적으로 의미가 없으며 면밀한 추적관찰(watchful waiting)만으로도 해결이 가능합니다. 이 암은 매우 서서히 진행하며, 80세 남성의 절반 정도가 여기에 해당합니다. 이 암에 걸려있는 남성의 경우, 전립선암 정기 검진에서 우연히 시행한 PSA검사 때문에 굳이 필요하지 않는 치료를 받게 될 수 있다는 비평어린 목소리가 있습니다.

하지만 이 낮은 등급의 종양은 바늘 생검을 통해 좀처럼 확인되지 않습니다. 2%이하의 남성에서 Gleason 점수가 2, 3, 4 로 나옵니다. 다행스럽게도 Gleason 8,

9, 10으로 점수가 높은 경우 역시 전체 생검 중 8%정도로 소수에서만 발견됩니다. 대부분의 남성들은 그 중간인 Gleason 5, 6, 7에 해당됩니다. Gleason 5와 6는 비슷한 임상양상을 보이며 성장 속도도 비교적 느리다는 공통점이 있습니다. 하지만 Gleason 7이 나오기 위해서는 Gleason 등급 3과 4가 혼재해야 함으로 이 경우에는 더욱 공격적인 성향을 띠게 됩니다. Gleason 7과 Gleason 8 또한 매우 다릅니다. 더욱이 Gleason 등급 3이 주를 이루는 Gleason 3+4와 Gleason 등급 4가 주를 이루는 Gleason 4+3 사이에도 차이가 있습니다. Gleason 등급 4가 주를 이루는 암이 더 공격적이라고 알려져 있습니다.(그러므로, Gleason 7을 언급할 때에는 어떤 것이 더 지배적인지를 표시하는 것이 중요합니다.)

Gleason 등급은 세포의 분화도를 의미합니다.(그림 6.2) 병리학자들은 기본적으로 암세포들의 형태와 경계면이 얼마나 정확하게 구분되는지 살핍니다. 정상이고 잘 분화된 세포들은 경계면이 명확합니다. 잘 분화된 세포들은 중심부가 비어있어 마치 동그란 도넛 같다고 존스 홉킨스의 병리학자 조나단 엡스타인(Jonathan Epstein)은 말합니다. 만약 암 세포들의 분화가 나쁘면 그들은 경계가 불명확하게 서로 뭉쳐져 하나의 악성 덩어리를 형성합니다. 이 세포들도 매우 공격적인 성향을 가집니다. 전립선 세포와 다른 종류의 세포에 대한 구분없이 주위 조직에서부터 체내 먼 부분까지 침투하고 전이하게 됩니다. 그 결과는 때론 치명적입니다. 가장 분화도가 나쁜 암세포의 경우, 적절한 치료를 하지 않는다면 처음 임상양상이 나타난 시점에서 수년 내에 환자가 사망에 이를 것입니다. 반면 잘 분화된 암은 진행이 매우 느립니다.

Gleason 점수가 높은 암은 절제면 양성(surgical margin positive)이 될 가능성이 높습니다. 이는 암이 전립선막을 벗어나 수술로 완전히 제거 될 수 없는 상태일 가능성이 높기 때문입니다.(7장을 참고하십시오.) 정관까지 진행된 경우가 대부분이고 낮은 점수의 암에 비해 치료가 어렵습니다. Gleason 점수가 높은 암은 림프절까지 암이 진행되었을 가능성이 높습니다. 그러므로 Gleason 점수가 높은 남성은 암이 전립선막을 벗어나 주위 조직까지 진행되었을 가능성이 매우 높습니다.

전립선암은 어떤 방식으로 진행할까요?

처음에는 물론 전립선 내부에서 성장합니다.(전립선암의 대부분인 72%는 전립선의 말초대, 20%는 이행대, 그리고 나머지 8%는 중심대에서 생겨납니다.) 이후 암은 전립선막까지 성장하여 이를 침범합니다. 전립선막을 따라 암이 퍼지기 시작하여 정관에 이르며 궁극적으로는 방광, 요도, 골반벽까지 이르게 됩니다.(하지만 바로 직장을 침범하는 경우는 거의 없습니다.) 전립선암이 성장하기 위해서는 생물학적으로 성장인자나 지지구조 등과 같은 특정한 환경이 조성되어야 합니다. 하지만 일단 전립선암 세포들이 전립선을 벗어나 살 수 있을 정도로 충분히 성숙한다면(정낭침범이 있는 경우) 이미 전이의 능력을 갖추었다고 할 수 있습니다. 그렇기 때문에 정낭에 암세포가 존재하는지 여부는 매우 중요합니다. 의사들이 말하는 원격 전이는 암이 혈관이나 림프계를 통해 림프절, 뼈(척추, 골반뼈, 늑골), 폐까지 전이되었음을 의미하는 것입니다.

참고: 전립선암은 전립선에서 정낭으로, 그 후 림프절로, 이렇게 항상 순서대로 퍼지는 것은 아닙니다. 어떤 경우, 특히 고등급의 암일 경우에는 암이 아직 전립선에 국한되어 있다고 할지라도 소량의 세포가 혈관과 림프계를 침범할 수 있습니다. 만약 그 암세포가 암조직을 빠져나가 다른 곳에서 세포 스스로 살아나갈 수 있는 능력을 갖추게 되면 다른 먼 곳으로 암이 퍼지게 되는 것입니다. 암이 비록 전립선 안에 국한되어 있고 전립선을 벗어난 세포가 없을지라도 원격전이가 일어날 수 있는 기전이 바로 여기에 있습니다.

신경주위 침범(Perineural invasion)은 무엇인가요?

암은 성장하면서 정상 조직을 밀어 주변으로 퍼지기 쉽도록 공간을 확보합니다. 신경은 대부분 빈 공간으로 둘러싸여 있기 때문에 전립선암이 침범하기에 매우 용이합니다. 따라서 신경 주변 공간에서 전립선암이 발견되는 경우가 흔합니다. 이를 신경주위 침범(perineural invasion)이라고 합니다. 그리고 신경조직은 전립선 경계면에 가까이 분포하기 때문에 생검 결과 신경주위 침범이 보이면 이는 암이 전립선의 가장자리 근처에 있다는 것을 의미하며 전립선막을 침범했을 가능성이 있음을 뜻합니다. 하지만 암이 전립선막을 벗어난 경우에도 완치가 가능하다는 것을 잊어서는 안 됩니다. 비록 신경주위 침범이 있는 남성들에서 암이 전립선막을 침범한 경우가 많지만, 이는 장기적으로 암이 완치되는 데 있어 영향을 미치지 않기 때문입니다. 이처럼 신경주위 침범은 대수롭지 않은 것이기 때문에 일부 병리학자들은 생검 판독 시 이에 대해 언급하지 않을 것을 제안하였습니다.

흔하지 않은 형태의 전립선암

대부분(95%)의 전립선암은 선암(adenocarcinomas)입니다. 이는 전립선의 작은 샘(gland)에 암이 생기는 것입니다.(1장을 참고하십시오.) 하지만 예외가 있습니다. 그 중 하나는 소세포암(small cell carcinoma)입니다. 이는 전립선에 있는 신경내분비 세포(neuroendocrine cell)에 생기는 암으로 폐에 생기는 소세포암과 유사합니다. 소세포암은 성장이 매우 빠르며, 치료하기가 매우 어렵습니다. 이 경우 주된 치료 방법은 항암화학요법입니다. 처음부터 소세포암으로 진단되는 경우는 드물고, 일반적인 전립선암 즉 선암으로 진단되어 수술, 방사선 치료, 또는 항암화학요법을 시행하였는데도 불구하고 조절이 되지 않아 진단되는 일이 많습니다. 소세포암은 암이 골반에 재발하거나 간 등의 장기로 전이되는 것이 특징입니다. 또한 소세포암은 PSA를 생성하지 않기 때문에 남성 중 크고 국소적이면서 PSA가 낮다면 반드시 소세포암을 의심해봐야 합니다.

다른 종류의 드문 암으로 이행세포암(transitional cell carcinoma)이 있습니다.(참고: 이는 전립선의 이행대에 생기는 암과는 다릅니다.) 이 암은 전립선관과 전립선 요도에서 발생합니다. 이는 방광암을 가진 남성에서 발견되는 암과 동일하기 때문에 이 암으로 진단을 받으면 방광암에 대해서도 평가를 해야 합니다. 이때 치료는 전립선과 방광을 모두 제거해야 합니다.

마지막으로, 육종(sarcoma)이라는 드문 형태의 암이 있습니다. 이 암은 전립선의 평활근과 결합조직에서부터 발생하며 진단시 매우 크게 성장해 있습니다. 치료법은 일반 전립선암의 치료와 마찬가지로 암의 진행 정도에 따라 달라집니다.

생검: 왜 다른 병리학자의 의견도 들어야 하는가?

당신이 병리학자이고 현미경으로 암세포를 관찰하고 있다고 가정해 봅시다. 단지 몇 조각의 작은 검체에 불과하지만 당신이 이에 대해 무엇이라고 말하냐에 따라 환자의 인생이 달라지게 됩니다. 당신의 말 한마디가 치료방법 결정에 매우 중요한 역할을 하다는 것입니다. 그러므로 생각하고 또 생각해야 합니다. 과연 저 흥미롭게 생긴 세포들은 무엇인가? 암세포인가?

병리학자들에게 전립선 생검은 최악의 악몽입니다. "생검 중에서 전립선 생검이 가장 어려운 것 같습니다." 라고 존스 홉킨슨의 병리학자 조나단 엡스타인은 말합니다. 그는 이 분야에 있어 세계적으로 권위있는 학자로 전립선암을 정확히 진단하기로 유명하며 그 누구보다도 판독 경험도 많습니다. 검체의 양은 매우 제한적이며 하나의 큰 덩어리를 형성하기 보다는 암세포가 정상 샘(gland)조직을 둘러싸고 있는 양상입니다. 사탕이 종이에 감싸져 있는 것을 상상해 보십시오. 종이는 암에 해당하며 이는 건강한 조직을 둘러싸고 있습니다. 그리고 겉을 감싸는 양상이 상당히 불규칙적이기 때문에 생검 바늘이 암을 지나쳐 놓칠 수도 있고, 얻어지는 검체의 형태가 교과서에서 보던 것과는 사뭇 다를 수 있습니다.

생검 판독 결과 '부정형(atypical)'이라는 진단이 내려지는 경우가 대부분 기관에서 5%정도 차지한다고 엡스타인은 말합니다. "보통 이런 진단은 병리학자들이 암일 가능성은 있지만 확진내리기 어려울 때 내립니다." 많은 환자들에게 있어서 다음 단계는 재생검이지만 과연 필요한지에 대해서는 의문이라고 그는 말합니다. "문제는 생검시 20%에서 암을 놓치는 경우가 있기 때문에 결과가 음성이라 하더라도 암이 없다는 것을 의미하는 것은 아닙니다. 오히려 암이 많이 진행되었을 수도 있습니다. 우리는 종종 암을 완전히 놓치는 경우도 있습니다. 이 경우 모두 생검 결과는 양성(benine)이었지만 결국은 암이었습니다." 그러므로 다음 단계로 재생검을 시도하기보다는, "부정형"진단이 내려진 검체를 다른 병리학자에게 다시 한 번 판독을 맡기는 것이 바람직합니다.

또 다른 문제점은 많은 병리학자들이 암을 과잉진단한다는 점입니다. "현미경으로 보면 전립선암과 유사한 것들이 많기 때문에 전립선 생검 검체에 익숙하지 않은 의사들은 암이 아닌데도 암이라고 진단하는 경우가 있습니다." 매년 전립선암을 진단받고 브래디 비뇨기학 연구소(Brady Urological Institute)를 찾는 남성 중 1.5%인 6명에서 8명은 오진으로 확인됩니다. "이것은 암이 아니라 양성종양입니다"라고 진단을 수정하기도 합니다.

이렇게 진단내리기 애매한 경우에 가장 좋은 방법은 슬라이드를 전문가에게 보내는 것이라고 엡스타인은 말합니다. "70%에서 80%의 경우 정확하게 양성인지 악성인지를 결정내릴 수 있게 됩니다." 하지만 확신하다고 판단되는 생검 검체도 다시 한 번 다른 사람이 확인하는 것이 중요합니다. "우리는 어떤 치료법을 시행하기 이전에 꼭 다른 병리학자의 소견을 듣는 것을 권합니다."라고 엡스타인은 말합니다. "이는 수술 또는 방사선 치료를 결정하는 데 있어 다른 사람들의 의견을 듣는 것 만큼이나 중요합니다. 당신이 최고의 집도의에게 치료를 받는다고 하더라도, 병리 결과가 정확하지 않다면 당신에게 적합한 치료가 이루어지지 않을 수 있습니다."

이점에 대해서 엡스타인은 단호합니다.: "우리는 대학병원과 일반 병리단체를 대상으로 생검에서 얻은 검체의 Gleason 등급과 수술에서 얻은 실제 조직을 서로 비교하는 방법을 통해 Gleason 점수가 얼마나 잘 재현되는지 수많은 연구를 해왔습니다. 대학병원의 경우 생검 후와 수술 후 Gleason 점수가 대부분 거의 정확히 일치한 반면 일반 병리단체의 결과는 실망적이었습니다. 결국 많은 남성들에게 정확하지 않은 Gleason 등급을 토대로 수술, 방사선치료, 면밀한 추적관찰 등의 결정이 내려지고 있습니다."

낮은 Gleason 점수에 주의해야 합니다.: 생검시 Gleason 점수가 낮을수록 수술 후 결과와 차이가 많이 납니다. "환자를 치료하는 입장에서는 낮은 Gleason 점수인 2, 3, 4는 존재하지 않는다고 합니다. 왜냐하면 이로 인해 잘못된 낙관적인 생각을 갖게 될 수 있기 때문입니다. 생검 결과 2+2=4라는 점수가 나왔다고 하여도 실제 전립선 절제를 해보면 이는 Gleason 점수가 5, 6 또는 이보다 높게 보고됩니다." Gleason 점수가 낮은 암이 실제로 존재하기는 한다고 엡스타인은 말합니다. "하지만 이것은 전립선의 이행대 중앙에 존재하며 생검을 주로 하는 말초대에는 존재하지 않습니다. Gleason 점수가 낮은 암은 경요도 전립선 절제술 시 제거된 절제편를 판독하는 과정에서 나오는 경우가 흔합니다. "만약 경요도 전립선 절제술에서 저등급의 암이 나온다면 이는 생검에서 중등도의 암이 나온 만큼 문제되지는 않습니다. 저등급 Gleason 점수는 경요도 전립선 절제술에서는 의미가 있지만 생검에서는 그렇지 않습니다."

암으로 진단되었다면 다음 단계는?

추가적인 치료가 필요할까요? 만약 국소성 전립선암이라면 굳이 필요 없습니다. 이 시점이 되면 암이 얼마나 진행했는지 그리고 어떤 치료를 해야하는지 결정하는데 필요한 대부분의 정보를 얻을 수 있습니다. Gleason 점수를 통해 암세포의 성격을 파악할 수 있습니다. 다음 단계는 암이 얼마나 진행되었는지 범위를 알아내야 합니다. 이 단계를 암의 임상병기 결정이라고 합니다. 암이 전립선에 국한되어 있는지 아니면 벗어났는지, 전이되었다면 얼마나 되었는지를 알아야 합니다.

전립선암의 병기

예전에는 Whitmore-Jewett 시스템에 기초하여 전립선암의 병기를 결정하였습니다. 이는 암이 너무 작아서 촉지되지 않는 단계에서 림프절과 뼈까지 전이되는 단계까지 네 단계로 분류됩니다. 하지만 국소암에 대한 분류에 있어 보완이 필요하다는 판단 하에 International Union Against Cancer와 American Joint Committee on Cancer는 TNM 분류를 도입하였습니다. 여기서 T는 암의 국소적인 범위를, N은 림프절로의 전이여부를, 그리고 M은 원격 전이 여부를 의미합니다. T 병기는 직장수지검사에서 암이 촉지되는지 여부와 만약 만져진다면 얼마나 범위가 큰지 따라 8개의 영역으로 나뉩니다. 만약 전립선이 정상적으로 만져진다면 T1 병기에 해당하며, T2 는 한 엽의 반쪽, 한 엽의 전체, 아니면 두 엽에서 암이 만져지는 지로 세분화되어 나뉩니다.

참고: 많은 남성들, 심지어 의사들도 양측 생검과 양측에 촉지되는 질환(bilateral biopsies vs. bilateral palpable disease)를 혼돈합니다. 만약 생검 결과 암이 전립선의 양측 엽에서 나왔다고 하더라도 직장수지검사에서 촉지된 것이 없었다면 T1에 해당합니다.

표 6.1

TNM 병기	
병기	**설명**
T1a	직장수지검사에서 촉지되지 않으며, 경요도 전립선 절제술로 양성 조직을 제거하는 과정 중 절제된 조직의 5%이하에서 우연히 발견된 종양
T1b	촉지되지 않으며, 경요도 전립선 절제술로 양성 조직을 제거하는 과정 중 절제된 조직의 5%이상에서 우연히 발견된 종양
T1c	촉지되지 않으며, PSA상승으로 조직생검 과정 중 확인된 종양
T2a	촉지되며, 한쪽 전립선엽의 1/2이하를 차지하는 종양
T2b	촉지되며, 한쪽 전립선엽의 1/2이상을 차지하는 종양
T2c	촉지되며, 양쪽 전립선엽을 차지하는 종양
T3,T4	촉지되며, 종양이 전립선막 그리고/또는 정낭을 침범한 경우
N+	림프절 전이가 있는 경우
M+	뼈전이가 된 경우

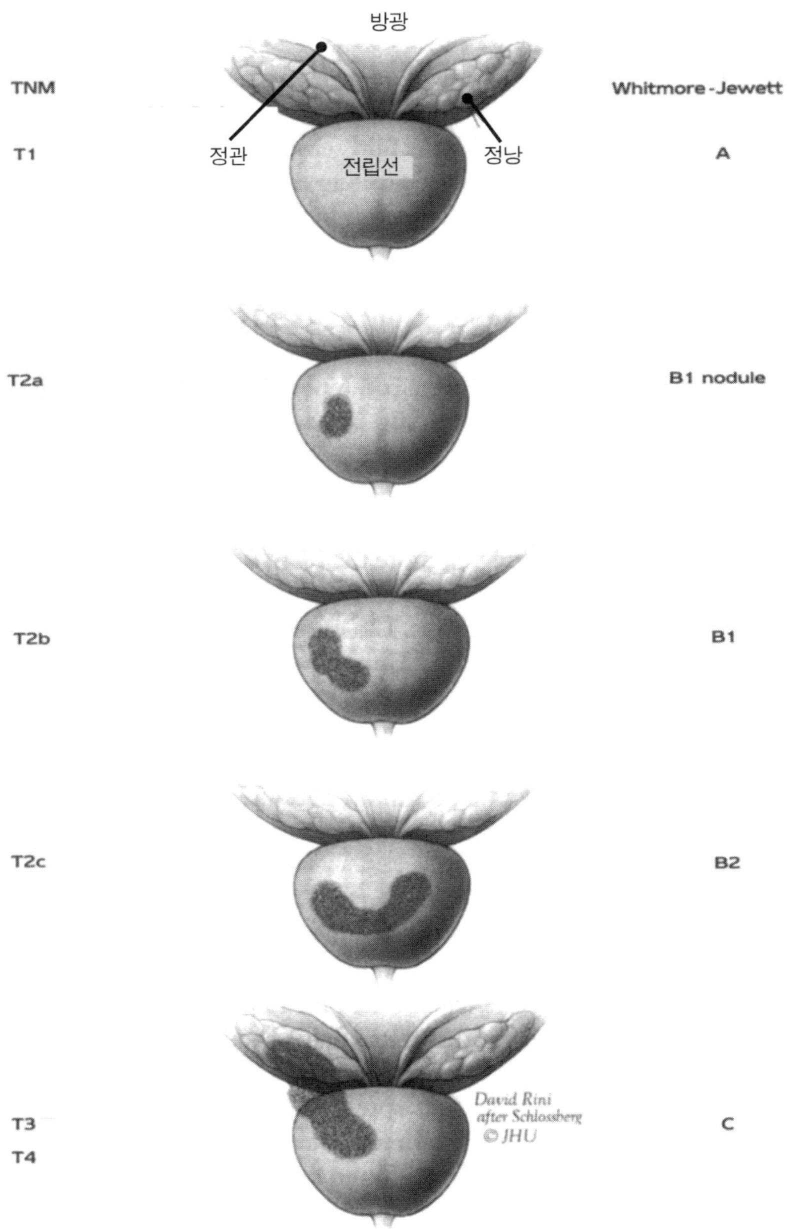

| 그림 6.3 | 전립선암의 병기

위 그림은 너무 작아 촉지되지 않는 암에서부터 정낭을 침범한 암까지 모든 병기의 암을 TNM, Whitmore-Jewett 병기 체계를 사용하여 도식화 한 것입니다.

나는 어떤 단계에 와 있는가?

암이 매우 작아 치료할 필요가 없나요? 그보다는 크지만 전립선에만 국한되어 완치가 가능한가요? 아니면 이미 원격 전이가 되어 조절 외에는 방법이 없나요? 당신이 이제껏 받은 다양한 검사의 결과만으로는 전체적인 윤곽을 그리기에는 불충분합니다. 예를 들면, 직장수지검사로는 전립선막을 벗어난 매우 작은 암을 찾아 낼 수 없습니다. 그렇기 때문에 직장수지검사로는 암의 병기가 과소평가되는 경향이 있습니다. 많은 연구에서 처음에 T2b 병기로 진단된 환자들이 실제로는 정낭 또는 림프절 침범이 있었던 것으로 확인되는 경우가 있었습니다. 처음에 임상병기가 T2c로 내려졌는데 실제로는 과소평가된 경우가 38%에 이른다고 합니다. 이 이유 중 하나는 직장수지검사가 매우 주관적이기 때문입니다. 이는 검사하는 의사의 경험 및 지각능력에 따라 달라집니다. 또 다른 하나는 직장수지검사는 오로지 전립선에 대한 정보만을 알려주기 때문입니다. 그리고 전립선에 대해서도 전부 알 수 있는 것도 아닙니다. 주위 림프절이나 뼈에 대한 정보는 전혀 알 수 없습니다. 또 만약에 경요도 전립선 절제술 등 전립선 관련 수술을 받았다면 직장수지검사 시 전립선이 다르게 만져질 수 있어 검사의 의미를 상실할 수 있습니다.

PSA는 어떤가?

PSA가 높으면 암이 존재할 가능성이 있다는 것을 시사합니다. 그렇다면 PSA로 전립선암의 임상 병기를 알 수는 없을까요? 가능합니다. 하지만 PSA는 매우 난해합니다. 암이 커지면 커질수록 PSA 수치는 전반적으로 올라가게 됩니다. 하지만 암이 커지면 커질수록 높은 Gleason 점수를 가지는 분화도가 나쁜 암세포들이 지배하기 시작합니다. 이 분화도가 나쁜 세포들은 정상세포들과 달리 PSA를 적게 생성합니다. 그래서 분화도가 좋은 세포들보다 조직 1g 당 PSA 수치의 증가가 적기 때문에 암이 진행될수록 PSA가 정비례하여 증가하지는 않습니다. 그렇기 때문에 암이 림프절이나 정낭으로 전이되어도 PSA 수치가 정상일 수 있고, 전립선에만 국한되어도 PSA 수치가 생각보다 높을 수 있는 것입니다. PSA 수치로 암의 진행정도를 정확하게 예측할 수는 없습니다. 그러므로 Gleason 점수를 모르고는 PSA의 진정한 의미를 제대로 분석할 수 없습니다.

당신이 받은 검사들은 퍼즐의 조각일 뿐입니다. 존스 홉킨스 대학병원에 있는 과학자들은 수천 명의 남성들로부터 얻은 임상병기, Gleason 점수, PSA 수치 등의 정보를 이용하여 전립선암의 진행 정도를 예측하는 표를 고안하였습니다. 이를 예상병리학적 병기(estimated pathologic stage)라고 합니다.

암의 치료가능성을 예측하기에 가장 좋은 방법은 전립선을 절제하여 병리학자들이 이 검체를 자세히 관찰하는 방법입니다. 이를 병리학적 병기라고 합니다. 임상병기는 수술 전에 시행한 직장수지검사, PSA 수치, 바늘 생검 결과를 토대로 암의 정도를 예상하는 방법입니다. 반면, 병리학적 병기는 몇 개의 세포나 검사 결과를 가지고 추측을 하는 것이 아니라 전체 전립선 조직과 때로는 림프절 조직을 직접 판독하여 이를 토대로 치료가능성을 판단하는 것입니다.

2007 Partin 표(2007 Partin Tables)

존스 홉킨스 대학병원의 동료 비뇨기과 전문의인 알렌 파틴(Alan Partin)과 근치적 전립선 절제술을 시행한 환자들을 대상으로 한 연구 결과를 바탕으로 Partin 표를 만들었습니다. 이것은 환자들과 의사들이 치료 전에 확실한 병리적 병기를 예측하고 치료법을 결정하는데 도움을 줄 수 있도록 고안된 것입니다. 가장 최근 개정된 Partin 표는 존스 홉킨스 대학병원에서 2000년에서 2005년 사이에 수술을 받은 5,734명의 환자를 대상으로 얻은 결과를 토대로 만들었습니다. 이번 표는 조기진단의 놀라운 발전과 함께 개선된 암 조절 기술이 반영되었기 때문에 매우 중요합니다. 몇 개의 표는 장기에 국한된 암, 전립선막을 침범한 암, 정낭에 있는 암, 림프절에 있는 암들을 95%의 정확도로 예측할 수 있습니다.

이 표를 이용하면 절제된 전립선 검체 판독시 어떤 결과가 나올지를 예측하는데 도움을 주기 때문에 "가상 수술"에 버금간다고 할 수 있습니다. 그리고 이 표는 치료를 통해 암세포를 완전히 제거하고 암세포가 전립선을 벗어나지 않을 가능성을 예측하는 데 필요한 방법을 제공합니다.

만약에 암이 전립선에 국한되어 있거나 암이 전립선막을 벗어났지만 완전히 제거할 수 있다면 완치될 가능성은 매우 높습니다.(수술 절제면은 제거된 암의 가장자리를 뜻하며, 깨끗한 절제면은 절제면에 암세포가 존재하지 않음을 뜻합니다.)

어떻게 이것이 가능할까요? 무슨 차이가 있는 건가요? 별다른 것은 아니고, 암이 진행되기 전 전립선암 세포의 성질과 관련이 있습니다. 전립선암세포는 온실 속의 화초처럼 거친 바깥 세상에서는 살아갈 수 없고 온실의 보호를 필요로 합니다. 이 암세포들은 전립선 밖으로 빠져나간다 하더라도 전립선 바로 옆에 붙어 있기 때문에 만약 수술적으로 완전히 제거만 된다면 암은 완치됩니다. 만약 암이 정낭까지 침범하게 된다면 일부 암세포들은 이미 그 지역을 벗어났을 가능성이 있고, 이 세포들은 먼 곳에서 스스로 살아갈 수 있는 능력을 갖추었을지도 모릅니다. 그러나 정낭을 침범한 전립선암의 환자 중 40%는 수술 후 10년 뒤 PSA가 감지되지 않습니다.(의사들은 PSA가 측정되지 않는 것은 완치로 간주합니다.). 마지막으로 암이 림프절로 전이가 되면 10년 후까지 PSA가 낮게 유지될 가능성이 거의 없습니다. 그러나 근치적 전립선 절제술은 일부 남성에게 있어 여전히 효과 있는 치료방법입니다.(아래를 참고하세요.)

● **표를 사용하는 방법** 이 표에서 당신이 어디에 해당하는지 알아보기 위해 우선 당신의 PSA 수치를 대입해 보시기 바랍니다. 예를 들어 PSA가 2.6에서 4ng/ml 사이이고 직장수지검사에서 촉지되는 결절이 없고(T1c) Gleason 점수 6인 남성은 만약 근치적 전립선 절제술을 한다면 검체 내에 암이 국한되어 있을 가능성이 매우 높습니다. 전립선에만 국한될 가능성이 88%이고 전립선막을 벗어났을 가능성이 11%입니다. 이 남성들의 경우 수술 절제면 음성이라면 10년 후 PSA가 검출되지 않을 확률이 90-99% 입니다. 암이 정낭을 침범했을 가능성은 1%로 매우 낮으며 림프절을 침범했을 가능성은 없습니다. 이것은 명백하게 완치가능한 암입니다.

반면 PSA 수치가 높을수록 암세포의 분화도가 나쁘며 임상 병기가 높을수록 완치될 확률은 낮습니다. 예를 들어 PSA가 14ng/ml인 남성이 전립선 양쪽 엽에서 암이 촉지되며(T2c) Gleason 점수가 8점인 경우, 검체 내에 암이 국한되어있을 가능성은 45%이고 림프절이나 정낭을 침범했을 가능성은 54%입니다. 이 경우에는 원격 미세전이가 일어났을 가능성이 큽니다.

마지막으로, 이 표에서 제시한 PSA 수치는 통계값입니다. 즉, PSA의 급격한 증가에 대해서는 반영하지 않습니다. 5장에서 언급했던 것처럼 만약 당신의 PSA가 암이 진단되기 전 해에 비해 2ng/ml이상 상승하였다면 당신은 이 표에서 나온 것보다 더 공격적인 성향을 가진 암을 갖고 있을지도 모릅니다.

Han 표(Han tables)

Partin 표가 만들어진지 10년이 지나 우리는 한 단계 발전된 생각을 하게 되었습니다. 비록 우리가 근치적 전립선 절제술 검체를 통해 완치율에 대해 조금 더 많이 알게 되었지만, 보다 확실한 증거는 10년 후 PSA 수치가 감지되지 않는 환자들의 수입니다. 미솝 한(Misop Han), 알렌 파틴과 그리고 제가 함께 개발한 이 표는 1982년에서 1999년 사이에 근치적 전립선 절제술을 받았던 2,000명의 남성을 대상으로 수술

표 6.2: 2007 Partin 표(Partin Tables)

존스 홉킨스의 과학자들은 전립선암의 진행범위를 보다 정확하게 예측하기 위하여 임상병기, Gleason 점수, 그리고 PSA수치 사이의 상관관계를 종합하여 만든 특별한 표를 고안하였습니다. Partin 표는 치료를 시작하기 전에 확실한 병리학적 병기를 예측하여 환자와 의사에게 도움이 되고자 만들어졌습니다. 이 표를 통해 예측한 정확한 정보를 가지고 치료 방침을 결정할 수 있습니다. 업데이트된 이 표는 2000년부터 2005년까지 존스 홉킨스에서 근치적 전립선 절제술을 시행받은 5,734명의 남성의 술 후 경과에 근거를 두고 만들어졌습니다. 이들 남성의 평균 나이는 57세였습니다. 이 표를 통해 장기 국한된 암, 전립선막을 침범한 암, 정낭에 있는 암, 림프절에 있는 암을 95%의 정확도로 예측할 수 있습니다.(괄호 안의 숫자는 5%의 환자만이 이 범위 밖에 속한다는 것을 의미합니다.)

2007 Partin Tables

임상병기(TNM), PSA, 그리고 Gleason 점수에 따른 전립선암의 예측되는 병리학적 병기
임상병기 T1c (촉지되지 않으며, PSA 상승)

PSA범위(ng/ml)	병리학적 병기	Gleason 점수			
		5-6	3+4=7	4+3=7	8-10
0-2.5	전립선내 국한	93 (95-91)	82 (87-76)	73 (80-64)	77 (85-65)
	전립선막 침범	6 (8-5)	14 (18-10)	20 (28-14)	16 (24-11)
	정낭침범	0 (1-0)	2 (5-0)	2 (5-0)	3 (8-0)
	림프절전이	0 (1-0)	2 (6-0)	4 (12-1)	3 (12-1)
2.6-4.0	전립선내 국한	88 (90-86)	72 (76-67)	61 (68-54)	66 (74-57)
	전립선막 침범	11 (13-10)	23 (27-19)	33 (39-27)	26 (34-19)
	정낭침범	1 (1-0)	4 (7-2)	5 (8-2)	7 (13-3)
	림프절전이	0 (0-0)	1 (1-0)	1 (3-0)	1 (3-0)
4.1-6.0	전립선내 국한	83 (85-81)	63 (67-59)	51 (56-45)	55 (64-46)
	전립선막 침범	16 (17-14)	30 (33-26)	40 (45-34)	32 (40-25)
	정낭침범	1 (1-1)	6 (8-4)	7 (10-4)	10 (15-6)
	림프절전이	0 (0-0)	2 (3-1)	3 (6-1)	3 (6-1)
6.1-10.0	전립선내 국한	81 (83-79)	59 (64-54)	47 (53-41)	51 (59-41)
	전립선막 침범	18 (19-16)	32 (36-27)	42 (47-36)	34 (42-26)
	정낭침범	1 (2-1)	8 (11-6)	8 (12-5)	12 (19-8)
	림프절전이	0 (0-0)	1 (3-1)	3 (5-1)	3 (5-1)
〉10.0	전립선내 국한	70 (74-66)	42 (48-37)	30 (36-25)	34 (42-26)
	전립선막 침범	27 (30-23)	40 (45-35)	48 (55-40)	39 (48-31)
	정낭침범	2 (3-2)	12 (16-8)	11 (17-7)	17 (25-10)
	림프절전이	1 (1-0)	6 (9-3)	10 (17-5)	9 (17-4)

임상병기 T2b (촉지되며, 한쪽 전립선엽의 1/2미만)					
		Gleason 점수			
PSA범위(ng/ml)	병리학적 병기	5-6	3+4=7	4+3=7	8-10
0-2.5	전립선내 국한	88 (90-84)	70 (77-63)	58 (67-48)	63 (74-51)
	전립선막 침범	12 (15-9)	24 (30-18)	32 (41-24)	26 (36-18)
	정낭침범	0 (1-0)	2 (6-0)	3 (7-0)	4 (10-0)
	림프절전이	0 (1-0)	3 (9-1)	7 (17-1)	6 (16-1)
2.6-4.0	전립선내 국한	79 (82-75)	57 (63-51)	45 (52-38)	50 (59-40)
	전립선막 침범	20 (24-17)	37 (42-31)	48 (55-40)	40 (50-30)
	정낭침범	1 (1-0)	5 (9-3)	5 (10-3)	8 (15-4)
	림프절전이	0 (0-0)	1 (2-0)	2 (5-0)	2 (4-0)
4.1-6.0	전립선내 국한	71 (75-67)	47 (52-41)	34 (41-28)	39 (48-31)
	전립선막 침범	27 (31-23)	44 (79-39)	54 (60-47)	46 (54-37)
	정낭침범	1 (2-1)	7 (10-4)	7 (11-4)	11 (17-6)
	림프절전이	0 (1-0)	2 (4-1)	5 (8-2)	4 (9-2)
6.1-10.0	전립선내 국한	68 (72-64)	43 (48-38)	31 (37-26)	36 (44-27)
	전립선막 침범	29 (33-26)	46 (51-41)	56 (62-49)	47 (56-37)
	정낭침범	2 (3-1)	9 (13-6)	9 (14-5)	13 (20-8)
	림프절전이	0 (1-0)	2 (4-1)	4 (8-2)	4 (8-1)
〉10.0	전립선내 국한	54 (60-49)	28 (33-23)	18 (23-14)	21 (28-15)
	전립선막 침범	41 (46-35)	52 (59-46)	57 (66-48)	49 (59-39)
	정낭침범	3 (5-2)	12 (18-7)	11 (17-6)	17 (25-9)
	림프절전이	1 (3-0)	7 (14-3)	13 (24-6)	12 (22-5)

임상병기 T2b (촉지되며, 한쪽 전립선엽의 1/2이상) 또는 T2c (촉지되며, 양측 전립선엽 차지)

PSA범위(ng/ml)	병리학적 병기	Gleason 점수			
		5-6	3+4=7	4+3=7	8-10
0-2.5	전립선내 국한	84 (89-78)	59 (70-47)	44 (58-31)	49 (65-32)
	전립선막 침범	14 (19-9)	24 (33-16)	29 (42-19)	24 (36-14)
	정낭침범	1 (3-0)	6 (14-0)	6 (14-0)	8 (21-0)
	림프절전이	1 (3-0)	10 (25-2)	19 (40-4)	17 (42-3)
2.6-4.0	전립선내 국한	74 (80-68)	47 (56-32)	36 (45-27)	39 (50-28)
	전립선막 침범	23 (29-18)	37 (45-28)	46 (55-36)	37 (48-27)
	정낭침범	2 (5-2)	13 (21-7)	13 (22-7)	19 (32-9)
	림프절전이	0 (1-0)	3 (7-0)	5 (14-0)	4 (13-0)
4.1-6.0	전립선내 국한	66 (72-59)	36 (43-29)	25 (32-19)	27 (37-19)
	전립선막 침범	30 (36-24)	41 (47-33)	47 (55-38)	38 (48-28)
	정낭침범	4 (6-2)	16 (23-10)	15 (23-9)	22 (33-13)
	림프절전이	1 (2-0)	7 (12-3)	13 (21-6)	11 (23-4)
6.1-10.0	전립선내 국한	62 (68-55)	32 (38-26)	22 (29-17)	24 (33-17)
	전립선막 침범	32 (38-26)	41 (49-33)	47 (56-38)	38 (48-29)
	정낭침범	5 (8-3)	20 (28-13)	19 (28-11)	27 (39-16)
	림프절전이	1 (2-0)	6 (11-3)	11 (19-5)	10 (20-3)
〉10.0	전립선내 국한	46 (83-39)	18 (24-13)	11 (15-7)	12 (18-7)
	전립선막 침범	41 (50-34)	40 (51-31)	40 (52-30)	33 (46-22)
	정낭침범	7 (12-4)	23 (33-15)	19 (29-10)	28 (42-16)
	림프절전이	5 (8-2)	18 (30-9)	29 (44-15)	26 (44-12)

10년 후 PSA 수치가 감지되지 않을 확률을 추정한 것입니다. 최근 진단 받고 수술한 환자들의 결과는 보다 개선되었기 때문에 이 표들은 조기진단으로 인해 개선된 생존률을 반영하기 위해 일부 수정되었습니다.

표 6.3 2007 Han 표(Han Tables)

또 한번 Partin 표에서 사용된 정보 - 임상병기, Gleason 점수, 그리고 PSA수치 - 를 사용하여 한단계 더 발전된 형태의 표를 완성하였습니다. 이 표를 통해 수술 후 10년 뒤 PSA수치가 측정되지 않을 확률을 예측할 수 있어 완치가능성에 대한 보다 확실한 정보를 얻을 수 있습니다. 참고: Partin 표와 마찬가지로 이 표 역시 95%의 정확도를 가집니다.

표를 사용하는 방법: 좌측 열에서 생검 당시 Gleason 점수를 찾고 상단에서 수술 전 PSA수치를 찾습니다. 이 둘의 교차점에 있는 수치가 수술 후 10년 뒤 PSA가 측정되지 않을 (0.2ng/ml미만) 확률입니다. 옆에 있는 괄호 안에는 95% 신뢰구간을 의미합니다. 신뢰구간의 범위가 넓을수록 정확도가 떨어집니다.

T1c로 근치적 치골뒤 전립선절제술을 시행받은 남성이 수술 후 10년 뒤 PSA 수치가 측정이 되지 않을 확률(PSA가 0.2ng/ml미만)

T1c병기	PSA 0-4	PSA 4.1-10	PSA 10.1-20	PSA〉20
생검시 Gleason 점수 5:	99% (95-100)	97 (91-99)	94 (80-98)	87 (59-96)
생검시 Gleason 점수 6:	97 (91-99)	95 (83-98)	95 (69-97)	81 (47-94)
생검시 Gleason 점수 3 + 4:	95 (83-98)	91 (72-97)	84 (54-95)	73 (33-91)
생검시 Gleason 점수 4 + 3:	89 (67-97)	83 (53-95)	74 (36-92)	62 (18-88)
생검시 Gleason 점수 8-10:	79 (40-94)	71 (30-91)	61 (18-87)	50 (06-84)

T2a로 근치적 치골뒤 전립선절제술을 시행받은 남성이 수술 후 10년 뒤 PSA 수치가 측정이 되지 않을 확률(PSA가 0.2ng/ml미만)				
T1c병기	PSA 0-4	PSA 4.1-10	PSA 10.1-20	PSA〉20
생검시 Gleason 점수 5:	99% (94-100)	96 (88-99)	92 (74-98)	83 (50-95)
생검시 Gleason 점수 6:	97 (89-99)	93 (79-98)	87 (61-96)	75 (37-92)
생검시 Gleason 점수 3 + 4:	93 (78-98)	88 (64-96)	79 (44-93)	65 (22-89)
생검시 Gleason 점수 4 + 3:	86 (58-96)	78 (43-93)	67 (26-89)	53 (10-84)
생검시 Gleason 점수 8-10:	72 (30-92)	63 (20-88)	63 (20-88)	39 (03-78)

T2b/c로 근치적 치골뒤 전립선절제술을 시행받은 남성이 수술 후 10년 뒤 PSA 수치가 측정이 되지 않을 확률(PSA가 0.2ng/ml미만)				
T1c병기	PSA 0-4	PSA 4.1-10	PSA 10.1-20	PSA〉20
생검시 Gleason 점수 5:	98% (92-99)	95 (83-99)	89 (66-97)	77 (38-93)
생검시 Gleason 점수 6:	95 (85-99)	91 (72-97)	83 (51-95)	68 (25-90)
생검시 Gleason 점수 3 + 4:	90 (71-97)	84 (54-95)	73 (33-91)	57 (13-85)
생검시 Gleason 점수 4 + 3:	81 (48-94)	72 (32-91)	59 (15-86)	43 (04-80)
생검시 Gleason 점수 8-10:	65 (19-89)	54 (11-84)	41 (04-78)	28 (01-72)

이 모든 정보를 가지고 무엇을 해야 하는가?

무엇보다도 우리는 이 모든 것들이 정확한 수치가 아닌 그저 통계적 수치임을 알아야 합니다. 즉 절대값은 아니며 사람에 따라 다르게 적용될 수 밖에 없습니다. 따라서 어떤 치료를 할 지 결정하는데 있어 표에 나와 있는 수치 외에 중요한 요소들이 있습니다. 60세 이상의 남성 중 일부는 기대요법이 좋은 선택일 수 있습니다.(자세한 사항은 7장을 참고하세요.) 만약 당신이 완치가 될 가능성은 낮지만 가능하다면 어떻게 할까요? 기대 수명이 10년에서 15년 이상인 건강한 남성의 경우, 근치적 전립선 절제술에 의한 부작용이 적기 때문에 완치를 시도해 볼 만합니다. 나이가 많은 남성이나 다른 건강상의 문제로 수술의 부작용이 클 것으로 예상되는 남성에서는 방사선 치료가 더 좋은 선택일지도 모릅니다.(근치적 전립선 절제술의 경우 육체적으로 부담이 될 수 있기 때문입니다.)

따라서 이 정보를 당신의 시작점으로 잡으십시오. 당신이 전반적으로 얼마나 건강하고 기대 수명이 얼마나 되는지 예상해 보십시오. 그리하면 완치를 위한 치료를 할 지 암이 진행되기 전까지는 치료를 하지 않는 기대요법을 할 것인지 결정할 수 있습니다.

마지막으로 검사에서 어떤 결과가 나오든 좌절하지 마십시오. 아무리 병기가 높아도 계속해서, 때로는 수년간 조절할 수 있고 진행을 막을 수 있습니다. 항상 희망은 있습니다. 림프절 전이가 있는 남성이라도 증상없이 수년간 살 수 있습니다. 다음 장에 이에 대해 자세히 다루겠습니다.

당신의 향후에 영향을 미치는 인자들

나이

나이는 치료법을 선택하는 과정에 있어서 매우 중요하고 어려운 요소입니다. 대부분의 의사들에게 있어 기대 수명이 얼마인지 예측하는 것만큼 하기 싫은 일은 없을 것입니다. 하지만 지금이야말로 스스로의 전반적인 건강상태에 대해 솔직하게 돌아볼 시점입니다. 만약에 당신이 국소암을 가지고 있지만 심근경색의 과거력이 있거나 호흡곤란 등의 문제가 있다면 기대요법을 선택하는 것이 옳습니다. 아니면 육체적 부담이 적은 치료법을 선택할 수도 있습니다. 반면에 만약에 당신이 대대로 장수하는 집안에서 태어났거나, 고혈압이나 당뇨가 없거나, 담배를 피지 않거나, 심장 질환의 과거력이 없다면 오랜 기대 수명을 예상할 수 있기 때문에 치료를 받아야 하며 당신의 암 역시 공격적일 수 있기 때문에 더욱 공격적인 치료법이 요구됩니다.

젊은 남성들에서 생기는 암과 비교할 때, 그동안 우리는 전립선암을 별다른 증상이 없고 진행이 느리며 위험하지 않는 "노인성 질환"으로 여겨왔습니다. 하지만 더 이상 그렇게 생각하지 않습니다. 연구결과들을 통해 알 수 있듯이, 전립선암은 젊은 남성에 비해 고령에서 더 공격적인 성향을 띠는 경우가 종종 있으며, 치료 또한 늦어지는 경우가 많습니다. 존스 홉킨스 대학병원에서 근치적 전립선 절제술을 시행받은 50세 이하의 남성 341명을 대상으로 한 최근 연구에서, 이 젊은 남성들이 고령 남성에 비해 전립선에 국한된 암으로 진단될 가능성이 높았고 암이 재발하지 않은 체로 유지될 가능성 또한 높았습니다. 비뇨기과 의사인 알런 파틴과 H. 발렌타인 카터가 T1c병기인 남성을 분석한 결과, 고령일수록 Gleason 점수 7이상일 가능성이 높았습니다.

왜 그럴까요? 이는 그저 암이 몸에 오랜 기간 동안 있었기 때문입니다. 전립선암이 성장함에 따라 보다 이질적으로 변하며 분화도 또한 나빠집니다. 돌연변이가 더 많이 일어나게 되며 더욱 공격적인 성향을 띠게 됩니다. 전립선암은 대부분 진행이 느립니다. 암 초기에는 크기가 두 배로 되는데 수개월에서 수년까지 소요됩니다. 암이 촉지되려면 적어도 부피가 $1cm^3$는 되야 하며, 이 정도 커지려면 적어도 30회 이상의 배가 과정(doubling)을 거쳐야 합니다. 하지만 그 이후에는 10회 이상만 배가되어도 1kg의 부피로 커져 치명적으로 변합니다. 그리고 암이 배가될 때 마다 변이과정을 겪게 됩니다. 암의 성장이 보다 빨라지며 더 공격적이 되고 전립선 밖에서 생존할 수 있는 능력을 터득하게 됩니다. 그래서 일부 고령 남성에서는 더 오래 살 가능성이 있다면 공격적인 치료법을 동원해야 합니다.

인종

3장에서 언급했듯이 아프리카계 미국남성은 전립선암에 잘 걸릴 뿐만 아니라 이로 인해 사망할 가능성 또한 높습니다. 어느 나라에 사는 흑인이든 다른 인종보다 전립선암에 취약한 것은 사실입니다. 우리는 사회경제적 요인부터 유전자적 요인까지 많은 이유들에 대해 앞서 이야기했습니다. 비록 아직 정확한 원인은 밝혀지지 않았지만, 전립선암에 걸린 흑인은 보다 심각하기 때문에 치료에 대한 확고한 의지를 가지고 접근해야 한다는 점은 꼭 이해하고 넘어가야 합니다. 만약 당신이 전립선암

진단을 받은 흑인이라면 지금 바로 공격적인 치료를 시작해야 합니다.

T1c 병기 암

T1c 병기는 전립선암의 병기 중에서 정확한 예측을 하기가 가장 힘듭니다. 왜냐하면 치료가 필요없는 아주 작은 암에서부터 매우 치명적인 암까지 광범위하게 포괄하고 있기 때문입니다. 존스 홉킨스 대학병원에서 1988년부터 2000년 사이에 근치적 전립선 절제술을 받은 T1c 병기 환자 1,200명을 대상으로 연구를 하였습니다. 우리는 이들에서 "PSA가 10ng/ml를 초과" 또는 "생검에서 얻어진 Gleason 점수가 7 이상"이라는 2개의 중요한 인자를 발견하였습니다. 이 위험 인자들이 없는 남성들은 10년 동안 PSA 수치가 증가하지 않을 확률이 96%였습니다. 이 위험인자들 중 하나라도 가지고 있는 남성들에서는 73%였습니다. 이 연구에서 대상자의 약 3분의 1은 고위험 T1c 병기에 해당하였습니다. 이 밖에도 T1c병기에는 2개의 특징적인 하위범주가 존재합니다.

● **작은 부피의 T1c 전립선암** 암 조기 진단의 이점은 암을 초기에 감지할 수 있다는 것입니다. 하지만 유방암의 경우처럼 조기 진단의 단점은 너무 초기에 발견되어 치료가 필요없는 경우가 있다는 것입니다. T1c 암의 경우가 그렇습니다. T1c 병기 환자의 많은 수가 작은 부피의 암을 가지고 있습니다. 혹시 여기에 해당합니까? 만약 그렇다면 과연 당신은 암이 문제일으킬 정도까지는 자라지 않는 운 좋은 사람에 해당할까요? 검체 판독 결과, PSA 밀도, 그리고 free PSA 수치가 이 질문의 해답을 찾는 데 도움이 될 것입니다. 만약에 병리판독 결과에서 작은 암이 있다고 한다면 당신의 PSA 밀도는 전립선 무게의 10-15%를 초과해서는 안 됩니다. 만약에 이보다 높다면 PSA가 상승하는 데 있어 양성 조직 외에 다른 원인이 존재하며 조직 생검 시 검체를 적절하게 얻지 못했음을 의미합니다. 마찬가지로 만약에 PSA 상승이 전립선비대증에서 비롯된 것이라면 당신의 free PSA 수치는 15%이상이어야 합니다. 만약 15% 보다 적다면 이는 양성질환이 아니라 암으로 인해 PSA가 상승했을 가능성이 높으며 암은 보기보다 더 심각한 단계에 있다고 할 수 있습니다.

만약에 당신이 60세 이하이고 기대 수명이 길다면, 당신은 완치 목적의 치료 방법을 반드시 고려해야 합니다. 존스 홉킨스 대학병원의 병리학자인 조나단 엡스타인은 젊은 남성에서 발견된 작은 크기의 전립선암 중 어떤 것이 치명적으로 성장하지 않을 지 예측할 수 있는 방법은 없다고 말합니다. 또한, 아래 제시한 기준에 전부 해당된다 할지라도 암이 예상치보다 더 진행되었을 확률이 25%라고 합니다. 만약 이 집단에 속한다면 그만큼 많은 것을 잃게 될 것입니다.

하지만 만약에 60세 이상이고 생명에 영향을 미칠 가능성이 전혀 없는 작은 암으로 진단받는다면 면밀한 관찰요법이나 기대요법의 대상자가 될 수 있습니다. 기대요법이란, 다음 장에서 더 자세히 살펴볼 예정이지만, 상황을 주시하면서 암이 확실한 위협이 되기 전까지 치료에 대한 결정을 내리지 않는 것입니다. 여기 어떤 암이 생명에 위협을 끼치는지 예측하는데 도움이 되는 조건들을 적어놓았습니다. 참고: 이 조건들은 암이 촉진되지 않으며 생검을 최소한 6코어 이상 시행한 경우에만 적용 가능합니다.

다음의 경우에 T1c 병기의 암이 임상적으로 의미있습니다.

3코어 이상에서 암이 발견된 경우, 또는

하나의 코어에서 암이 반 이상을 차지한 경우, 또는

Gleason 점수가 7 이상인 경우, 또는

PSA 밀도가 0.1-0.15 보다 큰 경우, 또는

free PSA 수치가 15% 보다 낮은 경우입니다.

다음의 경우에 T1c 병기의 암이 임상적으로 의미가 없습니다.

1-2코어에서 암이 발견된 경우, 그리고

모든 코어에서 암이 반 이하를 차지하는 경우, 그리고

Gleason 점수가 6 이하인 경우, 그리고

PSA 밀도가 0.1-0.15 보다 작은 경우, 그리고

free PSA 수치가 15% 보다 높은 경우입니다.

여기서 중요한 것은 모두 "예측"(모든 임상 병기는 예측이라는 사실을 기억하셔야 합니다. 정확한 것은 병리학적 병기 밖에 없습니다.)이라는 점입니다. 우리가 알고 있는 내용을 토대로 예측하는 것이 우리가 할 수 있는 최선이고 이때 정확도는 약 75% 정도 됩니다. 즉 부피가 작은 암을 가질 것이라고 예측한 남성의 75%만이 실제로 근치적 전립선 절제술 후 사실로 밝혀집니다. 이때에도 주의할 점이 있습니다. 이 모든 것들이 당신의 병리학적 정보와 관련 있다는 것입니다. 힘들게 조직 검사를 했음에도 불구하고 전립선 검체가 제대로 나오지 않았을 수도 있습니다.

그러면 나머지 25%는 어떻게 될까요? 다행히도 비록 이들의 경우 암의 부피가 예측한 것에 비해 크지만 거의 대부분 전립선에 국한되어 있기 때문에 완치가 가능합니다. 하지만 25%라는 확률은 임상적으로 의미있는 암을 가진 환자 중 상당한 부분에 해당합니다. 그렇기 때문에 만약 부피가 작은 전립선암을 가진 젊은 남성인 경우에는 기대요법에 대해서 맹신하는 것에 주의해야 합니다. 전립선암이라고 해서 항상 경과가 좋은 것만은 아닙니다. 이 질환에서 두 번의 기회란 흔치 않습니다. 기대요법을 선택하기에 앞서 이 질환의 심각성을 인식하고 있어야 합니다. 지금 당장은 완치가 가능하지만 다음 PSA검사 이전에 암이 퍼지면 어떻합니까?

만약 당신의 건강 상태가 양호하고 기대 수명이 적어도 10년 이상 되어 기대요법을 하기로 선택한다면 항상 예의주시해야 합니다. 만약 기대요법을 하기로 결정하였으나 12코어 생검을 하지 않았다면 지금 당장 재생검해야 합니다. 이렇게 해야 이전 생검에서 더 많은 양의 암을 놓치지 않았다는 확신을 가지고 치료를 시작할 수 있습니다. 만약 재생검 검체에서 추가적인 암이 발견되지 않는다면 직장수지검사와 PSA검사를 6개월마다 해야 하고, 일년에 한번씩 생검을 하여 원래 있던 암이 변하지 않는 것을 확인해야 합니다. 하지만 앞에서도 말했듯이 PSA의 수치는 암의 성장을 예측하기에 완벽하지는 않습니다. 존스 홉킨스 대학병원의 연구 결과 점진적으로 성장하고 있는 암을 가진 남성의 25%에서 PSA가 상승하지 않았습니다. 그러면 우리는 이렇게 작은 암을 가진 남성에서 기대요법을 했을 때 그 결과가 어떨 지에 대해 얼마나 알고 있을까요? 이 방법을 적용한지 아직 10년도 체 안되었기 때문에 대부분의 연구들이 단기적입니다. 하지만 일부 연구에서 보고된 바에 따르면 면밀히 추적관찰한 남성 중 25-50%에서 3-5년 이내에 암이 진행되었다고 합니다. 이 시점에서 수술을 하게 되면 전부는 아니지만 대부분은 완치가 가능합니다.

● **매우 높은 PSA 수치** T1c 병기에 해당하지만 PSA 수치가 매우 높을 수도 있습니다. 이래도 치료가 가능할까요? 300ng/ml이라는 매우 높은 PSA 수치까지도 상승하지만 완치가 가능한 특이한 형태의 전립선암이 존재합니다. 어떻게 이럴 수가 있을까요? 이 암은 전립선비대증이 주로 발생하는 이행대에서 생기는 경우입니다. 이것은 요도를 감싸는 링 구조의 조직으로 만약 암이 이 부위에서 생긴다면 두꺼운 평활근 층으로 인해 전립선의 중간부위에 갇히게 됩니다. 이 부위에서는 암은 다른 부위에 전이 되지 않고 매우 크게 자라날 수 있습니다. 이 부위 역시 Gleason 등급이 낮은 암에 있어 경요도 전립선 절제술이 아니면 진단할 수 가 없는 곳입니다. 이 부위에 생기는 암이 왜 대부분 분화도가 좋으며 대브분 완치가 가능한지 아직 아무도 그 이유를 모릅니다. 이런 경우에 해당하는지 어떻게 알 수 있을까요? 첫째, 이행대에 생기는 암은 전립선 중앙에 파묻혀 있기 때문에 직장수지검사에서 촉지되는 경우가 거의 없습니다. 둘째, 이는 진단하기가 어려워서 대부분의 환자들은 적어도 암이 발견되지 전까지 두세번의 생검에서 음성결과가 나옵니다. 그리고 마지막으로, Gleason 점수가 7이하인 암이 대부분입니다. 이 조건들이 모두 적용된다면, 암은 아마도 치료가 가능할 것입니다.

산성인산분해효소(Acid Phosphatase)

산성인산분해효소는 PSA와 마찬가지로 전립선에서 분비되는 효소 중 하나입니다. 전립선 조직이 악성으로 진행되는 과정에서 관(duct)으로서의 정상적인 역할은 더 이상 하지 못합니다. 이로 인해 산성인산분해효소는 PSA와 마찬가지로 전립선 안에서 농도가 증가하게 되며 결국 전립선 밖으로 유출되며 혈액으로 재흡수됩니다. 이것이 전립선에 문제가 있을 때 혈중 산성인산분해효소의 농도가 높아지는 이유입니다. PSA와는 다르게 이 산성인산분해효소는 전립선 이외의 조직에서도 생성됩니다. 예를 들면 근치적 전립선 절제술 이후에 PSA는 0까지 떨어지지만 산성인산분해효소의 경우는 여전히 정상범위를 유지합니다. 따라서 산성인산분해효소는 PSA만큼 전립선에 특이적이지는 않습니다.

산성인산분해효소는 방사선면역측정법(radioimmunoassay)과 효소측정법(enzymatic assay) 으로 알아낼 수 있습니다. 그러나 전립선비대증 환자의 경우에서도 종종 산성인산분해효소가 상승되어 나오기 때문에 방사선면역측정법을 통해 의미있는 정보를 얻을 수 없습니다. 암이 이미 진행된 경우에는 효소측정치가 올라가기 때문에 진단에 도움이 됩니다. 그러나 산성인산분해효소 역시 PSA와 마찬가지로 임상적인 해석이 어려운 경우가 많습니다. 일부 진행성 암 환자 중에는 산성인산분해효소의 수치가 오르지 않는 경우가 많기 때문입니다.

PSA검사가 훨씬 더 민감도가 높으며 광범위하게 사용되면서 일부 의사들은 산성인산분해효소의 가치에 의문을 품게 되었습니다. 예를 들어 전립선암을 가진 460명을 대상으로 한 연구에서 21명의 환자에서만이 전립선 산성인산분해효소(prostate acid phosphatase;PAP) 수치가 높게 나왔습니다. 그러나 이 21명 중 17명은 비정상적인 직장수지검사 결과 및 PSA 수치로 이미 진행성 암을 진단받았습니다. 그러므로 이는 전체 환자 중 단지 4명만이 전립선 산성인산분해효소 검사로 진단시 도움을 받았다는 것을 뜻합니다. 그리고 때로는 전립선 산성인화분해효소 수치가 위양성으로 보고되는 경우가 있어 불필요한 걱정과 혼란을 가중시키게 됩니다. 따라서 산성인산분해효소에 대한 검사는 더 이상 치료를 하기 전에 시행하여야 하는 필수적인 검사가 아닙니다. 이는 진행성 전립선암의 진행 정도를 예측하는 데 도움이 된다고 할 수 있습니다.

경직장 초음파 검사와 병기

대부분의 연구에서 경직장 초음파 검사는 전립선막 침범을 의심하는데 별다른 도움이 되지 않으며 정낭침범을 확인하는 데 있어서는 매우 부정확한 검사로 알려져 있습니다. 초음파 검사에서 의심되는 대부분의 소견들은 암이 아니며 대부분의 암은 초음파로 보이지 않는다는 사실을 기억하십시오. 두 연구에서 초음파 검사로 정낭침범을 확인할 수 있는 경우는 30%밖에 되지 않았습니다. 근치적 전립선 절제술을 시행받은 30명의 환자를 대상으로 한 연구에서 전립선암이 전립선막을 벗어났는지 여부를 찾는데 있어 초음파 검사의 민감도는 기껏해야 5% 정도라고 하였습니다. 121명의 환자를 대상으로 초음파 검사 소견과 실제 병리학적 병기를 비교한 연구에서, 병기 결정의 정확도는 66%밖에 되지 않았습니다. 이는 아직 그 검사를 신뢰할 만하지는 않다는 것을 보여주고 있습니다. 230명의 환자를 대상으로 한 다기관연구에서, 암이 국소적으로 진행된 경우에는 66%, 전립선에 국한된 경우에는 단지 46%에서만이 초음파 검사로 병기가 정확하게 결정되었습니다.

초음파 검사로는 미세전이 여부를 알 수 없다는 것이 가장 큰 단점입니다. 경직장 초음파 검사만으로는 전립선암 치료에 대한 결정적인 계획을 세울 수 없으며, 초음파 검사 소견 때문에 수술로 완치가 가능할 수 있는 환자를 배제시키는 일은 없어야 합니다.

골주사(방사선핵종 스캔)

골주사 검사 시 방사선 추적자를 환자의 혈관에 주입하게 됩니다. 이때 주입된 방사성 추적자는 뼈에 특이적으로 흡착됩니다.(이 물질은 인체에 무해하며 주입 후 얼마 안 있어 몸 밖으로 배설이 됩니다.) 이후 감마카메라라는 장비를 이용하여 뼈사진을 찍습니다. 정상 뼈에서는 적은 양의 방사선 추적자가 흡착이 되며, 골절의 치유과정이 일어나는 곳이나 암이 있는 곳과 같이 뼈가 재생되는 위치에서는 많은 양이 흡착이 됩니다. 이렇게 흡착이 많이 되는 위치를 '열점(hot spot)'이라고 합니다.

골주사는 미세한 병의 진행을 알 수 있을 정도로 완벽하지는 않습니다. 많은 환자들이 골주사에서 이상이 없다면 암의 재발이나 진행은 없다고 확신합니다. 불행하게도 그런 확신이 항상 맞지는 않습니다. 이번 장 앞부분에서도 언급하였듯이 미세한 전립선암 세포는 서서히 전립선을 벗어나 뼈에까지 도달하게 됩니다. 이들은 워낙 작기 때문에 미세전이라고 불립니다. 이런 전이가 골주사에서 보이려면 5-10년, 심지어는 15년이라는 세월이 소요됩니다. 따라서 골주사에서 병변이 없다고 해도 그것이 미세전이가 없다는 것을 의미하지는 않습니다. 따라서 이 검사는 민감도가 높지 않습니다. 더구나 특이도 역시 전혀 높지 않습니다. 골주사에서 모든 형태의 뼈질환(새로 생긴 골절이나 이전에 있었던 골절, 감염, 관절염, 그 외 뼈와 관련된 질환)은 암과 마찬가지로 열점으로 보입니다. 예를 들어 한 환자는 골주사 소견상 두개골 부위에 열점이 관찰되어 전이되었다는 생각에 심적으로 매우 고통스러워 하였습니다. 결국 이것이 오래전에 미식축구하다 생긴 부상에서 기인한 것임을 알았습니다. 수술로 암은 완전 제거되었으며, 이 후 PSA가 측정되지 않는 상태를 유지하고 있습니다. 그러나 이 환자와 그 가족은 가뜩이나 심리적으로 불안한 상황에서 불필요한 고통까지 감내해야 했습니다. 따라서 국소성 전립선암 환자에서 시행하는 일반적인 골주사 검사는 의미가 없습니다. 왜냐하면 전이 가능성도 매우 낮으며, 골주사에 보이는 열점도 대부분 암이 아니기 때문입니다.

오늘날에는 환자가 뼈에 통증을 느끼거나 보다 진행된 질환(Gleason 점수가 7을 초과하거나 임상병기가 T3이상)이 아닌 이상, PSA가 10ng/ml 미만에서는 골주사를 거의 시행하지 않습니다. 적응증에 해당할 경우에는 골주사가 매우 유용합니다. 만약 암이 뼈까지 진행된 것이 발견되면 즉시 호르몬 치료를 시작하여야 합니다. 만약 골주사 검사에서 애매한 소견이 보인다면 어떤 종류의 뼈질환이 있는 지 확인하기 위해 추가적인 검사가 필요합니다. 단순 X선 촬영은 이전에 있었던 골절이나 관절염, 뼈의 과성장이 일어나는 파제트씨 병과 같은 양성질환을 감별하는데 유용하게 쓰입니다. 만일 단순 X선 촬영에서 확인이 되지 않는다면 뼈에 작은 크기의 암이 존재한다는 가정 하에 MRI 촬영을 해야합니다. 만약 이 검사에서도 확실한 결과를 얻을 수 없을 경우에는 암의 전이 여부에 대한 확진 검사로 뼈생검을 시행합니다.

전립선암의 임상 병기 결정을 위한 선택적인 영상학적 검사

우리가 각 환자의 특징적인 암을 이해하고 치료하는 데 있어 PSA검사와 Gleason 점수 같이 강력한 진단 도구들이 있다는 것은 매우 다행스러운 일입니다. 진단을 내리는 데 있어 아직 부족한 것은 암을 정확하게 영상화시킬 수 있는 방법이 없다는 것입니다. 만약 영상진단 방법이 개발된다면 치료 과정이 수월해질 것입니다. 예를 들어, 우리는 전립선 생검 시 바늘을 어디에 찔러야 할지 고민할 필요가 없습니다. 또한 우리는 전립선에 암조직이 작은지, 또는 바늘이 닿지 않는 전립선 바닥에 커다란 암이 숨어 있는지 더 잘 알 수 있을 것입니다.

하지만 우리는 아직 전립선암을 영상화할 수 있는 검사법이 없습니다. 우리는 빠른 시일 내에 이런 영상기법이 개발되기를 기대합니다. 자기공명영상(MRI), 양전자 방사 단층 촬영(PET), 항체를 이용한 탐침자(antibody based probe), 그리고 그 외 다른 기술들의 발전으로 인해 전립선 내 뿐만 아니라 다른 곳에 전이된 암의 범위와 위치까지 알 수 있게 될 것입니다. 이제부터 현재까지 알려진 영상기법의 장점과 한계점에 대해 다뤄 보도록 하겠습니다.

자기공명영상(magnetic resonance imaging; MRI)

MRI검사는 통증이 없는 비침습적인 검사입니다. 이 검사는 해부학적인 단면들을 모아서 몸에 대한 3차원적인 영상을 만들어 냅니다. 이 검사는 컴퓨터 단층 촬영에 비해서 보다 나은 영상을 제공하지만 검사 비용이 비싸며 시간도 많이 소요됩니다.(평균 45분) 또한 일부 환자의 경우에는 검사 장비 내에 있는 것이 캔 안에 든 생선 같다는 느낌이라고 불평하는 경우도 있습니다. 실제로 약 5%의 환자들은 검사 도중에 밀실공포증을 느낀다고 합니다. 이를 방지하기 위하여 어떤 병원에서는 검사 중 조용한 음악을 들려주기도 합니다.(MRI를 시행하려는 환자분들께 약간의 조언을 드리자면 이 검사는 생각보다 쉽다는 것입니다. 검사 시에는 가능한 긴장을 풀고 눈을 감고 잠을 잔다고 생각하십시오.) 새로 나오는 MRI장비들은 밀실공포증을 방지하기 위하여 기존 원통형 구조에서 벗어나 비교적 트인 형태를 취하고 있습니다.

MRI의 장점은 전립선에 대한 훌륭한 영상을 제공한다는 것입니다. 문제는 이 훌륭한 영상만으로 전립선암 환자의 병기를 정확히 예측할 수 없다는 것입니다. 수년전 우리 의사들은 경직장 코일을 이용한 MRI의 등장이 정확도를 한층 높여 주기를 기대하였습니다.(일반적인 MRI가 경복부 영상을 얻는데 반하여 이 검사는 경직장 초음파와 같이 직장을 통해서 영상을 얻을 수 있습니다.) 이 방법은 어느 정도 도움은 됐지만 여전히 기대에 미치지 못하였습니다. 이 검사의 또다른 변형된 방법인 자기공명분광영상(magnetic resonance spectroscopy imaging; MRSI)이 개발되었습니다. 몇몇 의사들은 이 방법으로 의심스러운 부분이 암인지 아닌지 구분하는데 도움이 될 것이라고 믿고 있습니다.

일부 병원에서는 이 기술에 대해 신뢰를 갖고 암의 위치와 범위를 결정하는데 이 기술을 적용하고 있습니다. 이 기술을 지지하는 몇몇 연구에서는, 수술 전 암의 위치를 결정하는데 MRI를 사용하고 이를 근치적 전립선 절제술 후 실제 암의 위치와 비교하였습니다. 그러나 앞에서 언급했듯이 근치적 전립선 절제술 검체에는 평균적으로 7군데의 다른 위치에 암이 존재합니다. 또한 대부분의 남성에서 암은 양측성입니다. 따라서 결과는 불 보듯 뻔합니다. 수술을 요할 정도로 암이 이미 진행된 상태에서 진단을 받은 남성들에서는 암의 위치를 집어내는데 있어 아주 미세한 정확성을 요구하는 검사법이 필요하지는 않습니다.(MRI로는 아직 그 정도로 미세한 이상 여부를 집어내지 못합니다.) 다음 두 연구가 이 내용을 뒷받침합니다. 그 중 하나는 MRI와 MRSI로 암의 부피를 예측할 수 있는 능력은 3-433%라는 내용의 연구입니다. 이는 엄청나게 오차범위가 크다는 것을 의미합니다. 다른 연구에서는 근치적 전립선 절제술로 얻은 검체로 확인된 실제 암 지름의 50-150% 정도로 오차범위를 줄이는 것이 가능하다고 주장합니다. 이를 통해 실제 진단율이 37%에 도달하였습니다. 연구 결과가 비교적 좋았던 영상의학과 의사들의 의견을 종합해 본 결과 직장수지검사의 결과가 어떤지, 생검시 어느 부위에 암이 있었는지, 그리고 PSA 수치가 얼마인지 알면 영상을 보다 제대로 활용할 수 있다고 합니다. 또 한가지 문제점은 이 검사의 대부분이 최소한 한 번의 생검을 받은 남성에서 이루어 진다는 점입니다. 우리는 생검시 발생하는 출혈이 검사 결과에 영향을 미친다는 사실을 알고 있습니다. 비록 이 검사를 강력하게 옹호하는 이들도 있지만, 실제 암이 좌엽에 작은 크기로 존재하거나 커다란 암이 전립선 우엽을 벗어나 있는데도, MRI검사 결과에서는 좌엽에 전립선막을 침범한 암이 존재한다고 보고된 것을 수없이 많이 봐왔습니다. 부정확한 지도는 무용지물입니다. 이런 이유로 우리는 암이 많이 진행되었다고 판단되는 경우로 이 검사를 제한하여 사용하고 있으며 골반 림프절로 전이가 되었는지 확인하는데 사용합니다. 하지만 최근에는 보다 강한 자석을 사용하는 새롭고 검사 속도가 빠른 방법이 개발 중에 있습니다. 이 장비와 정맥 조영제를 같이 사용한다면 정확도가 개선될 것입니다.

림프구친화성 자기공명영상 스캔(LMRI Scan)

나노입자증강 림프구친화성 자기공명영상 스캔(Nanoparticle-enhanced lymphotropic MRI scanning; LMRI)은 암세포의 림프절 전이에 특이적인 검사법입니다. 이것은 작은 산화철 입자를 혈관으로 주사합니다. 이 나노입자들은 림프절로 천천히 이동하여 백혈구에 포획되어 MRI로 감지할 수 있는 자기장의 변화를 만들어 냅니다. 정상적인 전립선에서 이 입자들은 규칙적으로 분포하게 됩니다. 그러나 만약 암 전이가 있으면 조그마한 음영이 보이게 됩니다. 전립선암에서 이 기술의 사용은 제한되어 있지만 초기 연구에서는 성공적이었습니다. LMRI는 널리 사용되고 있지는 않지만 환자의 림프절 상태가 그의 치료에 영향을 미친다면 이 검사법은 수술적 림프절 절제보다 더 이상적인 대안이 될지도 모릅니다.

컴퓨터 단층 촬영(computed tomography; CT)

CT 스캔은 몸통 주위를 원을 그리며 도는 기계를 이용하여 여러장의 X선 촬영 영상을 얻는 방식입니다. 이후 컴퓨터를 이용하여 얻어진 영상 정보를 종합하여 MRI와 같은 해부학적인 단면도를 얻어내게 됩니다. CT의 경우 환자가 들어가는 공간이 MRI에서보다 넓기 때문에 밀실공포증을 호소하는 환자가 거의 없습니다. 또한 이 검사에 소요되는 시간 역시 MRI보다 빠릅니다. 하지만 그 영상은 그리 훌륭하지는 않습니다.(CT 영상을 증강시키기 위한 방법 중 하나로 검사자의 정맥으로 조영제를 주입하고 영상을 얻는 방법이 있습니다. 하지간 일부 환자의 경우 조영제에 알러지 반응을 보일 가능성이 있습니다.)

전립선의 영상 측면에서 보면 CT 스캔은 매우 실망스럽습니다. 전립선 내에 있는 암도 확인이 안되며 전립선을 벗어난 암도 잘 보이지 않습니다. CT로는 크기가 어느 이상 되는 것들만 확인되기 때문입니다. 작은 병변은 확인할 길이 없습니다. 불행하게도 암을 이런 작은 병변을 통해 다른 영역으로 퍼지게 됩니다.(예를 들어, 대부분의 림프절 전이는 현미경적인 미세한 단계에서부터 시작합니다.)

CT는 국소적으로 진행된 전립선암(전립선막을 넘거나, 정낭을 침범한 경우)을 알아내는 데에는 있어 민감도가 기껏해야 50%정도입니다. 또한 CT는 정낭을 침범한 전립선암을 진단하는 데에 있어서는 위양성률이 높습니다. 따라서 국소성 전립선암일 것으로 예상되는 환자의 경우에는 통상적으로 CT 스캔을 시행하지 않습니다. 림프절 전이의 가능성이 있는 진행된 암의 경우 영상검사로 MRI가 선호됩니다.

ProstaScint 스캔

이 검사는 인디움(indium)이라는 방사성 동위원소에 항체를 붙여 사용합니다. 혈관으로 주사되는 이 항체는 특징적으로 전립선막 특이 항원(prostate membrane specific antigen; PMSA)에 결합합니다. 이 항원은 전립선 세포의 표면에 존재하며 진행된 암에서 더 많이 발현됩니다. 이 검사로 전립선에 존재하는 암뿐만 아니라 전립선에 인접한 조직, 그리고 림프절 전이 등 암의 진행을 확인할 수 있습니다. 이 검사는 미래에 사용될 가치가 충분히 있습니다. 그러나 현재로써는 결과를 해석하는 것이 어려울 뿐만 아니라 판독하는 데 있어 개인차가 큽니다. 검사 결과를 알아보기가 어려운 경우가 많기 때문에 임상의사들이 이 검사 자체를 꺼려 합니다. 여기 의문이 제기됩니다. 검사 결과에 대한 확신이 없으면서 왜 검사를 시행할까요? 3-D 영상을 접목시킨 새로운 접근법으로 인해 이 검사의 활용도가 증가하였습니다. 현재 사용되고 있는 항체는 세포 안에 있는 단백질만을 겨냥하기 때문에 이미 죽은 세포만을 구분해 낼 수 있습니다. 하지만 세포 밖에 있는 단백질을 겨냥한 새로운 항체와 이에 대한 접근법의 개발로 많은 개선이 예상됩니다. 이 항체들은 전립선 밖으로 퍼진 전립선암의 항암화학치료와 방사선 치료에 실험적으로 이용되고 있습니다.

양전자단층촬영(PET스캔)

양전자단층촬영(Positron Emission Tomography; PET)은 비침습적인 방법으로 기능성 영상(functional image)이라고도 불립니다. 이 검사를 이용하면 암에서의 포도당 대사 같은 특정한 생화학적 반응을 영상화할 수 있습니다. PET 검사는 동위원소가 자연 붕괴되는 과정에서 양전자를 발산하는 원리를 사용합니다. 이 방사성 물질의 발산은 방사선 검출기를 이용해 검출되며 이를 CT영상을 이용하여 컴퓨터 화면에 표시합니다. 암세포는 다른 정상세포와 마찬가지로 포도당을 주에너지원으로 이용합니다. 몇몇 암에서는 FDG라는 방사성 추적자를 사용하여 PET 영상을 얻음으로써 진단에 많은 도움을 얻습니다. 그러나 전립선암에서는 매우 실망스러운 결과를 보였습니다. 전립선암의 경우, 상대적으로 포도당을 적게 사용하기 때문에 영상으로 명확하게 확인할 수 있을 만큼 FDG가 농축되지 않기 때문입니다. 또한 FDG는 신장으로 배설되기 때문에 요관과 방광에서도 측정이 됩니다. 따라서 전립선과 골반 림프절들이 명확하게 보이지 않습니다. 과학자들은 콜린, DHT, 아세테이트, PSMA 등 새로운 방사성 추적자를 찾고자 노력하고 있습니다. 하지만 지금으로서는 전립선암의 위치와 범위를 PET으로 찾아내는 것은 실험단계에 불과합니다.

흉부 X선 촬영

남성의 폐에 암이 있고 없고는 전립선암의 병기를 결정하는데 도움이 됩니다. 그러나 국소성 전립선암에서 폐로의 전이는 매우 드문 일입니다. 흉부 X선 촬영을 필수사항이라기 보다는 선택사항입니다. 이 검사의 가장 큰 의의를 전립선암의 전이보다는 심장과 폐의 질환을 감지해 내는 것입니다.

림프절절제술

암의 병기결정에서 가장 확실한 방법은 수술 중 절제된 조직을 판독하는 것입니다. 이와 마찬가지로 골반 림프절 전이 여부를 아는 가장 좋은 방법은 수술적으로 림프절을 제거하여 직접 조직을 보고 판단하는 것입니다. 만약 영상검사에서 의심스러운 큰 림프절이 보인다면 이에 대해 세침 생검을 해볼 수 있습니다. 하지만 전립선암 림프절 전이되어도 좀처럼 커지지 않습니다. 따라서 림프절로의 전이여부를 꼭 알아야만 한다면 수술적 제거가 필요합니다.

림프절은 전립선 절제술시 검사할 수 있습니다.(8장을 참고) 그러나 이때 사용되는 동결절편검사법(frozen biopsy)은 종종 적은 양의 암을 놓치는 경우가 있습니다. 다시 한 번 강조하지만 전립선암의 경우 림프절 침범을 알 수 있는 가장 정확한 방법은 수술적 제거입니다.

가장 덜 침습적인 방법으로는 복강경하 골반 림프절 절제술이 있습니다. 이 방법은 작은 구멍을 뚫고 그 곳으로 낚시대를 넣어 큰 물고기를 끌어올리는 얼음낚시와 흡사합니다. 복강경 수술은 개복술에 비해 절개가 작고, 입원기간 및 회복기간이 짧고, 술 후 통증이 적으며, 상처가 작다는 장점이 있습니다. 수술 후 긴 상처 대신에 작은 구멍 몇 개가 남습니다. 다른 방법으로는 최소절개 병기결정 골반림프절 절제술(mini-laparotomy staging pelvic lymphadenectomy)이라는 수술을 시행할 수 있습니다. 이 수술을 복강경 수술에 비해서 좀 더 큰 절개가 필요하나 회복기간은 거의 같습니다.

어떤 환자에서 시행하나요?

치료방향 결정에 큰 영향을 미치는 경우에만 이 수술을 시행해야 합니다. 직장수지검사에서 암이 크게 만져지고, 이미 골반벽에 있는 근육을 침범하였으며(T3병기), Gleason 점수가 8, PSA가 30ng/ml인 남성이 있다고 합시다. 이 경우에는 림프절 절제술을 시행할 이유가 없습니다. 병이 이미 진행되었으므로 암을 조절하고 증상을 호전시키며 통증을 완화하는 쪽으로 치료방법을 정해야 하기 때문입니다. 이런 환자에서는 수술적인 방법이 하등의 도움이 안 됩니다. 이러한 림프절절제술은 임상적으로는 국소성 암(T2a 또는 T2b)에 해당되지만 Gleason 점수가 8이상일 때 많은 도움이 됩니다. 만약 Gleason 점수가 8이상인 환자에서 림프절 전이가 있다면 5년 내에 전이암으로 진행할 확률이 85%입니다. 반면 만약 전이가 없다면 5년 안에 완치될 확률이 상당히 높습니다. 따라서 림프절에 대한 정보는 상당히 중요합니다. 그러나 Gleason 점수가 7이하인 경우에는 림프절에 대한 정보가 그리 중요하지 않습니다. 7장에서 언급하였듯이 Gleason 점수가 7이고 림프절 전이가 있는 경우 5년 안에 전이가 일어날 확률은 단지 15%에 불과합니다. 이것은 림프절에 전이 소견이 있더라도 전립선을 절제한다면 충분히 오래 살 수 있다는 것을 의미합니다. 따라서 우리는 병기결정 골반림프절 절제술(staging pelvic lymphadenectomies)을 Gleason 점수가 8이며 완치의 가능성이 있는 환자에서만 시행합니다.

요약

크게 한번 숨을 들어 마셨다가 내쉬기 바랍니다. 다루어 할 것이 많았고 이번 장만 해도 소화해내야 할 정보가 엄청나게 많았습니다. 하지만 당신은 혼자가 아닙니다. 많은 남성들이 예상치 못한 전립선암 진단에 대해 갑작스럽게 복부를 가격당한 것마냥 당황해 합니다. 당신의 인생에서 예상치 못한 일이 닥쳤을 때 으레 하는 것처럼 당신은 그 문제를 직면하고 그와 관련된 모든 정보를 파악해야 합니다. 당신은 PSA 수치, Gleason 점수, 그리고 임상 병기라는 세 가지 정보에 대해서 자세히 알게 될 것입니다. 이 세 가지 정보만 알아도 당신이 어떤 위치에 있는지를 알게 됩니다. 전립선에만 국한되어 있거나, 국소적으로 암이 퍼졌지만 원격전이는 되지 않았거나, 또는 암이 늦게 발견되어 림프절이나 뼈로 전이된 경우(10% 미만)가 있을 것입니다. 현 상황이 어떤지 알게 되면, 다음 단계는 어떤 치료법이 있는가를 알아보고 가장 적합한 치료법을 찾는 것입니다.

그 외: 이 모든 통계값들은 10년 전 전립선암을 진단받은 남성들의 자료를 활용하여 구한 것입니다. 만약 최근에 전립선암을 진단받았다면 더 일찍 진단되고 더 완치가 가능한 단계일 것이기 때문에 훨씬 좋은 결과가 예상됩니다. 방금 전까지 읽은 것은 최악의 상황을 가정한 것입니다. 새로 진단받은 남성들의 장기간에 걸친 성공담은 아직 쓰여지지 않았습니다. 진행된 암에 대한 새로운 치료 전략이 폭발적으

로 개발되면서 암을 조절하는 기술은 날로 발전해가고 있습니다. 지금은 그 어느 때보다도 희망이 큽니다. 절대 실망하지 마십시오.

이제 7장에서는 지금까지의 내용을 바탕으로 어떤 선택이 가능한지에 대해 살펴볼 것입니다.

제7장

어떤 선택들을 할 수 있는가?

시작하며(이번 장의 요약)

전립선암에 있어서 가장 좋은 치료 방법은 무엇일까요? 이것은 당신을 골탕 먹이기 위한 질문입니다. 그 어떤 단일 치료 방법도 최고라고 말할 수 없습니다. 왜냐하면 전립선암이란 한 가지 치료 방법으로 단번에 해결할 수 있는 질병이 아니기 때문입니다. 전립선암은 개개인에 따라 다른 양상을 띕니다. 당신에게 가장 적합한 치료 방법을 선택할 때는 여러 요소들이 관여합니다. 예를 들어 암의 임상병기뿐만 아니라 환자의 나이, 전반적인 건강상태 등의 요소들이 관여하게 됩니다.

20년 전 만해도 전립선암은 대부분 고령에서 병이 이미 진행된 채 발견되곤 했습니다. 대부분의 치료 방법은 증상을 완화하는 고식적 치료에 초점이 맞추어졌습니다.(암을 완전히 제거하려는 완치와는 반대되는 개념이라 할 수 있습니다.) 그리고 몇 해 지나지 않아 죽음을 맞이하곤 했습니다. 그러나 다행스럽게도 오늘날 상황은 달라졌습니다. 많은 경우 완치가 가능한 국소암 상태에서 진단이 됩니다. 오늘날 남성들은 발병 후 15년에서 20년 후에 오는 전립선암에 의한 고통스러운 죽음으로부터 해방이 가능해졌습니다. 이제 목표는 마치 아무 일도 없었던 것처럼 암은 완치되고 요실금이 없고 발기가 가능하도록 함으로써 환자의 삶의 질을 높여주는 것입니다. 만약 당신이 국소성 전립선암(국소적으로 진행된 암도 포함)에 걸렸다면 크게 3가지 치료 선택이 가능합니다. 기대요법, 수술 또는 방사선 치료입니다.

현재 할 수 있는 가장 현명한 일은 스스로를 교육시키는 것입니다. 단순히 전립선암 뿐만 아니라 전립선암을 치료하는 의사들에 대해서도 알아야 합니다. 여러분은 지금 완치를 향한 길을 만들어 나가고 있습니다. 오직 스스로의 힘으로만 먼 길을 갈 수 있습니다. 무엇보다 이렇게 복잡한 질병을 헤쳐 나가게끔 도와주고 신뢰를 줄 수 있는 의사를 선택해야만 합니다.

어떤 선택들이 가능할까?

전립선암은 굉장히 복잡한 질병입니다. 사실 너무 복잡한 나머지 개개인마다 독특한 특징을 지닙니다. 당신의 사촌동생이 전립선암에 걸렸고, 당신의 이웃 그리고 당신도 전립선암에 걸렸다고 가정해 봅시다. 이 세 사람의 암은 제각각의 특징이 있습니다. 즉 엄청난 다양성이 존재합니다. 이 질병은 개개인의 차이가 크기 때문에 다른 사람들에게 적절한 치료 방법이 당신에겐 적절하지 않을 수 있습니다. 당신은 이미 당신만의 특징적인 질병을 가지고 있기 때문에 다른 사람의 치료 경험을 똑같이 적용해서는 안됩니다. 그렇지만 벌써 당신은 아무도 가입하고 싶어 하지 않는 "전립선암에 걸린 사람들"이라는 집단에 가입된 상태입니다.

전립선암에 있어서 가장 좋은 치료 방법은 무엇일까요? 이것은 당신을 골탕 먹이기 위한 질문입니다. 그 어떤 단일 치료 방법도 최고라고 말할 수 없습니다. 계속 강조하지만 전립선암이란 한 가지 치료 방법으로 단번에 해결할 수 있는 질병이 아니기 때문입니다. 적절한 치료법을 선택하고 고려하는데 있어서는 임상병기뿐만 아니라 나이 그리고 전반적인 건강상태 등 수많은 요소들이 관련됩니다. 개인의 선호도 또한 결정에 영향을 줄 수 있습니다. 예를 들어 어떤 이들은 임상적으로 의미가 없는 암에 걸렸어도 다음 PSA검사할 때까지 기다리며 계속 걱정을 하느니 차라리 어떤 조치를 취하는 것을 선호하며, 어떤 이들은 몸에 칼을 대기보다는 생활 습관의 변화나 명상, 식습관 개선 등을 통해 치료하기를 선호합니다. 당뇨와 울혈성 심부전을 앓고 있는 81세의 노인과 같은 환자에게 공격적인 치료방법을 적용하는 것은 심한 부작용을 초래하고 회복시간도 더디게 해 도움이 되질 않을 뿐만 아니라 오히려 말년을 괜히 고통스럽게 마감하게 할 수 있습니다. 또 하루에 2마일이나 수영을 하고, 10대의 건강한 두 자식이 있고, 90대에 돌아가신 부모님을 둔 76세 환자의 경우는 마땅히 공격적인 치료를 해야 할 것입니다.

20년 전만 해도 전립선암은 대부분 고령에서 병이 이미 진행된 채 발견되곤 했습니다. 대부분의 치료는 증상을 완화하는 고식적인 방법에 맞추어졌습니다.(암을 완전히 제거하려는 완치와는 반대되는 개념이라 할 수 있습니다.) 그리고 몇 해

지나지 않아 죽음을 맞이하곤 했습니다. 그러나 다행스럽게도 오늘날 상황은 달라졌습니다. 많은 경우 완치가 가능한 국소암 상태에서 진단이 됩니다. PSA검사가 진단에 있어서 5년의 시간을 벌어준 셈입니다. 오늘날 남성들은 발병 후 15년에서 20년 후에 오는 전립선암의 고통스러운 죽음으로부터 해방이 가능해졌습니다. 이제 목표는 마치 아무 일도 없었던 것처럼 암은 완치되고 요실금은 없고 발기가 가능하도록 함으로써 환자의 삶의 질을 높여주는 것입니다. 만약 국소성 전립선암에 걸렸다면(국소적으로 진행된 암도 포함), 크게 3가지 치료 선택이 가능합니다. 하나는 기대요법이고, 수술 또는 방사선 치료가 또 다른 선택이 될 수 있습니다. 치료에 관해서 좋은 결정을 하기 위해서는 다음과 같은 질문을 스스로에게 던질 필요가 있습니다. 무엇이 더 중요한가? 부작용이 뒤따르더라도 암을 완전히 제거하는 것이 나은가? 아니면 암을 완전히 근절시키지 못하더라도 부작용을 최소화하는 방법을 선택하고 암이 아닌 다른 질병으로 인해 죽는 것을 바라는 것이 더 나은가?

만약 당신이 국소성 또는 국소적으로 진행된 암에 걸렸다면

우리가 6장에서 언급했던 것처럼, 전립선암은 수년에 걸쳐 천천히 진행됩니다. 만약 국소성이라면(전립선 내에 한정되어있는 경우) 암이 두 배 크기로 자라기 위해서는 수년이 걸릴 수 있습니다. 이 부분에서 혼란이 생깁니다. 암은 전립선내에만 계속 머무를 수 있습니다. 정상세포(삶과 죽음을 반복하는 세포)가 암세포로 변화되어 세포가 끝없는 분화를 시작하기까지는 아주 오랜 시간이 걸리며, 미세한 유전자 변이를 동반한 여러 가지 과정을 거치게 되어 있습니다.(물론 우리가 이미 언급한 것처럼 위험인자를 많이 가지고 있는 사람의 경우는 이러한 과정이 단축되기도 합니다.) 그러나 진단 기술이 아무리 발전한다고 할지라도 국소성 전립선암을 독심술사가 마음을 읽는 것처럼 완벽히 찾아 낼 순 없습니다. 무엇을 해야 할 지 가르쳐 주는 마법의 구슬은 존재하지 않기 때문입니다.

만약 65세 환자에서 국소성 전립선암이 발견된다면, 암이 수년 동안 전립선을 벗어나지 않아 환자는 전립선암을 가진 채 다른 질환에 의해 사망할 수 있습니다. 이런 경우는 수많은 사람들에게 실제로 일어나고 있으며, 바로 이러한 점 때문에 전립선암 치료가 어렵습니다. 그러나 문제의 핵심은 일단 암세포가 전립선을 벗어나 림프절이나 뼈까지 가게 되면 막을 방법이 없다는 데에 있습니다. 조절은 어느 정도 가능할지라도 완치는 거의 불가능합니다.(암을 조절하는 기술은 진행암에 대한 새로운 치료 전략의 개발과 함께 계속 발전하고 있습니다.) 단지 몇 해 전만하더라도 전립선암이 뼈에 전이되었을 경우 3년 정도의 수명밖에 기대할 수 없었습니다.(그러나 새로운 치료법의 발달로 상황이 좋아지고 있습니다. - 12장 참고)

따라서 만약 당신이 국소성 전립선암에 걸린 상태라면, 본인 스스로에게 "얼마나 오래 살 수 있을 것인가?"라는 직설적이면서도 중요한 질문을 해야 합니다. 그 누구도 이 질문에 대해 달가워하지 않습니다. 그러나 해야만 합니다. 전립선암을 제외한 심장 문제나 다른 암과 같은 질병을 가지지 않은 65세가 넘은 환자의 경우 기대수명은 2년에서 37년으로 다양합니다. 기대수명을 줄이는 요인으로는 중요한 순으로 고혈압, 흡연, 당뇨, 하루에 4잔 이상의 음주, 그리고 운동을 하지 않는 것 등이 있습니다. 반대로 수명을 연장시켜주는 요소로는 규칙적인 운동, 지방이 적은 음식 섭취, 과일과 채소를 다량 섭취, 좋은 콜레스테롤 섭취 등이 있습니다.

다음으로 자신에게 물어야 할 질문은 "과연 치료가 가능한 암인가?"입니다. "암이 정낭이나 림프절로 전이되지 않았을 확률이 높은가?" 전립선암의 경우는 전립선막을 침범하였더라도 치료가 가능합니다. 그러나 정낭을 침범하였을 경우 치료하기 어렵고 림프절로 전이되었을 경우는 더더욱 치료가 어렵습니다. 지난 장에서 Partin 표를 통해서 이러한 기대치를 계산하는 법을 배웠을 것입니다.

다음 질문으로는 "나이가 어떻게 되는가?" 하는 것입니다. 기대수명과는 다른 질문입니다. 만약 50대이거나 이보다 나이가 적다면 치료 확률이 비록 떨어지더라도 고령에 비해서 수술을 더 잘 견뎌낼 것이므로 이를 반드시 고려해야 합니다. 만약 50대를 넘었다면 상황은 약간 더 복잡해집니다. 70대를 넘은 환자의 경우 근치적 전립선 절제술의 시행에 따라 발기부전과 요실금 증상이 동반되기 쉽습니다.(참고: 이 두 가지 증상은 치료될 수 있으며, 이러한 부작용의 정도는 수술을 집도하는 의사의 능력에 의해 많이 좌우됩니다.) 70대를 넘은 남성들은 젊은 남성들보다 암에 걸리기 쉽습니다. 예를 들어, T2단계에 암으로 판정된 사람의 경우 70대에 접어들면 50대일 때보다 암이 장기를 벗어나기 쉽습니다. 왜냐하면, 암이 한 곳에 머무르는 시간이 길어질수록 자라날 확률은 그만큼 커지고 더 악성이 될 가능성이 높기 때문입니다. 최근 존스 홉킨스 비뇨기과 전문의인 H. 발렌타인 카터의 연구에 따르면, T1c 상태에서 근치적 전립선 절제술을 받은 500명의 환자들 중 나이가 많을수록 Gleason 7 병기의 암이 많았다고 합니다.(Gleason 7이란 중간정도로 분화된 암을 의미합니다.) 결국 나이는 치료가능한가를 판가름하는데 필요한 기준임이 틀림없습니다.

자, 65세 남성의 이야기로 다시 돌아가 보겠습니다. 이 남성은 다른 질병 없이 양호한 건강상태를 유지하고 있으며 15년 내지 20년을 더 살 것으로 예상됩니다. 그의 암은 현재 완치 가능한 상태입니다. 만약 이 환자가 아무런 조치를 하지 않고 그냥 조심스럽게 관찰만을 원한다면 암을 치료할 수 있는 절호의 기회를 놓치게 되는 것입니다. 분명히 기억해야 할 것은 지금 현재 전립선암의 전이가능성을 예측할 수 있는 방법은 아무것도 없다는 사실입니다. 우리는 이 암이 아무런 해가 없을 것인지 아니면 해로울 것인지 판단할 수 없습니다. 이 암이 언제 전립선 바깥으로 벗어날 것인지 조차 알 수 없습니다. 아주 초기의 암조차도 예측가능한 쉬운 형태로 퍼져 나가지 않습니다.

그러나 80세에 접어든 환자에게는 굉장히 다른 상황이 펼쳐져있습니다. 그의 암이 단지 장기에만 국한된 것이고 치료가 가능하다고 할지라도 환자에게 행하는 치료가 가치가 있을 만큼 오래 살지 못합니다. 고령의 환자일수록 회복능력이 떨어집니다. 앞에서 언급했듯이 공격적인 치료는 큰 부담이 될 것입니다. 수술로 인한 요실금이나 방사선으로 인한 항문출혈 등의 부작용은 85세 노인에게는 더 큰 부담이 됩니다. 이러한 치료 없이 질병이 진행하여 배뇨 장애를 초래하더라도 경요도 전립선 절제술과 같은 수술 및 호르몬 요법으로 치료가 가능합니다. 고령의 환자들에게는 얼마나 살 수 있나 보다는 살아갈 수 있는 시간 동안의 삶의 질이 더 중요합니다.

왜 치료가 필요한가? 논란이 되고 있는 연구들에 대한 이해

꽤 많은 의사들이 고칠 수 있는 상태의 암을 가진 환자들에게 관찰하면서 기다려보는 것을 권유합니다. 이러한 선택의 배경은 다음과 같습니다. 한 연구 결과에 따르면 치료를 받지 않은 사람들의 사망률이 전립선암에 걸리지 않은 사람들의 사망률만큼이나 낮은 것으로 밝혀졌습니다. 수년 동안 전립선암 치료에 회의적인 시각을 보이는 의사들은 스웨덴에서 발표한 논문을 예로 듭니다. 실제로 스웨덴에서는 주 치료가 면밀한 추적관찰입니다. 이 연구에 따르면 국소성 암을 가진 환자들은 암 때문에 사망하는 경우가 드물다고 합니다. 그러나 최근 들어 이 연구에 많은 결점이 있음이 드러났습니다. 해석적인 측면에서도 오류가 있었습니다. 10년 동안 13%의 사람들만이 죽었습니다. 그러나 다른 50%의 사람들에게도 암은 진행되고 있었으며, 이 환자들은 이로 인해 요로장애, 출혈, 통증을 겪었고 이런 합병증을 없애기 위해 거세나 호르몬 요법 등의 치료를 받고 있었습니다.

최근 들어 이런 환자들의 임상경과에 대해 임상결과 연구를 통해서 보다 자세히 알게 되었습니다. 만약 여러분이 국소성 전립선암 때문에 환자가 사망하는지 알고자 한다면 그 환자들을 오랜 기간 동안 관찰해야 합니다. 스웨덴에서 환자들을 15년에서 그 이상의 기간 동안 추적관찰한 결과 많은 환자들이 전립선암으로 사망하였으며, 심지어 일부 환자들은 국소적으로 더 진행되거나 원격 전이가 일어났습니다. 연구에 참여한 사람들이 분화도가 좋고, 늦게 자라며, 낮은 단계의 암이였기 때문에 결코 이러한 결과는 과장되었다고 볼 수 없습니다. 진단 당시 환자들의 평균 나이는 72세였고, 이중 3분의 1이 T1a 병기였으며, 절반이 Grade1이었습니다.(스웨덴 연구가들은 Gleason점수 체계를 사용하지 않았습니다.) 중요한 사실: 암진단 15년 후 암의 진행 정도는 70세 전과 후에 진단 받은 환자들에서 별다른 차이가 없습니다. 치료하지 않고 놔둘 경우 충분히 오래 산 노인 환자들에게 있어서 진행이 느린 암도 진행되어서 치명적일 수 있습니다.

스웨덴에서는 초기 전립선암 환자를 그냥 집으로 보내고 지켜본 다음 증상이 나타나면 방문하라고 하였습니다. 결국 암이 퍼져 증상이 생기면 호르몬 치료를 받았습니다. 스웨덴은 전립선암 사망률이 세계 3위입니다. 스웨덴에서는 전립선암으로 사망하는 환자의 수가 유방암으로 인해 사망하는 여성 환자 수보다 50% 이상 많습니다. 미국에서는 전립선암으로 인한 사망률이 유방암으로 인한 여성의 사망률보다 적습니다.

스웨덴에서의 기대요법은 미국에서 의미하는 기대요법이나 면밀한 추적관찰과는 다른 개념입니다.(기대요법과 면밀한 추적 관찰의 개념에 대해서는 P.257-258을 참고하세요.)하지만 사회복지의 개념을 지닌 사회주의 체제에서는 소비 대비 효용이 가장 뛰어난 수단일지도 모릅니다. 왜냐하면 비싼 치료나 기술이 뛰어난 의사나 기술자가 필요없기 때문입니다. 단지 한 가지 안 좋은 점이 바로 환자가 죽고 고통 받는다는 것입니다. 15년 이상 살 수 있는 환자가 치료를 받지 않으면 사형선고 받은거나 마찬가지라는 사실을 안다면 통계 내는 것 자체가 의미없는 것임을 알수 있습니다. 대부분의 환자에서 암이 진행하기 때문입니다.

스칸디나비안 연구

그동안 진행되어 온 국소성 암에 매우 평가에 대한 중요한 자료를 제공한 연구가 이뤄졌습니다. 스웨덴, 핀란드, 그리고 아이슬란드의 의사들로 구성된 스칸디나비안 전립선암협회(Scandinavian Prostate Cancer Group)는 1989년 위대한 업적으로 남을 만한 연구를 진행하였습니다. 〈New England Journal of Medicine〉에 실린 그들의 초창기 연구의 결과와 추적관찰 보고서에서는 스웨덴, 핀란드 그리고 아이슬란드에서 전립선암 치료에 대한 인식이 변했다고 하였습니다. 그들의 첫 보고서에서는 국소성 전립선암으로 진단 받은 700여 명의 환자를 무작위로 나누어 면밀한 추적관찰을 하거나 수술을 진행하였습니다. 이들은 미국 의사들이 알고는 있었지만 수년간 입증하지 못했던 "국소성 전립선암에 대한 치료는 전립선암으로 인한 사망을 줄인다"는 것에 대한 구체적인 증거를 처음으로 제공하게 되었습니다. 6년간의 평균 추적관찰 기간 동안 면밀한 추적관찰을 한 집단에서 2배가 넘는 수의 환자들이 전립선암으로 사망하였습니다. 과학자들은 근치적 전립선 절제술이 전립선암으로 인한 사망률을 절반가량 감소시킨다고 결론을 내렸습니다.

연구가 시작된 지 10년 지났을 때 면밀한 추적관찰을 시행한 집단 중 그동안 사망한 환자의 절반이 전립선암으로 인해 사망하였습니다. 그리고 근치적 전립선 절제술이 전립선암으로 인한 사망률을 40% 가량 감소시키기 때문에 수술을 시행 받은 집단에서는 사망률이 통계학적으로 의미있게 개선되었습니다. 65세 이전에 암진단을 받은 환자들에서 수술에 의한 사망률 감소가 현저하게 나타났습니다.(나이의 중요성에 대해서는 이 장 마지막 부분에 설명하도록 하겠습니다.) 암진단 받은 지 10년 후 같은 나이 또래에서 면밀한 추적관찰을 시행한 집단의 19%가 전립선암으로 사망한 반면에 수술을 받은 경우에는 9% 미만의 환자가 사망하였습니다. 또한, 수술은 암이 국소적으로 재발할 확률을 67%, 다른 부위로 퍼질 확률을 40% 정도 감소시켰습니다. 원격전이에 대한 효과에 있어서는 근치적 전립선 절제술을 시행받은 집단보다 면밀한 추적관찰을 시행한 집단에서 호르몬 치료를 더 자주 했기 때문에 매우 흥미로운 결과를 남겼습니다. 연구를 진행한 저자들은 "수술에 의한 이득은 오랜 시간 추적관찰할수록 늘어날 것입니다."라고 결론지었습니다.

이 연구의 가장 중요한 점 중 하나는, 암이라고 진단 받은 대부분(75%)의 스칸디나비안 남성들이 이학적 검사에서도 확연히 암이라고 느껴질 정도로 결절이 촉지되었으며 이들의 평균 PSA 수치가 13ng/ml이었다는 사실입니다. 이는 오늘날의 미국의 경우와 차이를 보이는데, 미국에서 암으로 진단받는 환자들의 75%는 평균적으로 5년 정도 진단시점이 더 빠르며(PSA 수치 변화로 촉지 되지 않는 암도 발견되기 때문에) 더 치유 가능한 병기에 있습니다. 당시 스칸디나비안 환자들은 오늘날 우리가 일반적으로 보는 미국의 환자들보다 더 진행된 질병을 가지고 있지만, PSA 선별검사가 널리 퍼지기 전인 1990년대 초에 수술을 시행 받았던 환자들의 성향과 매우 유사했습니다.

1992년에 미국에서는 104,000명의 환자들이 근치적 전립선 절제술을 시행 받았습니다. 만약 이들에게 스칸디나비안 연구의 결과를 적용한다면 면밀한 추적 관찰을 했다고 가정했을 때 10년뒤 예상되는 사망자수보다 5,000명은 더 살아있을 것입니다. 그리고 실제로도 그랬습니다. 저자들은 오늘날의 환자들과 비교해서 생존률 차이를 보기 위해서는 더 오랜 시간 동안 관찰해야 하지만 "작은 종양을 제거하는 것은 수술로 가능하며 부작용도 적다."고 언급했습니다. 2002년 보고서에 실린 내용에 따르면 스칸디나비안 연구자들은 모든 환자의 부작용을 조사하였고, 4년이 지난 시점에 두 집단 간에 삶의 질이 같다는 것을 발견했습니다. 가장 큰 이유는 기대요법을 시행한 집단에서 환자들은 호르몬 치료와 더불어 다른 추가적인 치료들을 받았기 때문입니다.

● **다른 연구들** 미국에서 발표된 논문을 살펴보기로 하겠습니다. 〈New England Journal of Medicine〉에 실린 이 논문은 기대요법에 대한 여러 연구들의 결과를 요약해 놓았습니다. 이 논문에서는 기대요법의 대상자를 암진행이 매우 느리고 전이소견이 없는 환자들로 제한하였습니다. 물론 이 환자들은 우리가 흔히 병원에서 보는 전형적인 전립선암 환자들과는 다릅니다. 다시 말해 "가장 예후가 좋은 집단"이라고 할 수 있습니다. 그렇다고 할지라도, 10년이 지나면 40%의 환자에서 뼈전이가 되고 15년이 되면 그 수가 70%로 증가합니다. 여기서 다시 한번 알 수 있는 사실은 아무리 예후가 좋아보이는 남성들에서도 전립선암은 진행한다는 것입니다. 그리고 국소성 전립선암 환자라도 효과적인 치료를 받지 않고 오랜 기간을 산다면 아마도 전립선암으로 사망할 것입니다.

최근 코네티컷 의사들에 의해 진행된 기대요법에 관한 대규모 연구가 〈Journal of the American Medical Association〉이라는 저널에 실렸습니다. 이 논문에서 연구자들은 기대요법으로 치료한 환자들을 대상으로 5년, 10년, 15년 뒤 전립선암으로 사망한 남성의 수를 확인하였습니다. 저등급암(Gleason 2-4) 환자의 경우 전립선암으로 사망할 확률이 매우 낮았습니다.(Gleason 점수 2-4는 오늘날 거의 진단되지 않으며 국소성 전립선암의 2%에 지나지 않습니다.) 연구자들에 따르면 Gleason 점수 5-7인 경우 전립선암으로 사망할 확률은 "심각하지 않은 수준(modest)"으로 최소한 15년 정도 추적관찰해야 위험성이 서서히 증가하는 것을 확인할 수 있다고 합니다. "이들의 경우 전립선암으로 사망할 수 있습니다. 하지만 인구학적인 측면에서 볼 때 치료하는 것이나 암의 경과를 감지하기 위해 공격적인 검사를 하는 것이 실제로 얼마나 도움되는지는 명확하지 않습니다."라고 연구자들은 말합니다.

이 연구에는 전립선암 치료의 핵심과 관련된 맹점이 존재합니다.: 왜 이 환자들에서 애초에 보존적인 치료를 시작했습니까? 이번 장 뒷부분에서 다시 언급하겠지만 이 남성들은 너무 고령이거나 몸이 아파서 10년 이상 살지 못할 것으로 판단된 이들이기 때문입니다. 이들 중 대부분은 전립선암보다는 다른 원인에 의해 15년을 못 채우고 사망합니다.(실제 이 연구가 최종 마무리되어 분석할 당시, 6%의 환자만이 살아있었습니다.) 다시 말해 그들의 사인은 다른 질환이지 전립선암이 아니라는 말입니다. 따라서 이 연구 결과 실제 15년을 살았던 남성의 전립선암에 의한 사망률이 과소평가되었습니다. 이로 인해 이 연구는 20년에서 30년 더 살 수 있는 젊거나 건강한 남성들에게 그들이 걸린 암이 진행하여 사망에 이르게 할 수 있다는 실제 가능성을 알리는데 실패하였습니다.

PLCO 연구

이 연구는 국립 암연구소(National Cancer Institute; NCI)의 후원으로 전립선, 폐, 대장, 그리고 난소암(prostate, lung, colon, ovary; PLCO)에 대한 조기 검진이 이들 암에 인한 사망을 줄일 수 있을 지 확인하기 위해 시행되었습니다. 전립선암의 경우, 5년 동안 매년 PSA검사를 하고(직장수지검사는 3년마다 한번 시행하였습니다.), 이후 13년간 추적관찰하였습니다. 이는 유방암 진단에 있어 유방 X선 촬영의 효용성을 판가름하기 위한 연구에 활용되었던 검사 간격과 유사합니다. 하지만 전립선암은 유방암에 비해 진행속도가 매우 느리기 때문에 5년에 걸친 PSA의 변화가 잠재적인 암의 발생을 과연 예측할 수 있을지에 대해 일부 의사들은 우려를 표명하고 있습니다.

또 다른 우려는 선별검사가 가장 최근의 지침대로 시행되고 있지 않았다는 점입니다. 이 연구는 매우 오래 전에 계획되어, 당시 PSA 수치 제한선이었던 4ng/ml를 기준으로 하고 있습니다. 하지만 PSA검사에 대한 연구가 진행되면서(5장 참고) 이제는 PSA 4ng/ml 미만인 남성들에서도 전립선암이 상당수 존재한다 사실을 알게 되었습니다. 또한 이 연구에서는 PSA 선별검사 중 free PSA나 PSA속도와 같이 개선된 방법들이 적용되지 않았습니다. 따라서 정확한 진단방법을 사용하지 않은 장기간의 연구는 가치가 제한적일 것이라는 우려의 목소리가 있습니다.

이 연구를 추진하는 조사자들은 대조군에 해당하는 환자들이 주치의의 권유나 신문과 같은 매체를 통해 연구 외적으로 PSA검사를 시행하는 것에 대해 크게 걱정하고 있습니다. 연구 외적인 '오염'은 결국 선별검사를 한 환자들과 그렇지 않은 환자들의 비교에 영향을 미칩니다. 이러한 이유로 국립보건원(National Institutes of Health; NIH) 조사자들은 과학적 발표자료나 방송매체를 통해 PSA검사가 확대되는 것을 막기 위해 노력을 기울여 왔습니다. 나아가 잠재적 환자들에게도 PSA검사를 적극적으로 막고자 노력하였습니다. 이러한 노력은 연구의 본질을 유지하는 데에는 일조했지만 이에 따른 피해가 만만치 않았습니다. 이러한 의사들의 말만 듣고 선별검사를 하지 않은 일부 환자들이 존스 홉킨스 병원을 찾아왔을 때에는 이미 치료가 어려운 상태로 진단되는 경우가 많았습니다.

최근 이 연구의 또 다른 문제점이 발견되었습니다. 직장수지검사에서 양성 판정을 받은 환자의 20%에서, 그리고 PSA 수치가 4ng/ml보다 높은 환자의 40%만이 1년 후에 실제로 조직 생검을 받았습니다. 3년 후, 이 수치는 각각 28%, 55%로 약간 증가하였습니다. 이것은 설사 암이라고 의심되는 이상한 점이 발견되더라도 추가적인 검사를 받도록 적극적인 권유를 하지 않았다는 것을 뜻합니다.

마지막으로 이 연구에서는 일단 진단이 되더라도 암치료에 가장 효과적인 방법을 선택하지 못하게 하는 상황에서 어떠한 치료를 받을지가 환자 자신이나 환자의 주치의에게 맡겨졌습니다.(이는 유방암의 X선 촬영 연구와는 대조적입니다. X선 촬영 연구에서는 치료 방법을 유방절제술로 못 박고 있습니다.) 이 연구의 결론은 전립선암으로 인한 사망으로 끝맺음 날 것입니다. 효과적이지 않은 치료를 선택한 상황에서 과연 PSA 선별검사가 기대수명에 영향을 미칠 지 어떻게 알겠습니까? 그 뿐 아니라, 연구대상자의 연령대가 적절하지 않습니다. 이 연구는 74세 남성까지 대상에 포함시키고 있습니다. 불행하게도 이들 중 많은 수가 12년간의 추적기간을 채우지 못하고 사망할 것입니다. 이들이 오래 살아서 치료의 장기 효과에 대한 정보를 제공해 줄 것을 기대하는 것은 무리입니다.

많은 과학자들은 이 연구가 비정상적인 검사소견 시 바로 치료를 받는 50대 남성에 있어 선별검사의 가치에 대한 의미있는 정보를 제공해 줄 것이라고 믿고 있습니다. 하지만 그렇지 않을 것입니다. 이 연구는 기껏해야 의사가 지시한 검사를 받지 않으려고 하고 효과적인 치료도 거부하는 순응도 낮은 남성들에 있어서 선별검사의 의의를 약간 제공해 줄 뿐입니다. 우리들은 유럽의 연구자들(European counterparts - 아래를 참고하십시오.)이 보다 의미있는 정보를 제공해 줄 것이라고 믿고 있습니다.

누가 이러한 연구들을 계획할까요? 바로 전립선암이 대규모의 남성 집단에 미치는 영향에 흥미를 갖는 역학자들입니다. 그들이 답을 얻고자 하는 질문은 의사들이나 환자들이 원하는 것과는 다릅니다. 그들의 질문은 다음과 같습니다.: 만약 미국에서 선별검사가 전혀 이루어지지 않는다면, 즉 모든 남성들에서 선별검사가 이루어지지 않고, 이상이 있는 모든 남성들이 생검을 받지 않고, 아무도 치료를 받지 않는다면 전립선암에 의한 사망률에 어떤 영향을 미칠까?

ERSPC 연구

The European Randomized Study of Screening for prostate cancer(ERSPC)는 8개 국가 - 벨기에, 핀란드, 프랑스, 이탈리아, 네덜란드, 스페인, 스웨덴, 스위스 - 에서 200,000명이 넘는 환자들이 참여한 엄청난 규모의 연구입니다. 환자들은 4년마다 PSA검사를 받았으며(스웨덴에서는 2년마다), PSA 수치가 3ng/ml보다 높은 경우에 생검을 하였습니다. 지금까지 PSA검사상 이상 수치를 보인 환자의 80-90%에서 생검이 시행되었습니다. 연구자들은 2010년까지 의미 있는 결과가 나오리라 믿고 있습니다.

PIVOT 연구

전립선암 치료에 대한 숙제를 해결하기 위해 시도된 또 다른 연구는 PIVOT (Prostate Cancer Intervention versus Observation Trial) 연구입니다. 이 연구는 미네소타의 내과 전문의와 시애틀의 비뇨기과 전문의가 국가보훈처(Department of Veteran Affairs)와 국립암연구소(National cancer institute)의 후원을 받아 시행하였습니다. 이 연구는 어떤 치료 방법이 더 효과적인가를 비교하는 연구로, 그 비교대상은 근치적 전립선 절제술 후 암이 재발하였을 경우 바로 방사선 치료를 하는 방법과 기대요법을 하다가 증상이 나타났을 때 이를 해결해주는 방법입니다.

"우리는 1차적 치료 방법으로 방사선 치료를 고려하지 않았습니다. 왜냐하면 연구 결과에 의하면 근치적 전립선 절제술이 방사선 치료보다 결과가 더 좋기 때문입니다."라고 이 연구를 이끌고 있는 내과전문의는 말합니다. "대신 기대요법과 가장 추천되고 효과가 좋다고 생각되는 초기 침습적 치료인 근치적 전립선 절제술을 비교할 것입니다." PLCO 연구처럼 PIVOT 연구도 오랜 기간을 예상하고 있습니다. 15년 동안 731명의 환자를 추적관찰 할 것입니다. 전립선암으로 진단받은 환자 중 수술에 적합한 환자들만이 이 연구에 참여할 수 있습니다. 이들은 두 그룹 중 한 쪽으로 배정을 받아 근치적 전립선 절제술을 받거나 기대요법을 하다가 증상이나 전이가 생겼을 경우 이에 해당하는 치료를 받게 됩니다.

지역별 연구들

3장에서 우리는 어디에 사는지가 전립선암 발생률에 어떤 영향을 미치는 지에 대해 언급하였습니다. 어느 지역에 사는지에 따라 치료 또한 다를 수 있습니다. 몇몇 연구에서는 전립선암을 얼마나 적극적으로 진단하고 치료해야 하는지가 지리적 차이에 따라 결정되는가를 밝혀냈습니다. 예를 들어, 미국 암협회(American Cancer Society)의 최근 연구에서는 보건의료가 충분히 공급되는 몇몇 도시 지역과 작은 마을이나 시골에서의 전립선암에 의한 사망률을 비교하였습니다. 연구자들은 인구밀도가 낮은 지역에 사는 남성들이 정기적인 PSA검사를 덜 받았으며, 이미 암이 진행된 상태에서 진단받는 경우가 많다는 사실을 알아냈습니다. 다시 말하자면, 일부 미국인들은 아직도 전립선암 조기진단 방법이 없었던 1980대에 살던 사람들처럼 살고 있습니다. 이 연구에서는 미국 일부 지역에서 전립선암에 의한 사망률이 높은 것이 의료혜택이나 정기적인 전립선암 검진을 받지 못해서라고 결론지었습니다. 이는 백인이 사는 지역 간의 전립선암 사망률 차이의 14%와 흑인이 사는 지역 간의 차이의 28%를 설명해 줍니다. 따라서, 심지어 미국에서도 조기 진단받고 치료를 받는 사람들과 그렇지 못하는 사람들 간의 생존율에 차이가 있다는 것을 알 수 있습니다.

전세계 각국의 전립선암에 의한 사망률을 분석한 자료가 있습니다. 최근까지 전립선암에 의한 사망률은 몇몇 나라 – 미국, 캐나다, 오스트리아, 프랑스, 독일, 그리고 이탈리아 – 에서만 매년 1-2% 정도 감소하였습니다. 그러나 다른 많은 나라들 – 포르투갈, 폴란드, 헝가리, 노르웨이, 스웨덴, 핀란드 – 에서는 매년 1-2% 정도 사망률이 증가하고 있습니다. 이러한 차이는 조기진단과 효과적인 치료가 얼마나 이루어지는지에 달려있습니다. 좋은 소식은 유럽 대부분의 국가에서 전립선암으로 인한 사망률이 감소하고 있다는 것입니다. 이는 진단기술이 개선되고 치료법이 발달했으며 근치적 전립선 절제술이 널리 보급되었기 때문입니다.

이 모든 연구들은 우리에게 무엇을 말해주고 있는 것일까요?

전립선암은 어떤 환자들에서는 매우 천천히 진행하며, 수년 동안 어떠한 진행과정도 못 느낄 수 있는 반면에 어떤 환자들에서는 치명적인 암이 될 수 있습니다. 가족단위연구를 통하여 미국 정부는 어디에 그들의 예산을 사용해야 할지 결정하는데 도움을 받고 있습니다. 하지만 이는 조기 진단을 받고 치료를 받고자 하는 사람들에게는 큰 의미가 없을 수도 있습니다. 여기에 부합하는 답은 어디에도 없습니다. 이를 기억하면서 우리는 본인 스스로에게 가장 좋은 치료법이 무엇인지 찾아보아야 합니다.

기대요법

기대요법은 전혀 새로운 치료 방법이 아닙니다. 오랫동안 전립선암 치료법의 주류로 자리 잡고 있었습니다. 사실 수년 동안 전립선암 환자 3명 중 1명은 면밀한 추적관찰을 하였습니다. 이 장에서 우리는 면밀한 추적관찰에 대하여 많은 이야기를 나누었습니다. 그러나 미국에서의 기대요법과 스웨덴의 면밀한 추적관찰과는 의미가 다릅니다. 스웨덴에서의 면밀한 추적관찰은 암 조직이 확실히 자랄 때 까지 치료를 미루는 것을 말합니다. 스웨덴에서는 의사들이 전립선암 환자에게 귀가하여 지내다가 병이 진행되어 증상이 생기는 경우에만 병원을 찾으라고 합니다. 이 시점에서야 전이성 질환을 치료하기 위한 호르몬 치료를 시작하거나 요폐색을 치료하기 위해 고식적인 치료를 합니다. 미국에서 말하는 면밀한 추적관찰의 의미는 다릅니다. 사실 우리는 기대요법(expectant management)이라는 용어를 주로 사용하는데 이는 암이 성장하는 것이 확실할 때까지만 조심스럽게 추적관찰하고 적절한 치료를 지연시키는 것입니다. 암이 활동하기 시작하는 조짐이 보이면 행동을 취하는 것입니다.

물론 이를 통해 하고 싶지 않는 수술과 그로 인한 합병증을 피할 수 있다는 한 시적인 이득은 얻을 수 있습니다. 그러나 완치가 가능한 남성들의 경우 치료시기를 놓칠 수 있다는 단점이 있습니다. 일단 암 조직이 전립선을 벗어나는 것도 마치 몸에 처음 암이 발생했을 때와 마찬가지로 소리 소문없이 이루어집니다. 그렇게 되면 전이를 막을 수 있는 시기를 놓쳐 버리게 됩니다. 암을 다시 전립선내로 밀어 넣을 수도 없는 노릇입니다. 만약 암이 아직까지는 국소적으로 진행되었다면 완치를 목표로 최선을 다해 볼 수 있습니다. 하지만, 림프절이나 뼈로 전이가 된다면 현재로서는 암의 진행속도를 늦추는 것 외에는 방법이 없습니다.

그렇다면 기대요법은 누구에게 적합한 것일까요?

● **완치될 필요가 없는 남성** 쉽게 말하자면, 이러한 치료의 대상들은 너무 고령이거나, 건강상태가 나빠서 치료의 고통을 견디기가 어렵거나 기대수명이 10년 미만인 남성들입니다. 이들은 전립선암으로 죽을 가능성은 매우 적습니다. 암이 진행되어서 증상이 나타난다고 하더라도 호르몬 요법 등의 대증치료가 가능합니다.(사실 이러한 사람들은 애초부터 PSA검사나 생검을 하지 말았어야 합니다.) 또한 수술이나 방사선 치료로 인한 부작용을 경험하고 싶지 않은 이들도 이 부류에 속한다고 할 수 있습니다.

왜 노인 환자들은 이런 치료법이 고려되어야 할까요? 앞에서 언급한 스칸디나비안 연구 결과 전립선암에 대한 수술적 치료법은 진단 당시 이미 65세 이상인 환자들에 있어서는 그 이전에 진단을 받은 환자들과 비교해 장기간 생존률에 큰 차이가 없었습니다. 왜 그럴까요? 많은 환자들의 경우 전립선암이 진행되기 전에 다른 이유로 사망하기 때문입니다. 그러나 많은 노인 환자들은, 암이 효과적으로 치료가 이루어지지 않을 경우 국소적으로 퍼져 나가서 증상을 유발하거나 뼈로 전이되는 것에 대해 걱정합니다. 설사 그들이 전립선암으로 죽지 않는다고 할지라도 전립선암으로 인한 부작용으로 고통 받을 것 때문에 걱정합니다. 이런 환자들에게는 암이 진행하고 있다는 징후가 있을 때까지 치료를 지연시키는 것만으로 충분히 효과를 볼 수 있습니다.

●**치료가 필요가 없는 종양** 어떤 사람들에게 있어서 전립선암은 정말 우연히 발견된 경우로 염려할 만한 일이 아닐 수도 있습니다. 여기에는 T1a 병기에 해당하는 남성이나 고령이지만 저등급에 PSA가 낮고 free PSA가 높은 T1c 병기인 환자가 포함됩니다.

위에서도 언급했듯이 미국에서의 기대요법은 "아무것도 안한다"는 의미는 아닙니다. 필요하다면 특정한 증상에 대해서 치료를 시행합니다. 즉 암이 진행하고 있다는 신호가 보이면 적극적인 치료를 해야 합니다. 예를 들어 뼈의 통증을 완화시키기 위한 호르몬 치료나 부분적인 방사선 치료를 할 수 있습니다. 전립선암이 커져서 요로를 막아 소변을 보는 것이 힘들 경우 경요도 전립선 절제술이나 다른 시술을 통해 증상을 완화시킬 수 있습니다. 따라서 미국에서의 기대요법의 의미는 특정한 문제를 해결해주고, 삶을 연장시키며, 고통을 완화시키는 것입니다.

게다가 치료 부작용으로부터의 자유 외에도 기대요법은 또 다른 이점이 있습니다. 고가의 치료를 하지 않아도 되기 때문에 비용부담이 덜합니다. 만약 별다른 증상이 없다면 일상생활을 하다가 6개월에 한 번씩 의사를 만나 추적관찰하면 됩니다.

기대요법이 좋은 선택이 아닌 경우

국소성 병변의 전립선암을 가진 젊은 환자에게 기대요법은 바람직한 선택이

치료 목적의 기대요법
(Expectant management with curative intent; EMCI)

이는 면밀한 추적관찰이 아닙니다. 이는 크기가 작고 위험도가 낮은 암을 가진 환자들을 주의깊게 추적관찰하면서 필요할 경우에만 개입하는 보다 적극적인 감시에 해당합니다. 존스 홉킨스의 비뇨기과 의사인 H.발렌타인 카터는 이 다루기 힘든, 새로운 분야에서 선구자 역할을 하고 있습니다. 첫 번째 과제는 상황에 맞는 참가자를 구하는 일이었습니다. 그 다음으로는 그들이 어떻게 추적관찰할지 결정하는 일이었습니다. 그리고 마지막은 치료를 요하는 적절한 타이밍을 잡는 것입니다.

"우리가 중간에 개입해서 환자를 치료할 수 있으려면 무엇보다 환자가 애초부터 치유 가능한 질환을 가지고 있어야 합니다."라고 카터는 말합니다. 가장 좋은 대상자들은 65세 이상으로 암의 부피가 작은 T1c 병기의 환자들입니다.(이것과 관련된 내용은 6장을 참고하십시오.) 이 환자들은 PSA 밀도가 0.15 미만이었고, free PSA는 15% 이상이었으며 12개 코어 이상의 생검에서 나온 병리결과도 좋았습니다. 대상자의 기준은 점차적으로 젊은 사람들까지 확대될 것입니다. "우리의 EMCI에 대한 경험이 쌓여감에 따라, 우리는 암이 진행하지 않을 것 같은 환자들을 정확하게 구별해 낼 수 있게 될 것입니다." 라고 카터는 언급하였습니다.

또 다른 과제는 암이 진행하는 것을 치료가능한 시점에 나타내주는 표지자를 찾는 것입니다. Free PSA나, PSA 밀도 등을 포함한 PSA의 변화는 많은 도움이 되었지만 암이 진행하는 환자의 25%는 PSA수치의 증가가 없기 때문에 병의 진행정도를 가장 확실하게 알 수 있는 방법은 실제르 전립선 조직을 확인하는 것입니다. 다시 말해, 조금이라도 PSA 수치에 변화가 있다면 최소한 1년에 한 번씩은 생검을 해야 합니다.

카터는 존스 홉킨스에서 300명 이상의 환자를 대상으로 하는 중요한 EMCI 연구를 이끌고 있습니다. 먼저 CI 환자들은 그들의 질환이 과소평가되지 않기 위해 적어도 12개 코어 생검을 시행받습니다. 이후 6개월 간격으로 PSA검사와 직장수지검사를 하고, 매년 생검을 받게 됩니다. 병의 진행은 병리학자가 판독한 생검 결과를 통해 정의됩니다. 이는 2

개의 코어 이상 또는 어떤 코어에서든 절반 이상에서 암세포가 발견된 경우, 또는 Gleason 점수가 7점 이상이거나 PSA 수치가 비정상적으로 증가하여 바로 재생검을 해야하는 경우로 정의됩니다.

지금까지, 2년간의 평균 추적관찰 기간 동안, 환자의 35%에서 암이 진행되었으며, 7%에서는 병이 진행되었다는 증거가 없음에도 불구하고 치유 목적의 치료를 하였습니다.(EMCI가 적합한 방법인지 결정하는데 있어 불안은 중요한 결정 요인이라고 카터는 말합니다. 만약 이 방법에 대해 불안해하고, 편안하게 여기지 않는다면, 더 나은 치료법을 찾는 게 낫습니다.) 이런 면밀한 감시하에 기대요법을 하는 동안 완치할 수 있는 기회를 놓쳤을까요? 카터의 연구 결과 이런 일은 없었습니다. 그는 기대요법 이후 수술을 시행 받은 38명의 환자 집단과 존스 홉킨스에서 전립선암을 발견하자마자 바로 수술을 시행 받은 환자 집단을 비교해보았습니다. 두 집단의 수술후 결과는 유의미한 차이가 없었습니다.

카터는 이런 접근법에 대해 아직 더 연구할 필요가 있음을 강조합니다. 그러나 아직까지는 조심스럽게 적합한 대상자를 선정하고 추적관찰하는 과정에서 치료가 필요한 대상을 놓치는 경우가 발견되지 않고 있습니다.

아닙니다. 왜냐하면 적당한 시기에 조치를 취하지 않으면 암에 의해 사망할 것이기 때문입니다. 만약 치료 가능한 전립선암인데도 불구하고 기대요법을 선택한다면 불확실한 미래를 안고 살아야 합니다. 현재로서는 병소가 전립선에 국한 되어있더라도 언제 악화 될지는 알 수 없습니다. PSA검사의 활용방법이나 그 외 전립선 척도로 사용되는 검사에 대해서 알게 되었지만 언제 병의 진행이 시작될지 알 방법은 없습니다. 전립선암이 성장하고 있는 환자들 중 25%에서 PSA 수치가 의미 있게 오르지 않기 때문입니다.

따라서 만약 환자의 나이가 65세 이하이고, 기대 수명이 10년 이상, 그리고 전립선에 국한된 암인 경우라고 할 때, 이렇게 치료 가능한 상태임에도 불구하고 암이 더 이상 진행되지 않으리라는 희망을 지닌 채 기대요법을 한다면 다시 한 번 그 위험성에 대해서 신중하게 생각하여야 합니다. 환자는 일정한 간격으로 주치의를 찾아가, 예를 들어 6개월에 한번씩, 직장수지검사나 PSA검사 또는 전립선 생검을 받아야 합니다. 그렇게 하여 암이 아직 전립선에 국한되어 있는지 아니면 전이되어 있는지 확인해야 합니다. PSA검사 하나만으로는 암이 자라고 있는 것을 정확히 감시할 수 없습니다. 카터는 암이 자라고 있는 환자의 25%에서 PSA 수치가 변하지 않는다고 보고하였습니다. 그리고 암이 전이되었을 때 찾아오는 위험에 대해서 반드시 재고해야 합니다. 장기적인 증상이나 부작용, 진행성 질환에 대한 치료비가 큰 부담이 될 것입니다.

기대요법이 안전하다고 생각될 때

그러나 만약 환자가 60대 중반이거나 그 이상이며, 작은 T1c 나 T1a 상태라면 어떻게 할 것입니까? 환자는 젊고 수술을 받을 만큼 건강합니다. 그리고 환자의 질병은 치료할 수 있는 단계에 있습니다. 사실 종괴가 아주 미세하여 어쩌면 그다지 중요하지 않을 수 있습니다. 그렇다면, 왜 지금 당장 치료를 해야 하나요?

● **T1c병기인 환자들** 이는 PSA 수치가 증가하여 시행한 생검에서 암이 발견된 경우에 해당합니다. PSA 수치가 4ng/ml 이상인 환자의 10-30%에서 별다른 의미없는 암이 발견됩니다. PSA 수치가 4ng/ml 보다 낮을 경우에는 그 확률은 더 높습니다.

정말로 별다른 의미가 없는 암일까요? 우리는 아는 것에 한쪽으로 치우쳐서는 안됩니다. 한 가지 사실은, 부검을 해보면 남성의 30-40%에서 전립선에 암이 있었다는 증거가 발견됩니다. 이 암은 한 번도 문제를 일으키지 않았으며, 임상적인 관점에서 봤을 때는 존재하지 않는 것이나 마찬가지입니다. 하지만 암은 그 곳에 있습니다. 또 다른 통계 결과는, 미국인을 대상으로 한 연구에서, 전생에 걸쳐 전립선암으로 진단받을 확률은 17%였습니다. 지금은 PSA와 그 외 좋은 선별검사를 통해 전립선암을 보다 일찍 발견하지만 일부 암의 경우는 지나치게 일찍 발견되는 불가피한 상황이 생기기도 합니다. 이는 유방암 선별검사에서도 잘 알려진 현상입니다. 그렇다면 우리가 T1c병기의 환자에 관하여 실제 알아야 하는 사실은 과연 생검을 받아야 하는 시점보다 일찍 시행했냐는 것입니다. 불행하게도 우리가 6장에서 논의했듯이 환자의 전립선을 정확히 볼 수 있는 영상학적 기술이 없고, 실제로 얼마만큼의 암이 그곳에 있는지 알 수도 없습니다. 또한 만약 환자의 첫 생검에서 아주 적은 양의 암세포가 발견되었지만, 6개 코어 생검만 했다면 재생검을 해야 합니다. 바늘생검 검체는 겨우 전립선의 1,000분의 1에 해당합니다. 기대요법을 생각하기 전에 여러분은 전립선에 대해 생검이 적절하게 이루어졌으며 실제로 의미 없는 암을 가지고 있다는 확신이 있어야 합니다.

● **만약 당신이 T1c 병기라면 기다릴 수 있겠습니까?** 6장에서 의미없는 T1c와 의미있는 T1c에 관하여 더 자세하게 다루었지만, 여기서는 어떤 암이 중요하지 않은지 치료를 요하는지 예측하는데 도움이 되는 몇 가지 요소들에 대해 살펴보겠습니다. 당신의 암이 의미없다면 병리 판독 결과 부피가 작을 것이고(암이 1-2코어에만 존재해야 하고 이때 코어의 절반을 넘지 않으며 Gleason 점수도 6점 이하) PSA 밀도는 10% 미만이어야 합니다. 만약 이보다 높다면, 이는 PSA 수치를 상승시키는 요인이 양성질환 외에 무엇인가 있다는 것을 시사합니다. 이와 비슷하게 만약 PSA가 전립선비대증으로 인해 나왔다면, free PSA 수치가 15% 이상으로 높을 것입니다. 만약 수치가 15% 미만이라면, 이는 양성질환이 아닌 암에 가깝다고 볼 수 있습니다. 그리고 이 경우 아마도 의미있는 암일 가능성이 높습니다. 여기서 핵심단어는 "아마도"입니다. 존스 홉킨스의 권위있는 병리학자인 조나단 엡스타인 조차도 젊은 남성에서 발생한 작은 크기의 암 중에서 어떤 암이 시간이 지남에 따라 삶을 위협할 정도로 성장하지 않을 지 알지 못한다고 합니다. 그리고 이러한 방법으로 예측해 봤을 때, T1c 병기의 남성 중 25%가 의미있는 암이었습니다.

● **T1a 병기에 있는 환자들** 만약 여러분이 경요도 전립선 절제술을 시행받지 않았다면 이 부분은 넘어가도 됩니다. T1a 병기는 전립선비대증과 같이 다른 전립선 관련 문제를 치료하는 과정에서 발견되는 경우에 해당합니다. 이러한 문제에 대해서

두 가지 극단적인 견해들이 있습니다. 하나는 이렇게 작은 암을 가지고 있을 때 빨리 서둘러서 수술을 해야 한다는 것입니다. "지금 분명히 치료를 할 수 있고 기다리는 것은 시간 낭비이므로 지금 당장 수술을 해야 합니다."라고 말하는 의사들이 있습니다. 이들은 환자들로 하여금 치료가능성이 가장 높을 때 빨리 치료할 것을 권유합니다. 반면 당장 치료하는 것에 대해서 회의적인 이들도 있습니다. 이들은 어차피 수술이나 치료를 통해서 생명을 얼마 연장시키지도 못하는데 굳이 수술을 할 필요가 있는지에 대해 반문합니다.(놀랍게도 여전히 많은 의사들이 이렇게 믿고 있습니다.)

극단적인 생각을 주의하십시오. 의사들이 의과대학에서 얻는 첫 번째 교훈 중 하나는 어느 상황에서도 "반드시"와 "절대로"라는 두 단어를 사용하지 말라는 것입니다. 진실은 아마도 두 극단의 사이 어딘가에 있기 마련입니다.

1970년대 이전 존스 홉킨스 병원에서는 만약 환자가 경요도 전립선 절제술 도중에 암이 발견된 경우 직장수지검사에서 만져질 만큼 크지 않다면(T2병기의 암) 그 암은 의미가 없으며, 악성으로 갈 확률이 매우 낮다고 간주하였으며, 임상적으로 무의미하다고 생각하였습니다. 그리하여 이 경우 치료를 하지 않았습니다.

1976년, 존스 홉킨스 병원의 조사자들은 선구적인 연구를 시작하였습니다. 암의 부피를 가지고 예후를 판단하는 것이었습니다. 치료 받지 않은 환자 100명의 의무 기록을 분석하였고 7년 동안의 예후를 추적 조사하였습니다. 그 중 한 군은 상태가 비교적 양호해서 암이 진행되지 않았습니다. 하지만 다른 한 군에서는 상태가 좋지 않아 암이 지속적으로 성장하였습니다.

두 군의 차이는 무엇일까요? 연구자들에 의하면 경요도 전립선 절제술 도중 암을 몇 %나 제거하였느냐에 따른 것으로 밝혀졌습니다. 이 연구를 통해 현재의 T1 병기 분류의 기준이 제시되었습니다.(현재에는 경요도 전립선 절제술이 예전처럼 많이 시행되지 않습니다. 전립선비대증을 치료하는 다른 방법들이 많이 개발되었기 때문입니다. 경요도 전립선 절제술을 시행하더라도 작은 조각으로 절제되기 보다는 조직이 증발되기 때문에 병리학자에게 보낼 검체가 없어지는 경우가 많습니다.)

5% 미만의 조직이 악성이라면, 17%의 환자들만이 7년 이내에 진행성암으로 발전하게 됩니다. 지금의 T1a 병기에 해당하는 기준입니다. 만약 제거된 조직 중 5%

이상이 악성이라면, 68%의 환자가 7년 이내에 진행성암으로 발전하게 됩니다. 이것은 현재의 T1b 병기에 해당합니다. 연구자들은 "거의 대부분의 환자에 있어서 절제된 암의 양은 치료를 정당화하기에 충분하다."라고 주장합니다.

추가적인 분석 결과, T1a 인 환자가 근치적 전립선 절제술을 시행했을 경우 그 중 25%에서 전립선암이 다량으로 존재하는 것이 확인되었습니다. 이는 촉지되는 암으로 수술한 환자에 있는 암조직과 비슷한 수준입니다. 이러한 현상은 바로 6장에서도 언급했듯이 생검이 정확하지 않기 때문입니다. 생검은 단지 전립선의 일부를 엿보는 것에 불과하다고 할 수 있습니다. 병리학자들은 본인의 지식을 바탕으로 이에 대해 추측을 하는 것입니다.

따라서 T1a 병기의 환자 중 일부는 치료를 필요로 합니다. 일부는 치료를 필요로 하지 않습니다. 어떻게 이를 구분할까요? 여기에서 우리들의 오랜 친구인 PSA가 구별하는데 도움을 줍니다. 경요도 전립선 절제술 시행 3개월 후의 PSA 수치를 가지고 암의 진행 가능성이 높은 남성을 구분하게 됩니다. 만약 PSA 수치가 1.0ng/ml 미만이라면 무시할만한 양의 암이 있다는 것을 의미합니다. 이 연구를 주도한 연구자 중 한명은 "이 환자들은 6개월이나 1년 간격으로 직장수지검사와 PSA검사를 받으면 됩니다"라고 말합니다. 만약 PSA 수치가 10ng/ml를 초과한다면, 이는 분명히 다량의 암조직이 있다는 것을 의미하므로 반드시 늦지 않게 치료를 해야 합니다.

그렇다면 T1 환자의 반수를 차지하는 1.0과 10ng/ml 사이에 있는 환자들은 어떻게 해야 할까요? 아직까지는 이런 사람들의 경우 암조직이 전립선에 얼마나 남아 있는지 알 수 있는 방법이 없습니다. 따라서 누가 치료가 필요한지 누가 필요 없는지 판단할 수도 없었습니다. 어떤 의사들은 경요도 전립선 절제술을 다시 할 것을 주장합니다. 그러나 이 시술을 통해서 유용한 정보를 얻을 수 있을 지에 대한 증거가 없습니다. 또한 이는 환자에게 고통을 주게 됩니다. 더구나 근치적 전립선 절제술을 시행하게 될 경우 술자가 기술적인 어려움을 겪게 됩니다.

다른 연구자들은 이러한 환자들을 초음파나 전립선 생검으로 추적관찰할 것을 주장합니다. 그러나 장기적인 성공률에 대한 결과가 아직 밝혀진 바 없습니다. 암이 전립선을 벗어나 발견이 늦어질 수도 있습니다. 여기에서 가장 안전한 지침은 나이에 따르는 것입니다. 환자가 60세 미만이면 적극적이고 공격적인 치료를 심각하게 고려해야 합니다.

시간이 지남에 따라 암세포에 어떤 변화가 생길까?

기대요법을 선택한 환자들은 그들의 암이 분화가 좋다는 생각에 위안을 삼을 것입니다. 그러나 불행히도 현재 암이 분화가 좋다고 해서 항상 그 상태를 유지하는 것은 아닙니다. 여기는 두 가지 개념이 있습니다. 하나는 유전적 변형(genetic drift)입니다. 암이 진행함에 따라 세포가 계속적으로 분화하고 성장하여 DNA는 불안정한 상태가 됩니다. 이로 인하여 암은 새로운 돌연변이를 거쳐 더욱 공격적인 성향을 띠게 됩니다. 암이 진행함에 따라서 분화가 좋은 암세포들은 차츰 세포의 분화도가 나쁜 상태로 변형됩니다. 다른 개념은 이질성(heterogeity) 혹은 클론 선택(clonal selection)입니다. 전립선암이 진단될 정도로 커지면 그 안에는 다양한 종류의 세포가 혼재하게 됩니다. 이 세포들 중에는 분화도가 좋은 것과 나쁜 것이 함께 존재하며, 그 중 호르몬에 의해 조절되는 세포와 호르몬의 영향을 전혀 받지 않는 세포로 구분됩니다. 비록 처음 조직검사에서는 분화도가 좋다고 하더라도 이 안에는 어디엔가 분화도가 좋지 않은 암세포가 있다는 것입니다. 시간이 지남에 따라서 분화도가 나쁜 암세포들은 분화도가 좋은 암세포의 성장을 앞질러 결국에는 이들이 암의 대부분을 차지하게 되는 것입니다. 따라서 전립선 내에 분화도가 좋은 암세포가 존재하는 것은 일시적인 현상이라고 할 수 있습니다. 불행히도 우리는 분화도가 좋은 세포 중 어떤 것이 그대로 있을지 예측할 수 없습니다.

생활방식의 변화는 어떻습니까?

다른 치료계획을 가지고 기대요법을 선택한 환자들이 있습니다. 그들은 종괴가 작거나 Gleason 점수가 낮은 부류가 아닙니다. 그들 중 일부는 40-50대의 젊은 환자들이며 이들은 의사들로부터 그들의 암이 성장이 느리다고 설명을 들은 경우입니다. 이들은 당장 치료를 하지 않고 생활방식의 변화를 통해서 자연 치유되는 것을 기대하고 있습니다. 생활방식의 변화에는 식생활의 변화, 항산화성 물질, 허브, 명상,

대체의학 등이 포함됩니다.(대체의학에 대해서는 12장에서 언급하겠습니다.) 그들은 인터넷 또는 전립선암을 이겨낼 수 있는 해결책을 알고 있다고 주장하는 식품연구가들에게 도움을 구합니다.

● **식습관이 왜 중요할까요?** 식사 및 생활방식의 변화에 대한 개념은 이 책에서 많이 언급이 되었던 내용으로 미국으로 이주해 오기 전까지만 해도 전립선암에 걸릴 확률이 매우 낮았던 아시아인들에서부터 나온 것입니다. 일단 서구식 생활방식이 바뀐 후부터 이 질환에 걸릴 위험성이 증가하게 되는 것입니다. 따라서 많은 연구자들은 아시아인의 식단에 전립선암을 예방하는 데 도움이 되는 무엇인가 있다고 믿고 있습니다.

통상적인 치료방법을 피하려고 하는 이 그룹의 환자들은 만약 동양적인 식단으로 식사를 바꾸고 강력한 식품보조제를 섭취한다면 암은 사라질 것이라고 굳게 믿고 있습니다. 이런 치료가 어떤 결과를 초래할지 누구도 알지 못합니다. 이것은 너무나 새로운 방식입니다. 어느 시점부터는 식생활의 개선이 전립선암을 예방하게 해줄 수 있는지는 모르겠으나 일단 암이 생성된 후에 암을 퇴치한다는 생각은 너무 비과학적이며 정상적으로 들리지 않습니다. 이렇게 생각하면 됩니다. 흡연은 폐암을 유발합니다. 흡연을 하지 않은 사람은 좀처럼 폐암에 걸리지 않으며(간접흡연의 영향을 배제하고) 당신이 담배를 끊는다면 폐암에 걸릴 확률은 떨어지게 됩니다. 그러나 폐암이 생긴 후에 금연을 하는 것은 어떻겠습니까? 암이 없어질까요? 그렇지 않습니다. 그 이유는 우리가 3장에서 다루었던 손상된 DNA에 의한 도미노 효과라는 복잡한 일련의 연쇄반응에 의해 다른 유전자에도 변이가 유발되어 암이 발생하기 때문입니다. 돌연변이 유전자는 암의 성장을 초래하며 이러한 유전자의 에러는 세포가 분화할 때마다 반복적으로 일어나며 매번 더 악화됩니다. 일단 DNA에 손상이 일어나면 돌이킬 방법이 없습니다. 소위 엎질러진 물이라 할 수 있습니다. 심지어 암을 일으킨 원래의 원인 물질을 제거한다고 해도 이 방법만으로는 이미 생성된 암을 완치시킬 수 없습니다. 새로 생성되는 암을 예방하고 진행을 더디게 할 수 있을지도 확실하지 않습니다. 치료적인 방법을 동원하여 암을 제거하지 않는 이상 이미 존재하던 암은 그곳에 그대로 있을 것입니다. 이러한 유전적인 에러는 비가역적입니다.

우리가 알고 있는 한 전립선암은 산화적 손상에서 기인된다고 할 수 있습니다. 이에 대해서는 3장에서 다루었습니다. 정상 전립선세포는 산화적 손상에 의한 DNA의 돌연변이로 인해 악성 세포로 바뀌게 됩니다. 그러나 지방 자체가 암의 성장을 유발할 수 있을까요? 우리도 정확히는 모릅니다. 식생활과 생활방식의 변화가 암의 진행을 늦출 수 있을지 모르겠으나 암을 사라지게 한다는 증거는 없습니다. 유방암, 폐암, 대장암 역시 비슷한 산화적 손상에 의해서 발생합니다. 하지만 이 암들에서도 식생활 개선이라는 치료방법으로 암이 사라진다는 증거는 없습니다.

표 7.1

치료방법의 장단점들		
이상적인 대상자	**근치적 전립선 절제술**	**방사선 치료**
나이	70세 이하	60세 이상
병기	T1b, T1c, T2 (그리고 T1a 중 일부)	T1, T2, T3, T4
가장 큰 장점	전립선이 완전히 제거되었다는 것에 대한 심리적 안정감	덜 침습적
가장 큰 단점*	부작용: 발기부전 10-75% 요실금 2-20% 사망 0.2%	부작용: 치명적인 직장 손상 1-2% 발기부전 20-70% 사망 0.2%

*참고: 집도의나 방사선 종양학자의 실력에 따라 부작용은 차이가 많이 날 수 있습니다.

치료를 계획하고 있다면 나의 선택사항들은 어떤 것이 있습니까?

전립선에 국한된 암을 가지고 있는 경우에(T1, T2)는 두 가지 선택 사항이 가능합니다. 근치적 전립선 절제술과 방사선 치료입니다. 방사선 치료는 암이 전립선을 약간 벗어난 경우에도 세포를 죽이고 전립선의 크기를 줄이는 목적으로 시행할

어떤 환자의 경우 수술을 고려하게 됩니까?

T1a: T1a질환을 가진 대부분의 남성들은 거의 진행하지 않는 우연히 발견된 암을 가지고 있는 경우에 해당합니다. 근치적 전립선 절제술에 대한 연구에서 병기가 T1a인 환자의 25%에서는 실제로는 심각한 질환을 가지고 있었습니다. 만약 전립선비대증 때문에 단순 전립선 절제술을 받은 환자에서 시술 3달 후에 PSA가 1ng/ml 미만이라면 이 경우는 임상적으로 의미가 없는 암이며 이 환자의 경우는 이 후 기대요법의 적합한 대상자가 됩니다. 환자가 60세 이하이거나 3달 후 PSA가 1ng/ml 이상이라면 수술을 고려하여야만 합니다.

T1b, T1c, T2: 치료에 대한 결정은 Partin 표, Han 표, 환자의 나이, 전반적인 건강상태 등을 고려하여 내려야 합니다. T1c 병기인 고령의 환자의 경우, 암의 부피가 작다면 수술을 고려할 수도 있고 하지 않을 수도 있습니다.

T3a: T3a 질환을 가진 경우에는 보통 근치적 전립선 절제술의 적합한 대상은 아닙니다. 하지만 암이 약간 벗어난 일부 환자에서 Gleason 점수가 8미만이고 특히 나이가 50세 이하라면 수술로 득이 될 수 있습니다. 그들 중 약 25%는 수술 후 병리결과에서 전립선에 국한된 것으로 결과가 나왔었습니다.

수 있습니다. 고선량 X선을 전립선과 전립선 주위의 림프절에 조준합니다. 때로는 방사성 파종(radiation seeds)을 전립선에 심는 시술을 병행하기도 합니다.

어떤 치료가 국소성 전립선암에 가장 좋습니까?

더 적절한 질문은 "어떤 치료가 저에게 브다 적절합니까?"일 것입니다. 여기에는 몇 가지의 고려할 중요한 사항들이 있습니다. 환자의 나이, 전반적인 건강상태, 암의 병기, 다른 치료와 연관된 부작용, 그리고 무엇보다 중요한 것으로 환자의 기대치를 들 수 있습니다.

15년 이상의 기대수명이 예상되는 국소성 전립선암 환자의 경우 치료의 최종 목표는 완치입니다. 당연한 것처럼 들리겠지만 전립선암이 진행되면 조절은 가능하지만 아직까지는 완전히 제거할 수는 없다는 사실을 알고나면 그렇게 당연하지 만은 않습니다.

어떤 치료가 가장 좋을까요? 우리는 근치적 전립선 절제술로(이번 장 앞부분에서 살펴 보았던 스칸디나비안 연구를 다시 보십시오.) 생명을 구할 수 있다는 것을 알고 있습니다. 다른 치료법과 비교해서 근치적 전립선 절제술은 결과가 좋으며 수년간 표준 치료로 인식되었습니다. 방사선 치료가 예전에 비해 훨씬 개선되었는데도 말입니다. 많은 의사들은 초기 전립선암 치료에 있어 근치적 전립선 절제술과 외부 방사선 치료 사이의 치료효과에 있어서 명확한 차이를 짓기 어렵다는데 동의합니다. 두 가지 치료법 모두 다 좋은 결과를 보이기 때문입니다. 많은 환자들에게 있어서 근치적 전립선 절제술의 가장 큰 장점은 암을 포함한 전립선을 완전하게 제거했다는 사실에서 오는 안도감일 것입니다. 단점은 발기부전과 요실금과 같은 부작용입니다. 그리고 전립선 절제술은 간단한 수술이 아닙니다. 이는 대수술로 환자는 그 수술을 받을 수 있을 만큼의 몸 상태가 되어야 합니다.(근치적 전립선 절제술에 대한 부작용에 대해서는 8장에서 설명하겠습니다.) 환자가 65세 이하이고 권위자에게 수술을 받는다면 그 부작용은 방사선치료를 받을 때와 비슷한 정도입니다. 70세 이상의 경우에는 수술 후 발기부전이나 요실금이 생길 확률이 더 높습니다. 참고: 수술후 부작용은 술자의 기술적인 측면 및 숙련도에 의하여 다양하게 나타날 수 있습니다.

방사선 치료의 가장 큰 장점은 수술이 아니라는 것입니다. 그렇기 때문에 나이가 많은 노인이나 다른 의학적 문제가 있는 경우에 보다 추천되는 치료방법입니다. 과거에는 방사선 치료를 받은 환자들이 대부분 고령인 관계로, 치료 후 다른 건강상의 이유로 사망하는 경우가 많았습니다. 이로 인해 방사선 치료의 장기적 효과에 대한 결과가 입증이 되지 않았습니다. 하지만 최근들어 단기간 연구 결과에서 젊은 환자에 있어서 방사선 치료가 효과있다는 것이 밝혀졌습니다. 방사선 치료 역시 발기부전이나 직장 손상 등의 부작용이 있습니다.(9장을 참고하십시오) 외부 방사선 치료에 의한 부작용은 수술이나 방사선 파종 이식에 의한 부작용에 비해서는 술자에 대한 의존도가 적지만, 최선의 결과를 얻기 위해서는 전립선암 환자 치료 경험이 많은 방사선종양학자를 찾아가야 합니다.

당신에게 가장 적합한 치료 방법을 고르는 데에 있어 어떤 치료에 의한 부작용이 본인에게 덜 불편할지를 염두에 두는 것이 중요합니다. 이번 장에서는 각각의 치료에 대한 추가적인 정보가 제공될 것이고 다음 장에서는 이 치료방법들을 보다 심도있게 파헤쳐 보도록 하겠습니다.

근치적 전립선 절제술이 좋은 선택인 경우

가장 이상적인 근치적 전립선 절제술의 적응증은 수술로 더 많은 이득을 얻을 것 같은 환자들입니다. 완치가 가능한 환자의 경우, 수술로 인해 합병증이 생길 가능성이 낮은 경우 그리고 완치가 필요할 정도로 기대수명이 많이 남아있는 환자가 이에 해당합니다. 완치가 가능한 환자는 암이 전립선에 국한되었거나 전립선막을 침범했더라도 암의 분화도가 비교적 좋은 경우로, 절제면 음성, 즉 암이 완전히 제거되어야 합니다.

수술에 가장 적합한 대상자는 완치 가능한 암을 가지고 있으며 건강한 신체를 가진 40, 50, 60 대 환자입니다.(경우에 따라서는 70대여도 건강상태에 따라 수술이 가능하기도 합니다.) T1b, T2a, T2b, T2c 병기인 환자들과 T1a, T3a 병기 환자의 일부가 포함됩니다.

근치적 전립선 절제술이 좋지 않은 선택인 경우

근치적 전립선 절제술은 암이 전립선을 크게 벗어난 환자에서는 별 도움이 되지 않습니다. 또한 고령인 경우도 부적절합니다.

일단 전립선암이 전립선막을 넘어서 정낭, 골반 림프절 혹은 뼈까지 전이되었다면 완치가 거의 불가능합니다. 이 경우 치료 방법은 암을 국소적으로 조절하는 것입니다. 이때 방사선 치료나 호르몬 치료, 혹은 이 두 방법의 병용요법이 사용됩니다. 말기암 치료의 목적은 현재 실험단계에 있는 새로운 치료 방법들이 상용화되리라는 기대를 가지고 가능한 모든 방법을 동원하여 암과 싸우면서 시간을 버는 것입니다. 그동안 말기 전립선암 치료는 호르몬 치료, 항암약물요법, 통증이 있는 전이부위에 방사선 치료 등이 전부였습니다. 그러나 최근에는 새로운 치료법들이 임상실험 중에 있습니다.(12장을 참고하십시오.)

● **왜 나이가 중요한 것일까요?** 여기에는 몇가지 이유가 있습니다. 한 가지 이유는 앞에서 언급했듯이 70세 이상의 환자에서는 임상양상에 비해 실제 암이 더 진행된 경우가 종종 있으며 그로 인해 암이 오랜 기간 있어왔기 때문에 완치가 어려운 경우가 많다는데 있습니다. 남성은 나이를 먹음에 따라서 전립선비대증으로 인해 전립선이 커지게 되어있습니다. 따라서 큰 전립선을 가진 남성에서 암이 촉지될 때 쯤이면, 이미 작은 전립선을 가지고 있는 젊은 환자에 비해 촉지되는 암의 크기가 커져 있을 것입니다. T2a 병기를 가진 환자를 대상으로 한 연구에서 암이 전립선에 국한된 경우는 50대의 환자에 비해서 70대의 환자가 적다고 보고한 바 있습니다. T1c 병기의 환자에서도 비슷한 결과가 보고되었습니다.

또한 나이가 많은 환자의 경우, 젊은 환자에 비해서 수술과 관련된 부작용이 발생할 가능성이 더 큽니다. 나이가 듦에 따라서 요자제 기전에 관여하는 근육을 포함한 모든 근육이 약해지므로 특히 수술 후 요실금의 확률이 더 커집니다. 문제는 이 요자제에 관여하는 괄약근이 정상적인 남성에서는 잘 사용되지 않는 것들이라는 사실입니다.(왜냐하면 요자제와 수의적인 배뇨 과정에 있어 전립선과 방광목이 주된 역할을 담당하기 때문입니다.) 또한 많은 환자들이 전립선비대증으로 인해 요로가 좁아져 있기 때문에 배뇨 과정 중에서 방광이 압력을 받게 되어 방광벽이 두꺼워지게 됩니다. 이런 남성들에서는 두꺼워진 방광을 약해지고 거의 사용된 적이 없는 한 개의 괄약근이 조절해야 하기 때문에 적응하는데 문제가 있을 것입니다.

발기부전 역시 흔한데 몇 가지 이유가 있습니다. 첫째는 나이가 듦에 따라서 근육이 약화되는 것과 더불어 신경도 소실됩니다. 60세가 되면 몸의 40%의 신경이 소실됩니다. 근치적 전립선 절제술을 시행하는 동안 신경은 종종 손상을 받습니다. 이때 일부는 영구적으로 일부는 일시적으로 손상을 받습니다. 따라서 고령이어서 신경이 이미 소실된 데에다가 수술 중 일부 손상까지 받는다면 발기에 필요한 신경이 충분하지 않을 것입니다. 노화의 또다른 측면은 손상된 신경이 잘 회복되지 않는다는 것입니다. 이런 경우에 발기력이 다시 돌아올 확률이 낮아지는 것입니다. 마지막으로 70세 이상인 남성은 20년 젊은 남성에 비해 더 오래 살 가능성이 떨어지기 때문에 이들에게서 근치적 전립선 절제술이 실제로 방사선 치료에 비해서 생명을 연장할 수 있다고 말하기가 어렵습니다.

방사선 치료가 좋은 선택인 경우

과거에는 근치적 전립선 절제술에 적합한 대상자가 아니라고 판단한 경우에 방사선 치료를 시행하는 것으로 여겨지곤 했습니다. 그들은 일반적으로 70세가 넘는 고령이고 수술을 할 수 있을 만큼의 건강상태도 아니고 혹은 수술로 제거할 수 없을 만큼 전립선을 벗어난 질환(병기 T3 혹은 T4)을 가진 경우였습니다.

하지만 최근 들어서 방사선 치료가 젊고 건강한 사람에게서 효과가 좋으며 기대수명도 늘어난다는 결과가 나오면서 방사선 치료는 나이와 병기에 상관없이 사용 가능한 치료법이 되고 있습니다.(9장에서 자세히 다루도록 하겠습니다.)

위의 두 가지 치료를 같이 시행하면 안 됩니까? 병합요법

일부 남성들의 경우는 임상적으로는 국소성 암 같아 보이지만 전립선 밖으로 암이 퍼졌을 가능성이 있습니다. 이런 경우 수술과 방사선 치료의 병합요법이 좀 더 유망한 치료 방법처럼 느껴질 수 있습니다. 하지만 만약 당신의 암이 전립선 밖으로 벗어나 수술로 완치가 안 된다면 전립선을 제거한다고 문제가 해결되지 않습니다. 분명하게 말할 수 있는 것은 병용요법을 할 경우 각각의 부작용을 모두 겪게 된다는 사실입니다.

어떤 의사들은 근치적 전립선 절제술을 시행하기 전에 전립선의 크기를 줄이기 위해서 호르몬 치료를 권하고 있습니다. 그리고 호르몬 치료를 통하여 암의 크기도 감소할 것이라고 기대합니다. 이 방법을 통해 암으로부터 완치될 것을 기대합니다. 그러나 호르몬 치료는 진공청소기가 아닙니다. 그 치료가 이미 전립선을 벗어난 암세포를 다시 전립선으로 빨아들일 수는 없습니다. 전립선을 벗어난 암세포를 치료하기 위해 근치적 전립선 절제술을 시행받기 전에 호르몬 치료를 받은 환자들에 대한 많은 연구들이 보고된 바 있습니다. 이들 연구에서 호르몬 치료를 받은 경우에도 PSA 수치가 상승할 수 있다고 보고된 바 있습니다. 따라서, 근치적 전립선 절제술을 시행하기 전에 호르몬 치료를 할 필요가 없습니다. 또한 이런 치료방법은 의사들로 하여금 실제보다 암에 대해서 보다 덜 심각하게 받아들이게 만들어 적극적인 수술을 하지 못하게 할 수 있습니다.

술장 소견은 수술의 과정을 결정합니다. 환자를 개복한 후에 술자가 보고 느끼는 것에 의하여 좀 더 많은 조직들이 제거되기도 하고 그렇지 않기도 합니다. 예를 들어 한 쪽 신경다발을 따라서 암이 퍼진 조짐이 있다면 가능한 주위 조직을 많이 포함하여 신경다발을 광범위하게 절제해야 됩니다. 그러나 만약 호르몬 치료를 한 경우에는 암의 범위에 대해서 잘못된 확신을 하게 될 수도 있는 것입니다. 술자는 "호르몬 치료를 시작했으니까 암이 이렇게 멀리 오지는 않았으니 신경다발은 살려도 될 거야. 이 환자의 발기력은 유지되겠지."라고 생각할 지도 모릅니다. 이런 "좋은" 의도를 가지고 다른 술자라면 당연히 제거할 구조물을 암과 같이 두고 나올지도 모릅니다.

호르몬 치료에 대해 여러분들이 반드시 알아야 할 중요한 점이 또 있습니다. 호르몬 치료는 그 치료가 시행되는 동안에만 효과가 있습니다. 즉, 치료에 의한 효과는 치료중단과 동시에 사라집니다. 치료를 중단하면 즉시 암세포는 다시 자라나기 시작합니다. 만약 술자가 수술 과정 중 지나치게 소심하거나 과신하여 제거해야 하는 조직들을 모두 제거하지 않았다면 암은 재발할 것입니다. 호르몬 치료로는 암이 죽지 않기 때문입니다.

하지만, 방사선 치료 전에 호르몬 치료를 하는 것은 다릅니다. 이 치료는 전립선 밖으로 암이 벗어난 고위험 국소성암 환자들에서 보다 좋은 결과를 보였습니다. 몇몇 연구 결과 방사선 치료를 시작하기 전에 호르몬 치료를 하고 몇 년간 호르몬 치료를 유지한다면, 방사선 치료만 단독으로 받는 경우보다 전립선암이 제거될 확률이 높을 뿐만 아니라 수명도 몇 년 정도 더 연장되는 것으로 나타났습니다.

당신이 "회색지대(Gray zone)"에 있다면 어떻게 해야 할까요?

그러나 만약 환자가 60대이고 비교적 건강하며 두 가지 치료 방법 모두에 가능하다면 어떻게 해야 할까요? 이런 환자들은 확실히 예후가 좋은 집단에 해당합니다. 수많은 남성들이 이 조건에 속할 것입니다. 어떻게 하면 두 가지 선택사항 중 환자에게 보다 적합한 결정을 내릴 수 있을까요? 모든 사실들을 비교한 뒤, 자신의 판단에 맡겨야 할 부분입니다.

각각의 치료를 적용했을 때 가장 안 좋은 상황에 대해서 생각해 보는 것이 도움이 될 수 있습니다. 5년 후 자신의 모습을 상상해 보시기 바랍니다. 수술을 선택했다면 그때까지 합병증으로 고생을 하고 있을 것 같습니까? 암은 완치되었지만 요실금이나 발기부전과 같은 중요한 문제로 그동안 고생을 해왔을 수도 있습니다. 그렇다면 어떤 느낌이 들까요? 혹은 외부 방사선 치료 또는 근접 치료 등의 방사선치료를 선택하였고 발기부전, 직장 출혈, 배뇨 곤란 등의 문제가 있다면 어떻겠습니까?

이 둘 중 어떤 경우가 보다 당신을 부담스럽거 합니까? 가장 최선의 결과와 더불어 가장 최악의 상황을 상상한다면 어떤 치료를 선택할지 결정할 수 있을 것입니다.

그렇다면 어떻게 해야 할까?

첫째는 전립선암에 대해서 공부하는 것입니다. 임상병기, PSA 수치, Gleason 점수 등 암과 관련된 모든 중요한 사항들을 숙지하는 것이 중요합니다. 6장에서 언급한 Partin 표를 참고하십시오. 모든 선택 가능한 방법들을 파악하십시오. 우리는 이번 장에 필요한 모든 내용을 담고자 노력하였고, 다음 장에서는 각각의 치료법에 대해서 보다 자세히 다룰 것입니다. 여러 의사의 조언을 구해보고 다른 환자들과도 대화를 나누어 보시기 바랍니다. 주치의가 정보를 주지 않는다면 전립선암 서포터 그룹이나 다른 전립선암 관련 기관(예를 들면, 전립선암 학회 등)에 연락하십시오. 자신의 상황에 대해서 알리고 도움을 받으십시오. 최선의 치료를 받기 위해서 당신이 할 수 있는 일들은 비교적 많습니다.

Partin 표는 치료에 대한 결정을 내리는 데 있어 많은 도움을 줄 것입니다. 무엇보다 완치가 가능한 환자들을 선별해 낼 수 있습니다. 그렇다면 표에 나타난 확률로 볼 때 완치가 거의 불가능하다면 어떻게 해야 할까요? 가령 PSA 수치가 10-20ng/ml이며 한쪽 전립선엽 전체를 차지하고 있으며(병기 T2b) Gleason 점수가 7인 환자가 있다고 합시다. 이 환자에 대해서 어떤 치료방법을 선택해야 할까요? 여기서는 환자의 나이가 중요한 변수입니다. 이 남성이 50대 초반이라면 비록 완치 가능성이 낮더라도 가능성이 전혀 없는 것은 아닙니다. 이런 남성에서 아무것도 하지 않고 기다린다면 이 환자는 틀림없이 전립선암으로 사망할 것입니다. 또한 이 나이의 환자에서는 수술의 부작용으로 고생할 확률이 상대적으로 적기 때문에 수술과 방사선 치료 모두 적절한 선택이 될 수 있으며 이를 통해 완치도 기대해 볼 수 있습니다.

표 7.2

전립선암 치료의 선택사항들		
임상적인 암의 진행정도	**병기**	**선택사항들**
국소성 암	T1, T2	근치적 전립선 절제술 방사선 치료 기대요법
국소적으로 진행되어 전립선을 벗어난 경우	T3, T4	방사선 치료와 호르몬 치료의 병행요법
림프절이나 뼈로의 전이가 있는 경우	N+, M+	호르몬 치료 새로운 약물 및 항암화학요법 통증 조절을 위한 초점 방사선요법

반면, 이 남성이 70대라고 가정해 봅시다. 이 경우 전립선암으로 사망에 이를 만큼 오래 살 가능성이 낮은 데 굳이 완치의 가능성이 희박한 치료를 시행해야 하는지 의문이 제기됩니다. 70대 남성에서는 수술에 의한 부작용이 초래될 가능성이 더

높습니다. 따라서 이런 환자의 경우 방사선 치료가 보다 나은 치료방법이 됩니다.

치료에 대한 다른 마지막 선택사항들

이런 치료방법들이 마음에 들지 않는다면 어떻게 할 것입니까? 수술의 합병증이나 방사선 치료의 효용성에 대해서 의문이 든다면 말입니다. 당신의 현재 몸 상태가 매우 좋다면 굳이 치료를 받아야 하는지에 대해서 의문이 드는 것도 사실일 것입니다. 신문이나 TV에 나오는 건강 관련 기사들은 어떤가요? 매일 암치료에 관한 새로운 정보가 쏟아집니다. 인간 게놈 연구계획(Human Genome Project)를 보더라도 여기에 참여한 연구자들이 다음 주면 "전립선암 유전자"를 발표할 것만 같습니다. 유전자 치료와 같은 새로운 형태의 치료가 나올지도 모릅니다. 사실 이 치료는 다른 질환에서 현재 사용되고 있으며 전립선암에 적용되는 것도 시간문제라고 생각됩니다. 당신이 어쩔 수 없이 현재의 전립선암 치료의 주류 중 하나를 선택하여 치료했는데, 다음날 아침 신문에 "부작용이 전혀 없는 전립선암의 완치가 가능한 치료법이 나오다!"라는 표제가 나온다면 어떻게 하나요.

혹시 당신은 호르몬 치료를 이용하여 급속 냉동시키듯 전립선암의 성장을 한동안 막을 수 있다고 생각할지 모릅니다. 여기에서의 문제점은 이 책의 후반부에서 다시 언급하겠지만 일부 암세포는 호르몬에 반응을 하지만 다른 일부는 불행히도 그렇지 않다는 것입니다. 그리고 호르몬에 반응하지 않는 이 세포들이 결국 당신을 사망에 이르게 합니다. 호르몬 치료를 받는다면 당신의 PSA 수치는 바로 떨어지겠지만 이것은 암이 완전히 사라졌다는 것을 의미하지는 않습니다. 전립선의 크기도 줄어들게 됩니다. 그러나 치명적인 영향을 미치는 암세포는 결국 치료의 영향을 전혀 받지 않습니다. 따라서 호르몬 치료로 암이 완치되지 않으며 실제로 문제를 멈추게 하지도 않습니다.

언젠가 나올 기적적인 치료법은 어떻습니까? 이 역시 임상실험 기간이 문제가 됩니다. 오늘 어떤 새로운 치료방법이 나왔다 하더라도 이것이 실제로 효과가 있는

지 알기 위해서는 15년 정도의 시간이 소요됩니다. 전립선암에서의 문제가 바로 이것입니다. 국소적인 암은 매우 천천히 진행합니다. 따라서 이 치료법의 효과가 바로 나타나는지 알 수가 없습니다. 또한 이것이 새로운 치료의 효과가 입증되었다는 소식을 가까운 미래에 들을 수 없는 이유이기도 합니다. 이런 문제는 치료 방법이 바뀔 때에도 나타납니다. 치료에 대한 부작용을 줄이기 위해서는 간혹 치료의 형태에 변화를 주어야 하는 경우가 있습니다. 그러나 이런 변화는 잠재적으로 치료의 효과를 떨어뜨릴 수 있습니다.

가까운 미래에 부작용이 없으면서 암의 완치가 가능한 새로운 치료형태가 나오면 좋겠지만 사실상 이는 불가능합니다. 왜냐하면 전립선암의 경우는 암이 실제로 완치되는지를 짧은 기간 내에 알 수 있는 방법이 없기 때문입니다. 이 질문에 답하기 위해서는 수년이라는 시간이 필요합니다.

롤러코스터를 타고 있을 때 냉정하게 생각하는 것이 가능한가요? 전립선암이라고 선고를 받은 남성 중 대부분은 건강상 별다른 이상을 느끼지 못합니다. 대부분 전혀 증상이 없을 것입니다. 그리고 그들은 암이 몸 속에서 자라고 있으며 이에 대해서 아무런 치료를 시행하지 않으면 사망에 이를 것이라는 의사의 말을 받아들이게 될 것입니다. 때로는 불행하게도 일부 의사들은 그 반대의 이야기를 하기도 합니다. 암은 천천히 자라며 별다른 치료없이 지켜봐도 괜찮다는 잘못된 확신을 주기도 합니다.

전립선암으로부터 살아남기 위한 최선의 방법은 매우 단순하다고 오해하기 쉬운 이 질환에 대해 최대한 많은 지식을 쌓는 것이라고 책 전반에 걸쳐 강조하고 있습니다. 하지만 실제로 전립선암은 매우 복잡하여 많은 의사들조차 제대로 이해 못하는 부분이 많습니다.

지금 우리는 갈림길에 서 있습니다. 스스로를 교육시키는 것이 이 전투를 이기는 데 있어 절반을 차지하며 이는 당신이 할 수 있는 부분입니다. 나머지 반은 믿음입니다. 믿을 수 있는 의사를 찾아야 하며 그 의사의 충고를 믿고 따라야 합니다. 우리는 8장에서 좋은 의사를 찾는 것에 대해서 언급할 예정입니다. 당신이 찾는 의사는 이 문제에 전문가여야 하며 최신지견을 가지고 있어야 함과 동시에 당신에게 믿음을 줄 수 있어야만 합니다. 궁극적으로 이는 질병을 가진 모든 사람들에게 적용되는 내용입니다. 심지어 우리 의사들도 아플 때에는 다른 의사에게 모든 것을 믿고 맡깁니다. 당신이 이 질환에 대해서 많은 지식을 가지고 있던, 인생은 스스로 책임지는 것이라는 생각에 익숙해 있던, 주관적인 판단이 개입될 수 밖에 없기 때문에, 객관적인 입장에서 바라볼 수 있는 누군가의 도움이 필요한 것입니다. 이 분야의 최고인 의사를 찾기 위해 노력해야 하며 그 의사가 최선이라고 생각하는 치료 방법에 따를 준비를 해야 합니다.

어떤 치료의 과정도 쉽지는 않습니다. 모든 치료의 형태에는 대가가 따르기 마련입니다. 의사의 결정에 동의하지 않거나 하나하나 따지는데 많은 에너지를 쏟는다면 치료는 훨씬 더 힘들어 질 것입니다. 질문을 할 시간은 이 책을 읽고 있는 지금입니다. 이 책에서 떠오르는 모든 궁금증이나 부작용들을 이 책에서 살펴보고 기록하십시오. 작성된 내용을 가지고 의사를 만나시기 바랍니다. 만나보고 만족하지 않는다면 어떤 치료도 시작하지 마십시오. 그러나 일단 치료가 시작되면 모든 짐을 어깨에서 내려 의사에게 넘기십시오. 당신의 모든 에너지를 의사의 결정에 따르고 치료로부터 회복하고 이 질환을 이겨내는 데에만 사용하십시오.

제8장

근치적 전립선 절제술

시작하며(이번 장의 요약)

전립선암을 과소평가하지 말아야 합니다. 전립선암은 동시에 여러 군데서 자라는 만만치 않은 질환입니다. 암세포가 존재하는 전립선 내에는 평균 7군데에서 암조직이 자라고 있습니다. 따라서 이들 중 몇 군데만 제거해서는 완치가 불가능합니다. 우리는 전립선을 통째로 떼어내야 합니다. 만약 암이 전립선내에만 국한되어 있다면, 근치적 전립선 절제술이 가장 최선의 치료방법입니다. 모든 다른 종류의 치료방법의 목표 또한 표준 치료인 근치적 전립선 절제술과 같은 효과를 얻는 것에 있습니다. 최근에는 전립선암이 전립선 내에 국한되거나 심지어 전립선막을 침범했더라도 대부분 완치가 가능합니다. 그리고 경험이 많은 의사가 집도할 경우, 대부분 발기력이 보존되며 심한 요실금은 거의 발생하지 않고 있습니다.

하지만 근치적 전립선 절제술이 모든 환자에게 다 적용되는 것은 아닙니다. 이 수술은 젊고 치유 가능한 상태에 있는 사람들에게만 가능합니다. 이 환자들은 전립선암이 없었더라면 아주 건강하게 15년 이상의 기대수명을 예상할 수 있는 사람들입니다. 다시 말해, 수술 대상자는 근치적 전립선 절제술로 완치가 가능할 뿐만 아니라, 치료 받은 후 충분히 오래 살 수 있는 사람들인 것입니다. 고령이거나 다른 건강상의 문제가 있는 사람들이 받기에는 적절치 못합니다.

오늘날 널리 시행되고 있는 근치적 전립선 절제술은 지난 20년 동안 많은 발전을 거듭해 왔습니다. 저는 이 수술의 역사에 있어 1970년부터 일조를 하였습니다. 저는 왜 이 수술에 따른 부작용이 많이 일어나는지 또한 이 부작용들을 피하는 방법은 없는지 많은 고민을 하였습니다. 이 문제를 해결하기 위해 해부학적 접근을 시도하였고, 이제까지 밝혀지지 않아 수술 중에 손상을 받았던 해부학적 구조들을 보존하기 위해 출혈이 없는 수술시야를 확보하는 방법을 터득하였습니다. 사산된 태아에서 처음 미세한 신경을 발견했던 것처럼 성인 남성에서 매번 같은 위치에 동맥과 정맥이 모여있다는 사실을 알게되면서, 이 혈관들이 수술 시 발기력을 보존하는 데 있어 핵심적인 역할을 할 것이라고 추측하였습니다. 1982년 4월 26일, 저는 최초로 52세의 심리학교수에게 의미있는 신경보존 근치적 전립선 절제술을시행하였습니다. 이 환자는 1년 내에 성기능을 회복하였고, 그 후로도 재발하지 않고 부작용도 없었습니다. 오늘날 "월시의 신경혈관다발(neurovascular bundle of Walsh)"은 신경보존수술의 지표로 널리 사용되고 있습니다. 지난 25년 동안 저는 이 수술을 더 세밀하게 발전시켜 훌륭한 암수술 기법으로써의 입지를 굳혔으며 이제는 소변 자제 기능과 성기능을 회복하는데 걸리는 기간을 보다 단축시켰습니다.

복강경 또는 로봇을 이용한 수술

복강경은 작은 구멍으로 광원을 지닌 관을 몸 안으로 넣는 것으로, 이곳을 통해 의사들은 수술 도구를 삽입할 수 있습니다. 이 방법의 기본적인 개념은 "작은 것이 더 좋다"로 작은 구멍은 절개가 작음을 의미합니다. 보다 최근에는, 특수한 장비들에 연결된 로봇이 복강경술을 한 단계 더 발전시킴으로써 수술을 새롭게 개선시켰습니다.

이 장에서, 우리는 전립선 절제술의 세 가지 수술 방법인 개복술, 복강경술, 로봇을 이용한 수술의 장단점에 대해 각각 살펴볼 것입니다. 가장 중요한 사실은 이들 세 가지 수술방법의 결과는 무엇보다 술자에 의해 좌우되기 때문에 어떤 수술을 선택하든지 경험이 많은 의사를 만나는 것이 중요하다는 것입니다. 이는 복강경술이나 로봇수술에서 마찬가지입니다. 기계가 직접 수술을 하는 것이 아니라 술자에 의해 기계가 조절된다는 사실을 기억하십시오.

우리는 수술 후 수개월 뒤 일어날 수 있는 부작용에 대해 자세히 살펴볼 것입니다. 국소적인 암에 대한 모든 치료방법 - 수술, 방사선, 그리고 냉동요법/열치료 - 의 결과에 대한 자세한 내용은 10장을 참고하시기 바랍니다.

근치적 전립선 절제술 - 표준 치료

전립선암을 과소평가하지 말아야 합니다. 전립선암은 만만치 않은 적입니다. 어떤 면에서 전립선암은 그리스 신화에 나오는 머리가 여러 개 달린 죽이기 힘든 괴물인 히드라와 유사하다고 할 수 있습니다. 학자들은 이를 다발성이라고 표현하는데, 이는 전립선 내 암이 동시다발적으로 발생하는 것을 뜻합니다. 암세포가 존재하는 전립선 내에는 평균 7군데에서 암조직이 자라고 있습니다. 따라서 이들 중 몇 군데만 제거해서는 완치가 불가능합니다. 우리는 전립선을 통째로 떼어내야 합니다. 만약 암이 전립선내에만 국한되어 있다면 근치적 전립선 절제술이 가장 최선의 치료방법입니다. 모든 다른 종류의 치료방법의 목표 또한 표준 치료인 근치적 전립선 절제술과 같은 효과를 얻는 데에 있습니다.(이 책에서 근치적 전립선 절제술이라고 하는 용어는 다른 언급이 없는 이상 해부학적 근치적 치골뒤 전립선 절제술을 의미합니다.)

비록 이렇게 말하기는 했지만, 근치적 전립선 절제술이 모든 사람에게 적용되지는 않습니다. 이 수술은 젊고 치유 가능한 상태에 있는 사람들에게만 가능합니다. 이 환자들은 전립선암이 없었더라면 아주 건강한 삶을 유지했을 것이고, 15년 이상의 기대수명을 예상할 수 있는 사람들입니다. 다시 말해, 수술 대상자는 전립선 절제술로 완치가 가능할 뿐만 아니라, 치료 받은 후 충분히 오래 살 수 있는 사람들인 것입니다. 그러나 고령이거나 다른 건강상의 문제가 있는 사람들이 받기엔 적절치 못합니다. 그렇다면 이 두 집단의 중간에 해당하는 경우라면 어떨까요? 만약 당신이 전립선암 외에는 건강하고 젊으나 Partin 표 상에서 암이 치료될 확률이 50/50이라면 어떻게 하실 겁니까? 수술이 치료하는 데 있어서 가장 최선의 방법이라면 수술을 해야 할 것입니다. 만약 70대 초반이고 아주 건강하며 완치 가능한 상태에 있으며 가족력으로 볼 때 장수가 예상된다면 어떻게 할 것입니까? 고령일수록 젊은 사람보다 수술 후 부작용이 심하다는 것은 명백한 사실입니다. 그리고 앞으로 펼쳐질 삶의 질적인 측면에 대해서도 고려해야 합니다. 수술 후 평생 배뇨를 조절하지 못한다면 어떻게 하시겠습니까? 더군다나 부작용은 부작용대로 따라오고 질병은 완치가 되지 않았다면 어떻게 하시겠습니까? 7장에서 배웠듯이 고령일수록 암이 전립선에 더 오랫동안 있었기 때문에 보다 진행된 경우가 많습니다. 반면 다소 덜 효과적인 치료 방법을 선택하여 일정한 시간이 지난 후 암이 재발한다면, 처음 진단받았을 때 수술을 했으면 어땠을까 반문할지도 모릅니다. 이렇듯 환자가 고령인 경우 치료방법을 결정하기란 매우 어렵습니다.

나이를 불문하고 많은 남성들은 전립선암과 상관없이 자기 자신의 건강에 대해 평가받는 것을 매우 싫어합니다. 7장으로 돌아가 스칸디나비안 연구를 다시 한번 보는 것도 도움이 될 것입니다. 비록 이 연구에서 수술이 생존율을 확실히 증가시킨다고 주장할 지라도, 수술에 가장 혜택을 본 이들은 수술 당시 65세 이하였던 남성들입니다. 65세 이상의 남성에서는 전립선암으로 죽기 이전에 다른 여러 원인으로 죽었기 때문에 암 특이 생존율이 높지 않았습니다.

최근에는 전립선암이 전립선 내에 국한되거나 심지어 전립선막을 침범했더라도 대부분 완치가 가능합니다. 그리고 발기에 관여하는 전립선에 인접한 신경다발을 한쪽 또는 양쪽 모두 보존함으로써 발기력을 보존하는 것은 암의 완치여부에 영향을 미치지 않습니다.(25년 전 만해도 의사들은 신경혈관다발의 존재조차 인지하지 못했습니다.) 최근 연구결과 신경을 보존해도 암 완치율이 여전히 높습니다. 과다출혈도 많이 줄었습니다. 경험이 많은 의사에게 수술을 받으면 대부분 발기력이 유지되며 소수만이 심한 요실금으로 고생을 하게 됩니다.

수술의 진화

1904년, 존슨 홉킨스 병원의 비뇨기과의사 휴 햄튼 영(Hugh Hampton Young)은 전립선을 제거하는 수술을 최초로 시행하였습니다. 근치적 회음부 전립선 절제술로 불리는 영의 수술 방법은 성공적이었습니다. 6년 반이 흐른 뒤, 환자가 다른 병으로 죽었을 때 부검을 실시하였는데 환자의 전립선암은 완치된 것으로 판정되었습니다.

1940년 후반부에 들어서 근치적 치골뒤 전립선 절제술이라 불리는 수술법이 새로이 개발되었습니다. 영의 수술과 마찬가지로 치골뒤 전립선 절제술은 암이 전립선내에만 국한된 경우에 암의 진행을 막는 매우 효과적인 수술방법으로 밝혀졌습니다.

그러나 근치적 회음부 수술과 치골뒤 수술 모두 요실금과 발기부전이라는 두 가지의 치명적인 합병증이 있었습니다. 근치적 전립선 절제술을 받은 모든 환자들은 발기력을 상실하였으며, 25%의 환자들에서는 배뇨 조절능력에 심각한 문제가 생겼습니다. 더 심각한 것은 치골뒤 절제술시 종종 과다 출혈이 동반된다는 것이었습니다. 피바다에서 수술을 한다고 해도 과언이 아닐 정도였습니다. 이 시기만해도 수술에 의한 부작용이 암을 가진 체 사는 것보다 더 안 좋은 결과를 초래한다고 믿는 사람들이 많았습니다. 그래서 1960년대에 나온 방사선 요법은 수술을 대체할 수 있다는 측면에서 의사와 환자 모두에게 환영을 받았고 유행하게 되었습니다. 수술만큼 전립선암 치료에 효과가 있는 것은 아니었지만 확실히 부작용은 적었습니다.

수술의 과정이 힘들고 부작용이 많다는 사실은 새로운 변화에 대한 촉진제가 되어 해부학적 발견으로 이어져 부작용을 크게 줄일 수 있게 되었습니다. 이에 따라 능숙한 의사가 근치적 전립선 절제술 시행할 경우 수많은 젊은 환자들의 발기력이 유지되었고, 소수만이 심각한 배뇨 조절 문제를 호소하였습니다. 오늘날, 근치적 전립선 절제술은 전립선 내에만 국한된 암을 치유할 수 있는 가장 확실한 방법이 되었습니다.

더 좋은 수술방법을 개발

어떻게 근치적 전립선 절제술을 개선시킬 수 있었을까요? 저는 1970년대 초반부터 이 수술에 몸담았습니다. 다른 비뇨기과 의사들처럼 저 또한 수술 시 많은 출혈을 보고 놀랐습니다. 출혈량을 줄이는 수술방법을 찾기 위해 전립선 주변의 정맥에 관한 해부학을 공부하였고 마침내 다음 두 가지 측면에서 수술을 개선시킬 수 있었습니다. 첫 번째는 적은 출혈량으로 인해 수술이 보다 안전해졌습니다. 즉 출혈이 없는 수술 시야 덕에 그동안 단지 출혈 때문에 잘 보이지가 않아 확인하지 못하고 손상을 주었던 중요한 주변조직을 살릴 수 있게 되었습니다. 보다 정확한 절개와 재건으로 심각한 요실금 부작용은 2%로 떨어졌고, 그 2%에 속하는 사람조차도 지속적인 요실금을 경험하지는 않습니다. 이를 조금이라도 더 개선시키기 위한 노력이 계속되고 있습니다.

발기부전 연구의 큰 발전

하지만 발기력 상실은 어떻게 되었을까요? 예전부터 음부 신경은 근치적 전립선 절제술 시행 시 불가피하게 제거되는 것으로 여겨졌습니다. 과거에는 발기를 조절하는 신경이 전립선을 통과하여 주행하기 때문에 만약 전립선을 제거하면 필연적으로 같이 제거된다고 알려져 왔습니다. 즉 피할 수 없는 손실이며 전립선암을 치료하기 위해서 치러야 하는 대가로 생각되었습니다.

저는 신경이 장기를 통과하여 주행한다는 점이 잘 이해되지 않았습니다. 하지만 이 개념은 오래 전부터 교과서에서조차 하나의 명제처럼 여겨져 왔습니다. 예를 들어, 해부학 교과서에도 발기를 조절하는 신경은 성인 시신에서 조차 찾기 힘들 정도로 굉장히 작으며 위치는 실험 연구를 통해 겨우 알려져 있다고 기록되어 있었습니다.

이 무렵 아무도 믿지 못할 일이 일어났습니다. 1977년, 제가 수술한 환자 한 분이 수술 후 3개월 째 외래로 추적관찰을 위해 방문하였는데, 발기력이 계속 유지된다는 것이었습니다. 이 사실은 저에게 가히 충격적이었습니다. 만약 발기를 조절하는 신경이 전립선의 안쪽을 지난다면 어떻게 이 남성의 발기력이 유지될 수 있을까? 게다가, 만약 왜 유독 이 환자에게만 이런 일이 일어났을까? 왜 다른 환자에서는 발기력이 유지되지 않는 걸일까? 그 해법은 이 정체모를 신경을 찾는데 있었습니다. 만약 이 신경들이 어디에 존재하는지만 찾아낸다면, 그리고 전립선암을 여전히 완치하면서 신경을 살리는 방법을 터득한다면 양자택일의 상황에 직면하는 일은 없을 것입니다. 환자들은 전립선암도 치료하고 발기력도 유지할 수 있을 것입니다.

만약 추리소설이라면 아마도 다음과 같이 기록했을 것입니다. "장소 : 라이덴,

네덜란드, 연도: 1981. 이 곳에서 모든 수수께끼가 풀렸다." 실제로 이와 같은 일이 벌어졌습니다. 비뇨기과의사인 피터 돈커(Peter Donker)의 도움을 받아 이 문제를 해결할 수 있었습니다. 저는 당시 회의 참석차 라이덴에 있었습니다. 당시 비뇨기과 교수직에서 은퇴한 돈커는 해부학 공부를 통해 풀리지 않은 의문들에 대한 도전을 하고 있었습니다. 그 때까지 아무도 방광으로 가는 신경을 성공적으로 해부하지 못했었습니다. 왜냐하면 성인의 시신에서 신경을 구분하기가 어려웠기 때문입니다. 그러나 태아의 경우는 구분이 어렵지 않았습니다. 저는 사산된 남아의 시신을 이용하여 이 신경을 찾고 있는 돈커의 실험실을 방문했습니다. 저는 돈커에게 발기와 관련된 이 신경다발의 다른 쪽 끝은 어디 있는지 물어보았습니다. 그러나 돈커는 "찾아 본적이 없다"고 했습니다. 우리는 같이 연구에 착수했습니다. 4시간 뒤 우리는 환호성을 질렀습니다. 그 신경이 전립선피막 바깥쪽에 위치하고 있다는 것을 분명히 알 수 있었습니다. 그렇다면, 전립선을 완전히 제거하고도 성기능을 유지할 수 있다는 것입니다.

그 후 우리는 각자 떨어져서 프로젝트를 수행하였고, 1년 뒤 다시 만났습니다. 태아시신의 경우 신경의 위치가 더 확실하게 밝혀졌습니다. 그러나 문제는 사산아에게서 발견된 이 신경을 어떻게 성인에 적용하고, 성인의 복잡한 골반 깊숙한 곳에서 미세한 구조를 어떻게 찾아내느냐 하는 것이었습니다.(태아의 경우 성인보다 지방 섬유 조직이 적기 때문에 신경을 찾기가 쉽습니다.) 이것은 대략적인 그림 설명서를 가지고 텔레비전 내부에 있는 고장난 트랜지스터를 찾아내는 것과 같습니다. 같은 해에 저는 중요한 것을 발견했습니다. 태아에서 발견된 신경들이 지나는 자리와 같은 곳인 전립선의 가장 자리를 따라 동맥과 정맥의 다발들이 지나가는 것을 발견했습니다. 어쩌면 신체의 다른 곳에서처럼 이 혈관들이 미세 신경의 뼈대를 이룰지도 모른다는 생각을 했습니다. 그리고 이 혈관들을 신경을 찾는 지표로 사용할 수 있겠다고 생각했습니다. 돈커도 제 의견에 동의했습니다. 저는 볼티모어로 돌아가서 근치적 방광절제술을 시행받는 67세 노인에게 이 가설을 직접 적용하여 보았습니다. 그 때까지 어떤 이도 근치적 방광절제술을 받은 후 성기능을 유지했다고 들어본 적이 없었는데, 이 환자의 경우 수술 10일 후부터 정상적으로 발기가 가능하였습니다.

한 달 뒤인 1982년 4월 26일, 52세의 심리학교수에게 저는 처음으로 신경을 보존하는 수술을 시도하였습니다. 환자는 1년 안에 성기능을 회복하였으며, 그 이후로도 부작용과 암에서부터 해방되었습니다.

해부학적인 이해의 수준이 높아짐에 따라 여러 중요한 발견들이 잇따라 나왔습니다. 이제는 암이 벗어난 정도에 따라 메스가 들어갈 수 있고 들어가서는 안되는 위치를 정확히 이해하고 있습니다. 따라서 신경들을 의도적으로 보존할 수도 있고, 신경들을 잘라서 없애 버림으로써 과거에 가능하다고 생각했던 것보다 더 넓은 범위를 제거할 수 있게 되었습니다. 의사들은 한때 이 신경이 직장에 붙어있다는 이유로 절대로 제거하지 않았습니다. 오히려 신경을 자르고도 모른 채 남겨두곤 했습니다. 그러나 해부학적 기술이 발달함에 따라 암조직을 완전히 제거할 수 있는 확률이 커졌습니다. 많은 사람들이 이 수술기법을 신경보존 수술이라고 일컫습니다. 그러나 보다 정확한 용어는 "해부학적 근치적 전립선 절제술(Anatomical radical prostectomy)"입니다. 왜냐하면 이 방법은 신경을 보존할 수 있는 시술임과 동시에, 필요할 경우 신경을 절단함으로써 암 주변 조직을 더 넓게 제거할 수 있는 진정한 의미의 암수술이기 때문입니다.

이러한 발견과 동시에 해부학자들은 배뇨조절에 관여되는 해부학적 위치에 대한 새로운 견해를 제시하였습니다. 과거에는 골반 기저부 근육들이 미닫이문처럼 열리고 닫힌다고 생각했습니다. 그러나 사실은 이와 달랐습니다. 과거 수술 중 과다출혈로 정맥사이에 파묻혀 있던 관 모양의 구조가 괄약근이라는 사실을 알아냈습니다. 이 발견을 통해 왜 해부학적 접근이 배뇨 자제력을 향상시킬 수 있는지 알게되었습니다. 정맥 출혈을 조절하고 출혈이 없는 수술 시야를 확보함으로써 괄약근을 예전보다 잘 보존할 수 있게 되었습니다.

근치적 전립선 절제술을 시행받는 모든 환자들에게 다음 3가지 목표를 제시합니다.: 모든 암조직을 제거하고, 배뇨 조절을 할 수 있게 하며, 성기능을 보존한다. 우선 순위로 볼 때 성기능 회복은 3번째입니다. 왜냐하면 이는 잃어버렸다 하더라도 회복시킬 수 있는 방법이 많기 때문입니다.

근치적 전립선수술 후 발기부전이 되었더라도 정상적인 감각과, 정상적인 성욕 그리고 오르가즘을 느낄 수 있습니다. 한 가지 부족한 요소가 있다면, 그것은 성교

수술 후에도 생식능력이 있습니까?

대부분의 부부들에게 근치적 전립선 절제술 후에 한 가지 좋은 점이 있었습니다. 바로 가족계획과 관련된 걱정을 할 필요가 없기 때문입니다. 왜냐하면, 정액을 나르는 정관이(1장 참고) 완전히 절제되므로, 임신 가능성이 없기 때문입니다. 하지만 고환으로부터 계속해서 만들어지는 정자는 어떻게 될까요? 그들은 부고환에서 흡수가 됩니다.(정관수술 후에도 마찬가지입니다. 그러나 최근 근치적 전립선 절제술을 받는 대상층의 연령대가 낮아지고 있고, 아직 가족계획을 할 때가 아닌 남성들도 많습니다. 만약 아이 갖는 것을 포기하려는 것이 아니라면, 가장 안전한 방법은 정액을 수술 전에 냉동 보관 해두는 것입니다. 이 방법은 언젠가 아이를 갖기 원할 때 가질 수 있는 가장 비용 효율이 높은 방법입니다. 또 다른 방안으로는 세포질 내 정자 주입법(Intra Cytoplasmic Sperm Injection; ICSI)이라는 시술로, 이는 이미 근치적 전립선 절제술을 시행하였음에도 아이를 갖기 원할 경우에 시도해 볼 수 있습니다. 이는 다소 복잡하고 비용도 많이 듭니다. 작은 바늘을 이용하여 고환과 부고환으로부터 정자를 추출합니다. 이를 아내에게서 추출한 난자에 직접 주입합니다. 그 후 배양과정을 거친 수정란을 착상시킵니다. 그러나 가장 좋은 방법은 나중에라도 자녀를 가질 생각이 조금이라도 있으면, 미리 계획을 세우고 정자를 보관해 두십시오.

에 필요한 발기력이 없다는 것입니다. 하지만 발기력은 비아그라나 다른 방법을 통해 회복될 수도 있습니다.(발기부전에 관한 보다 자세한 내용은 11장을 참고하십시오.)

근치적 전립선 절제술 술기의 숙달

야구에서 투수들은 빠른 볼을 연마하기 위해, 테니스 선수들은 서브에 스핀을 더 주기 위해 녹화된 영상을 이용하곤 합니다. 모든 운동선수들에게 비디오카메라는 중요한 물품 중 하나입니다. 사실 아무리 명성 있는 미식축구 감독이라 할지라도, 이번 주 경기장에서 있었던 플레이를 하나하나 자세히 살펴보고 문제점을 파악하지 않고서는 다음 주에 있을 경기를 대비할 수 없습니다.

그런데 왜 집도의들은 이를 활용하지 않을까요? 이렇게 우리가 수술을 분석하지 않는다면 어떻게 기술을 발달시킬 수 있겠습니까?

여러 해를 거치는 동안 작은 술기의 차이가 결과의 큰 차이를 가져온다는 것을 알았습니다. 최근 제 수술 장면을 비디오에 담아보는 시도를 하였습니다. 고화질의 비디오카메라를 이용하여 환자의 수술 장면을 녹화하였습니다.("배뇨자제와 발기력: 근치적 전립선 절제술 후의 삶의 질"을 참고하시기 바랍니다.) 이 연구가 있은지 18개월 후, 저는 비디오 자료를 리뷰해 보았습니다. 저의 목적은 술기를 향상시켜 두 가지의 부작용, 요실금과 발기부전을 최소화시키는 것이었습니다. 제가 알아내고자 하는 것은 다음과 같았습니다. 수술 직후 환자가 배뇨조절 능력이 유지되고 성기능이 보존되었다면, 이 사람은 무엇이 달랐기 때문일까? 저는 여름 휴가 내내 비디오 자료를 반복해서 보았습니다. 때로는 장면 별로 끊어서 보면서 통찰력을 얻으려 했습니다. 비디오를 통해 얻을 수 있는 부수적인 이점은 수술할 때는 수술하는 작은 부분만을 보지만, 비디오를 통해서는 수술 영역 전반을 다 볼 수 있다는 것입니다. 많은 시간에 걸쳐 세밀하게 2시간짜리 수술 영상을 60여 편을 관찰하는 동안, 나의 술기에 있어 남들과 조금 다른 4가지 특징이 있다는 것을 확인하였습니다. 이는 배부정맥의 출혈을 조절하는 방법과 괄약근을 분리하는 방법으로 여기서의 차이가 발기력 회복 기간에 영향을 미치는 것 같았습니다.

어쩌면 가장 흥미로운 점은 이 비디오 자료 분석을 통해 새로운 발견이 이루어졌다는 것입니다. 어떤 환자의 경우 해부학적 변이가 있었습니다. 예전에는 신경혈관다발이 꼬리뼈에서 곧게 주행하여 전립선의 측면을 지나 요도로 향한다고 다들 믿었습니다. 그러나 많은 환자들에서 신경혈관다발은 전립선의 첨부를 돌아 괄약근 바로 아래쪽에 작은 혈관들과 함께 파묻힌 것처럼 자리 잡고 있었습니다. 따라서 가능한 괄약근을 많이 보존하려고 노력한 경우, 신경혈관 다발이 손상을 받을 우려가 있으며 발기력의 회복도 늦어졌습니다. 실제로 18개월 후에도 성기능이 회복되지 않은 8명의 환자는 모두 신경혈관다발의 주행이 꺾이는 변이를 가진 것으로 밝혀졌습니다.

다음 단계로는 제가 확인했던 수술절차나, 환자 정보, 수술 결과를 확인하지 않고 수술을 다시 한번 반복해서 봤습니다. 결론은 제가 생각했던 것과 동일하였습니다.

존스 홉킨스 병원에서 수술을 받은 환자의 2%만이 요실금이라는 장기간에 걸친 부작용을 호소합니다. 수술 중 제가 하거나 하지 않은 과정에 의해 요실금이 발생한다는 그 어떤 증거도 찾을 수 없었습니다. 확실한 것은 요실금이 괄약근의 보존과는 관계 없었다는 것입니다. 한 환자는 괄약근이 완벽히 보존되었음에도 불구하고

최상의 결과를 내기 위하여 근치적 전립선 절제술을 많이 시행하는 병원을 찾으십시오.

존스 홉킨스 병원의 연구에 따르면, 근치적 전립선 절제술을 받을 병원을 찾을 때 있어 환자들이 기억해야 할 간단한 규칙이 있다고 하였습니다. 완치될 가능성이 높은 곳을 찾는다면 수술경험이 많은 곳을 선택하라는 겁니다.

역학자인 브루스 J. 트록(Bruce J. Trock)은 "근치적 전립선 절제술은 복잡하고 수술하기 어렵기로 악명 높습니다"라고 말합니다. 수년간 연구한 결과에 따르면 부작용을 최소화하고 훌륭하게 암을 제거하기 위해서는 이런 복잡한 수술이 전문인 비뇨기과 의사가 있는 의료 기관을 찾아야 한다고 밝히고 있습니다.

로버트 우드 주니어(Rober Wood Junior)와 존스 홉킨스의 비뇨기과 강사인 라스 엘리슨(Lars Ellison)의 연구에 따르면, 병원별로 전립선 절제술의 횟수와 병원규모에 다른 전립선암의 재발에 대해 비교를 해보았습니다. 병원의 규모가 수술의 결과와 상관이 있을까요? 이 연구에 참여 했던 트록은 설명하기를 특히 외과의사들이 완벽하게 익히기 더려운 수술일수록 상관이 있다고 하였습니다. 병원의 규모, 술후 발생하는 단기 합병증, 수술 후 1년 뒤 사망률 등과 근치적 전립선 절제술의 관계에 대해 밝힌 사례가 있다고 그는 말합

니다. 그는 다음 연구에서 이 병원의 규모와 전립선 제거술 이후 다시 암을 치료해야 할 가능성과의 관련성을 처음으로 밝혀 〈Journal of Urology〉에 실었습니다.

엘리슨과 그의 동료들은 애리조나, 캘리포니아, 코네티컷, 아이오와, 유타, 그리고 워싱턴 주에서 1990년부터 1994년 사이에 근치적 전립선 절제술을 시행받고 1999년까지 추적관찰을 받은 65세 이상의 환자 12,000명에 대해 연구하였습니다. 그들은 수술 횟수에 따라 병원의 규모를 나누었는데, 1-33건을 시행한 경우 하, 34-61건을 시행한 경우 중, 62~107건을 시행한 경우 상, 108건 이상을 시행한 경우 최상으로 하였습니다. 그리고 그들은 수술 후 6개월 이상 호르몬 치료나 방사선 치료를 받은 환자들을 대상으로 전립선암의 재발의 원인에 찾아 보았습니다.

그들은 낮은 등급의 병원일수록 예후가 보다 좋은 낮은 병기의 암환자들을 받는다는 것을 발견했습니다. 이는 경험이 적은 병원일수록 치료가 쉬운 환자들을 수술하려고 한다고 트록은 설명했습니다. 설령 그렇다 하더라도 중하위 단계의 기관들은 각각 상위 그룹의 기관들보다 25%와 11%가량 암 재발율이 높았습니다. 그러나 병원의 수준이 전립선암이나 그 외 다른 요인에 의한 사망률에 영향을 주지는 않았습니다. 이는 5-9년 정도로 짧은 기간 동안 추적관찰을 했기 때문이며 근치적 전립선 절제술 이후에 전립선암으로 사망할 확률은 낮기 때문이라고 트록은 믿고 있습니다.

낮은 등급의 기관에서의 높은 재발율은 집도의의 경험과 기술과 관련이 있을 것입니다. 엘리슨과 그의 동료들은 낮은 등급과 높은 등급을 받은 기관들 사이에 재발율에 있어 25%이상의 차이가 난다는 것을 발견했습니다. "전립선의 해부학적 구조와 암의 생물학적인 상태는 환자들 별로 매우 다양합니다."라고 하면서, 트록은 "높은 등급을 받은 기관들의 집도의들은 이런 다양성에 많이 노출되어 있고, 그들은 이를 다룰 준비가 되어 있습니다."라고 결론을 내렸습니다.

아직 출간되지 않았지만 규모가 매우 큰 기관의 많은 집도의를 대상으로 한 다른 연구에서는 모든 근치적 전립선 절제술에 있어 집도의 별로 암을 다루는데 차이가 있었다고 보고하였습니다. 250건 이상의 근치적 전립선 절제술을 시행해 본 비뇨기과 의사에게 수술을 받은 환자의 경우 완치될 가능성이 더 높습니다.

수술 후 1년이 지났는데도 패드를 차야 했습니다. 이러한 이유로 저는 근치적 전립선 절제술 중 방광목을 재건하는 과정을 다른 방법으로 접근하고 있습니다.

제가 알고 있는 한 개복 수술 과정을 담은 비디오 자료를 복습하는 방법으로 술기를 향상시킨 것은 저의 경우가 처음입니다. 확실한 것은, 외과의들이 정기적으로 자신들의 수술 과정을 비디오로 촬영하여 복습한다면 많은 도움이 될 것이라는 사실입니다. 의사에 따라 각기 다른 술기를 사용하기 때문에 서로의 차이점을 확인함으로써 환자들에게 도움을 줄 수 있는 방법을 발견할 가능성도 있습니다. 또한 부작용이 많은 의사의 경우, 수술이 잘 된 사례의 비디오를 보고 분석한다면 술기를 변화시켜 미래의 환자들의 수술 결과를 개선시킬 수 있을 것입니다. 제가 만약 처음으로 발기력이 회복되었던 1977년도 당시 수술을 녹화했었다면, 신경의 위치를 4년 정도 일찍 찾아내었을 지도 모릅니다.

당신은 실력있는 의사에게 치료를 받고 있습니까?
집도의를 선택할 때 고려할 사항들

A라는 의사는 친절하고 인간미 넘치는 젊은 의사입니다. 환자의 상태에 대해 공감하는 부분에 있어서는 감동을 받습니다. 당신의 주치의가 위와 같다면 좋은 일일 것입니다. 그러면 당신은 주치의에 대해 무엇을 알고 계십니까? 병실에서 환자를 대하는 그의 태도는 일품입니다만 전문의 자격증이 있는 비뇨기과 의사입니까? 어떤 수련을 받았는지는 알고 계십니까? 당신의 주치의는 해부학적인 접근법인 신경보존술을 알고 있고 또 사용할 줄도 압니까? 당신의 주치의는 이런 시술을 일년에 몇 번 정도 하였습니까? 발기력 유지와 배뇨조절 능력을 보존하는 경우는 얼마나 됩니까?(만약 주치의가 다른 의사의 수술결과나 의학 저널에 실린 수술 성공률과 비교한 본인의 성공률을 가르쳐 주지 않는다면, 그것은 위험한 신호입니다. 아마도 다른 의사를 찾는 것이 현명할 것입니다.) 의사의 수술 성공률을 수치 상으로 알고 있어야 합니다. 만약 수술 경험이 충분하지 않다면(이상적으로는 백 례 이상), 좀 더 숙련된

의사를 찾아야만 합니다. 이렇게 한 번 생각해 보십시오. 의사의 실습 대상이 되고 싶습니까? 다른 누군가의 배움 곡선의 일부가 되고 싶습니까?

의사를 결정할 때, 저명한 대학교수나, 다른 비뇨기 분야의 대가를 찾을 필요는 없습니다. 다만 이 수술에 경험이 많은 숙련된 의사를 찾아야 합니다. 일주일에 최소한 몇 일 이상 이 수술을 하는 의사를 찾으시기 바랍니다. 이 수술에 자신의 인생을 바친 의사라면 더할 나위 없을 것입니다.

B라는 의사 또한 친절하고 존경받는 아버지 같은 의사입니다. 그는 당신이 사는 지역에서 누구나 기억할만큼 오랫동안 수술을 해 왔으며, 그를 보는 것만으로도 신뢰감을 얻습니다. 그러나 B는 최신 지견을 항상 습득하고 있습니까? 그리고 정기적으로 교육을 받으며, 예전의 기술들의 부족한 부분을 보완하고 새로운 기술을 익히고 있습니까? 전립선암에 걸린 모든 사람에게 수술을 시행합니까?(이것은 좋은 의사의 조건이 되지 못합니다.) 아니면, 환자를 조심스럽게 선별하고 수술로 치료할 수 없는 환자에게 필요 없는 시련과 부작용을 겪지 않게 합니까?

C라는 의사는 신기술을 매우 빨리 접합니다. 그의 병원은 얼마 전에 들여온 수십억에 달하는 로봇을 광고하고 있습니다. 이 로봇을 이용하면 기존의 근치적 전립선 절제술보다 출혈량도 적고, 일상생활로 더 빨리 복귀할 수 있으며, 배뇨자제나 발기력을 유지할 가능성을 더 높다고 약속을 합니다. 만약에 C라는 의사를 만나면, 그는 그가 로봇을 시험적으로 사용해 본 지 얼마 되지 않았다고 할 것입니다. 그는 몇 번 밖에 해보지 않았지만 예전 방법으로 수술을 받았던 환자들보다 결과가 더 나았다고 할 것입니다. 여기에 문제점이 있습니다. 새로운 방법이던 오래된 방법이던 간에 수술하는 의사는 같습니다! 로봇이 아무리 정교하다 할지라도 로봇이 수술을 하는 게 아닙니다. 로봇은 단순히 C라는 의사의 손으로 다루는 기구에 불과 합니다. 더구나, 복강경이든, 레이저든, 로봇이든 어떤 기구도 생각을 할 수 있는 것은 없습니다. 모든 환자는 특징이 다르기 때문에 매 수술마다 어려운 결정을 내려야 할 때가 있습니다. 하지만 그 어떤 기계도 근치적 전립선 절제술시 내려져야 하는 결정을 대신할 수 없습니다. 수십억에 달하는 기구라 할지라도 언제, 어디서, 어떻게 암을 완전히 제거하면서 배뇨 관련 괄약근과 발기와 관련된 신경을 전립선으로부터 분리해야 하

는지 모릅니다. 어떻게 광고를 하던지 간에, 이는 기계가 아니라 기계를 움직이는 집도의에게 달려 있으며 이것이 궁극적인 차이를 만들어 냅니다.

근치적 전립선 절제술은 의학에서 가장 어려운 수술 중 하나입니다. 때로는 생명에 위협을 줄 만큼 엄청난 출혈이 일어나기도 합니다. 당신의 집도의는 소위 말하는 "강심장"입니까? 유능한 의사란 예기치 않은 상황에서 당황하지 않고 과다한 출혈을 막아야 합니다. 뿐만 아니라 장기적인 삶의 질을 고려하여 발기와 관련된 미세한 신경을 손상시키지 말아야 합니다. 능숙한 집도의는 신경을 보존하는 방법은 물론, 언제 신경을 보존해야 안전하다는 것도 알고 있습니다. 생검 결과를 보고 반사적으로 다른 요소들에 대한 고려 없이 잘라내는 것을 일삼는 의사를 선택해서는 안 됩니다. 예를 들어, 우측 생검 결과가 양성이 나왔습니다. 그런데 당신의 주치의가 "우측 신경을 잘라낼 것입니다. 그리고 좌측 신경도 안전을 위해 같이 자르겠습니다. 모든 암을 제거하는 것이 중요합니다."라고 말했습니다. 이럴 경우 다른 의사를 찾는 것이 현명합니다. 왜냐하면 우측 생검 결과가 양성이라도 반드시 우측 신경에 있는 것은 아닙니다. 그리고 이런 의사라면 양쪽 어떤 신경도 완전히 잘라내지 못할 가능성이 높습니다. 이 의사의 경우 신경들을 절제만 하고 나머지 대부분은 그 자리에 남겨두고 나올 가능성이 큽니다. 이 신경들을 넓게 잘라낸다는 것은 보존하는 것만큼이나 어려운 일입니다. 신경들이 직장에 붙어있으므로 완전히 제거하기 위해서는 고도의 기술이 필요합니다. 또 어떤 의사들은 이렇게 말합니다. "우리는 부작용에 대해서는 신경 쓰지 않습니다. 모든 암조직을 제거하는 것이 첫 번째 임무입니다. 요실금 조절을 위해서 인공 괄약근을 달아줄 수 있고, 발기 유지를 위해서 음경 해면체 주사를 놓거나 음경보형물을 삽입할 수 있습니다." 이러한 종류의 의사 또한 적절치 못합니다. 모든 암조직을 제거하면서도 부작용을 줄이기 위해 최선을 다하는 의사가 가장 이상적입니다.

기억하십시오. 전립선을 "꽤 잘" 제거하는 의사를 선택해서는 안 됩니다. 그리고 모든 비뇨기과 의사들이 능숙하게 수술을 하리라고 생각해서도 안 됩니다. 두 번째 기회는 없습니다. 한 번에 끝내는 수술입니다. 당신은 인생에서 한 번밖에 없는 근치적 전립선수술을 집도할 의사를 찾는 것입니다. 암조직을 몸에 남겨두지 않으면서 수술 중에 일어나는 사고들을 최소한으로 줄이고 요실금과 발기력 상실을 막아줄 수 있는 의사를 찾아야 합니다.(참고로, 예기치 못한 불상사는 어떤 수술에서도 일어날 수 있습니다. 누구도 이를 피할 수 없을 것입니다. 그러나 경험 많은 의사의 경우, 예기치 못한 사건이 덜 일어나게 됩니다.) 따라서 다음과 같은 질문들을 하십시오.

- 당신의 병원에서 일 년에 이런 수술을 몇 례나 하며(62회 이상이 이상적입니다), 당신은 지금까지 몇 례를 시행하였습니까?(300회 이상이 이상적입니다)
- 몇 %의 환자에서 수술 경계가 양성으로 나옵니까?
- 당신이 수술한 나와 같은 환자들에서 술 후 1-2년 뒤 몇 %가 패드를 차고 있으며 몇 명이나 성관계가 가능할 정도로 발기력이 회복되었습니까? 당신은 환자들에 대한 기록은 어떻게 모읍니까? 그들의 장기적인 결과를 기록하고 계십니까?(이에 대한 대답이 "환자들이 가르쳐 주면 기록합니다."라고 한다면 좀 더 환자에 대한 기록을 잘 하는 의사를 찾으십시오. 자신의 수술에 대한 결과를 모르는 비뇨기과 의사는 자신의 술기가 개선되어야 한다는 사실을 인식하지 못합니다. 그리고 그 의사가 기록을 가지고 있기는 하지만 결과가 맘에 안 든다면 다른 사람의 의견을 구해야 합니다.)
- 당신의 환자 중 얼마나 자주 수술 후 방사선 치료나 호르몬 치료를 합니까?(만약 수치가 15%보다 높다면 그 의사는 수술 대상자를 선별을 똑바로 하지 못한다거나, 암조직을 완전히 제거하지 못한다고 결론을 내릴 수 있습니다. 이런 경우에도 다른 의사의 조언을 구해야 합니다. 어떻든지 간에 다른 조언도 구해야 합니다. 항상 다른 의사에게도 조언을 구하십시오.)

그리고 마지막으로 해당 의사의 환자들에게 물어보십시오. 그리고 어떻게 그 의사가 치료했는지 알아보십시오. 만약 문제가 생겼거나 의문이 생겼을 때 의사를 만나기는 쉬웠는지도 물어보십시오. 만약 수술 후 부작용이 생긴 경우라면, 의사가

어떻게 치료의 기준을 국가적으로 향상시킬 수 있을까요?

왜 근치적 전립선 절제술의 성공률이 지방별로 다를까요? 능숙한 집도의가 집도를 할 경우에는 부작용 발생률은 적습니다. 그러나 평생 요실금의 부작용을 안고 살아가는 환자들이나 심한 경우 암이 바로 재발한 환자들은 선별검사를 잘못해서 수술을 한 경우가 많습니다. 즉 수술 대상자가 아니거나 진단시 암이 치료 불가능한 상태였을 것입니다. 따라서 전립선암 환자들은 위험부담이 있다는 것을 기억해야 합니다. 환자들이여, 조심하십시오.

환자들은 유능한 의사를 골라야 하는 것에 대해 어렵게 생각할 필요 없습니다. 예를 들어 인터넷 옥션에서 집을 사려고 하는 예비구매자가 구매 전에 파는 사람의 사업 성적이나 판매순위도 같은 것을 알아보는 것은 어쩌면 이상하게 들릴 지도 모릅니다. 그러나 자신의 생명을 맡길 의사를 찾는 사람은 어떤 의사를 찾을 것인가에 대해 나름대로 연구해야 합니다. 그리고 질문을 정확히 했는지, 중요한 것은 다 물어 봤는지 등도 생각해야 합니다. 그런데, 비뇨기과의사 및 다른 의사들의 업적을 인터넷 시장처럼 찾아 볼 수 있는 비슷한 방법이 있습니다.

정보는 이미 공개되어 있습니다. 보험회사에서는 환자가 얼마나 병원에 입원해 있었는지, 부작용 때문에 다시 재입원했는지, 얼마나 많은 환자들이 요실금을 조절하기 위해 인공 괄약근을 사용했는지, 얼마나 많이 수술 후 방사선 요법을 사용했는지, 호르몬 치료를 즉시 받았는지 등의 정보를 알 수 있습니다. 만약 보험회사나 보건관련 조직에서 관리하는 환자들이 최선의 서비스를 제공받는지 정말로 관심이 있다면, 어떤 의사가 환자를 많이 보고 부작용을 적게 내는지 알고 있을 것입니다. 이러한 조사 작업으로 인해, 의사들은 수술 실력을 늘리기 위해 노력할 것이며 한 달에 한 번 정도 수술을 하는 것으로는 부족하다는것을 깨달을 것입니다.

다음 단계는 여러 기관에서 환자들의 결과를 수집하는 것입니다. 다시 말하지만, 이런 일은 보험회사에서 하는 일입니다. 환자들이 어떻게 지내고 있으며, 그래서 최상의 서비스를 제공하는 의사들이 누구인지 목록을 만들어 내는 일 등을 말합니다. 어떤 이들은 이러한 작업이 불필요한 간섭이라고 생각합니다. 결론적으로 말하자면, "시장이 알아서 하게끔 내버려 두는 것"이 개인 자본주의 근간이자 미국의 방식이다라고 주장할 수 있습니다. 그러나 불량으로 판명된 자동차를 사는 일과는 다릅니다. 만약 수술에 실패한 환자가 당신에게 와서 고쳐주기를 바란다면, 환자가 불쌍하다는 생각이 드는 것과 동시에 이 나라의 보건 기준이 왜 이렇게 천차만별인가에 대해 분노하게 될 것입니다. 그리고 보건 체계가 분명히 개선되어야 한다고 생각할 것입니다. 국가적 기준들에 못 미치는 의사들은 어떻게 해야 하나요? 한 가지 분명한 해답은 의사들은 자신의 실력을 높이기 위해 꾸준히 노력해야 한다는 것입니다. 절대 배움에 있어 늦은 것은 없습니다.("근치적 전립선 절제술의 숙달화"를 참고하십시오.)

다른 사람들에게 가르쳐주기 위해 저는 1시간 45분짜리의 DVD를 만들었고, 로버트 C. 베이커(Robert C. Baker) 재단을 통하여 전 세계 모든 비뇨기과 의사들을 대상으로 원하기만 하면 무료로 5천장을 나눠줬습니다. 최근에 인도를 방문한 자리에서, 지금까지 근치적 전립선 절제술을 해본 적이 없는 한 비뇨기과 의사와 대화할 시간을 가졌습니다. 그는 DVD로 공부해서 수술을 성공적으로 할 수 있었고, 출혈량도 1유닛에 불과 했다고 하였습니다. 비록 모든 DVD 영상은 비뇨기과 의사들에게만 보내졌지만, 여러분이 영상 클립이나 삽화 등을 보고 싶다면 http://urology.jhu.edu에 들어와서 해부학적 근치적 전립선 절제술 – 자세한 수술법 설명 편을 클릭하시면 됩니다. 숙련된 의사에게 수술을 받을수록 환자의 수술 결과는 최고였다는 것은 부정할 수 없는 사실입니다. 전립선암에 걸린 환자분들과 그의 가족 분들을 위하여 이 정보가 활용될 수 있기를 바랍니다.

그 부작용을 어떻게 치료했는지도 물어보십시오

적절한 의사를 찾기 위해서 다른 큰 도시에 있는 대형 병원에 가야할 지도 모릅니다. 며칠 동안 집을 떠나 있어야 할지도 모릅니다. 그러나 그 후에, 비록 도뇨관을 1-2주 동안 차고 있어야 할 지 모르지만, 수술이 끝난 후 회복세는 매우 빠를 것이며 추적관찰도 전화로 가능할 것입니다.(예를 들어, PSA검사는 당신이 살고 있는 곳

근처에서도 가능하며, 이 검사 결과나 요실금, 발기부전 등의 부작용에 대해 전화로 당신의 집도의와 상담할 수 있습니다.)

해부학적 치골뒤 전립선 절제술

수술 전에 가지기 쉬운 의문들

● **왜 수술 전에 몇 주를 기다려야 합니까?** 전립선암이 진단되는 시기와 수술을 할 수 있는 시기에는 항상 6주에서 8주라는 지연이 있습니다. 많은 환자들은 이 사실에 대해 좌절하곤 합니다. 환자들은 "나는 암에 걸렸고, 완치가 가능하다고 했으니 지금 당장 제거하고 싶다" 고 생각합니다. 환자들은 수술이 지연되는 것을 수술 스케줄이 마치 비행기 예약이 한도를 초과한 것처럼 꽉 차 있어 미뤄지는 것으로 간주합니다. 그러나 이것은 사실과 다릅니다. 6주에서 8주라는 진단과 수술사이의 간격은 바쁜 병원 스케줄에 때문이 아니라 더 좋은 수술을 받기 위해 그렇게 하는 것입니다.

전립선 생검을 시행했을 경우 직장에 구멍이 여러 개 생길 것입니다. 따라서 생검 직후에는 몸이 다른 상처에 반응하는 것처럼 염증 반응과 출혈이 생깁니다. 이 시기는 수술에 적합한 시기가 아닙니다. 조직 생검은 몸에 "손상"을 주는데, 이 경우에는 직장 벽에 자그마한 구멍을 여러 개 내서 조직이 약해집니다. 멀쩡한 종이 보다 구멍 난 종이를 찢는 것이 얼마나 쉬운지 생각해 보십시오. 따라서 사람의 몸은 진짜 큰 수술을 맞이할 준비하기 위해 작은 상처들로부터 회복될 시간이 필요합니다. 2주만 지나도 생검으로 인한 상처는 치유됩니다. 그러나 염증이 가라앉을 때까지 전립선이 직장에 붙어있습니다. 만약 이 시기에 수술을 감행한다면, 전립선을 직장으로부터 분리해 내기 어려울 것입니다. 이 수술을 하는 어떤 의사도 직장에 구멍이 생기는 것을 바라지 않습니다. 직장을 보호하기 위해서 전립선에 보다 가깝게 절제하게 되고, 이렇게 되면 암조직을 남겨둘 수 있습니다. 그러나 몇 주가 지나게 되면 염증이 가라앉아 전립선은 더 이상 직장과 달라붙은 상태가 아닙니다. 따라서 정상적 해부 구조가 회복 되고 의사들은 수술을 하기가 수월해집니다.

우리는 존스 홉킨스 병원에서 1989년부터 1994년까지 저에게 수술을 받았던 900명의 환자를 대상으로 진단과 치료 사이의 지연관계에 대해 연구하였습니다. 환자들 중 일부는 2달 이내에 치료를 시행하였습니다. 다른 환자들은 3,6,9개월 후에 수술을 받기도 했으며, 심지어 일부는 진단된 지 1년 후에 치료가 시작되는 경우도 있었습니다. 이들 남성들을 장기간 추적관찰한 결과, 암재발률의 의미있는 차이가 없었습니다. 이런 결과들은 전립선암 진단을 받은 후 수술 시기를 결정하는데 있어 급할 필요가 없다는 것을 의미합니다. 특히, 임상적 단계가 T1이거나 조직검사 Gleason 점수 상 7점 미만인 경우에는 더욱 그러합니다. 시간을 가지고 좋은 의사와 병원을 찾기 위해 노력하십시오.

● **수술 하기 전에 아스피린이나 허브, 비타민 복용을 중단해야 할까요?** 수술을 하기 전, 의사에게 병력을 알려 줄 때, 과거에 출혈과 관련된 문제가 있었는지 확실히 언급할 필요가 있습니다.(예를 들면, 치과 진료를 받을 때) 아스피린이나, 이부프로펜(애드빌, 모트린) 등은 과다 출혈을 유발할 수 있습니다. 만약 아스피린 계통의 약을 정기적으로 먹는다면, 수술 10일 전에는 반드시 끊어야 합니다. 그리고 만약 비타민, 특히 고용량의 비타민 E나 허브를 먹고 있거나, 건강보충제를 먹고 있어도 반드시 의사에게 알려야 합니다. 이러한 보충제들은 건강보조식품점에서 산 것이라 할지라도 의약품으로 간주됩니다. 이러한 것들이 혈액 응고 작용에 영향을 주므로, 복용을 금해야 합니다.

● **내 혈액을 자가 수혈하는 것은 어떨까요?** 이것도 의사와 상담해야할 부분입니다. 많은 환자들의 근치적 전립선 절제술 과정에서 수혈이 요구됩니다. 가장 좋은 혈액은 환자 자신의 것입니다. 만약 병원에서 허락한다면, 미리 자신의 혈액을 1-2팩 정도를 저장해 두는 것도 좋은 생각일 것입니다.(이것 또한 6주에서 8주가량을 기다리는 이유 중 하나입니다. 자신의 혈액을 미리 준비하기 위해서는 시간이 필요하기 때문입니다.) 하지만 어떤 의사들은 의견을 달리 하기도 합니다. 그들은 수술 중 절제된 혈관들을 모두 겸자로 잡고, 결찰하기 때문에 출혈이 거의 없다고 합니

다. 그러나 저의 철학은 이들과 다릅니다. 발기를 관장하는 신경은 많은 혈관들로 둘러쌓여 있습니다. 사실 이것이 신경혈관다발입니다. 이러한 혈관들을 노출시키려면 어쩔 수 없이 출혈이 뒤따르게 됩니다. 만약 의사들이 모든 혈관을 잡으려고 한다면, 신경을 살리기 힘듭니다. 따라서 좀 더 장기적인 관점에서 바라보았을 때, 암을 정복하고, 삶의 질을 유지하려면 약간의 출혈이 있어야 한다고 생각합니다. 저는 수술 중 출혈이 보이면 우선 주변 조직이 완전히 박리될 때까지 처리합니다. 그리고 조직아래에 무엇이 있는지 확인하고 그 후에 신경은 보존하면서 출혈을 잡습니다. 환자가 자신의 혈액을 보관하였다가 수술하는 동안 이를 수혈 받는다면, 아무런 해가 없습니다. 사실 이로 인해 수술 직 후의 삶의 질이 개선될 수 있습니다. 많은 의사들은 요즈음 수혈은 매우 안전하며 자신의 혈액으로 수혈한다고 해서 수혈에 의한 위험(다른 사람의 혈액을 잘못 받거나 감염된 혈액을 수혈받는 경우) 피할 수 있는 것은 아니라고 믿습니다. 물론 자신의 혈액을 수혈받는 것을 지지하는 사람들은 이에 동의하지 않습니다. 따라서 이런 문제는 환자 스스로 생각해보고 판단할 필요가 있습니다. 만약 수혈이 필요하다면 누구의 혈액을 받을 것입니까? 다른 사람의 혈액입니까? 아니면 자신의 혈액입니까?

수술 전 2-3주 전 부터 한 주에 한 단위의 혈액을 저장할 수 있습니다. 혈액을 뽑기 시작한 날부터, 철분 제제를 한 알씩 하루에 3번씩 먹기 시작하여, 혈액을 마지막으로 뽑는 날까지 계속해서 복용합니다. 그리고 혈액을 뽑는 동안은 아스피린, 이부프로펜, 비타민 E, 그리고 이와 유사한 항응고 약물을 복용하지 말아야 합니다. 수술 중 수혈이 필요한 만큼 피를 많이 흘렸다고 가정할 때, 이런 약을 복용하는 상태에서 모은 혈액으로 수혈을 하면 약물의 혈중 농도에 따라 수술 중 응고작용에 문제를 일으킬 수도 있습니다.

● **과거에 전립선비대증(BPH)으로 수술을 한 것이 문제가 될까요?** 어떤 환자들은 경요도 전립선 절제술이나 개복 전립선 적출술(open prostatectomy) 후 조직 판독을 받는 과정에서 전립선암이 발견되기도 합니다. 개복 전립선 적출술과 같은 수술 후에는 근치적 전립선 절제술을 하기가 더욱 어렵습니다. 그렇다고 불가능한 것

은 아닙니다. 종종 이런 경우가 있지만 수술은 대부분 성공적입니다. 만약 당신이 경요도 전립선 절제술 수술을 받았다면 염증이 가라앉을 때까지 12주 정도 기다려야 근치적 전립선 절제술이 가능합니다.

당신은 수술을 받을 정도로 건강합니까?

어떤 사람이던 간에 전립선은 접근하기 어렵습니다. 전립선은 골반 깊숙이 아래쪽에 자리 잡고 있습니다. 치골뒤 접근법에서는 하복부를 개복하여 찾아야 합니다. 이런 접근법에서 과체중환자의 경우 지방층으로 인해 좋은 수술을 하기가 곤란하며, 배뇨조절이나 성기능 유지가 어렵습니다.

만약 당신이 비만이라면, 당신의 주치의는 미리 체중을 뺄 경우에만 수술을 하려할 것입니다. 체중을 빼야하는 것은 당신이 해야 할 과제입니다. 체중 조절은 당신을 두 번 살리는 것입니다. 왜냐하면 비만 환자들은 시한폭탄을 들고 살아가는 사람과 같기 때문입니다. 심장병, 뇌졸중, 당뇨병- 이러한 성인병에 걸릴 확률이 굉장히 높고 담배를 핀다거나, 콜레스테롤 수치가 높다면 위험도는 훨씬 더 증가하게 됩니다. 좀 돌려서 말하자면, 이런 것들로 인해 오래 살지 못한다면 수술로 인한 이득은 무엇입니까?

여기 2개월 동안 음식조절을 한 제 환자의 계획표가 있습니다. 이 사람은 53세의 전립선암 판정을 받았고, 저는 30 파운드의 체중을 뺄 경우 수술을 하겠다고 약속했습니다. 그 분은 이 계획을 이렇게 설명하였습니다. "저는 제 건강을 위해 체중을 빼야 했습니다. 날씬한 사람이 수술과정이 간단하고, 예후도 좋았습니다. 저는 102kg의 몸무게에서 86kg로 살을 뺐습니다. 11월 8일에서 다음 해 1월 8일까지 말이죠. 저는 더 날씬하고 건강한 상태에서 1월 15일 수술을 받았습니다. 다음은 제가 실행한 계획입니다.:

- 목표를 세우고 기대치를 그래프화 하는 것은 동기 부여를 하는데 도움이 됩니다.
- 저는 일주일에 두 번 화요일과 목요일에 체중을 잤습니다. 몸 안의 수분의 저류로 인한 체중의 과도한 변화로 매일 체중을 재는 것은 권장할 수 없습니다. 저는 체중이 다시 불어나

지 않게 최대한 노력했습니다. 매번 체중을 잴 때마다, 체중이 적당히 감소했습니다.

- 저는 굶어 죽지 않았습니다. 이렇게 힘든 과정에 적응하는데 4일밖에 걸리지 않았습니다. 아침엔 아주 적은 양만을 먹었습니다. 차나 커피를 마셨습니다. 점심으로는 샐러드와 수프를 먹었습니다. 저녁은 버무린 샐러드와 기름기 없는 살코기를 먹었습니다. 이런 음식들은 굉장히 맛이 있고, 230에서 290 칼로리의 열량을 내었습니다. 저는 특히 매운 음식을 선호하였습니다.
- 저는 제가 매일 먹고 마신 것을 일기장에다 식단별로 매일 기록하였습니다. 일기장에 적힌 글자들이 마치 제가 저지른 죄처럼 느껴져서, 음식을 자제하는 효과를 주었습니다.
- 운동은 중요한 역할을 합니다. 저는 30분에서 45분정도 노디악 트랙과 트레드밀 운동, 조깅, 애견과 걷는 운동을 하였습니다. 이러한 효과는 하루 세끼 중 하나를 없애는 효과를 가지고 있으므로 결국 하루에 두 끼를 먹는 셈이었습니다.

수술 전 준비

근치적 전립선 절제술로부터 회복하는 단계에서 가장 중요한 것 중 하나는 장운동의 회복입니다. 만약 수술시 장이 비어 있다면 정상으로 돌아오는 시간도 빠르고 부작용도 적습니다. 따라서 수술 후 회복을 빠르려면 수술 전에 장운동을 증진시키는 것이 좋습니다. 수술 2주전에는 확실히 장운동이 원활해야 합니다. 섬유질, 과일 그리고 수분을 많이 섭취합시다. 참고: 혈액을 미리 저장하는 환자의 경우 철분보충제를 먹는데 이는 변비를 유발할 수도 있습니다. 필요하다면, 의사와 상의하여 변 완화제나 설사약(예, 시트라실)을 복용하시기 바랍니다. 수술 전날은 미음(clear liquid)을 드십시오. 그리고 수술 전날 저녁에는 설사제를 먹고, 밤 이후에는 아무 것도 드시면 안 됩니다. 그리고 수술 당일 날 아침에는 관장을 해야합니다..

●**마취** 가장 적합한 두 가지 방법으로 척수마취나 경막외마취가 있습니다. 전신마취에 비해서 이 두 가지 마취의 장점은 수술 중 출혈이 덜 하다는 것입니다. 뿐만

아니라 수술 후에 생길 수 있는 다리의 혈전생성도 방지 해줍니다.(이는 아마도 수술 중 다리로의 혈액순환이 많아서 일 것입니다.). 두 가지 마취 방법 모두 잠이 들 정도로 진정시켜 수술에 대한 기억이 없도록 할 수 있습니다. 드물게 어떤 남성들은 수술 중 의식이 있는 상태에서 어떤 일들이 일어나는 지 듣기를 원하지만 아무런 감각은 느끼지 못합니다. 하지만 대부분의 경우에는 "저는 수술 도중 어떤 일이 일어나는지 알고 싶지 않습니다."라고 합니다. 그러나 걱정하실 필요는 없습니다. 마취될 뿐만 아니라 진정될 것입니다. 바륨(디아제팜)과 같은 약의 사용은 환자를 자게 만듭니다. 대부분의 사람들은 수술 중 무슨 일이 벌어지는지 기억하지 못합니다. 척수마취의 경우, 허리에 작은 바늘을 찔러 경막을 통과시킨 뒤, 국소마취제를 척수액으로 넣습니다. 경막하 마취에 경우에는 꼬리뼈 근처에서 척추뼈 사이로 가느다란 플라스틱관을 삽입한 뒤 국소마취제를 주입합니다. 관은 척수를 싸고 있는 막의 바깥 공간에 위치하게 됩니다. 몇 분 지나지 않아 감각이 둔해지며, 허리부터 발끝까지 무겁게 느껴질 것입니다.

수술을 하는 동안 어떤 일들이 일어날까요?

얼마나 많은 정보를 원하십니까? 이어지는 부분에서는 단계적으로 근치적 전립선 절제술에 대해 알려드리도록 하겠습니다. 단약 여러분이 더 많은 정보를 알고 싶으시다면, 존스 홉킨스 비뇨기과학 교실 웹사이트 http://urology.jhu.edu 에서 찾아보실 수 있습니다.('영상자료(Video Resources)' 항목 아래 "해부학적 근치적 전립선 절제술- 자세한 수술법 설명 편"을 클릭하시면 됩니다.)

우선 수술 영역을 간단히 살펴봅시다.(그림 8.1-8.8을 참고하시면 도움이 될 것입니다.) 의사들에게 있어 이곳은 험난한 곳입니다. 전립선(그림 8.1)은 골반 깊숙한 위치에 자리 잡고 있습니다. 그 주위에는 직장, 방광, 배뇨 조절에 필요한 괄약근, 큰 혈관들, 그리고 발기에 필요한 신경다발 등 손상받기 쉬운 여러 구조물들이 존재합니다.

일단 배꼽부터 치골 위치까지 7-8cm가량 피부를 절개합니다. 그 후에, 복부 중앙을 따라 있는 근육들을 분리합니다. 이때 근육을 자르지 않습니다. 이러한 이유로

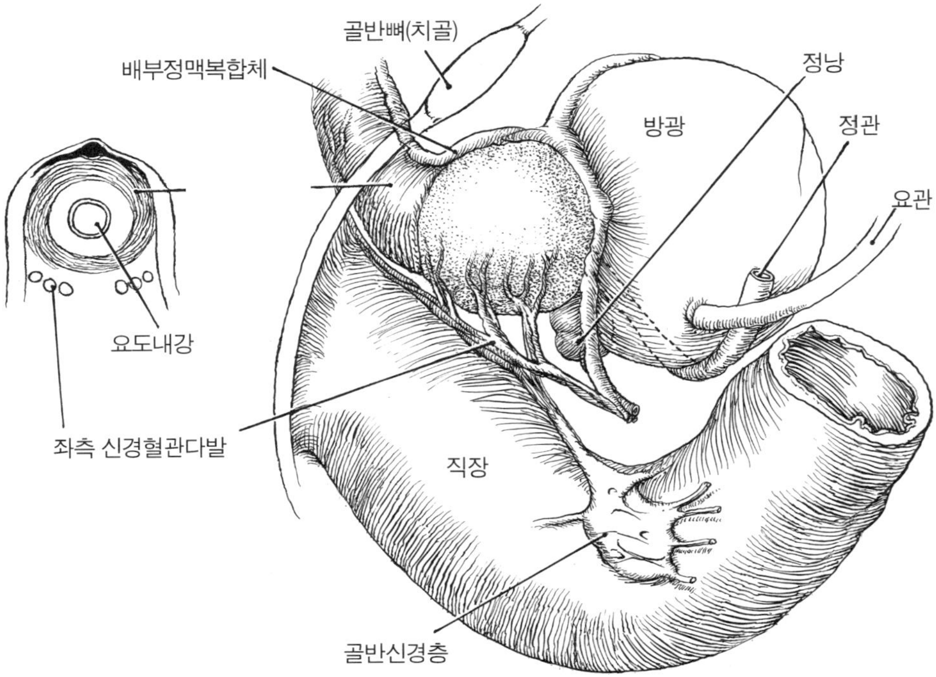

| 그림 8.1 | 근치적 치골뒤 전립선 절제술 (단계별)

이 그림은 전립선과 그 주위 구조들인 직장, 방광, 주요 신경, 정맥, 그리고 요도괄약근들을 도식화 한 것입니다. 발기에 핵심적인 역할을 하는 두 개의 신경혈관다발이 전립선의 양측에 위치해 있습니다. [Figure 8.1-8.8 by Leon Schlossburg,, reprinted from Patrick C. Walsh, *Radical Prostatectomy: A Procedure in Evolution*, Seminars in Oncology 21(1994): 662-71. Used by permission, W.B.Saunders Company.]

환자들이 수술 후 통증이나 복부 근육의 장기적인 손상없이 금새 회복할 수 있습니다.

그 후에 골반 주변의 림프절들을 절제하여 병기를 결정합니다. 림프절을 절제하여 종괴가 없는 지 확인합니다.(그림 8.2) 이를 위해 방광의 양측에 삼각형을 이루는 부위의 조직을 제거합니다. 이 삼각형 안에는 중요한 림프절들이 포함되어 있습니다. 과거에는 이 림프절을 제거하여 바로 병리학자에게 전달하여 판독하였습니다. 이를 "동결절편 분석(frozen biopsy)"이라고 하며, 조직들을 얼린 후 아주 얇게 잘라 현미경으로 관찰합니다. 오늘날 동결절편 분석은 많이 시행되지 않습니다. 대부분의

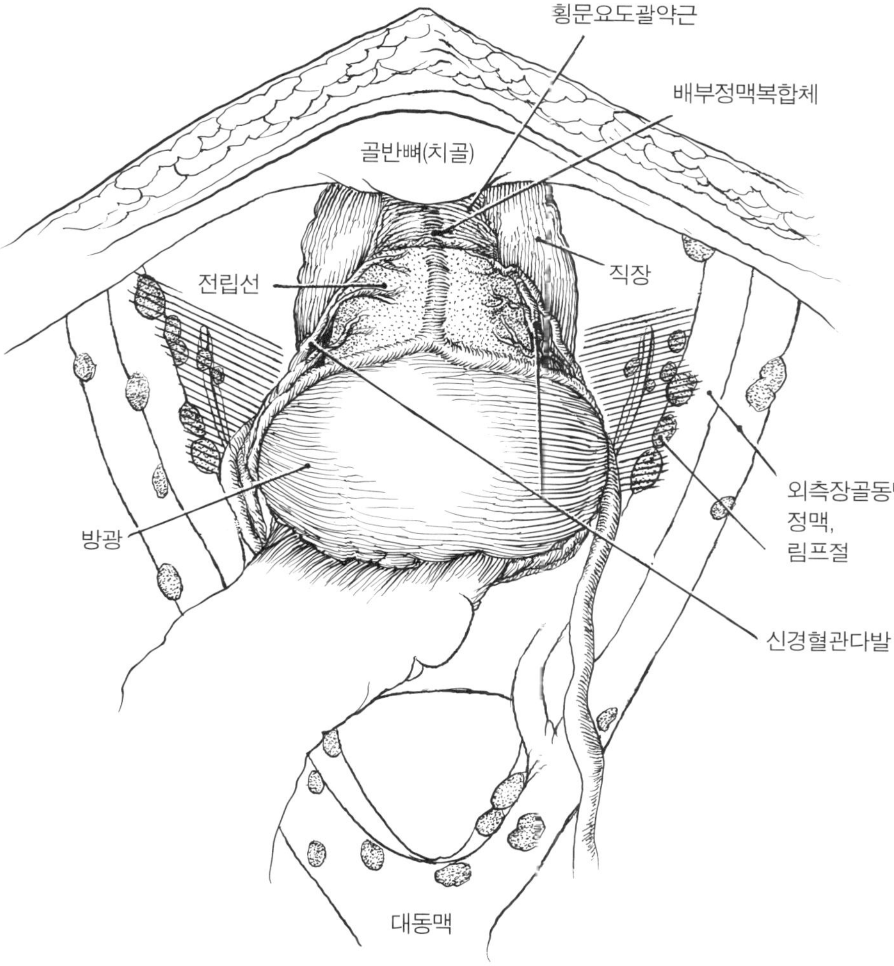

| 그림 8.2 | 근치적 치골뒤 전립선 절제술(계속)

이 그림은 전립선, 방광, 그리고 림프절을 도식화한 것입니다. 복부 절개 후 집도의가 보게 되는 해부학적 구조입니다. 빗금친 부분 안쪽에는 병기결정 림프절 절제술 시 제거하는 림프절이 위치해 있습니다.

경우 수술 과정 중 하나로 림프절을 제거하며 절제된 전립선과 함께 해부병리학과 의사에게 보냅니다. 병리 의사는 이 모든 검체를 판독합니다.

오늘날 병기 결정을 위한 림프절 절제술은 직장수지검사에서 결절이 촉지되

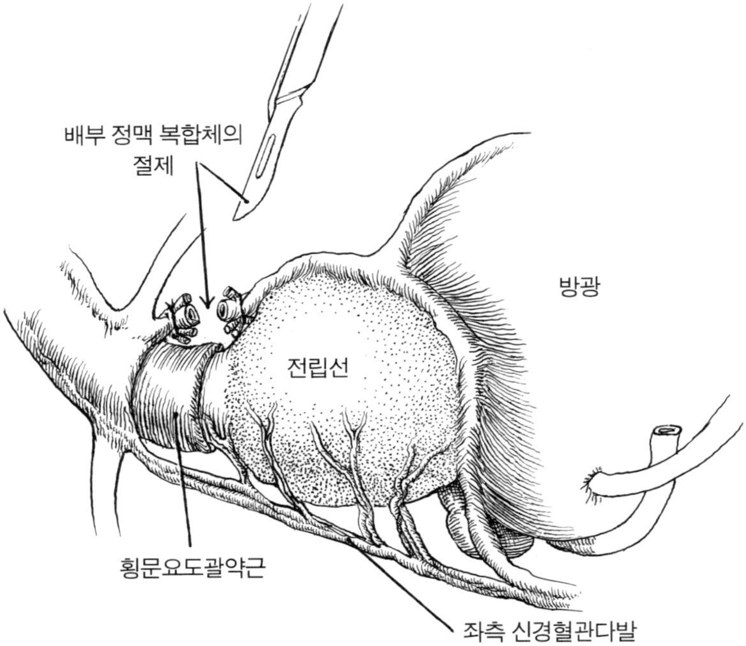

| 그림 8.3 | 근치적 치골뒤 전립선 절제술 (계속)

출혈이 없는 수술 시야를 확보하기 위해 시행하는 방법입니다. 요도와 전립선 앞쪽으로 주행하며 많은 양의 혈액을 운반하는 배부정맥 복합체를 조심스럽게 결찰한 후 자릅니다.

거나 Gleason 점수가 8 이상인 환자에서만 근치적 전립선 절제술을 받기 몇 일 전에 시행합니다. 낮은 병기 즉, 중등도 이하로 분화된 Gleason 점수 7 이하인 경우와 악성도가 높거나 분화도가 나쁜 높은 병기인 경우 예후는 매우 차이가 나기 때문입니다. Gleason 점수 7 이하인 경우 림프절에 약간의 암 조직이 존재하더라도 추가적인 치료(예를 들어, 호르몬 치료) 없이 35% 이상의 환자에서는 PSA 수치가 감지되지 않을 정도로 떨어질 것이고, 60%의 환자에서는 10년이 지나도 골주사에서 전이의 소견이 나타나지 않습니다. 이들 중 일부는 완치가 되겠지만 그렇다고 모든 환자들에서 암이 재발하지 않는다는 것은 아닙니다. 그러나 낮은 병기에 분화도가 좋은(Gleason 점수 8미만) 암일수록 재발하는데 오랜 시간이 걸립니다. 따라서 병기가 낮은 환자들은 생존율이 높기 때문에 전립선을 절제하는 것이 이득이 될 수 있습니다. 바로 절

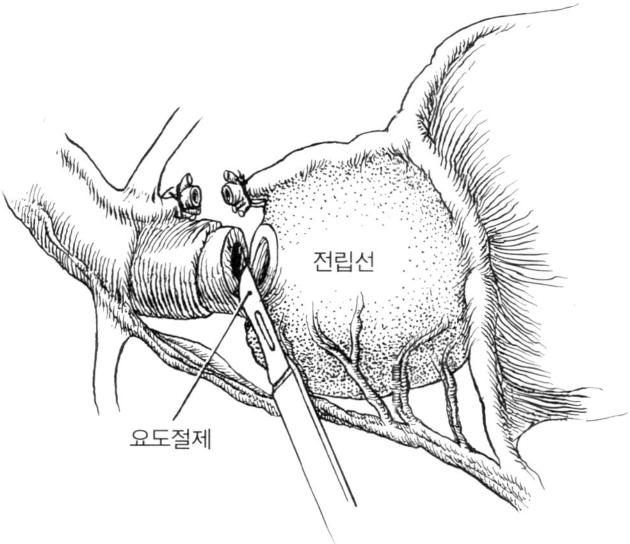

| 그림 8.4 | 근치적 치골뒤 전립선 절제술 (계속)

전립선으로 이어지는 요도를 절제하고 있습니다. 이 또한 정교함이 요구되는 과정입니다. 요도를 너무 전립선에 가깝게 붙어 절제할 경우 암이 일부 남을 수 있으며, 너무 먼 쪽에서 자를 경우 요자제력에 영향을 미치는 요도괄약근이 손상될 수 있습니다. 조심스럽게 전립선을 주위 조직과 혈관으로부터 분리합니다.

제를 한다면 추후 암이 재발을 하더라도 요로가 막힌다던가, 출혈이 생기는 등의 부작용으로부터 벗어날 수 있습니다. 더구나 저희는 이러한 상황에서 전립선을 제거한 환자가 더 오래 산다는 증거도 가지고 있습니다.(7장 참고)

Gleason 점수가 8이상인 환자는 림프절의 상태를 수술 전 꼭 확인해야 합니다. 동결절편 분석만으로는 림프절에 있는 작은 암조직을 놓칠 수 있으므로, 수술 며칠 전에 확인 과정을 따로 갖습니다.(6장에서 언급했던 것처럼, 복강경으로 시행하거나 약간 변형된 방법인 "최소절개수술"을 사용합니다.)

일부 의사들은 림프절 절제를 전혀 하지 않습니다. 왜냐하면 최근에는 림프절이 양성으로 나오는 경우가 매우 드물기 때문입니다. 그렇게 생각할 수도 있습니다. 하지만 100번 중 한번은 예상하지 않았던 환자에서 림프절이 양성으로 나옵니다. 이런 환자들은 림프절 절제로 이득을 볼 수 있는 환자에 해당하기 때문에, 우리는 여전히 모든 환자에서 림프절 절제술을 시행하고 있습니다. 우리는 이 시술에 의한 합병증이 매우 낮고, 짧은 시간 안에 간단히 시행할 수 있으며, 실보다 득이 많기 때문에 과감하게 림프절 절제술을 하고 있습니다.

다음으로 전립선과 요도 위를 따라 주행하는 주요 배부정맥(dorsal vein)을 자르고 묶습니다.(그림 8.3) 이 부분은 굉장히 중요한 과정입니다. 정맥을 어떻게 처리하느냐에 따라 수술 시야에 막대한 영향을 끼치게 됩니다. 특히, 다음 과정인 요도를 자르는 과정에도 영향을 미칩니다.(그림 8.4) 만약 요도를 전립선에 너무 가깝게 붙여 잘라낸다면 암조직이 남아 있을 가능성이 많습니다. 이 부분이 "절제면 양성(positive surgical margin)"이 가장 빈번한 곳입니다. 즉 제거한 전립선의 절제면에 암조직이 있을 가능성이 제일 높습니다. 절제면 양성은 나중에 다시 설명하겠지만 두 가지 중 하나를 의미합니다. 암이 집도의가 손을 댈 수 없을 만큼 전립선을 벗어났거나, 전립선과 주변조직 사이의 경계가 모호하여 전립선 가장자리를 따라서 아주 가깝게 잘라낸 경우 중 하나입니다. 이 곳은 수술 중 전립선과 그 주변 조직과의 경계를 정확히 구분하기 가장 어려운 부분입니다. 반대로 전립선에서 멀리 떨어진 부근에서 요도를 잘라난다면 괄약근이 손상받기 쉬우며 이로 인해 요실금이 생길 수 있습니다. 따라서 잘라야 하는 부위의 범위는 매우 좁습니다. 이 수술에서 왜 집도의의 경험이 중요한지 이 과정에서 알 수 있습니다

다음으로는 암의 정도에 따라 환자의 발기력을 유지해야 할지 말아야 할지를 결정할 단계입니다. 즉 전립선 양쪽을 따라 주행하는 신경혈관다발을 보존할 것인지 말 것인지를 결정합니다.(그림 8.5) 이 부분에 발기를 조절하는 신경다발이 분포합니다.

근치적 전립선 절제술의 세 가지 목적을 기억하십시오. 첫 번째가 암을 제거하는 것이고, 두 번째가 배뇨 조절 기능을 유지하는 것입니다. 그리고 마지막이 발기력 보존입니다. 이러한 순서를 고려해보면 발기력 보존이 첫 번째 목적은 아닙니다. 첫 번째 목적은 조심스럽게 그렇지만 완벽하게 암을 제거하는 것입니다. 다행스럽게도 최근들어 대부분의 전립선암이 조기에 발견되므로 양 쪽에 위치하는 신경혈관다

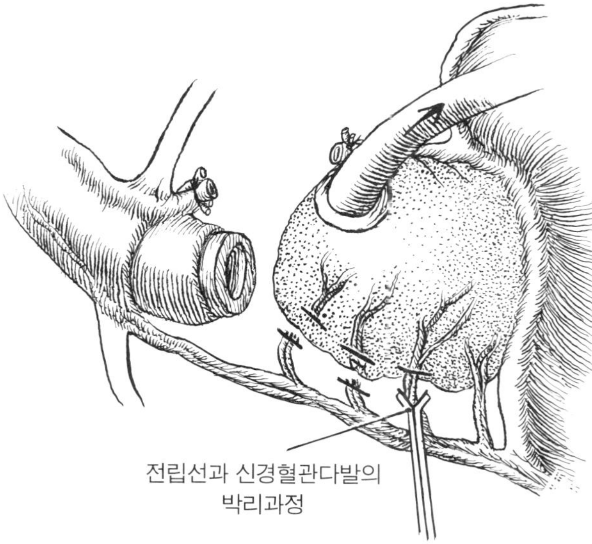

| 그림 8.5 | 근치적 치골뒤 전립선 절제술 (계속)

오늘날과 같이 상당수의 환자가 완치 가능한 상태에서 암을 진단받는 경우에는 전립선 양측에 위치하는 신경혈관다발을 보존할 수 있습니다. 이를 위해서는 수술시 전립선에 분지하는 각각의 신경과 혈관을 조심스럽게 분리해야 합니다.

발을 보존하는 것이 일반적으로 가능합니다. 이 신경혈관다발들은 전립선막의 바깥쪽에 위치하고 있습니다. 만약 암이 전립선막을 침범하더라도, 1-2mm 정도만 자라 들어간 다음에는 정낭 쪽으로 방향을 틀어 자랍니다. 신경혈관다발이 전립선에서 평균 5mm 떨어져있으므로, 비록 암이 전립선막을 침범했다고 해도 가장자리에 암조직을 남기지 않고(negative surgical margin) 양측에서 신경혈관다발을 모두 보존할 수 있습니다. 최근 들어 제가 수술한 환자 중 암이 전립선막을 벗어나 신경 혈관 다발까지 침범한 환자 100명과 다른 경험 많은 의사가 수술한 환자 중 같은 조건인 100명을 비교해보았습니다. 저는 16%의 환자에서, 다른 집도의는 63%의 환자에서 신경혈관다발을 광범위하게 절제하였습니다. 하지만, 절제면 양성 빈도는 두 군 모두 약 6% 미만으로 차이가 없었습니다. 수술 1년 후, 저 환자의 경우 84%가, 다른 집도의 환자의 경우 64%가 발기력이 유지되었습니다. 이 연구는 개복 근치적 전립선 절제술

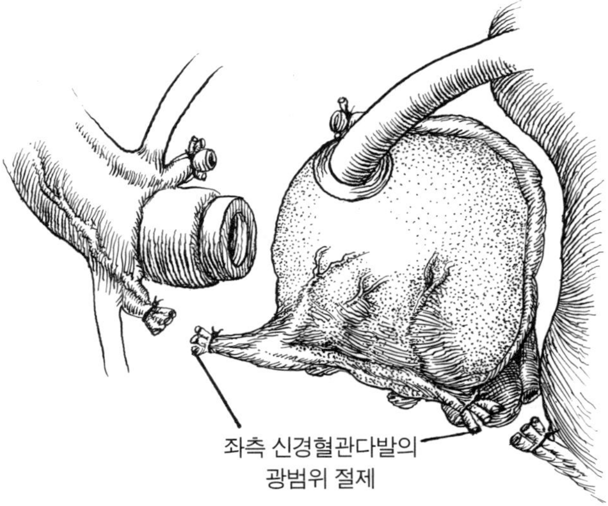

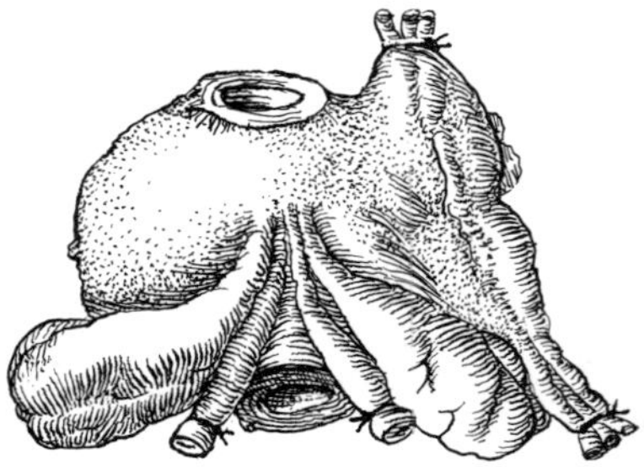

| 그림 8.6 | 근치적 치골뒤 전립선 절제술 (계속)

암이 이미 신경혈관다발을 침범하여 보존할 수 없다면 이를 포함하여 전립선을 제거해야 하니다. 이를 광범위절제라고 합니다. 암을 조금도 남기지 않기 위해서 전립선 주위 조직을 가능한 많이 제거합니다.

을 하는 데 있어 경험이 많은 집도의는 언제 이 다발을 살려야 하는지 말아야 하는지, 즉 수술 절제면에 충분한 조직을 제거하여 절제면 양성이 나오지 않으면서도 환자의 발기력을 보존하는 방법을 알고 있음을 말해줍니다.

좋은 수술 장비가 있으면 많은 도움이 됩니다. 저는 광섬유로 된 헤드라이트를 사용하여 수술 부위의 시야를 밝게 하고 루페(Loupe)라고 불리는 확대경을 사용합니다. 4.5배 확대경은 아주 훌륭한 3차원 확대 영상을 제공하여 복강경이나 로봇 수술시 이용하는 장비들과 같은 효과를 제공합니다. 수술 도중에 신경을 자극하는 것은 어떨까요? 일부 집도의들은 이것이 신경을 찾는데 도움을 준다고 믿습니다. 저희 기관에서도 이에 관한 연구를 광범위하게 진행하였습니다. 하지만 현재의 기술로는 존재하지 않는 신경을 있다고 하기도 하고 신경이 어디에 있는지 정확하게 집어내지 못하기도 합니다. 현재 시점에서 신경 자극은 하나의 술책에 불과하며 경험이 풍부한 의사의 정확도와 비교할 수 없습니다.

1997부터 2000년까지 존스 홉킨스 병원에서 연속적으로 시행한 근치적 전립선 절제술 환자 500명의 경우, 87%가 양쪽 신경을 다 보존하였고, 13%는 한 쪽 신경을 보존하였습니다. 병리학자들의 판독결과, 환자의 95%에서 암이 완전히 제거되었고, 제거된 조직의 가장자리 부분에서도 암조직을 찾을 수 없었습니다(절제면 음성). 단지 5%에서 절제면 양성이 나왔고, 2%만이 신경혈관다발 부위에서 암이 발견되었습니다. 그리고 절제면 양성인 환자들 중 절반은 수술 전 조직검사 결과와 반대쪽 부위에 암이 있었습니다.(다시 말하지만, 의사들은 수술 전 조직검사 결과에서 양성으로 나온 쪽의 신경혈관다발은 무조건 자르는 것을 주의해야 합니다.) 계속 10장에서 언급하겠지만 이들 환자의 대부분은 결국 완치되었습니다.

만약 이 신경 중 하나를 절단해야 된다고 판단이 서면 절단해야 합니다.(그림 8.6) 한쪽 신경다발이 남아있어도 발기를 유지할 수 있으며, 두 신경다발 모두 절단하더라도 정상적인 자극이나 성욕, 그리고 극치감까지 느낄 수 있다는 것을 기억하십시오. 사실 근치적 전립선 절제술을 받지 않았더라도 나이가 듦에 따라 발기가 되지 않아 고민하는 노인들이 많습니다. 이는 노화 과정에서 대부분의 남성들이 겪게 되는 피해 갈 수 없는 문제입니다. 달리 표현하자면 피할 수 없는 총알과 같습니다. 그렇다하더라도 이미 주변에는 이를 해결할 수 있는 많은 방법이 있으며, 이를 통해 정상적인 성생활을 할 수 있습니다.(11장 참고)

수술을 하기 전에 미리 신경을 보존할 수 있을 것인가 없을 것인가는 알 수 없습니다. 몇몇 의사들은 MRI나 초음파와 같은 영상의학검사가 도움을 준다고 믿고 있지만 저의 경험으로는 달랐습니다. 사실 영상 판독결과로 인해 치료의 방향이 잘못된 경우도 있습니다. 암 조직이 어디 있는지는 오직 수술장 안에서만 확인이 가능합니다. 어떤 비뇨기과 의사들은 조직검사 결과 양성이 나온 부근의 신경혈관다발을 반드시 잘라야 한다고 생각합니다. 다시 말하면, 생검 결과에서 좌엽에 암이 있다고 나오면, 좌측 신경혈관다발도 잘라야 한다는 것입니다. 그러나 이것은 잘못된 생각입니다. 충분히 의도적이기는 하지만 이는 조건반사식의 선택입니다. 실제로 절제면 양성이 가장 흔한 부위는 전립선 첨부(요도와 전립선이 만나는 곳)이며, 그 다음으로는 전립선의 후부(직장과 접한 부근), 그리고 마지막으로 후측부(신경혈관다발과 근

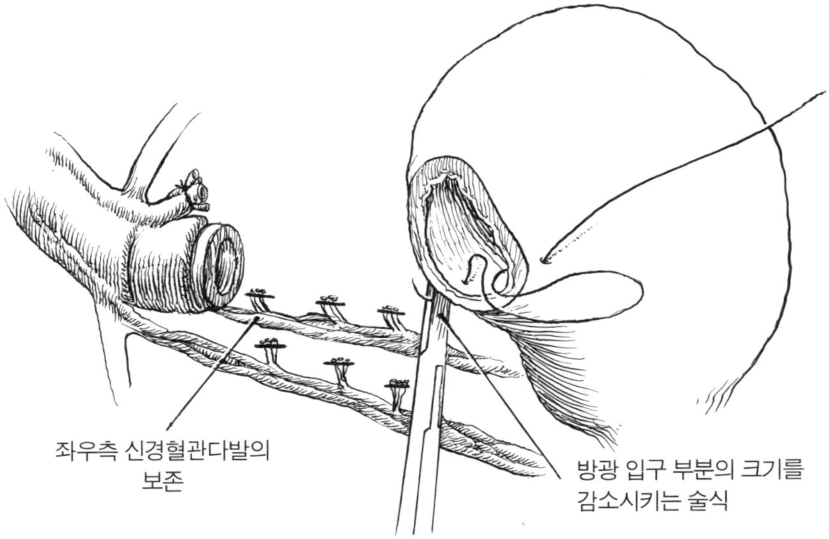

| 그림 8.7 | 근치적 치골뒤 전립선 절제술 (계속)

이 그림은 전립선을 제거한 후의 상태입니다. 요도에 비해 방광 입구가 상대적으로 큰 것을 확인할 수 있습니다. 요도와 방광을 연결하기 위해서는 방광입구의 크기를 감소시켜야 합니다.

접한 부근)입니다.

경험이 많은 집도의는 미리 어떤 결정도 내리지 않습니다. 기다렸다가 수술 중에 암의 범위를 판단합니다. 수술 중에는 눈으로 볼 수 있으며, 무엇보다 손으로 만져볼 수 있습니다. 수술 중에 암이 전립선의 가장자리에도 있다고 느껴지면, 신경혈관다발을 제거해야 합니다. 또한 전립선에서 신경다발을 분리할 때 유착이 있다고 느낀다면 제거해야 합니다. 이는 일종의 적신호로 암이 전립선 영역을 벗어나기 시작한다는 것을 의미합니다. 그러나 단단함이 느껴지지 않고, 전립선으로부터 많이 떨어져 있다면 보존해도 안전할 것입니다. 최종 점검 차원에서 수술의 후반부에 신경혈관다발을 다시 한 번 확인해야 합니다. 전립선을 제거한 뒤 검체를 유심히 관찰합니다. 만약 암조직을 조금 더 제거해야 된다고 판단된다면, 그 때에는 신경혈관다발도 같이 제거합니다. 불행히도 현재의 복강경술이나 로봇을 이용한 수술의 경우에는 수술이 완전히 끝나기 전까지 전립선을 관찰할 수가 없습니다.

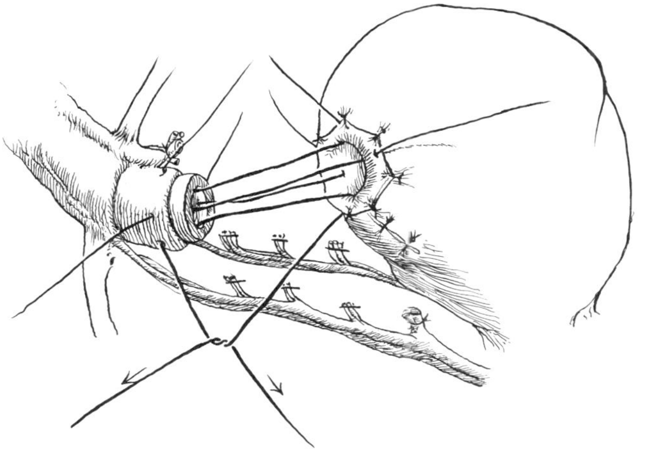

| 그림 8.8 | 근치적 치골뒤 전립선 절제술 (계속)
수술이 거의 끝나가는 상태입니다. 이 술기는 술자가 요로를 재건하는 과정입니다. 전립선이 위치하던 공간으로 방광을 끌어당겨 요도와 요도괄약근에 연결합니다.

만약 신경을 보존해야겠다는 판단이 서면, 전립선과 연결된 작은 신경가지들을 조심스럽게 분리합니다. 그러나 신경혈관다발을 한 쪽이나 양쪽 다 광범위하게 잘라야 한다면, 요도 근처 직장과 인접한 부위를 자릅니다.

다음으로, 전립선과 방광을 연결하는 방광독을 자릅니다.(그림 8.7) 양쪽 정관과 함께 정낭을 제거합니다.(만약 더 많은 해부학적 지식을 원할 경우 1장을 참고하십시오.) 이 단계에서의 목표는 전립선과 함께 주변 조직을 최대한 같이 잘라내는 것입니다. 마지막으로, 요로를 재건합니다. 방광과 요도를 연결하며 배뇨조절과 관계있는 괄약근도 연결시켜줍니다. 방광과 요도 사이의 전립선이 차지하고 있던 공간은 이제 방광으로 채워졌습니다. 어떤 사람들은 음경의 길이가 짧아지지 않을까 걱정합니다. 즉 음경을 당겨서 방광으로 잇는다고 생각합니다. 그러나 이러한 일은 일어나지 않습니다. 대신에 유동적인 방광을 아래쪽으로 내려 어렵지 않게 요도와 연결이 가능합니다. 봉합을 통해 방광목을 줄여 요도의 지름에 맞춥니다.(그림 8.7) 수술 후 상처가 아물고 물이 새지 않을 정도로 조직이 아물 때까지 도뇨관을 남겨둡니다.

신경이식의 유행

안전한 것을 추구하는 의사들은 양쪽 신경혈관다발을 다 잘라야 암을 치료할 확률이 크다고 믿습니다. 그리고 자른 부분을 신경이식을 행하여 발기기능을 되찾아 주려고 합니다. 와! 정말 좋은 생각 아닙니까? 좋은 아이디어라는 것은 인정하지만, 조기검진이 가능한 PSA시대에는 신경혈관다발을 다 자를 필요가 없습니다.

만약 암이 전립선의 양쪽 전립선막을 벗어나 양쪽 신경다발을 다 잘라야 하는 지점까지 자랐다면, 이 환자는 치료할 수 없습니다. 왜냐하면 암이 벌써 전이되서 다른 장기로 퍼졌기 때문입니다. 저는 지난 15년간 시행한 근치적 전립선 절제술 환자 2,700명 중 오직 7명에서만 양쪽 신경을 다 제거했습니다. 이중 4명은 치료할 수 없는 상태였습니다. 왜냐하면 림프절에도 전이된 상태였고, 정낭과 다른 곳에도 암이 전이되었기 때문입니다. 그리고 다른 세 명의 경우는 전립선막을 벗어나지 않은 것으로 판정났습니다. 저는 이런 경험을 통해서 양쪽 신경을 다 제거하는 것은 절대 필요 없다고 믿습니다. 양쪽 신경을 제거해야 하는 사람들은 신경이식술이 필요 없고, 신경을 제거할 필요가 없는 사람들은 신경이식을 받아서 다시 신경이 되살아나길 바라는 것보다 자신의 신경을 보존하는 수술을 훨씬 선호할 것입니다.

뿐만 아니라 신경이식에 대한 아이디어가 요즘에 다시 살아나고 있는데 전혀 새로운 내용이 아닙니다. 1989년 존스 홉킨스 브래디 비뇨기과학 연구소(Brady Urology Institute)에서 신경이식을 통한 성기능 회복에 대한 실험을 최초로 실시하였습니다. 이상적인 동물모델로 쥐를 선정하였습니다. 쥐의 경우는 인간과 다르게 발기 관련신경이 크고 분명했습니다. 쥐에 대한 실험에 자극을 받아 1990년도 초, 신경까지 다 잘라낸 환자를 대상으로 신경이식 수술을 시행하였습니다. 그리고 그 후 5년 동안 환자의 예후를 추적관찰하였습니다. 그러나 불행하게도, 신경이식을 받은 환자와 받지 않은 환자의 성기능은 뚜렷한 차이점을 보이지 않았습니다. 그 당시에 PSA검사가 유행하기 시작하였습니다. PSA로 인한 진단 기술의 발전으르 조기 진단이 가능해져 암을 치료가능한 시기에 발견할 수 있으므로 점점 더 신경다발을 제거해야 할 필요성이 없어지고 있습니다.

최근 외과의들은 신경이식을 다른 시각으로 바라보고 있습니다. 어떤 의사들의 보고에 따르면, 양쪽 신경 전부를 제거한 후 신경이식을 받은 환자 중 30%에서 성기능이 회복되었다고 합니다. 그러나 연구 결과들을 살펴본 결과 신경이식을 받은 환자의 58%가 전립선 양쪽 어디에도 암이 전립선막을 뚫고 나왔다는 증거가 없었습니다. 결국 이 사람들은 처음부터 양쪽 신경다발을 제거할 필요가 없었던 사람들이였던 것입니다. 뿐만 아니라 성기능을 회복한 사람들이 정말 암조직 제거를 위해 신경다발을 제거할 필요가 있었던 사람들인지 아니면 전립선에만 국한된 암을 가지고 있어 비교적 예후가 좋아 신경을 제거할 필요가 없었던 사람들이었는지 명확하지 않았습니다.

한쪽 신경혈관다발을 제거한 경우 신경이식은 어떨까요? 어떤 의사들은 한 쪽 신경혈관다발을 제거한 경우 오로지 25%의 환자에서만 발기력이 유지되었다고 하였습니다. 그러나 존스 홉킨스 대학병원의 경우에는 신경이식을 하지 않고 한쪽신경만 제거한 경우 64%의 환자가 성기능을 유지할 수 있었습니다. 그렇다면 나머지 한쪽 신경을 이식하는 것이 더 좋은 결과를 가져다줄까요? 논의의 필요성이 그다지 없습니다. 몇 년 전에 존스 홉킨스 병원에서 수술 후 환자들의 성기능 회복에 영향을 주는 요소들에 대해서 분석한 연구결과에 따르면 암이 넓게 퍼진 경우, 즉 전립선막을 벗어났거나 암이 정낭을 침범했을 경우, 양측신경 모두를 살린다고 해도 성기능을 유지하기 어렵습니다.

그리고 신경이식한 부위에만 문제가 생기는 것은 아닙니다. 이식할 신경을 잘라낸 발의 감각이 둔해지고 수술 후 걷는데 오랜 시간이 걸립니다. 뿐만 아니라 발에서 신경을 잘라내어 골반 깊숙이 신경을 이어주는 과정은 수술시간을 연장시키고 출혈량이 많아질 수 있습니다. 신경이식이라는 과정을 근치적 전립선 절제술에 추가하기 위해서는 무작위 통제 연구가 선행되야 합니다.

결론: 전립선 밖으로 벗어난 국소암의 경우 신경의 보존 상태여부에 상관없이 성기능을 유지하기 어렵습니다. 뿐만 아니라 신경이식을 통해서도 별 도움을 받지 못할 것입니다. 만약 한 쪽 신경을 제거해야 하는 경우라면, 대측 신경을 보존 할 수 있는 능숙한 기술을 가진 비뇨기과 의사를 찾는 것이 최선입니다. 다시 말하지만, 양쪽 신경을 다 제거했다 하더라도 정상적인 성생활을 하지 못하는 것은 아닙니다. 필요하다면 11장을 참고하십시오.

수술 후

수술 후에도 아무것도 흘러나오지 않을 때까지 배액관(drain)을 복부에 남겨 둘 것입니다.(보통 하루에서 이틀 걸립니다.) 그리고 수술 중에 음경으로 삽입하여 빠지지 않게 작은 풍선으로 고정시켜 놓은 도뇨관도 1-2주일 정도 유지할 것입니다. 참고: 도뇨관를 삽입한 사람들에게 흔히 발생하는 요로 감염을 최소하하기 위해, 도뇨관을 제거하기로 한 날 하루 전부터 시프로플록사신(ciprofloxacin)이나 레보플록사신(levofloxacin)과 같은 항생제를 복용하기 시작하여 5일간 지속적으로 복용합니다. 그리고 도뇨관을 제거하는 날은 수분을 충분히 흡수합니다. 의사는 강한 요속으로 소변을 보라고 할 것입니다.(참고: 배뇨를 조절하는 데까지 걸리는 시간은 개개인마다 차이가 있습니다. 그리고 배뇨조절은 바로 완벽하게 되지는 않습니다. 당신의 주치의는 요폐색 여부를 우선적으로 확인할 것입니다.)

도뇨관을 삽입하는 가장 큰 이유는 새로 방광과 요도를 연결(anastomosis - 문합)한 부위가 치유되기까지 시간을 벌어주기 위한 것입니다. 배액관의 역할은 문합된 곳이 치유되는 과정에서 누출되는 소변이 몸에 고이지 않게 빼 주는 것입니다. 배액관은 아무것도 흘러나오지 않을 때까지 제거하지 말아야 합니다. 도뇨관을 움직이지 않게 고정해 놓는 것도 중요합니다. 부주의하게 잡아당기거나, 수술 후 일찍 제거하면 문제가 심각해집니다. 그렇게 되면 평생 요실금을 가지고 살아야 할 수도 있습니다. 허벅지에 잘 고정을 시키고 고정에 문제가 없는지 종종 확인해야 합니다. 도뇨관에 적응하는 데에는 어느 정도의 시간이 필요합니다. 하지만 도뇨관은 치유를 돕기 위해 임시적으로 사용하는 것입니다. 집에서는 대부분 커다란 소변주머니에 도뇨관을 연결시켜 놓고 가급적 다리에 차는 소변주머니의 사용을 자제하시기 바랍니다. 다리에 착용하는 소변주머니는 용량이 작아 많은 양의 소변을 담지 못합니다. 소변이 가득 찬 사실을 모르고 있을 경우 소변이 더 이상 갈 곳이 없어 역류하게 됩니다. 당신의 주치의의 선호도에 따라 도뇨관은 1-2주 간 착용하게 됩니다.

● **도뇨관 주변의 출혈** 생각만 해도 무섭겠지만 흔히 있는 일입니다. 특히 장운동을 위해 힘을 주는 경우에 많이 일어납니다. 걱정하지 마십시오. 자연적으로 멈

출 것입니다. 그리고 소변에 피가 조금 섞여서 나온다고 너무 걱정하지 마십시오. 특별한 의미가 있는 것은 아닙니다. 거의 대부분 카테터를 제거할 때 쯤에 자연스레 없어집니다. 가끔 이런 출혈이 자연적으로 나타나는 경우도 있고, 힘차게 걷는 등 운동을 과하게 하거나, 아스피린이나 이부프로펜과 같은 약을 복용하였을 경우에도 발생합니다. 만약 출혈이 보인다면 물을 많이 섭취하시기 바랍니다. 이는 피를 희석시켜 카테터 내에서 피가 응고되는 현상을 방지하며 피를 멈추게 해 줄 것입니다.

● **도뇨관 주변으로 소변이 새는 현상** 이 증세 역시 환자들을 두렵게 만듭니다. 그러나 너무 걱정 안 해도 됩니다. 걸어다니거나 장운동이 활발할 경우 누출 현상이 생깁니다. 기저귀나 그 외 다른 흡수 물질을 사용함으로써 이를 해결할 수 있습니다. 도뇨관을 통해서 소변이 나오지 않을 경우, 바닥에 바로 누운 상태에서 물을 많이 마십니다. 한 시간이 지나도 소변이 나오지 않는다면, 카테터가 막혔을 가능성이 있습니다. 따라서 그 때에는 즉시 의사에게 연락하십시오.

● **소변침전물** 종종 일어나는 문제로 환자들이 매우 당황해 할 수 있습니다. 소변 침전물은 여러 가지 형태로 나타납니다. 혈뇨가 있은 후에 검은색을 띠는 덩어리 형태의 응고물질들을 볼 수 있습니다. 하지만 이런 응고덩어리들은 자연스레 없어집니다. 그리고 소변의 pH(산도)는 하루 중에도 수시로 변합니다. 예를 들어, 식사 후 소변은 알칼리성이 됩니다. 소변에는 정상적으로 인산(phosphate)이라는 물질이 들어있습니다. 이 물질은 소변에 산이 부족하면 침전되어 뿌연 형태로 관찰됩니다.(요로감염이 생겼을 경우에도 소변이 뿌옇습니다. 아래 내용을 참고하십시오.)

● **방광 경련** 방광 경련은 통증이 굉장히 심합니다. 다행히도 방광 경련은 그리 흔하지 않습니다. 방광 경련이 생기는 환자들은 주로 수술 전에 전립선비대증으로 방광벽이 비후되었거나 과민성 방광을 가진 이들입니다. 수술 시 삽입한 커다란 도뇨관은 자극원이 되며, 방광은 도뇨관을 밀어내기 위해 수축을 하게됩니다. 경련은 일정한 주기 없이 찾아오거나, 장운동이나 산책 등의 활동에 의해서도 일어날 수

있습니다. 만약 방광 경련이 생긴다면, 누워서 수축이 호전될 때까지 기다려 보시기 바랍니다. 그리고 경련이 자주 있다면 약물을 복용해 보십시오. 비스테로이드성 진통제인 이부프로펜 등의 약물은 평활근육을 이완시켜주기 때문에 효과가 좋습니다. 계속되는 경련에 대해서는 바륨(valium)등의 신경안정제를 쓰면 도움이 될 것입니다.

● **통증** 도뇨관을 차고 주로 집에 있게 될 것입니다. 어떤 시술을 하던 간에 병원에서 가급적 빨리 퇴원하는 것이 최근 추세입니다. 전립선 수술 또한 예외는 아닙니다. 다행히도 근치적 전립선 절제술을 받은 환자는 실제로 조기 퇴원이 문제가 되지 않으며 일반적으로 회복도 빠릅니다. 과거에는 근치적 전립선 절제술을 받은 환자의 경우 약 일주일 간 병원에 있어야 했습니다. 왜냐하면, 먹을 수가 없었기 때문입니다. 이에 대한 원인을 수술 탓으로 돌렸습니다. 어떤 이유에서건 수술로 인해 장운동이 감소하기 때문입니다. 정상적인 장운동을 회복하기 위해서는 2-4일 정도 시간이 걸렸습니다. 이렇게 장이 회복되는 데 시간이 많이 오래 걸리는 것은 수술 후 투여하는 진통약물 때문인 것으로 밝혀졌습니다. 최근에는 진통제가 꼭 필요할 경우에만 투여합니다.

존스 홉킨스 병원에서는 수술 직 후 시간당 일정량의 약물을 자동적으로 투여하는 무통주사를 사용합니다. 통증 조절에 필요한 최소량의 진통제를 지속적으로 정맥혈관으로 투여하며, 환자 스스로가 더 필요하다가 판단하면 버튼을 눌러 용량을 일시적으로 증량합니다.

근치적 전립선 절제술을 시행받은 모든 환자들은(개복 수술, 복강경, 로봇 수술을 받은 모든 환자) 수술 다음 날 진통제 맞는 것을 중지하고, 케토롤락(ketoroloac)과 같은 비스테이로이드성 소염제(NASIDS)로 교체합니다. 그들은 수술 당일 저녁부터 유동식을 먹을 수 있고, 그 다음날부터 일어나서 돌아다니며 고형식을 시작합니다. 수술 후 1-2일 후에 퇴원할 수 있습니다. 수술 방법에 관계없이 대부분의 환자들은 약간의 통증만을 호소합니다. 아마도 수술하기 위해 절개 했던 부위가 가장 아프리라고 상상하겠지만 그렇지 않습니다. 그 대신에 통증이 한 쪽으로 치우쳐 나타나며 양측에 똑같이 나타나는 경우는 거의 없습니다. 통증은 주로 복부 근육의 자극에서 오는데, 때로는 배액관이 위치한 곳에서 통증이 유발되기도 합니다. 통증은 모든 환자에서 자연스레 사라집니다.

의사가 가능하다고 하면 언제든 퇴원이 가능하고, 퇴원 후에는 무엇이든 먹고 마셔도 상관없습니다. 정도에 따라서는 알코올도 괜찮습니다. 가장 피해할 것은 변비입니다. 전립선이 직장위에 위치한다는 사실을 기억하십시오. 전립선을 제거한다면, 수술 후 첫 3개월 동안 이 부분의 직장은 얇아지고 특히 손상받기 쉽습니다. 따라서 한동안은 관장을 하지 말아야 하며, 항문으로 온도를 재지 않도록 해야 합니다. 그리고 매일 장운동을 하는 것이 필수적입니다. 많은 사람들의 경우 행동보단 말이 쉽습니다. 진통제 복용, 저조한 활동량 그리고 약간의 탈수 증세(수술 전후로 충분한 양의 수분 섭취를 하지 않는 것) 등이 합쳐서 변비를 일으킬 수 있습니다. 이 과정이 원활하게 돌아가기 위해서는, 변 완화제나 설사제를 며칠 동안 복용하는 것이 좋습니다. 만약 변비가 있다면, 미네랄 오일이나 마그네시아 유제를 드시기 바랍니다.(다시 강조하지만, 관장제를 사용하지 마십시오. 장천공이 생길 수 있습니다.)

● **수술 절개 부위 관리** 병원에서 퇴원하자마자 샤워를 할 수 있습니다. 퇴원하기 전에 피부에 있던 클립을 제거하고 그 자리에 스테릴 스트립(sterile strip – 상처를 고정하는 테이프의 일종)을 붙여 줄 것입니다. 이것은 일종의 테이프로 절개한 부위의 양쪽 가장자리를 당겨서 붙여주는 역할을 합니다. 스테릴 스트립은 몸의 자연스러운 치유과정이 서서히 진행되기 시작하는 술 후 일주일째까지 붙이고 있어야 합니다.(이를 붙임으로써 상처가 조금은 작아집니다.) 스테릴 스트립이 떨어지지 않도록 샤워 전에 절개 부위로 플라스틱 랩을 덮습니다. 어떤 환자들은 병원에서 퇴원한지 며칠 지나지 않아 절개부위에 감염증상이 나타납니다. 감염 증세는 절개 부위에서 배출되는 액체로 확인 할 수 있습니다. 맑은 액체이거나 고름과 피가 섞여서 나오기도 합니다. 그렇지만 걱정하지 마십시오. 과산화수소와 면봉으로 간단히 해결할 수 있습니다. 면봉에 과산화수소를 묻히고 배액되는 구멍으로 넣어 소독하십시오.

●**요로 감염** 도뇨관을 차고 있으면, 요로 감염이 일어나기 쉽습니다. 도뇨관을 차고 있는 동안 요로 감염이 발생하면 소변의 색깔이 뿌옇거나 도뇨관 주변으로 고름이 배출되는 것이 보일 것입니다. 의사와 상의하면 레보플록사신이나 시프로플록사신과 같은 항생제를 처방해줄 것입니다.

●**언제쯤 일상생활로 돌아갈 수 있을까요?** 카테터를 제거하기 전까지는 너무 서두르지 마십시오. 원하면 무엇이든 마시고 먹을 수 있으며, 오래 걸을 수도 있고(무리하지 않는 정도), 계단도 오르락 내리락 할 수 있습니다. 또한 수술 2-3주 후부터는 운전도 가능하며 일을 시작해도 됩니다. 얼마나 금방 일을 할 수 있느냐는 얼마나 빨리 회복되느냐에 달렸습니다. 하지만 카테터를 제거하고 나면, 대부분 환자의 경우 수술 후 4주까지는 일상 생활로 돌아갈 만큼(골프치는 것도 포함) 충분히 회복됩니다.

어느 정도의 요실금은 감수해야 합니다. 정상적인 과정이며 영구적인 것은 아닙니다. 결국에는 호전될 것이니 너무 낙심하지 마십시오. 그리고 발기에도 약간의 장애가 따를 것입니다.(자세한 내용은 11장을 참고하십시오.)

마지막으로, 의사는 당신에게 특정한 자세를 취해 앉을 것, 혈액순환을 원할히 하기 위해 다리 운동을 할 것, 그리고 수술 직후 걸을 것을 권할 것입니다. 이렇게 하는 것은 혈전을 예방할 수 있다는 점에서 매우 중요합니다.

다른 수술법들

근치적 회음부 접근법

근치적 회음부 전립선 절제술의 경우 직장과 음낭사이의 회음부를 절개하여 그 사이로 전립선을 절제합니다. 이 수술은 1904년 근치적 전립선 절제술의 창시자인 존슨 홉킨스 병원의 휴그 햄튼 영(Hugh Hampton Young)에 의해 고안된 방법입니다. 수술 전 준비와 회복이라는 관점에서는 치골뒤 전립선 절제술(복부를 통해 전립선에 접근하는 방법)과 유사하지만 몇 가지 장점이 있습니다. 우선 출혈이 적습니다. 왜냐하면 전립선 위쪽으로 흐르는 주요 정맥(배부정맥총)을 절제하지 않기 때문입니다. 그렇지만 다른 관점에서 본다면 치골뒤 전립선 절제술보다 조직을 많이 제거할 수 없습니다. 따라서, 암조직이 전립선막을 넘어선 상태라면, "절제면 양성"인 경우가 치골뒤 전립선 절제술에 비해 많을 것입니다. 골반 림프절에 암이 있을 가능성이 적다면 복부를 절개할 필요가 없습니다.(6장의 Partin 표를 참고하십시오.) 그러나 많은 남성들에서 림프절에 암조직이 없는지 확인하기 위해서 회음부 절제술을 하기 전에 복강경으로 림프절을 절제합니다. 보고된 바에 따르면, 치골뒤 전립선 절제술보다 회음부 전립선 절제술에서 수술 뒤 PSA 수치가 다시 높아지는 경우가 많다고 합니다. 따라서 만약 암이 전립선막을 벗어났을 가능성이 크거나 전립선막 근처에까지 자라 있다면 치골뒤 접근법을 권합니다.

또 다른 연구에 따르면 회음부 절제술이 치골뒤 절제술보다 요실금의 확률이 적다고 합니다. 그러나 또 다른 부작용인 변실금의 확률은 더 높습니다. 왜냐하면 회음부 접근법은 항문괄약근에 영향을 주기 때문입니다. 회음부 절제술을 시행한 환자의 9%에서 술 후 일주일 내에 변실금이 생겼다는 보고도 있습니다.

그리고 이 방법의 또 하나의 단점은 수술 공간이 좁아 시야 확보가 어렵다는 점입니다. 따라서 전립선 양쪽을 따라 주행하는 발기와 관련된 얇은 신경이 존재하는 신경혈관다발을 보존하기가 어렵습니다. 즉 발기력을 유지하기가 어렵습니다. 비만인 사람은 수술을 하기 어렵습니다. 특히 복부 비만이 심한 경우는 더욱 어렵습니다. 회음부에 접근하기 위해서는 환자의 다리를 들어올려 환자를 마치 프레첼(pretzel) 모양으로 접어야 합니다. 이 자세를 오래 유지할 경우 신경이 눌려 생리적 신경차단(neurapraxia-발기를 조절하는 신경이 수술 중에 손상되는 경우에도 이 문제가 생길 수 있습니다.)이 생기기도 하고, 가끔은 다리와 발에 감각 또는 운동신경이 마비됩니다. 듀크 대학의 연구결과에 따르면, 근치적 회음부 전립선 절제술을 시행받은 환자 111명 중 21%가 신경차단이 생겼다고 합니다. 이 증상은 대부분 일시적입니다. 환자가 과도한 쇄석위 자세를 유지하는 시간을 줄이면 문제를 예방할 수 있다고 합니다.

● **수술 중에는 어떤 일들이 일어날까요?** 전신마취를 하게 되므로 수술 중에는 의식이 없습니다. 전립선에 접근하기 위해 직장 바로 윗부분을 절개합니다. 전립선을 직장, 방광, 요도 그리고 정관으로부터 서서히 분리합니다. 정낭은 전립선과 같이 제거합니다. 그 후에 방광을 요도와 다시 문합합니다.

복강경/로봇 근치적 전립선 절제술

언젠가는 모든 수술이 덜 침습적인 방법으로 시행될 것이고 복부의 큰 상처는 옛 말이 될 것입니다. 복강경은 광원이 연결된 관을 작은 구멍을 통해 몸 안으로 삽입하는 방법으로, 이곳으로 의사들은 메스를 삽입할 수 있습니다. 복강경은 "작은 것이 더 좋다"는 개념에서 시작한 것입니다. 작은 구멍은 작은 절개, 그리고 짧은 회복 시간을 의미합니다. 담낭절제술 등 복강경을 이용한 다른 수술들은 비교적 효과가 좋았으며, 부작용도 적은 것으로 밝혀졌습니다. 최근 들어서는 로봇을 기구들과 연결하여 복강경 수술을 하는 단계에 이르러 좀 더 정교한 수술이 가능하게 되었습니다. 이런 진보된 기술을 근치적 전립선 절제술에 적용하는 것이 현재로써 가능할까요?

근치적 전립선 절제술은 그 어떤 수술보다도 복잡한 수술 중 하나입니다. 전립선을 둘러싸고 있는 주변 조직들은 손상받기 쉬우며, 집도의들은 발기력이나 배뇨 기능에 영향을 미치지 않으면서 암과 포함한 주변 조직을 충분히 제거해야 하는 위험한 줄타기를 해야합니다.

그렇다면 전립선 절제술을 복강경으로 시행하는 것은 어떨까요? 불과 몇 해 전만 해도 전혀 이득이 없다고 생각했습니다. 이 미숙한 시도의 결과는 비참했습니다. 출혈이 심했고, 요도와 방광의 연결이 어려워 12시간까지도 소요되는 장시간의 수술이었기 때문입니다. 그러나 새로운 봉합방법이 유럽에서 유행하기 시작하면서 복강경 수술에 대한 관심이 다시 일기 시작했습니다. 이제는 수술시간도 3시간 미만으로 줄었고 몇 가지 장점도 있다고 합니다. 이제는 출혈도 적고, 문합 부위에서 소변이 새지 않는 단계에 이르렀습니다.

● **장점** 복강경 수술을 지지하는 의사들은 거의 열광적입니다. 그들은 이러한

확실한 장점들 때문에 열광합니다. 첫 번째로 출혈량이 적습니다. 전립선을 적출해 내기 위해서, 집도의는 고압의 CO_2 가스를 사용하여 풍선처럼 복부를 팽창시킵니다. 이 과정에서 출혈 가능한 많은 정맥들이 압박을 받게 됩니다. 이로 인해 출혈량이 줄었으며 수술 후에도 적혈구 수치가 높았습니다.(그러나 이는 환자 자신의 혈액을 수혈 받는 것과 비교해서 매우 미미한 효과만 있습니다. 존스 홉킨스에서는 수술 전에 환자가 1-2팩의 혈액을 뽑으며, 환자 중 1-2%만이 수술 중 더 많은 수혈을 필요로 합니다.) 다른 장점으로는 뛰어난 확대능력입니다. 특히 로봇에서는 3차원 영상이 제공됩니다. 개복 수술을 하는 의사의 입장에서는 4.5배의 확대경(Loupes)을 사용해도 3차원으로 확대된 영상을 얻을 수 있습니다. 마지막으로, 이 방법의 단점 중 하나가 동시에 장점일 수 있습니다. 본래 복강경/ 로봇 수술은 시간과의 싸움입니다. 그러나 이로 인해 발기와 관련된 섬세한 신경을 덜 잡아당기고, 힘을 덜 가함으로써 발기력 회복에 도움을 줄 수 있습니다.

● **단점** 복강경/로봇 수술의 가장 큰 단점은 수술 시에 촉지가 불가능하다는 것입니다. 촉감은 신경 보존술에서 매우 중요합니다. 신경을 보존하는 것이 안전하다는 확신을 갖기 위해서 집도의가 조직을 느끼는 것은 정말로 중요합니다. 예를 들어, 개복술에서 신경을 노출시키기 전에 우리는 주변 조직들을 만져봅니다. 조금이라도 단단하게 느껴지면 신경을 절제하게 됩니다. 전립선에서 신경을 박리해 가는 과정에서도 계속 촉지하여 재확인합니다. 저항감이나 유착이 느껴진다면 그 곳에 암이 있다는 것을 나타내는 강력한 지표가 될 수 있으며, 이때에는 신경을 포기해야 합니다. 마지막으로 전립선을 제거한 직후에는 직장수지검사에서와 마찬가지로 전립선을 자세하게 확인하는 과정이 필요합니다. 이때에는 결절을 촉지하는 방법이 직장을 통한 것이 아니라는 것만 다릅니다. 만약 의심되는 부위를 발견했다면 우리는 이 부위가 있던 곳에서 추가적으로 조직을 절제해 낼 수 있습니다. 복강경 수술에서는 이러한 촉감이 불가능합니다. 이는 마치 젓가락을 이용하여 점자책을 읽는 것과 같다고 볼 수 있습니다. 그리고 로봇을 이용한 수술에서 집도의는 이런 감각을 전혀 느낄 수 없습니다. 또한 복강경/로봇 수술에서는 수술이 끝날 때까지 전립선을 적출하

지 않기 때문에 만약에 더 제거해야 할 조직이 있어도 다시 돌아갈 수 없습니다. 기술의 발달로 조직을 간접적으로 촉지할 수 있게 된다면 복강경술이나 로봇 수술이 보다 개선될 것입니다. 현재로써는 복강경술을 이용하는 경우 기구가 손가락 끝에서 멀리 떨어져 있기 때문에 미세한 조절을 하는 데 있어 제약이 따르게 됩니다. 그러나 로봇을 이용하게 되면 기구의 특성상 미세 움직임이 가능합니다.

복강경/로봇 수술에서는 신경을 안전하게 보존할 수 있을지 결정하기가 어렵고 유착이 있을 수도 있기 때문에 개복 수술에 비해 양측 신경을 보존하는 빈도가 낮습니다. 따라서 만약 당신이 복강경이나 로봇 수술에 관심이 있고 주치의가 당신에게 "만약 내가 양측 신경을 보존하면 발기가 될 가능성은 x %입니다"라고 한다면, 반드시 다음 질문을 하십시오. "나와 같은 환자에서 얼마나 자주 양측 신경을 보존하십니까?"

장기적인 암조절 능력이 표준 치료인 해부학적 근치적 치골뒤 절제술만큼 좋을지는 아직 모릅니다. 그 이유는 다음과 같습니다. 개복수술을 할 때 집도의들은 감각에 많은 부분을 의지합니다. 촉감(글러브를 낀 손가락으로 조직의 미세한 차이를 구별해 낼 수 있는 느낌)으로 정확히 어디를 절개해야 하는지, 신경혈관다발을 보존해야 하는지, 그리고 전립선 주위 구조들로의 침범이 의심되는지 알 수 있습니다. 이러한 점에서 복강경 수술의들은 확실히 불리합니다. 정확한 정보와 되먹임의 중요한 수단이 없는 샘입니다.

어떤 신경 보존술을 하던지 전립선으로부터 신경혈관다발을 분리해 내는데 있어 처리해야 하는 작은 동맥과 정맥들이 여러 개 있습니다. 이 과정은 복강경/로봇 수술에서 더 많은 시간이 소요되며 과정 또한 어렵습니다. 이 과정에서 시간을 단축시키기 위해서는 전기소작이라는 열에너지를 이용하게 됩니다. 몸에 있는 대부분의 신경은 수초(myelin)라고 불리는 절연체로 둘러싸여 있습니다. 불행하게도 신경혈관다발 안에 있는 신경들은 이런 절연체로 둘러싸여 있지 않아 보호받지 못합니다. 따라서 이 신경들은 모든 형태의 열에 민감합니다. 우리는 실험적으로 극소량의 열에도 발기력과 관련된 신경이 비가역적인 손상을 받는 것을 발견하였습니다. 이러한 이유로 존스 홉킨스 병원에 있는 숙련된 복강경 수술의인 리밍수(Li-Ming Su)와 크리스찬 파블로비치(Christian Pavlovich)는 조직을 세밀하게 다루면서 전기소작을 사용하지 않는 개복 수술의 방법을 모방한 새로운 기술을 개발하였습니다. 이 기술을 통해 이들의 발기력 회복률은 개복 근치적 전립선 절제술의 결과와 같아졌습니다.

복강경/ 로봇 수술의 또 다른 단점은 비용입니다. 이 수술은 때때로 개복 수술보다 수술시간이 훨씬 더 길면서 수술비도 매우 비쌉니다. 또한 고가의 부품을 한번 밖에 사용하지 못합니다.

● **결과** 우리는 존스 홉킨스 병원에 개복술, 복강경, 로봇 수술 각 분야에 있어 전문가가 있는 것을 다행으로 생각합니다. 이로인해 우리는 술 후 단기간의 결과를 비교해 볼 수 있게 되었습니다. 우리의 결과는 복강경/ 로봇 수술이 개복술에 비해 단기간 이득이 없다는 밴더빌트 대학(Vanderbilt University)의 연구결과를 입증시켜 주었습니다. 각각의 수술법으로 수술을 받은 환자들 모두 수술 당일 밤부터 유동식을 먹었고, 다음 날 아침부터는 진통제를 맞지 않았으며, 수술 1-2일 후에 퇴원하였고, 수술 후 9-14일 째 도뇨관을 제거하였습니다. 각 수술의 회복기간은 비슷하였습니다.

회복시간이 기본적으로 비슷하다는 것은 매우 중요한 사항입니다. 웹사이트에 복강경 수술을 홍보하면서 "개복 근치적 전립선 절제술을 하고 나서 6주 동안 아파하며 고생하실 것입니까?"라고 된 잘못된 광고를 본 적이 있습니다. 이러한 광고는 근치적 전립선 절제술을 받으면 통증이 심하다는 가정을 낳게 하였습니다. 그러나 사실은 그렇지 않습니다. 우리 환자들의 경우 6주 동안 아파하거나 고생하지 않고 빠르게 회복하였습니다. 대부분의 개복 수술에 있어 절개가 큰 경우에는 근육을 같이 절개하며 이는 심한 통증을 유발합니다. 그렇지만 전립선 절제술의 경우에는 하복부의 근육을 정중선을 따라 분리해 내는 것이지 자르는 것이 아닙니다. 또한 절개부위가 약 7-8cm 정도 밖에 되지 않아 근육을 양쪽으로 크게 벌리지도 않습니다. 이런 이유로 개복 전립선 절제술과 복강경/ 로봇 수술을 이용한 전립선 절제술 환자간의 단기적 결과에서 큰 차이가 없습니다.

세 수술 방법 모두 수술 결과는 전적으로 집도의에 달려있습니다. 어떤 수술을 선택하든지 실력있고, 경험있는 의사에게 꼭 수술을 받아야하는 이유가 바로 여기 있습니다. 복강경/ 로봇 수술을 받는 경우에도 마찬가지이며, 어쩌면 더욱 중요할 수도 있습니다. 기억하십시오. 수술은 기계가 하는 것이 아니라 기계를 조작하는 집도의가 하는 것입니다.

배뇨자제와 발기력에 대한 개복 수술의 결과들 간에는 차이가 너무 크기 때문에 비교를 위한 기준치를 정하기가 어렵습니다. 그러나 분명한 사실은 아직까지 복강경이나 로봇 수술을 시행함으로써 배뇨자제나 발기력에 있어 엄청난 개선이 있지는 않았다는 것입니다. 하지만 예외적으로, 미시간 주의 경험 많은 로봇 수술 전문의는 1년 안에 환자의 97%에서 발기력이 돌아온다고 보고하였습니다. 이 환자들은 모두 수술 전에 정상적인 성생활이 가능하였고 98%의 환자들이 전립선에 국한된 암인 것으로 보아 매우 선별적으로 수술 대상을 선정하였던 것으로 보입니다. 이는 매우 중요한 사항입니다. 왜냐하면 밑에서도 다시 언급하겠지만 암을 치료하는 것과 발기력의 보존하는 것 사이에는 서로 포기해야 할 부분이 있기 때문입니다.

근치적 전립선 절제술의 가장 중요한 목표는 모든 전립선암을 제거하는 것입니다. 이것은 치료의 최종 목표입니다. 하지만 복강경/ 로봇 수술은 비교적 새로운 방법이기 때문에 아직까지는 장기간의 추적 결과가 보고된 바 없습니다. 수술 후에 수년에 걸쳐 얼마나 PSA 수치가 올라가는지에 대한 정보를 얻기 전까지는 차선책으로 술 후 얼마나 자주 암이 몸에 남아있었는지를 확인하는 방법밖에 없습니다. 가장 확실한 방법은 전립선에 국한된 암을 수술하는 데 있어 절제면 양성으로 보고되는 예가 얼마나 되는지를 확인하는 것입니다. 다른 말로 하면, 전립선이 완전하게 제거되는 경우가 얼마나 되는지 보는 것입니다.(이것은 매우 중요한데, 만약에 집도의가 전립선을 다 제거하지 않고 전립선 조직을 조금이라도 남기면 다시 암이 자랄 가능성이 충분히 있기 때문입니다.)

초반에 복강경 수술 전문의들은 전립선에 암이 국한된 환자의 15-25%에서 절제면 양성으로 나왔다고 보고했습니다. 이와 대조적으로 존스 홉킨스 대학병원의 모든 비뇨기과 의사들이 수술한 1만명이 넘는 환자들에서 전립선에 국한된 암으로 수술 후 절개면 양성이 나온 경우는 1.3%에 불과하였습니다. 최근 들어 몇몇 기관에서는 수술 후 절제면 양성 빈도가 개복 수술이나 복강경 수술에서 동일하다고 보고하였습니다. 그러나 그들은 전립선에 국한된 암에서 절제면 양성이 나올 확률이 7%인 자료를 인용하였습니다. 이것은 아직까지도 매우 높은 수치입니다. 이와 유사하게, 인터넷 상에 개복 수술의 경우에는 23%의 환자에서 절제면 양성이 나오지만 로봇 수술의 경우에는 5%밖에 나오지 않는다고 보도된 자료가 있습니다. 만약에 원문을 찾아 읽어본다면 개복 수술을 받은 환자의 93%가 전립선에 국한된 암을 가지고 있었다는 것을 확인하실 수 있습니다. 만약 전립선에 국한된 암으로 수술한 환자의 23%에서 암이 완전히 제거되지 못했다면 확실히 이 수술은 문제가 있는 것입니다. 로봇 수술에서 보고된 절제면 양성 5%라는 수치는 정의부터가 이상합니다. 수술 검체에서 절제면은 양성이지만 집도의가 다시 아주 작은 조직 일부를 더 떼어 나오면 거기엔 암이 남아있지 않다고 하였습니다.

복강경을 이용하여 수술하는 의사들은 절제면에 암이 남았을 때 일어날 수 있는 문제를 잘 알고 있으며, 이를 방지하고자 술기를 개선시키기 위해 본인들의 수술을 녹화해서 다시 봐가며 열심히 노력하고 있습니다. 가장 많이 남겨두고 나오는 부위는 전립선의 첨부(apex)입니다. 만약에 여러분이 복강경이나 로봇을 이용한 근치적 전립선 절제술에 관심이 있다면, 이러한 문제점에 대해 심각하게 고려해 보아야 되며 집도의에게 절제면 양성 빈도에 대해 반드시 물어보아야 합니다.

● **요약하자면** 저는 이 새로운 기술들이 매우 좋은 방법이라고 생각합니다. 이런 기술은 의사들로 하여금 절개창을 줄이거나 부작용을 최소화시키는 새로운 방법들을 고안하는 등의 수술법 변화를 유도함으로써 전반적인 수술의 단계를 높여놓았습니다. 이로 인해 누가 가장 이익을 볼까요? 바로 환자들입니다. 이는 세 가지 방법을 시행하는 의사들 모두에게 적절한 암관리의 중요성을 알게 해 주었고, 모든 환자들이 전립선 절제술을 받고 좋은 결과를 얻도록 해부학적 구조을 이해하게 해주었습니다. 다시 말하지만, 수술 후 결과에 가장 중요한 영향을 미치는 인자는 바로 집도의의 경험입니다.

합병증들

초기 합병증

마취를 하는 모든 수술이 그렇듯, 근치적 전립선 절제술 또한 사망의 위험성이 있습니다. 그러나 가능성은 매우 희박합니다. 존스 홉킨스 병원의 환자 4,000명 중 3명이 사망하였습니다. 한 명은 수술 전 마취가 시작되면서 심장 발작으로 사망하였고, 두 명은 수술 후에 사망하였습니다. 한 명은 열흘 후에 한명은 3주 후에 폐혈전으로 사망하였습니다.(이러한 증상을 발견하는 방법은 밑에 나오는 내용을 참고하십시오.)

수술 도중 가장 흔한 합병증은 수술로 인한 혈관손상으로 과다 출혈이 생기는 것입니다. 이러한 이유로 출혈이 없는 수술시야를 확보하는 술기를 숙지하는 것이 필수적입니다.(앞에서 설명한 내용입니다. "당신은 능력 있는 의사에게 치료를 받고 있습니까? 집도의를 선택할 때 고려할 사항들" 부분을 참고하십시오.) 직장손상이나 요관의 손상은 출혈보다 흔하지 않습니다. 이러한 손상은 수술 중 복원 할 수 있으며, 영구적인 손상을 막기 위해 추가적인 수술적 조치가 취해질 수 있습니다.

수술 직 후 생기는 합병증에는 다음과 같은 것들이 있습니다.

● **혈전** 혈전은 근치적 전립선 절제술 후에 생기는 가장 흔하면서도 잠재적으로 가장 무서운 합병증입니다. 모든 종류의 손상에 있어 가장 효과적인 몸의 방어기전 중 하나는 응고반응입니다. 이는 혈액을 응고시키는 일련의 과정입니다. 이 과정은 무릎에 상처가 날 경우 피를 멈추게 하고, 교통사고가 나면 생명을 유지하도록 도움을 주기도 합니다. 하지만 문제는 이러한 유용한 반응이 불필요한 상황인 수술 후에도 활성화된다는 것입니다. 이 경우는 득보다는 실이 더 많습니다. 다리의 심부정맥에 혈액이 응고되는 현상인 심부정맥 혈전증(deep vein thrombosis)은 통증이 유발되며 심할 경우 치명적입니다. 다리에 있는 정맥은 바로 폐로 흐릅니다. 가장 무서운 상황은 다리에 생긴 혈전의 일부분이 떨어져나가서 폐정맥에 박히는 것입니다.

다리에 혈전이 생기거나, 이로 인한 폐색전증이 생기는 환자는 2% 정도 됩니다. 존스 홉킨스 병원에서는 해부학적 근치적 치골뒤 절제술 환자 1,300명 중 2명이 혈전으로 사망했습니다. 그 후로 시행된 2,800례 중에서는 아무도 혈전으로 사망하지 않았습니다.(참고: 죽은 두 명의 환자 모두 심각한 심장질환을 가지고 있었습니다. 앞에서 언급하였듯이 분명한 건강상의 문제가 있는 경우에는 수술이 항상 최선의 방책은 아닙니다. 만약 당신에게 심각한 심장질환이 있다면, 비록 심장내과 의사가 수술을 받아도 된다고 했을지라도 합병증이 생길 확률이 높으므로 다른 환자들처럼 이를 잘 견뎌 내지 못 할 수도 있습니다.)

혈전은 예방이 최선의 방법입니다. 어떤 의사들은 혈액을 묽게하는 저용량 헤파린을 투여합니다. 그리고 어떤 의사들은 다리에 착용할 수 있는 다양한 종류의 압박 스타킹을 처방합니다. 내복같이 생긴 이 압박 스타킹은 다리의 모든 혈액을 심부정맥으로 흐르게 하여 혈류가 힘차게 유지되도록 고안되었습니다.(혈액의 흐름이 느리면 혈전이 생길 수 있습니다.) 다른 종류의 스타킹은 특별한 압박 공간이 있어, 피를 다리 아래에서 위로 올라가게 쥐어짜는 역할을 합니다.

중요: 만약 혈전이 있었던 적이 있다면, 반드시 의사에게 알려야 합니다. 전신마취 방법이 이에 따라 달라 질 수 있습니다. 또한 혈전이 생길 가능성이 높은 환자는 입원 기간 동안 보다 강한 항응고제를 투여해야 하기 때문입니다.

이러한 예방법들은 매우 중요합니다. 그러나 지금까지 이야기한 것은 일부에 지나지 않습니다. 나머지는 당신의 몫입니다. 당신과 당신의 가족들은 혈전의 경고 신호가 무엇인지 확실히 알고 있어야 합니다. 그리고 만약 당신에게 그러한 신호가 온다면 바로 치료에 들어가야 합니다. 일찍 발견하면 혈전은 항응고제로 쉽게 치료할 수 있습니다. 그러나 늦게 발견하고 이로 인해 치료가 늦어지게 되면, 혈전은 아주 치명적입니다.

당신이 다음과 같은 증세가 나타나면 혈전이 생겼을 가능성이 높습니다.

- 부종이나 다리(특히 종아리) 통증
- 숨을 크게 들이마실 때 심해지는 갑작스런 가슴 통증, 피를 토하는 증세나, 갑자기 힘이 빠지거나 어지럼증. 만약 이러한 증세가 있다면 다리에 별다른 증세가 없다고 하더라도 폐색전의 가능성이 있습니다. 이때는 주치의에게

바로 연락하십시오. 한밤중에 이러한 증상이 생긴다면 병원이 문 여는 시간까지 기다리지 마십시오. 담당의사와 연락이 안 될 경우에는 응급실로 가서 그곳의 의사에게 심부정맥혈전증과 폐색전증에 대해 검사해 달라고 하십시오. 그러면 초음파로 다리 정맥을, 나선식 컴퓨터 단층 촬영으로 폐를 확인할 것입니다.

운동 또한 혈전을 예방할 수 있는 좋은 방법입니다. 걸어 다니는 것도 좋습니다. 심장으로 혈액을 펌프질해 주기 때문입니다. 수술 후 의사가 허락하는 즉시 걸어

의사에게 연락하십시오!

특히 혈전 증세가 보일 경우 전화를 하십시오. 이는 당신과 당신의 가족들의 몫입니다. 그렇다고 항상 극도로 긴장해 있을 필요는 없으며 모든 책임이 당신에게 있는 것도 아닙니다. 제발 의사랑 한밤 중에 간단한 대화를 나누기 위해서 전화하지는 마십시오.

하지만 당신에게 어느 정도의 권리가 있다는 걸 말해주고 싶습니다. 의사가 근무하는 시간에는 질문이 있거나 문제가 생기면 언제든지 전화를 하십시오. 의사와 연락이 안 될 수도 있으나 문제를 도와줄 사람과 통화가 가능할 것입니다.

그리고 다음날 아침까지 기다리지 못할 정도의 문제가 생기면 밤중에라도 전화를 하십시오. 대부분의 의사들이 24시간 응대할 수 있는 시스템을 갖추고 있습니다. 많은 의사들이 다른 의사들과 같이 협력하여 응급상황을 나누어, 일 년에 동등하게 밤, 주말, 그리고 공휴일에 서로의 환자들을 같이 돌봐 줍니다. 밤에도 전화가 자주오고, 응급상황이 일하는 시간에만 터지는 것이 아니라는 것을 알고 있기 때문에 서로 나누어 응급상황을 대처하고 있습니다.

당신이 한밤중에 전화한 것이 당신의 의사에게 처음 있는 일은 아닐 것이며, 마지막도 아닐 것입니다. 바로 해결했으면 문제없을 것을 몇 시간 기다렸다가 심각한 부작용으로 고생하시겠습니까? 아니면 의사를 "귀찮게" 하셔서라도 부작용을 예방하시겠습니까?

다니기 시작하십시오. 몇 분 이상씩 가만히 서 있으면 안 됩니다. 돌아다니십시오. 다리 정맥에 있는 혈액을 심장으로 돌려보낼 수 있는 유일한 방법은 다리 근육을 사용하는 것입니다. 의사는 신전시키는 운동(배측굴곡 운동)을 권할 것입니다. 이는 종아리 근육을 이용하여 발을 위로 올렸다 내렸다 하는 운동입니다. 낮에 중간중간 한 시간에 수백 번씩 이 운동을 하십시오. 뿐만 아니라 첫 4주 동안은 한 시간 이상 다리를 밑으로 한 채 앉아 있지 마십시오. 소파에 다리를 올려놓고 앉던가, 아니면 발판이 달린 편안한 의자를 사용하십시오. 이렇게 하는 데에는 두 가지 목적이 있습니다. 첫 번째는 다리를 올려 다리 정맥으로부터의 혈류를 개선시키는 것이고, 두 번째는 체중이 수술부위에 실리는 것을 방지하기 위함입니다.

참고로 요즘 환자들은 병원에서 빨리 퇴원하기 때문에, 수술 후에 겪게 되는 부작용들은 집에서 일어나기 쉽습니다. 따라서 가족들과 당신이 이러한 경고 신호를 숙지하는 것이 중요합니다.

●**방광목수축 또는 방광목협착** 이것은 방광과 요도를 서로 봉합한 곳에 생기는 흉터조직입니다. 그리고 수술한 환자의 1-12%에서 이러한 증상이 보고됩니다. 방광이 꽉 찼을 때 요속이 느리거나 한 방울씩 똑똑 떨어지는 증세로 나타납니다. 그리고 때때로는 요자제가 지연되는 증세로 나타나기도 합니다. 기억하십시오. 수술 직 후 생기는 요실금은 매우 흔한 합병증입니다. 수술 후 초기에는 요실금을 호소하는 사람들은 요속이 느린 것에 대해서도 걱정합니다. 그러나 방광에 소변이 차지 않으면 요속이 빠를 수 없습니다. 방광목 협착의 경우는 좀 다릅니다. 방광이 찼음에도 불구하고 요가 똑똑 떨어질 만큼 소량씩 나옵니다. 왜냐하면, 마치 수도꼭지에 뭔가에 의해 막힌 것처럼 흉터조직이 요의 흐름을 방해하기 때문입니다.

만약 요속이 매우 느리거나 오랫동안 요실금증세로 고생하고 있다면, 요속검사와 초음파를 이용한 잔뇨량 측정 검사를 시행해야 합니다. 만약 당신의 요속이 매우 느리고 잔뇨가 많이 남는다면 요폐색이 있는 것입니다. 이는 방광경 검사로 확인이 가능합니다. 만약 흉터조직이 발견되면 외래에서 간단한 시술을 통해 해결할 수 있습니다. 음경을 부분마취시킨 후 방광경을 삽입하여 흉터조직에 수차례 절개를 가하여 넓혀줍니다.

넓힌 부분을 유지하기 위해, 방광경 시술 후 한 달 정도 얇은 도뇨관을 매일 요도로 넣었다 빼라고 할 것입니다.(도뇨관을 오랜기간 유지하기도 합니다.) 이렇게 해야 흉터조직이 다시 생기지 않고 방광에서 요도로 연결되는 부분이 정상적인 형태로 자라나기 때문입니다. 흉터조직이 좀처럼 해결되지 않는다면 트리암시놀론(triamcinolone)과 같은 강력한 스테로이드를 협착부근에 넣어 흉터조직의 재생을 막습니다.

●**살 헤르니아(서혜부 탈장)** 왜 그런지 우리도 확실히는 잘 모르지만 근치적 전립선 절제술 후 2년 내에 약 15%의 환자에게서 살 헤르니아(서혜부 탈장)이 발생합니다. 아마 환자들 중 일부는 원래 헤르니아가 있었으나 우리가 몰랐을 것입니다. 예를 들어 최근 시행한 430명의 환자를 대상으로 한 연구에서 3분의 1의 환자에서 헤르니아가 발견되었습니다. 이것은 근치적 전립선 절제술 중에 쉽게 해결할 수 있습니다. 만약 당신이 헤르니아가 있다면, 동시에 수술받기 원한다고 말씀하시고, 혹시 헤르니아가 있을 것 같다는 생각이 든다면 수술 중 확인해 달라고 집도의에게 말씀하시기 바랍니다.

장기적 과제

●**배뇨자제** 수술하기 전에는 많은 남성들이 발기부전을 가장 큰 부작용으로 생각합니다. 그러나 사실은 그렇지 않습니다. 배뇨자제 능력을 회복하는 것이 훨씬 더 중요합니다. 배뇨자제력이 회복되는데 아주 오랜 시간이 소요된다거나 아예 회복이 되지 않는다면 인생에 어두운 그림자가 비치게 되는 셈입니다. 배뇨자제력에 문제가 있다면 몇 주나 몇 개월에 한 두번이 아니라 하루에 몇 번씩 신경이 쓰일 것입니다. 아니, 한 시간에 몇 번씩 신경이 쓰일 수도 있습니다. 솔직히 요실금으로 인해 성인 패드를 몇 번씩 갈아야 한다면 로맨틱한 상상은 하기조차 힘들 것입니다. 따라서 수술을 하기 전에 요실금에 대한 문제를 담당의사와 상의하시기 바랍니다.("당신은 실력 있는 의사에게 치료를 받고 있습니까? 집도의를 선택할 때 고려할 사항들" 부

분을 참고하십시오.)

근치적 전립선 절제술 후에 왜 요실금이 생길까요? 우선 남성들에서 배뇨를 조절하는 구조부터 살펴봅시다. 남성들에서 배뇨를 조절하는 해부학적 구조는 세 부분으로 이루어져 있습니다. 이들은 각각 방광목에 있는 내요도괄약근과, 전립선 자체, 그리고 마지막으로 외요도괄약근(횡문괄약근)입니다. 근치적 전립선 절제술에 의해 이중 두 부분이 제거됩니다. 방광목에 있는 내요도괄약근과 전립선이 제거되고 외요도괄약근만 남게 됩니다.

위쪽에 내요도괄약근이라는 강력한 제어 장치가 있기 때문에, 외요도괄약근은 대부분의 남성들에서 사용될 일이 거의 없습니다. 따라서 우리는 근치적 전립선 절제술을 시행하기 전에 외요도괄약근이 얼마나 강한지 알지 못합니다. 어떤 사람들은 외요도괄약근이 굉장히 발달되어 있는 반면 그렇지 않은 사람도 있습니다. 신체의 다른 근육들처럼 이 근육도 나이가 듦에 따라 근력을 잃어갑니다. 이 점에서 노인들은 불리합니다. 70세 이상의 남성들은 젊은 남성들에 비해 수술 후 합병증으로 요실금이 생길 가능성이 더 높습니다. 남녀간의 차이도 존재합니다. 여성은 괄약근이 하나 밖에 없습니다. 이로 인해 방광이 매우 얇습니다. 반대로 남성의 방광벽은 두껍고 근육질입니다. 만약 전립선비대증으로 인해 방광이 힘을 많이 쓰게 되면 방광벽이 상당히 두꺼워 집니다. 따라서 어떤 남성들에서는 수술 중 이렇게 두꺼워진 방광과 힘을 잃은 괄약근을 연결하는 상황이 생기기도 합니다.

설상가상으로 수술시 괄약근이 손상을 받는다면 상황은 악화됩니다. 왜냐하면, 과다출혈의 원인이 되는 큰 혈관들이 괄약근을 감싸고 있기 때문입니다. 집도의의 술기가 왜 중요한지 이를 통해 알 수 있습니다. 근치적 전립선 절제술의 첫 번째 과정 중 하나는 이 복잡한 구조물들을 분리하는 것입니다. 괄약근이 너무 많이 절제되거나 지혈 과정에서 괄약근이 손상되면 요실금이 발생할 수 있습니다. 따라서 수술 집도의가 복잡한 해부학적 구조를 이해하고 괄약근을 보존하는 방법과 요로를 재건하는 방법을 반드시 이해해야 합니다. 요실금은 삶의 질에 있어서 매우 중요한 문제입니다. 수술하기 전에 이 문제에 대해 심각하게 고민해 보아야 하며 이후 생길 수 있는 문제를 최소화시키기 위해 경험 많은 의사를 선택하거나 앞으로 언급할 운동법을 열심히 따라하는 등의 노력을 게을리해서는 안됩니다.

●**배뇨조절 능력의 회복** 어떤 사람들은 운이 좋습니다. 도뇨관을 제거하는 순간부터 소변이 세지 않습니다. 소변을 멈출 수도 있고 원할 때 배출할 수도 있습니다. 저명한 내과의사 윌리엄 오슬러 경(Sir william osler)은 이에 관해 통찰력 있는 말을 남겼습니다. "건강한 사람은 아픈 자만이 볼 수 있는 왕관을 쓰고 있다." 근치적 전립선 절제술 후에 바로 배뇨조절이 가능한 사람들은 축복받은 사람들입니다. 대부분의 남성의 경우 정도는 각기 다르지만 요실금 증세를 호소합니다. 당신이 물론 운 좋은 사람 중 한명일 수 있지만 그렇지 않을 수도 있습니다. 대부분 배뇨조절이 가능하게 되려면 얼마간의 기간이 필요합니다. 회복과정은 3단계로 나뉩니다. 첫 번째 단계는 누웠을 때 배뇨가 제어되는 단계, 두 번째 단계는 걸어 다닐 때 요실금이 일어나지 않는 단계입니다. 화장실까지 걸어가는 동안은 소변이 새지 않는다면 좋은 신호입니다. 즉, 괄약근에 손상이 없다는 것을 의미합니다. 그리고 세 번째 단계는 앉아있다가 일어설 때도 소변이 새지 않는 경우입니다.(이 경우에 사용되는 근육들은 괄약근에 압박을 가하게 됩니다.)

존스 홉킨스 대학병원의 경우, 수술 후 3개월째 79%의 환자에서 패드를 필요로 하지 않습니다. 6개월째에는 88%, 12개월째에는 98%의 환자에서 요실금이 없습니다.(참고: 존스 홉킨스 병원에서는 환자가 패드를 차지 않거나 차더라도 젖지 않는 경우를 배뇨조절이 가능하다고 판단합니다. 많은 남성들은 혹시나 하는 마음에 패드를 차기도 합니다. 당신의 주치의는 배뇨 자제에 대한 정의를 다르게 내릴 수 있으므로 수술 전에 꼭 확인해 보십시오.) 그러나 대부분의 경우, 수술 후 3개월 정도만 되어도 속옷이 젖는 일은 없다고 합니다. 익명을 보장한 설문조사에서는 96%에서 요실금이 문제가 되지 않거나 되더라도 일상생활에 지장을 줄 정도는 아니라고 대답하였습니다. 믿기 어렵겠지만 배뇨 자제 기능은 약 2년에 걸쳐 서서히 회복되며 일부에서는 그보다 더 오랜 기간이 걸리기도 합니다.

배뇨 자제가 회복되는 기간을 단축시킬 수 있는 방법은 없을까요? 첫째로, 무슨 일이 있어도 요실금 보조기구, 예를 들어 부착주머니, 콘돔도관, 또는 음경집게 등을 사용하지 마십시오. 이러한 인공 장치를 사용하게 되면 장기적인 관점에서 해가 될 것입니다. 배뇨조절에 필요한 근육을 키울 수 없기 때문에, 배뇨 조절능력을 회복할 수 없습니다. 배뇨 조절능력이 완전히 회복될 때까지는 패드(Serenity pad - 세레 패드)나 성인용 기저귀(Depends)를 착용하십시오. 이러한 물품들은 약국이나 의료기상사에서 구입할 수 있습니다. 어떤 남성들은 패드가 부착되어 있는 속옷을 선호하기도 합니다. 당신의 주치의가 아마도 좋은 제안을 해 줄 것이며 혹시 착용해 보라고 견본품을 줄지도 모릅니다.

또한 배뇨조절 능력이 어느 정도 돌아올 대까지는, 과도한 수분 섭취는 피하는 것이 좋습니다. 도뇨관이 삽입되어 있는 경우에는 씻어 내기 위해 많은 양의 수분을 섭취해야 합니다. 하지만 도뇨관을 제거한 후에는 수분섭취를 제한해야 합니다. 그리고 커피, 차 그리고 탄산음료 등 모든 형태의 카페인을 멀리하십시오. 특히 카페인은 약리학적으로 빈뇨나 절박뇨를 유발하는 강력한 물질입니다.(참고: 만약 고혈압으로 알파차단제(예, 카두라)를 복용하고 있다면, 담당의사와 상의하여 다른 종류의 약을 처방받으시기 바랍니다. 또한, 전립선비대증으로 인해 플로맥스(Flomax)와 같은 탐스로신(tamsulosin) 제제를 복용하고 있다면, 이 역시 중단해야 합니다. 이 약물들은 괄약근을 이완시켜서 요실금을 더 악화시킬 수 있기 때문입니다.)

● **추천할 만한 운동** 다음으로, 소변을 볼 때에는 늘 서서 보십시오. 외요도괄약근을 강화하고 배뇨조절 능력의 회복기간을 단축시킬 수 있는 운동을 앉아서 연습하는 것은 가능하지 않습니다. 소변을 보십시오. 그리고 소변이 최대 요속에 도달했을 때, 엉덩이 근육을 수축하여 소변을 정지시키십시오. 이때 복부나 음경 끝부분에 있는 근육을 사용하면 안 됩니다. 엉덩이 사이에 동전을 끼워 떨어뜨리지 않겠다는 상상을 하면서 엉덩이 근육을 조이기 바랍니다. 그리고 소변을 5초에서 10초정도 참으십시오. 그리고 최대한 여러 번 이를 반복하십시오. 참고로 소변을 볼 때에만 이 운동을 하십시오. 하루 종일 이 운동을 하다보면 괄약근이 쉽게 피로해질 수 있습니다. 그렇게 되면 안 하느니만 못하게 됩니다.

많은 남성들에서 배뇨조절이 회복되는 데까지 오랜 시간이 걸린다는 것을 명

심하십시오. 이때 중요한 것은 절대 좌절하지 말라는 것입니다. 만약 의사가 장기적으로 볼 때 심각한 배뇨조절 장애가 올 가능성은 2%밖에 되지 않는다고 말한다면 그대로 믿으시기 바랍니다. 이 말은 정확한 시기는 아무도 모르지만 언젠가 당신이 배뇨 조절을 할 수 있을 확률이 98%나 된다는 말입니다. 비뇨기과 의사와 정기적으로 호전 양상에 대해서 상의하는 것이 도움이 됩니다. 자주 전화 상담하는 것만으로도 회복 양상을 보는 눈이 달라질 수 있습니다. 같은 문제로 고민하고 있는 이들과 정보를 공유하고 의논하기 위해 동호회에 가입하는 것 역시 도움이 됩니다. 다른 사람 앞에서 사적인 대화를 나누는 것을 꺼리는 경우에는 집에서 온라인으로 인터넷 동호회 활동을 할 수 있습니다. 그렇지 않으면 오프라인으로 만나는 전립선암 동호회에 가입해 보시기 바랍니다.

만약 호전이 없다면 자연적인 배뇨조절의 회복 과정이 아닌 다른 요인에 의해 회복이 늦어지고 있다고 생각하는 것이 옳습니다. 한가지 가능성으로는 방광목 협착으로 이는 방광과 요도연결 부위에 흉터조직이 형성된 것입니다.

수술 후 생기는 요실금에는 두 가지 종류가 있습니다. 복압성 요실금과 절박성 요실금입니다. 복압성 요실금은 약해진 괄약근에 의해 유발됩니다. 기침이나 재채기를 하거나, 웃거나, 뛰는 경우에 요실금이 생깁니다. 절박성 요실금은 요의가 있어 화장실을 가는 도중에 참지 못하고 실금하는 경우를 말합니다. 절박성 요실금을 호소하는 남성들도 요의를 느끼면 참지 못하고 바로 배출해 버립니다.

복압성 요실금인 경우 도움이 될 만한 여러 약물들이 있습니다. 예를 들어 코막힘이나 감기 증세에 사용되는 충혈제거제는 평활근을 수축시키는 작용을 합니다. 요도 역시 이와 같은 평활근으로 둘러싸여 있습니다. 따라서 혈압이 높지 않다면 슈도에페드린(Pseudephedrine)과 같은 속효성 약물을 사용하거나, 지속성 약제와 항히스타민제제인 로라타딘(loratadine)이 복합된 약물 클라리틴-D(Claritin-D)가 도움이 될 것입니다. 그러나 약물 부작용으로 나른함이나 입이 마르는 증세가 생길 수 있습니다. 어떤 사람들은 이런 약물 부작용이 소변이 새는 것보다 더 불편하다고 호소합니다. 이미프라민(Imipramine)이라는 약물은 두 가지 작용을 합니다. 방광 근육을 이완시키면서 동시에 외요도괄약근을 수축시킵니다. 이 약물 역시 복용할 경우 졸리고, 입이 마르는 부작용이 생길 수 있습니다. 저녁에 한 번만 먹으면 다음날까지 효과가 지속됩니다.(그렇지 않다면, 일반적인 용량인 25mg으로 하루에 세 번까지 복용합니다.)

수술 전에 전립선이 커져 있어서 요의를 자주 느끼고 참지 못했다면 과민성 방광에 의한 절박성 요실금이 생길 수 있습니다. 이런 경우 방광내압검사를 통해 불수의적인 방광 수축을 확인해야 합니다. 방광내압검사는 작은 카테터를 요도를 통해 방광으로 집어넣어 방광의 기능을 검사하는 방법입니다. 방광에 물이 채워지는 과정에서의 압력 변화를 관찰합니다.

절박성 요실금이라면 항콜린성 약제가 도움이 될 것입니다. 일반의약품으로 쉽게 구입할 수 있는 약물은 베나드릴(diphenhydramine, Benadryl)입니다. 전문의약품으로 처방전이 필요한 약제에는 지속성 약제인 데트롤(tolterodine, Detrol), 디트로판 XL(oxybutynin, Ditropan XL), 생크츄라(trospium, Sanctura) 그리고 베시케어(solifenacin, Vesicare) 등이 있습니다. 이런 약물들은 방광에만 주로 선택적으로 작용해 입이나 눈이 건조하거나, 두통, 변비, 그리고 심계항진 등의 부작용이 적습니다. 항콜린성약물은 진경 효과가 있습니다. 불수의적 방관 수축을 막아 요실금의 발생을 막습니다. 진경제 항목에 속하는 약물들은 지나치게 자주 수축하는 과민한 방광을 이완시키는 작용을 합니다. 이런 약제들로는 flavoxate(Urispas)와 dicyciomine(Bentyl)이 있습니다. 항우울제 역시 내요도괄약근을 강화하고 방광을 이완시키는 작용을 합니다.

많은 의사들이 "골반바닥근육 생체되먹임(Pelvic floor biofeedback)"이라 불리는 치료법을 추천합니다. 이 치료법에는 골반바닥 근육들을 사용하는 방법을 담고 있는 45분 길이의 생체되먹임 행동치료가 포함됩니다. 행동치료를 정확히 시행하는지 확인하기 위해 복부와 회음부에 패치를 붙입니다. 이 치료에 효과를 보는 사람들도 더러 있습니다. 그러나 이 방법은 배뇨조절 방법을 배우기에 지나치게 비용이 많이 듭니다. 무엇보다 결정적인 것은 이 치료가 노력이나 비용에 비해 큰 효과가 없다는 연구결과가 보고되었다는 사실입니다.

여전히 좋아지지 않는다면

배뇨조절 능력의 회복이 잘 될 수 있지만 실망스러울 경우도 있습니다. 하지만 어느 순간부터는 더 이상 저절로 좋아지지 않습니다. 만약 요실금이 2년 이상 지속된다면 몇 가지 선택할 수 있는 치료법이 있습니다.

● **콜라겐** 괄약근에 콜라겐을 주입하여 부피를 증가시킬 수 있습니다. 성형외과의사가 환자의 주름을 없앨 때 쓰는 방법과 유사합니다. 콜라겐 주입을 고려하기 전에 방광내압검사를 통해 불수의적 방광 수축이 있는지를 확인해 보아야 합니다. 방광경을 이용하여 방광목 협착은 없는지 해부학적 구조상 주입하기에 적합한지 등을 관찰합니다. 콜라겐 주입은 통원 수술로 진행할 수 있습니다. 효과가 가장 좋으려면 3-4번 주입해야 합니다. 어떤 사람은 시술 후 바로 증상이 호전되다 며칠 후 효과가 다시 사라지고 그 후에 또 좋아집니다. 콜라겐이 제자리를 잡으려면 한 달 정도의 시간이 필요합니다.

콜라겐 치료를 고려하기 전에 이 방법이 모두에게 적용되는 것은 아니라는 것을 아셔야 합니다. 우선, 콜라겐에 알러지 반응을 일으키는 사람도 있으므로 미리 피부반응검사를 해 보아야 합니다. 뿐만 아니라 방광경부협착증 치료를 받은 사람이나 방사선 치료를 받은 사람들에겐 효과가 없습니다. 그리고 심각한 요실금 증세를 가지고 있는 사람들에게도 도움이 되지 않습니다. 몇 번의 콜라겐 투여는 봉랍(sealing wax)과 같습니다. 효과는 제한적이며 콜라겐 투여를 받은 환자 중 많아야 60%에서 좋은 효과를 기대할 수 있습니다. 게다가 치료가 성공적이었더라도 콜라겐은 재흡수되므로 효과가 지속되지 않습니다. 6-18개월에서 한 번씩 다시 투여해야 합니다.

콜라겐 주입을 결정하기 전에 자문해 보시기 바랍니다. 정말 콜라겐 치료가 필요한가? 많이 불편한가? 이렇게 말하는 이유는 어떤 사람들은 하루에 한번 속옷 안에 대는 패드를 갈아주기만 하면 될 정도로 거의 완벽하게 배뇨를 조절 할 수 있음에도 불구하고 아주 완벽한 배뇨 조절을 위해 콜라겐을 투여 받기 때문입니다. 결국 콜라겐 주사후 하루에 두세 번씩 성인 기저귀를 갈아야 하는 경우가 생깁니다. 예전부터 의사들 사이에서 이런 말을 하곤 합니다. "완벽함이란 좋은 일의 적일 수 있다

(Perfection may be the enemy of good).”

● **인공괄약근** 오랫동안 심각한 요실금이 있는 사람들은 인공괄약근을 시도해 볼 수 있습니다. 이것은 표준치료에 해당합니다. 시술 방법은, 우선 부드러우면서 탄력성 있는 띠를 요도주위에 두르고, 이를 복부에 위치한 액체 저장주머니와 튜브에 연결시킵니다. 저장주머니의 위치는 매우 중요합니다. 이는 기침이나 재채기 또는 그 외 복압이 올라가는 행위처럼 요실금이 발생할 수 있는 상황에서 압력을 순간적으로 요도를 둘러싼 띠(cuff)에 전달하도록 고안되어 있습니다. 요도 주변에 순간적으로 압력이 올라가면 소변이 새는 것이 방지됩니다. 인공괄약근의 또 하나의 특징은 음낭에 위치한 밸브입니다. 밸브를 조작하여 띠로 유입되었던 액체를 빼주면 소변 배출이 가능해집니다. 기구가 조금 복잡하기는 하지만, 심각한 요실금이 있는 환자들에게 매우 유용합니다. 기본적인 개념은 당신이 원하는 시점에만 소변이 나오게 하는 것입니다. 과거에 사용하던 인공괄약근은 감염과 오작동이라는 2가지 부작용이 있었습니다. 감염은 기구를 감싸고 있는 조직(요도와 방광목)의 미란(erosion)을 유발하였습니다. 따라서 요실금이 더욱 심해졌고 이런 경우 기구를 제거해야만 했습니다. 감염이 심각한 경우에는 조직 손상 때문에 다른 인공괄약근으로 바꾼다 하더라도 효과가 미미합니다. 어떤 이유든간에 인공괄약근이 작용하지 않으면 새로 교체해야 합니다. 그러나 기술이 발전함에 따라 이 기구들의 성능은 점점 좋아지고 고장율은 계속 낮아지고 있습니다.

또 다른 선택으로는 남성 슬링(male sling) 수술이 있습니다. 노스웨스턴 대학의 비뇨기과 의사인 앤서니 스케퍼(Anthony Schaeffer)에 의해 고안된 이 방법은 테플론(Teflon)을 사용하여 회음부에 있는 요도를 압박합니다. 이 수술은 인공괄약근 수술보다 덜 복잡하지만 큰 단점이 하나 있습니다. 압박에 의해 좁아진 요도를 통해 소변을 배출하기 위해 방광의 압력을 증가시켜야만 한다는 점입니다. 평소 괄약근이 이완되어 있는 인공괄약근과는 달리, 이 방법을 사용할 경우 평소 방광에 더 큰 힘이 지속적으로 가해지기 때문에 오랜 기간이 지나면 문제가 생길 수 있습니다. 스케퍼는 장기간의 연구 결과에서, 방사선 치료를 받지 않은 환자의 72%가 하루에 두 개

이하의 패드를 사용하였습니다. 이들의 평균 추적관찰 기간은 약 4년이었습니다. 62명 중 9명에서 한 차례, 2명에서 두 차례에 걸쳐 재시술해야 했습니다. 4년의 평균 기간 동안 12%의 환자가 중등도에서 고도의 회음부 통증을 호소하였으며, 7명은 테플론을 제거해야 했습니다. 보다 오랜 기간 동안 추적관찰한다면 남성 슬링 수술이 내구성 있는 시술인지 아니면 언제 미란이나 감염을 일으킬 지 알 수 있을 것입니다. 이상적으로는 인체 조직을 사용하여 괄약근을 재건하는 것이 가능할 것이고, 새로운 실험 결과에 따르면 이 목표에 달성하는 데 있어 평활근 줄기 세포가 활용될 것이라고 합니다.

●**발기력** 11장에서 발기 문제에 대해 전적으로 다룰 것이므로 이 부분은 그냥 이 난해한 문제의 서두 정도로 생각하시면 됩니다. 우선 이야기를 하기 전에 확실히 집고 넘어가야 할 것이 있습니다. 발기력이란 것 무엇입니까? 의학적 정의는 간단합니다. "질 내에 성기를 삽입해서 오르가즘을 느끼기에 충분한 만큼 발기가 되는 능력"입니다. 발기력의 의미에 대해서 살펴보았으므로, 수술 후 발기부전이 된 남성도 정상적인 성감과, 성욕을 느끼고 오르가즘에 도달 할 수 있다는 점을 재차 강조합니다. 그들이 가진 단 한가지의 문제는 발기가 되지 않거나 유지하지 못한다는 것입니다.

근치적 전립선 절제술 후의 발기력에 영향을 미치는 요인에는 여러 가지가 있습니다. 나이, 암의 병기, 의사의 술기, 그리고 제거된 조직의 정도 즉 수술 중 신경혈관다발중 한쪽을 제거했느냐 아니면 양쪽을 다 제거했느냐입니다.

40대 남성들의 경우, 발기력은 신경혈관다발을 양쪽 다 보존한 경우와 한쪽만 보존한 경우 모두 90%로 별 차이가 없습니다. 즉, 한쪽 신경만 있어도 발기가 가능하고 나머지 한쪽은 "여분"의 역할을 하는 것입니다. 그러나 50대 이상인 경우에는 양쪽 신경이 모두 보존된 사람이 한 쪽만 보존된 사람보다 발기력이 더 좋습니다. 수술 후 발생하는 발기부전은 나이와 관련되고, 암이 전립선막을 침범했거나, 정낭까지 진행하였거나, 아니면 한쪽신경만 보존 된 경우에 위험성이 더 커집니다. 따라서 젊을수록 그리고 암이 전립선에 국한되어 있을수록 발기력이 유지될 가능성이 높습니

수술 중 염증을 최소화한다면 발기력 회복에 도움을 줄 수 있습니다

위에서 언급한 것처럼, 발기에 관련된 신경은 굉장히 작고 쉽게 손상됩니다. 사실 과거 25년 전까지만 해도 의사들은 수술을 하고 신경을 자르고 남겨둔 채 수술을 끝냈습니다. 신경의 존재조차 인식하지 못했습니다. 그 후에 "신경 보존"수술이 출현하였습니다. 이제는 발기력 보존이 더 이상 불가능한 것으로 여기지지 않습니다. 발기와 관련된 신경 중 한쪽만이라도 보존한다면 여전히 발기력을 회복할 수 있습니다.

문제는 양쪽신경을 다 보존했음에도 불구하고 발기력, 즉 발기를 하고 유지시키는 능력이 여전히 확실하지는 않다는 것입니다. 그리고 발기력의 회복은 몇 달이 걸립니다. 나이나 병기가 같고 같은 의사에게서 수술은 받은 2명의 환자가 있다고 할 때, 이중 한명만 발기력이 회복될 수 있고 또 둘 다 회복될 수도 있습니다. 이처럼 어느 경우도 회복을 장담할 수 없습니다.

몸속에 어떤 부분이든, 다치게 되면 면역반응이 작용합니다. 그리고 상처 난 부분을 보호하기 위해 신경주변의 조직들이 염증반응을 일으킵니다. 현미경으로 실제 관찰하면 신경주변으로 열과 발적 그리고 부기가 생깁니다. 그러나 종종 이러한 염증반응이 상처 자체보다 더 많은 피해를 가져옵니다. 존스 홉킨스 대학병원의 아서 버넷(Arthur Burnett)는 수술 후 발기력의 보존 여부는 수술 중 신경을 얼마나 잘 보호하느냐에 달렸다고 합니다. 즉, 염증 반응이 생기는 즉시 이를 억제해야 합니다.

아서 버넷은 다음과 같이 말합니다. "우리 병원은 굉장히 높은 발기력 보존율을 보이고 있습니다. 그러나 100%는 아닙니다. 회복되는데 몇 달이 걸립니다. 이러한 차이는 무엇 때문일까요? 신경을 잡아당기다가 손상을 입혔을 수도 있고, 신경주변 구조물을 잘라내다가 신경에 손상을 입혔을 수도 있습니다. 이렇게 되면 신경에 염증 반응이 생기고 이로 인해 회복이 지연됩니다." 신경이 손상을 입게 되면 기능이 둔화됩니다. 이런 현상을 가리켜 "생리적 신경차단(neurapraxia)"라고 일컫습니다. 생리적 신경차단시 신경이 회복되려면 시간이 필요합니다. "생리적 신경차단시 발기에 필요한 신경기능을 보존하고 회복시키거나 재생시켜야 할 것입니다."라고 버넷은 덧붙였습니다.

이 신경들은 특별히 더 보호할 필요가 있습니다. 치유되기 위해서는 시간과 영양분들을 필요로 합니다. 그리고 면역체계로부터의 보호도 필요합니다. 아서 버넷은 지난 10년 동안 신경과학자인 솔 스나이더(Sol Snyder)와 함께 이 분야에 대한 공동연구를 진행하였습니다. 지난 몇 년간 연구한 끝에, 그는 뉴로이뮤노필린(Neuroimmunophilin)이라는 물질을 찾아냈습니다. 이 물질은 중풍이나 헌팅턴 질병(Huntingtn's disease), 그리고 장기이식 등에서 연구 중인 것으로 염증 반응을 줄이고 신경을 보호합니다. 버넷은 근치적 전립선 절제술을 받은 환자와 유사한 신경손상을 받아 발기 문제가 있는 쥐를 대상으로 이 물질을 실험하였습니다. 놀랍게도 뉴로이뮤노필린 용액을 신경주변에 투여하였을 때 신경손상에도 불구하고 성기능이 보존되었습니다. 머지않은 미래에는 이러한 접근 방법으로 성기능 회복에 걸리는 시간을 단축시킬 수 있을 것이라 믿습니다.

신경 보존과 관련되어 또 다른 흥미로운 방법은 에리스로포이에틴(erythropoeitin; EPO)이라는 약물을 사용하는 것입니다. 이 약물은 신부전이나 항암치료를 받는 암환자에서 적혈구의 생성을 증가시키는 용도로 사용되는 약물입니다. 최근에 과학자들은 EPO 수용체가 신경계에 많이 존재하는 사실을 발견하였습니다. 실험실 연구에서 척추와 좌골 신경에 손상을 입은 동물들에게 EPO를 투여할 경우 신경회복이 빠르다는 사실을 발견하였습니다. 이런 개념을 바탕으로 버넷과 그의 동료인 모하메드 알라프(Mohamed Allaf)는 쥐 실험 모델을 이용하여 EPO가 발기력을 보다 빠르게 회복시키는 것을 증명하였습니다. 비록 EPO를 근치적 전립선 절제술 환자에서 임상적으로 적용한 경우는 없지만, 쉽게 투여가 가능하고 부가적으로 수술 후 환자의 헤모글로빈 수치를 높이는 작용을 한다는 점에서 적용 가능성이 매우 높습니다.

발기부전 관련 약물들은 어떨까요? 빠른 회복을 위하여 이를 매일 복용하는 것이 옳을까요? 아직 이에 대한 확실한 답은 없으며 이와 관련된 연구에서도 납득할 만한 결과를 얻지 못했습니다. 저의 환자들에서도 매일 약을 투여하는 것을 고려하였으나 좋은 결과를 얻지 못하였으며 결과적으로 저는 성관계 시에만 약물을 복용할 것을 환자들에게 권하고 있습니다. (발기부전 약물에 관해서는 11장을 참고하십시오.)

다. 또한 이러한 조건에 속할수록 수술로 효과를 볼 수 있습니다. 발기 문제에 관해 더 많은 정보를 얻고 싶다면 11장을 참고하시기 바랍니다.

배뇨자제와 발기력: 근치적 전립선 절제술 후 삶의 질

이 장의 앞 부분에서 다루었던 것처럼, 과거에는 근치적 전립선 절제술 후 삶의 질이 상당히 낮았습니다. 거의 모든 사람들이 발기력을 상실하였고, 수술 받은 환자의 25%는 심각한 요실금으로 고생해야 했습니다. 결과가 너무 좋지 않아서 수술에 희망을 거느니 차라리 전립선암을 가지고 살아가는 것이 낫다고 생각하는 이들도 있었습니다. 하지만 이제 상황은 달라졌습니다. 대년 수백 건의 근치적 전립선 절제술을 시술하고 있는 3개의 대형병원의 실력있는 의사들은 거의 동일한 결과를 보고하였습니다. 수술 후 1년 내에 92%의 환자가 요실금이 없었고, 70%는 발기력을 회복하였습니다.

술기의 발전에도 불구하고 근치적 전립선 절제술은 여전히 가장 섬세함을 요구하는 어려운 수술 중 하나입니다. 전세계적으로 의사들에 따라 성공률의 차이가 매우 크다는 것이 이를 입증해 줍니다. 이는 단순히 암을 조절하는 것 뿐만 아니라, 배뇨조절과 발기력이라는 삶의 질적인 문제를 보존하는 것도 포함됩니다. 불행한 사실은 경험이 없는 의사들이 이 수술을 할 경우 결과가 매우 안 좋을 수 있다는 것입니다. 수술이 잘 되었는지 잘못 되었는지 결과가 나오기까지는 10년 이상이라는 시간이 소요되었습니다.

이러한 이유 중 하나는 환자들이 더 이상 병원에 오지 않는 시점부터 어떤 일들이 벌어지는지 알 수 없기 때문입니다. 특히 말하기를 꺼려하는 부분에 대해서는 더욱 알기가 어렵습니다. 아무도 언급조차 하려고 하지 않습니다. 암의 진행여부와 같이 확연하게 구분이 되는 경우와는 상황이 다릅니다. 암의 상태를 파악하기 위해서는 PSA검사 결과만 추적관찰하면 그만입니다. PSA는 암이 완전히 제거되었는지 알 수 있게 해주는 확실한 수단이기 때문입니다. 그러나 다른 중요한 부분들에서는 환자가 어떤 상태인지 알수 있는 객관적인 지표가 없습니다.

환자들은 의사들과 직접 대화를 나누는 경우 그들의 문제를 축소시켜 이야기하는 경향이 있습니다. 연구자들은 가능한 객관적인 정보를 얻기 위해서 환자들에게 질문지를 작성하게 한 뒤 알지 못하는 제3자에게 보내는 것이 가장 좋은 방법이라고 판단하였습니다. 모든 의학 분야에 걸쳐 이러한 "결과연구(outcomes research)"라는 소규모의 연구가 시작되었습니다. 연구자들은 검증된 질문지를 만들고, 질문에 점수를 매기고, 임의로 환자의 삶의 질에 점수를 부여하였습니다. 검증된 질문지를 위해 애매한 질문들을 제거하고자 몇 번이고 평가하고 또 평가하였습니다. 그러나 저는 이 점수들에 항상 의미를 두지는 않습니다. 왜냐하면 이 수치들은 환자들에게 있어서 큰 의미가 없기 때문입니다. 또한 저는 이런 결과들이 실제로 환자들의 삶을 반영한다고 생각하지는 않습니다. 예를 들어, 만약 환자가 고관절 대체술을 시행받은 뒤, 통증없이 잘 지내고, 아내와 춤도 추고, 강아지와 산책을 할 수 있다면 비록 16살 때의 건강상태로 100% 돌아가지는 않을지라도 행복한 삶을 산다고 할 수 있습니다. 하지만 그의 질문지 결과 100점은 아닐 것입니다. 이와 유사하게, 근치적 전립선 절제술을 시행받은 후 만약 환자가 패드를 착용하지 않아도 되고 비아그라와 같은 약물을 복용하지 않아도 50% 정도 성교가 가능하며 그 결과에 만족한다고 속사정을 털어 놓는다면 오히려 이러한 종류의 정보들이 가치 있는 것이라고 믿습니다.

이런 생각을 바탕으로 우리는 존스 홉킨스 병원에서 근치적 전립선 절제술을 시행받은 환자들을 대상으로 연구를 진행하였습니다. 대부분의 기관에서는 배뇨조절이나 발기력에 대한 성공여부에 관한 내용은 전적으로 환자가 자가보고하는 형식입니다. 그러나 환자들은 이렇게 예민한 문제에 대해 누구와도 이야기하기를 꺼려합니다. 심지어 의사에게조차 말하기를 꺼리는 사람도 있습니다. 따라서, 환자들의 의무기록을 열람할 수 없는 제3의 분석가들에게 환자들이 작성한 질문지를 넘겼습니다. 완치가 가능한 젊은 환자들에게 있어서 근치적 전립선 절제술이 가장 이상적인 치료법이라고 믿고 있기 때문에 대상들이 이 연구에서는 젊은 남성들을 대상으로 하였습니다. 환자들의 평균 나이는 57세였습니다. 환자 중 59%가 결절이 만져지지 않았기 때문에 그들 중 89%에서 양쪽 신경혈관다발을 모두 보존할 수 있었습니다. 3

개월 뒤 38%의 환자가 발기력이 회복되었습니다. 6개월 후에는 54%, 12개월 후에는 73%로 증가했으며, 18개월 후에는 86%의 환자에서 발기력이 돌아왔습니다.(표 8.1을 참고하십시오.) 방광목 부근에 대한 개선된 수술법이 개발된 이후 또 다른 연구를 진행하였습니다. 이 연구에서 3개월 뒤에 환자들 중 79%가 패드를 착용하지 않았으며, 6개월 뒤에는 88%가, 그리고 12개월 뒤에는 98%의 환자들이 패드를 착용하지 않았습니다.

표 8.1

존스 홉킨스 병원에서 시행한 근치적 전립선 절제술 후 배뇨조절과 성기능 회복 결과

	3개월	6개월	12개월	18개월
성기능				
발기력 있음	38%	54%	73%	86%
발기시 불편감이 없거나 적음	49%	64%	76%	84%
요실금				
패드 사용 안함	79%	88%	98%	-

좋은 소식은 이와 유사한 결과를 보고한 실력 있는 비뇨기과 의사들이 여러 대형 병원과 대학병원에 있다는 것입니다. 하지만 불행하게도 근치적 전립선 절제술의 성공률이 일정한 것은 아닙니다. 일부 의료기관에서 수술받은 환자들에서는 부작용 발생률이 더 높다고 보고되었습니다. 예를 들어, 시애틀에 있는 프레드 허친슨 암 연구센터(Fred Hutchinson Cancer Research Center)의 연구원들이 미국에 있는 6군데의 지역을 중심으로 술 후 6개월 지난 시점에서의 발기력과 배뇨조절 능력을 조사하였습니다. 이 조사는 수술 후 6개월 뒤에 수술 전 본인의 발기력을 회상하여 기록한 결과라는 점에서 연구 기획에 문제가 있었습니다.(저자는 연구에 참여한 남성들이 수술 전 성관계 횟수와 발기 정도를 과장하여 기록하였기 때문에 자료에 신빙성이 떨어짐을 인정하였습니다.) 하지만 저자가 분명하게 내린 결론은 근치적 전립선 절제술을 시행받은 대부분의 남성들이 발기부전이라는 것입니다. 또 다른 헛점은 수

술받은 남성들에서 요실금의 범위를 축소하여 잡은 것입니다. 수술 24개월 뒤 환자의 8.4%가 요실금을 호소하였습니다. 여기서 말하는 8.4%는 잦은 요실금(6.8%)과 아예 배뇨조절이 안되는 경우(1.6%)를 의미합니다. 만약 이들이 존스 홉킨스 대학병원에서 사용하는 기준인 '조금이라도 패드를 사용하는 경우'를 적용하면 42%의 환자가 배뇨조절 장애를 겪고 있는 것으로 나타났습니다. 그리고 발기력에 관한 연구 결과도 신뢰가 가지 않습니다. 왜냐하면, 발기부전의 정의가 아무런 도움 없이 성교가 가능할 정도로 발기가 되지 않는 것인지 아니면, 주사요법이나 음경보형물을 사용하고도 발기력이 없는 것인지 명시하지 않았기 때문입니다. 그리고 수술이 발전하면 결과도 좋아질 것이라는 가능성도 제시하지 않았습니다.(실제로 많은 주요 병원들에서는 이미 결과가 좋습니다.) 결과가 이보다 더 좋을 수 있고 심각한 부작용들이 늘 생기지 않는다고 인정하기 전까지 술기를 개선시켜야 된다는 필요성을 비뇨기과 의사들이 느끼지 못할 수 있다는 점이 가장 큰 문제입니다.

최악의 결과들은 "~하기전"이라는 상황에서 많이 비롯됩니다. 보스턴연구진들은 〈Journal of National Cancer Institute〉에 그들의 연구 결과를 게재하였습니다. 50%환자가 배뇨자제력이 있었고, 20%미만의 적은 환자들이 수술 후에도 발기력이 있었습니다. 이 조사관들은 이렇게 좋지 않은 결과가 나온 이유가 보스턴의 의사들의 실력이 형편없는 것이 아니라 다른 기관과는 다르게 상당히 객관적이기 때문이라고 주장하였습니다. 그들은 존스 홉킨스나 그 외 다른 병원의 자료는 믿을 만한 것이 되지 못한다고 말하면서, 신경보존 수술은 아무런 의미가 없다고 주장했습니다. 그리고 과거의 좋은 결과들은 환자들이 의사들에게 부작용에 대해 말하기를 꺼려해서 허위보고를 한 것 같다고 말했습니다.

물론 환자들이 자신들의 문제를 의사에게 축소해서 말하지 않을까 하는 의구심은 분명 있습니다. 항상 조심스럽게 관찰해야 하는 문제입니다. 또한 의사들이 자신들에게 불리한 결과를 은폐한다는 편견도 있을 수 있습니다. 그러나 환자들이 배뇨자제력을 회복하고 발기력을 되찾으려고 하기보다는 의사들의 감정을 다치지 않게 하려고 한다는 것은 납득이 되지 않습니다. 분명 수술을 받은 후 배뇨조절 장애나 발기력 상실을 겪고 있는 환자들은 도움이 필요하다고 믿습니다. 만약 의사가 환자를 정상으로 돌아오게끔 노력하겠다는 마음을 가지고 질문을 한다면 환자는 진실을 말할 것입니다.

존스 홉킨스에서 발표한 연구에서는 수술 경험이 많은 의사가 집도할 경우, 주요 부작용의 빈도가 줄어든다고 밝힌 바 있습니다. 이 결과로 인해 다른 비뇨기과 의사들도 그들의 술기를 개선시키기 위해 노력할 것이라는 기대를 해 볼 수 있습니다. 결과가 안 좋게 나온 보스턴 연구 결과는 비뇨기과의사들로 하여금 수술에 대한 편견을 갖게 만들었습니다. 그러나 존스 홉킨스와 그 외 다른 연구기관에서 발표한 논문은 적절한 수술기법을 사용한다면 결과는 좋다고 보고했습니다.

여기서 알아두어야 할 메시지는 다음과 같습니다. 근치적 전립선 절제술을 받기 원하고 이 방법이 최선의 치료 방법이라고 믿는다면, 수술 경험이 풍부한 의사들이 있고 수술 성적을 입증할만한 자료가 있는 기관을 찾으십시오.

마지막으로 존스 홉킨스에서 아주 흥미로운 조사를 하였습니다. 수술 전 조사에서는 일부 남성들이 자신의 성기능을 과장하게 진술했습니다. 보다 심도있게 질문을 해 본 결과 그들은 자신들이 수술 전에 발기가 되지 않았음을 인정했습니다. 그러나 수술 후의 설문조사에서는 반대현상이 나타났습니다. 많은 남성들이 발기력이 없다고 말했는데 이들의 반려자들은 이에 대해 동의하지 않았습니다. 환자와 환자들의 아내를 분리하여 설문조사한 결과, 응답자의 78%는 남편과 아내가 똑같은 대답을 하였습니다. 그러나 아내들 중 20%는 남자들이 대답한 것보다 빠른 시기에 남편이 발기력이 회복되었다고 답변했습니다. 그리고 2%만이 남성들의 답변보다 늦게 발기력이 회복되었다고 말했습니다. 이러한 재미있는 결과가 나온 이유는 남성들이 수술 전만큼 발기가 잘 된다고 생각하지 않기 때문입니다. 즉, 최대 발기가 되기 전까지의 성관계는 발기력 회복에 포함시키지 않았기 때문입니다.

주요 병원들에서는 근치적 전립선 절제술 후 발기력 회복률이 매우 높습니다. 그러나 여전히 이런 유명 병원들과 그 외 기관에서 수술 후 발기력이 회복되지 않는 남성들이 있습니다. 기억해야 할 것은 근치적 전립선 절제술 후 누구나 발기력 회복이 가능하다는 사실입니다. 이들에게 있어서 단지 문제가 되는 것은 발기 여부입니다. 그러나 감각이나 오르가즘을 느낄 수 있는 능력에는 변화가 없습니다. 많은 사람들이 이 부분을 이해하지 못하고 있습니다. 그들은 발기가 되지 않으면 오르가즘을 느끼지 못한다고 생각합니다. 이 세상 인구의 반에 해당하는 여성들은 발기 없이 오르가즘을 느낍니다. 오르가즘은 뇌에서 시작됩니다. 발기력을 회복하는 방법에는 여러 가지가 있으며, 이 내용은 11장에서 자세히 다룰 예정입니다.

이번 장에서는 근치적 전립선 절제술과 수술 후 수개월 뒤에 생길 수 있는 부작용들에 대해서 전반적으로 알아보았습니다. 그러나 장기적인 전망은 어떠하며, 가장 비중있는 질문이라고 할 수 있는 "당신의 암은 완전히 해결되었습니까?"의 해답은 무엇입니까? 국소암에 대한 모든 치료 방법(수술, 방사선 치료, 냉동/열치료)의 결과에 대한 자세한 내용은 10장을 참고하시기 바랍니다.

제9장

방사선 치료와 냉동요법/열치료

시작하며(이번 장의 요약)

방사선 치료는 전립선 환자들에게 굉장히 좋은 치료방법입니다. 특히 수술이 필요 없다는 것이 큰 장점입니다. 즉, 마취로 인한 위험도 없으며, 수술 후 회복 기간도 필요하지 않습니다. 나이가 많은 사람이나 다른 건강상 문제가 있어서 수술을 받기 어려운 사람들에게는 좋은 치료라고 할 수 있습니다. 그리고 이 치료는 통원하면서 시행할 수 있습니다. 외부 방사선 치료를 받는 환자들 대부분은 치료를 받는 동안 일상 생활을 계속 할 수 있습니다. 근접치료(Brachytherapy), 즉 방사성 파종이식(seed implantation)을 받는 환자들의 경우 이 시술 및 회복을 위해 며칠만 입원하면 되고, 일주일이면 정상 생활로 돌아갈 수 있습니다. 통상적으로 근치적 전립선 절제술은 전립선암에서 표준 치료로 사용되어 왔습니다. 하지만 오늘날 우리는 외부 방사선치료 역시 장기적 결과가 우수하다는 사실을 알게 되었습니다. 전립선막을 벗어난 진행성 암을 가진 환자의 경우에게 있어서 방사선 치료는 표준 치료가 될 수 있습니다.

방사선 치료는 두 가지 접근 방법이 있습니다. 방사선을 외부에서 조사하는 외부방사선치료와 방사성파종을 직접 암 조직에 이식하는 근접치료가 있습니다. 후자를 간질 근접방사선치료(interstitial brachytherapy)라고도 부릅니다.

전립선 세포를 얼리거나 열처리하여 죽이는 냉동요법과 열치료법 역시 국소성 전립선암에서 사용되는 덜 침습적인 치료법입니다. 그러나 이 치료법에 있어서는 한 가지 중대한 문제점이 있었습니다. 바로 요도와 관련된 것입니다. 냉동요법이나 열치료를 하게 되면 전립선은 물리적으로 극도의 온도로 가열되거나 냉각되어 세포 전체가 다 죽게 됩니다. 실제 이렇게 되면 전립선과 함께 요도를 구성하는 조직세포 역시 죽게 됩니다. 결국 방광과 원위부 요도와의 연결이 끊어지게 되고 배뇨가 불가능해 집니다. 요도를 보호하기 위해서는 전립선을 얼리거나 가열하는 동안에 요도를 정상 온도로 유지해야 합니다. 냉동치료를 위해 요도와 그 주변 조직들을 가열해야 하고, 열치료를 위하여 주변 조직들을 냉각시켜야 합니다.

그러나 앞에서도 논의했듯이, 전립선암의 다발성으로 생기기 때문에 문제가 됩니다. 메이요 클리닉(Mayo clinic)의 연구에 따르면 전립선암 환자의 66%에서 전립선암과 요도와의 간격이 5mm 이내로 보고되었으며 그 중 45%는 1mm 이내에 존재했고, 17%는 실제로 요도에 접해 있었습니다. 이는 이론적으로 많게는 환자의 83% 이상에서 전립선암이 요도를 따라 퍼져 있다는 것을 의미합니다. 매우 건강하고 오랫동안 살 수 있는 국소성 전립선암을 지닌 환자들은 냉동치료나 열치료를 선택하기 전에 이 사실에 유의해야 합니다

이번 장에서는 방사선과 냉동요법/열치료에 관한 전반적인 내용을 다룰 것이고 이에 따른 합병증에 대해서 알아볼 것입니다. 그러나 장기적인 견해, 즉 가장 핵심적인 의문점인 암의 조절 여부에 대해서는 10장에서 자세히 다루겠습니다. 수술, 방사선 치료, 냉동요법/열치료 등 국소암 치료의 결과를 알고 싶다면 10장을 참고하시기 바랍니다.

이번 장을 들어가기에 앞서서, 저는 존스 홉킨스 대학병원의 두 동료인 대니 Y. 송(Danny Y. Song)과 시어도어 L. 드위즈(Theodore L. De-Weese)에게 감사의 말을 전하고 싶습니다. 저는 수년에 걸쳐 최고의 결과를 얻으려면 최고의 의사를 만나야 한다는 사실을 알게 되었습니다. 그래서 저는 전문가들의 조언을 구합니다. 그들은 단순히 이러한 기술을 사용하는 것이 아니라 기술을 개선시키고, 다시 설계해보고, 전립선암에 사용될 방사선 치료의 미래를 변화시키고 있습니다. 앞으로 이들 전문가들의 말을 직접적으로 인용할 것입니다. 방사선 치료와 관련된 이번 장과 10장 일부에 해당하는 방사선 치료 관련 내용 전반에 이들의 견해가 고스란히 담겨 있습니다. 여러분은 진정한 방사선 종양학의 권위자로부터 의견을 들어볼 수 있는 기회를 갖게 된 것입니다.

전립선암에 대한 방사선 치료

근치적 전립선 절제술처럼, 전립선암의 방사선 치료는 새로운 방법은 아닙니다. 비뇨기과 의사인 휴 햄튼 영(Hugh Hampton Young)이 근치적 전립선 절제술을 처음 시행한 지 얼마 지나지 않아 영과 존스 홉킨스 대학병원에 있던 그의 동료는 미국에서는 최초로 방사선 치료를 시행하였습니다. 유럽의 경우는 조금 더 빨리 시작하였습니다. 오늘날의 기준으로 보면 당시 시술은 다소 원시적으로, 라듐을 전립선 주변 조직인 요도, 방광, 직장에 심는 방식이었습니다.

그러나 이후 수십년간, 오늘날의 방사선 치료의 근간을 이루는 방법들이 연구개발 되었습니다. X선 치료가 개발되고, 전립선암에 넣을 수 있는 라듐 "파종(seed)"도 개발되었습니다. 하지만, 암치료에 있어서 이러한 새로운 시도는 괄목할만한 성과를 가져다 주지는 못하였습니다. 오늘날의 고에너지 X선과는 달리 1930년대 당시의 X선은 에너지가 낮았으며, 전립선을 투과하는 능력이 미약하고 정확하지 못했습니다. 따라서 방사선 요법은 암을 완전히 제거하는 방법이 아닌 전립선 크기를 줄이고 증상이나 통증을 완화하는 고식적 치료로 밖에 활용되지 못했습니다.

1940년대에는 전립선암에 대한 호르몬 요법이 개발되면서 방사선 치료의 발전은 주춤하였습니다. 그러나 방사선 치료의 쇠퇴기는 그리 길지 않았습니다. "선형가속기"라는 새로운 장비가 개발되었기 때문입니다. 선형가속기는 투과성이 있는 고에너지 빔을 생성시켜 주위 조직에는 영향을 주기 않으면서 목표로 하는 조직에만 선택적으로 조사할 수 있는 장비입니다. 벤치신세를 면치 못하던 방사선 치료가 주전으로 뛰게 된 격이었습니다. 이제는 국소성암에 있어 단순히 증상을 완화시키는 차원에서 벗어나 암을 완치할 수 있는 단계에 들어섰습니다.

그 후 몇십 년 동안, 방사선 요법의 기술은 더욱 세련되어졌고 강력해졌습니다. 방사선 치료는 두 가지 접근 방법이 있습니다. 방사선을 외부에서 조사하는 외부방사선 치료와 방사성파종을 직접 암조직에 이식하는 방법이 있습니다. 후자는 간질근접방사선치료(interstitial radiotherapy), 근접방사선치료(brachytherapy) 또는 간단히 방사성파종이식(seed implantation)이라고 부릅니다. 1990년대에는 외부방사선치료에 있어 3차원 입체조형 방사선 요법(Three dimensional conformational therapy)에 이은 강조변조방사선요법(Intensity modulated radiation therapy)의 개발이라는 획기적인 사건이 있었습니다. 아주 최근에는 영상유도 방사선 치료(Image-guided radiation therapy)가 방사선 치료에서 또 하나의 획기적인 변화를 불러일으킬 것으로 예상됩니다.

입체조형 방사선 요법(Conformal Radiation Therapy)

X선은 어떻게 작용할까요? 가장 쉽게 이해할 수 있는 방법은 일광욕을 한다고 생각하면 됩니다. 단지 X선 에너지를 느끼거나 볼 수 없으며 피부가 아닌 신체의 안쪽이 햇볕에 탄다는 차이가 있습니다. 실제로는 방사선 입자가 DNA를 파괴하여 목표 조직이 죽습니다. 과학자들은 모든 세포들이 방사선 치료에 똑같이 반응하지 않는다는 사실을 오래 전부터 알고 있었습니다. 세포에 가해지는 DNA손상의 효과는 매우 복잡하지만, 암세포와 같이 끊임없이 세포분할 하는 세포들은 방사선에 매우 취약합니다.

20세기 초, 과학자들은 처음으로 암에 이 치료법을 적용하였으며, 한 번에 많은 양의 방사선을 사용할 경우 오히려 암세포보다 일반 세포에 악영향을 주기 때문에 해롭다는 사실을 알게 되었습니다. 대신 수즈 동안 매일 적은 양을 조사할 경우 암세포에 더 효과가 좋다는 사실을 발견하였습니다.(이 결론은 오늘날 새로 정립되었습니다. 앞으로 나올 저단편(hypofractional) 방사선 치료법을 참고하세요.) 그들은 또한 이 방법이 정상 세포의 장기간 손상을 최소화 하는 가장 효과적인 방법이라는 것을 알아냈습니다. 그렇기 때문에 오늘날 방사선 용량을 수주로 나누어 시행하는 것입니다. 주로 월요일부터 금요일까지 방사선 치료를 받고 주말에는 휴식을 취하는 과정을 약 8주 정도 반복합니다. 한 번 치료 받을 때마다 몇 분 정도 밖에 걸리지 않습니다. 실제 치료에 사용되는 시간은 총 20분 정도 밖에 되지 않습니다. 그게 전부입니다. 그날 치료가 끝나면 집에 갔다가 다음 날 다시 오면 됩니다.

PSA검사와 방사선 치료가 오늘날처럼 발달하기 전에는 치료에 대한 반응을 평가 할 수 있는 방법이 국소 재발 여부(직장수지검사에서 촉지되거나 국소적인 재발에 의한 증상으로 판단) 또는 원격전이 여부 밖에 없었습니다. 이런 상황에서 초기 방사선 치료법은 꽤 효과가 있는 것처럼 보였습니다. 하지만 PSA검사가 가능해지고 암 치료의 성공여부를 판단하는 방법으로 사용되면서, 과학자들은 외부 방사선 치료를 받은 T1과 T2 병기 환자의 20%에서만이 10년 후에 PSA 수치가 낮게 유지된다는 사실을 알게 되었습니다. 토론토에서 시행한 연구에 따르면, 고전적인 방사선 치료를 하고 4년밖에 지나지 않은 시점에서 생검을 시행한 결과 완치되었다고 생각했던 환자의 38%에서 여전히 활동성 전립선암이 확인되었습니다. 이로 인해 방사선 종양학계에서는 고전적인 외부 방사선 치료는 별다른 효과가 없다는 것이 기정 사실화되었습니다. 많은 환자들에서 암을 모두 박멸하지 못했습니다 .

고전적인 방사선 치료를 받은 환자들에게 가해진 조사량이 충분하지 않았다는 사실이 밝혀졌습니다. 이는 마치 10만 명의 청중들이 모인 큰 강당에서 출력이 약한 스피커 시스템을 가지고 연설하는 것과 같습니다. 일부, 아니 어쩌면 대부분의 관중들이 소리를 들을 수는 있겠지만, 이 중 수백 명, 심지어 수천 명은 스피커를 통해 무슨 말을 하는지 알아듣지 못할 것입니다. 과학자들은 전립선암에 대해 고전적인 방사선 치료법을 시행 받은 환자들 중에서 국소적인 재발이 일어난 경우는 방사선 조사량이 적었기 때문이라는 것을 알게 되었습니다.

따라서 방사선 종양학자들은 전립선암의 국소적인 치료 효과를 개선시켜야만 했습니다. 최근 연구에 의하면 암의 재발여부는 방사선 조사량과 관련이 깊다는 사실이 밝혀졌습니다. 다시 말하자면, 방사선 조사량이 많은 환자는 적은 환자에 비해 암재발율이 낮았습니다. 그러나 고전적인 방사선 치료 방법으로는 더 많은 양을 조사할수록 방광이나 직장에 더 많은 합병증을 유발하였습니다.

3차원 입체 방사선치료(3 dimentional conformal radiation therapy; 3-DCRT)

당신은 첨단기술 영역에 들어오셨습니다.(참고: 읽다보면 알겠지만 많은 신기술들은 모두 "RT"로 끝나는 영어약자로 되어 있어 혼란스러울 수 있습니다.) 이 기술 중 첫 번째는 컴퓨터 단층촬영법(CT)을 이용하여 방사선 치료 계획을 세우는 방법인 입체 또는 3차원 방사선 치료법입니다. 이 기술이 등장하기 전까지 방사선 종양학자들은 방사선 치료 계획을 세우기 위하여 전립선과 그 주변에 X선 촬영을 하였습니다. 이때 90도 각도를 이루는 두 장의 영상을 찍었습니다. 존스 홉킨스 대학병원의 방사선 종양학자인 대니 송(Danny Song)은 "X선 검사에서는 전립선이 직접 보이지 않기 때문에 이 영상을 통해서 전립선의 위치와 모양을 예측하기 위해서는 방광과 요도에 조영제를 채워야만 합니다."라고 설명합니다. 이러한 예측에 의존하는 방사성 종양학자들은 암을 놓치지 않기 위해서 방사선 조사를 할 경계를 잡을 때 전립선 주위의 정상조직을 일부 포함했다고 합니다. "전립선 주변 조직에도 전립선에 가해지는 조사량과 동일한 양의 방사선이 조사되기 때문에 부작용으로 방광자극 증상, 설사, 심지어 피부 반응 등이 나타나게 됩니다."

컴퓨터 단층 촬영은 치료 계획을 세우는 데 있어 커다란 변화를 주었습니다. 이 기술은 전립선과 그 주변의 위치와 모양을 보다 정확하게 볼 수 있게 하였고, 이를 바탕으로 더 정확한 치료 계획을 세울 수 있게 되었습니다. 이와 동시에, 빨라진 컴퓨터 성능, 복잡한 소프트웨어와 영상 기술로 인해 치료계획을 세우고 조사량을 계산하는 것이 용이해졌습니다. 정교한 컴퓨터 프로그램을 이용하여 전립선의 부피를 계산하고 조직 1mm당 가해지는 조사량을 계산할 수 있게 되었습니다. 이처럼 놀라운 기술의 발전으로 환자 개개인에 맞는 3차원 모델을 설계하고 치료계획을 세움으로써 모든 전립선암 조직에 정확한 양의 방사선을 조사할 수 있게 되었습니다. 우리는 이 새로운 치료법을 3차원 입체 방사선치료라고 부릅니다.(3-DCRT)

강도변조방사선 요법(Intensity modulated radiation therapy; IMRT)

지금까지는 전립선암에 대한 방사선 치료 기술 진화중 1세대에 불과합니다. 다음 세대인 강도 변조 방사선 요법(IMRT)이 얼마 지나지 않아 개발되었습니다. 3차원 입체 방사선 치료의 효과도 좋았지만 이 방법에는 몇 가지 한계점이 있었습니다. 특히 방사선 조사 영역 내에 있는 핵심 구조들을 포함하거나 피하는데 있어 방사선 조사를 얼마나 정교하게 디자인하는지가 관건이었습니다. 예를 들어, 전립선을 포함하는 정육면체 모양으로 방사선을 조사할 수는 있지만 전립선의 실제 모양대로 조사하는 것은 불가능합니다. 이는 고선량으로 조사하는 부위의 경우 일부 정상 조직이 불가피하게 포함될 수 밖에 없다는 것을 뜻합니다. 전립선은 일반적으로 모양이 불규칙적이고 개개인마다 독특한 특징이 있기 때문에 각 환자의 전립선과 체형에 맞춘 치료가 이루어지는 것이 바람직합니다. 또한, 3차원 모델로는 여전히 전립선 전체를 고르게 포함할 수가 없어 표적 조직 내에 조사되는 부위와 조사되지 않는 부위가 존재하게 됩니다.

성능이 보다 개선된 컴퓨터와 새로워진 방사선 기술의 장점들을 이용해서 치료계획을 보다 정밀하게 세울 수 있게 되었습니다. 전립선 치료를 위해 네 개의 방사선 빔을 이용하는 대신에, 여러 개의 빔(때로는 백 개 이상)을 이용하여 직장을 포함한 전립선 주변의 정상 조직을 피하면서 전립선에만 조사될 수 있도록 여러 각을 만듭니다. 이러한 방법은 각도 조절이 가능한 60여 쌍의 텅스텐으로 된 "잎(leaf)"에 의해 가능합니다. 이 "잎"은 조그마한 셔터처럼 열리고 닫히는 얇은 직사각형 형태의 판입니다. 이를 통해 방사선 빔을 조절하여 개개인의 전립선과 골반 형태에 맞도록 해줍니다.(3-DRT와 IMRT를 비교한 그림 9.1을 참고)

IMRT 치료 계획은 다른 모든 방사선 치료에서와 마찬가지로 협진이 필요합니다. 방사선 종양학자와 물리 기사는 복잡한 컴퓨터 알고리즘을 이용하여 치료 계획을 조정하고, 수천개의 가능성들을 생각해보고, 이 가능성들 중에서 최적의 치료 방법을 실행에 옮깁니다.

양자선 방사선 치료(Proton-Beam Radiation Therapy)

방사선 치료의 또 한가지 독특한 방법이 양자선을 이용한 치료입니다. 이것은 전자기 파동을 이용하는 대신에 대전된 입자를 이용합니다. 차이점은, 양자선은 직선으로 나아가고, 미리 계산된 위치에 도달하기 전까지는 조직에 거의 영향을 미치지 않지만 목표 지점에 도달하면 순간적으로 모든 에너지를 발산하며 암세포를 죽이게 됩니다. 따라서 양자선을 이용할 때에는 정확한 목표설정이 가장 중요합니다. "양자선 방사선 치료가 암에 미치는 영향은 대부분의 병원에서 사용되고 있는 양자선

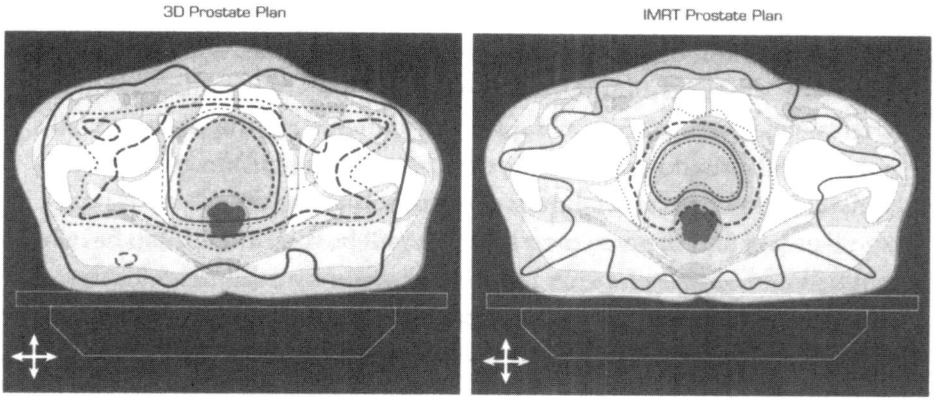

| 그림 9.1 | 3-DRT와 IMRT의 비교

지형도의 등고선과 유사하게 표시된 선은 조직에 가해지는 서로 다른 방사선 조사량을 표시하고 있습니다. IMRT치료 설계의 경우 방사선이 직장을 피해 조사되며, 전립선의 형태에 보다 근접하게 조사되어 고선량 조사범위를 최소화시키는 것을 확인할 수 있습니다. 방사선 영역에 있어 획기적인 기술이라고 할 수 있는 텅스텐 '잎'은, X선 촬영 시 방사선 노출을 최소화하기 위해 사용되는 납옷처럼 방사선을 차단하는 역할도 합니다.

치료들 간에 효과 면에 있어서는 다르지 않지만, 양전자를 생성하는데 필요한 시설이 매우 고가이기 때문에 널리 사용되고 있지는 않습니다."라고 송은 말합니다.

방사선 치료로 기대할 수 있는 것

모든 입체조형방사선치료에 있어 준비과정이 가장 중요합니다. 전략적 공격을 지휘하는 장군과 마찬가지로, 방사선 종양학자들은 가장 먼저 치료할 영역부터 파악합니다. 이것을 치료계획이라고 하며 이 과정은 치료 수주 전에 시작합니다. CT를 여러 번 촬영하여 전립선과 정낭, 그리고 그 주변의 구조들(방광벽, 직장벽, 소장, 뼈, 피부 등)의 단면 영상을 충분하게 얻고, 그것을 토대로 당신의 골반 영역에 대한 3차원 지도를 만들게 됩니다.

방사선 조사량과 조사하는 영역은 각 단면마다, 그리고 1mm단위로 계산합니다. 각각의 방사선 빔은 주위 구조 전체가 아닌 전립선에만 에너지가 전달되도록 자동적으로 컴퓨터에 의해 조절됩니다. 컴퓨터는 자동적으로 각 방사선을 암조직에 초점화시키고 주변에 다른 정상조직은 건드리지 않습니다. 이 기술은 매우 중요합니다. 왜냐하면 조직에 가해지는 조사량이 많을수록 효과가 더 좋기 때문입니다. 이 방법을 이용하면 새로운 방법들이 개발되기 이전 시대에 가능했던 것보다 더 많은 양의 방사선을 원하는 부위에 조사할 수 있습니다. 그러나 방사선 조사량이 커질수록 부작용도 더 심해집니다. 또한 균형을 맞추기도 어려워집니다. 암세포는 죽이고 주위에 있는 정상 조직은 보존하여 부작용을 최소화해야 합니다. 이러한 이유로 강도변조방사선 요법의 텅스텐 기술이 환영을 받고 있습니다. 지금까지의 어떤 기술보다도 더 많은 조사량을 안전하게 원하는 곳에 전달할 수 있으면서 한편으로는 주변 조직을 최대한 많이 살리게 됩니다. 이처럼 발달된 기술 때문에 표준 방사선 조사량을 65Gy에서 81Gy로 높일 수 있었습니다. 여기서 Gy는 Gray의 약자로, 이는 영국의 방사선학자 루이 해롤드 그레이(Louis Harold Gray)의 업적을 기리기 위해 조사량 단위로 사용되고 있습니다. 가능한 성공적인 치료를 보장하기 위하여 조사와 동시에 방사선이 정확한 시간 내에 정확한 위치에 도달하였는지를 측정하게 됩니다.

그러나 환자가 조사 중 움직이면 입체조형방사선치료의 정확성은 떨어지게 됩니다. 사실 아무도 완벽하게 같은 자세를 유지할 수는 없습니다. 예를 들어, 재채기나 기침을 하거나 신경쇠약이 있다고 생각해보십시오. 방광에 조사량이 늘고 전립선에는 줄 수도 있습니다. 이를 방지하기 위한 방법 중 하나로, 방사선 치료 받는 동안 골반을 고정시켜 줄 틀을 만듭니다. 이 틀은 매번 방문시 같은 자세를 유지할 수 있도록 도와줍니다.

영상유도 방사선 치료(Image guided Radiation Therapy; IGRT)

이 기술 역시 방사선 종양학 분야에서 최신 기술 중 하나입니다. 만약 당신이 매일 정확히 같은 자세로 누워 있다고 할지라도 전립선이 항상 같은 위치에 있다고 보장할 수는 없습니다. 왜냐하면 전립선은 피부나 골반뼈 등에 고정되어 있는 것이

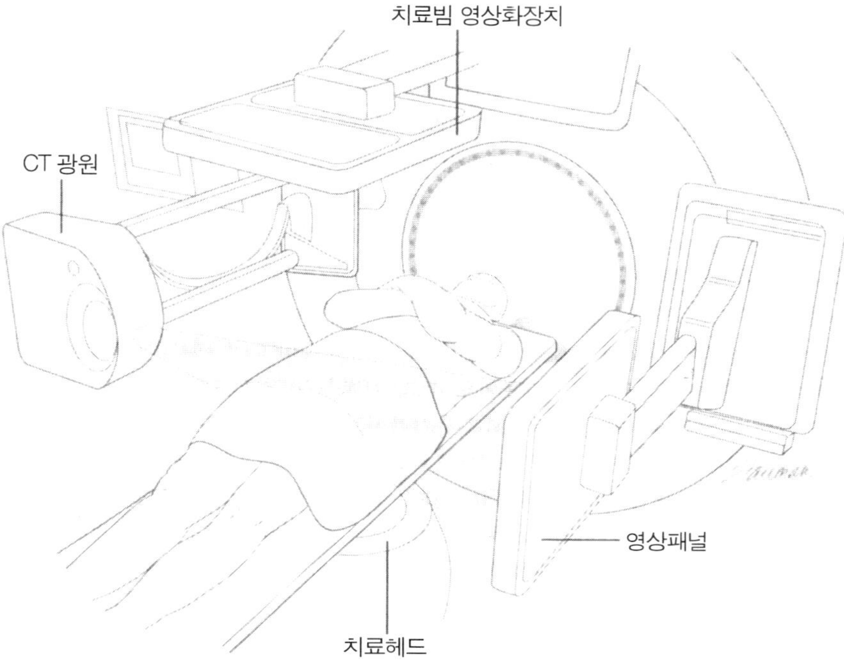

| 그림 9.2a |

치료 직전에 선형가속장치로 환자를 스캔하는 장면합니다. 이 기계로 CT스캔 작업(환자의 골반을 통화하는 빔으로 표시)과 고에너지 치료빔 치료(환자 아래)를 동시에 수행할 수 있습니다. 이 두 구성 장비가 환자 주위를 원통형으로 회전하면서 스캔과 치료가 진행됩니다.(adapted from D.Bolinsky)

아니기 때문입니다. 연구에 따르면 전립선이 골반 내에서 1 cm 이상 이동할 수 있다는 사실을 발견했다고 송은 말합니다. "치료 계획 단계에서 확인된 전립선의 위치는 그 특정 기간 동안의 전립선 위치에 해당합니다. 다시 치료를 받기 위해 온다면 전립선은 여러분의 방광이나 직장 내의 내용물 때문에 위치가 약간 변해있습니다." 많은 의료 기관에서, 환자들은 치료를 받으러 올 때, 직장은 비우고, 방광은 꽉 채워서 오라고 합니다.(방광이 차면 찰수록 전립선과 떨어지며, 직장을 비우는 것이 치료 계획 당시 위치를 유지할 수 있는 최선의 방법입니다.) 그럼에도 불구하고 전립선은 다양한 오류들로 인해 초점을 맞추기가 어렵습니다. 하지만 IGRT로 이러한 점을 보완할

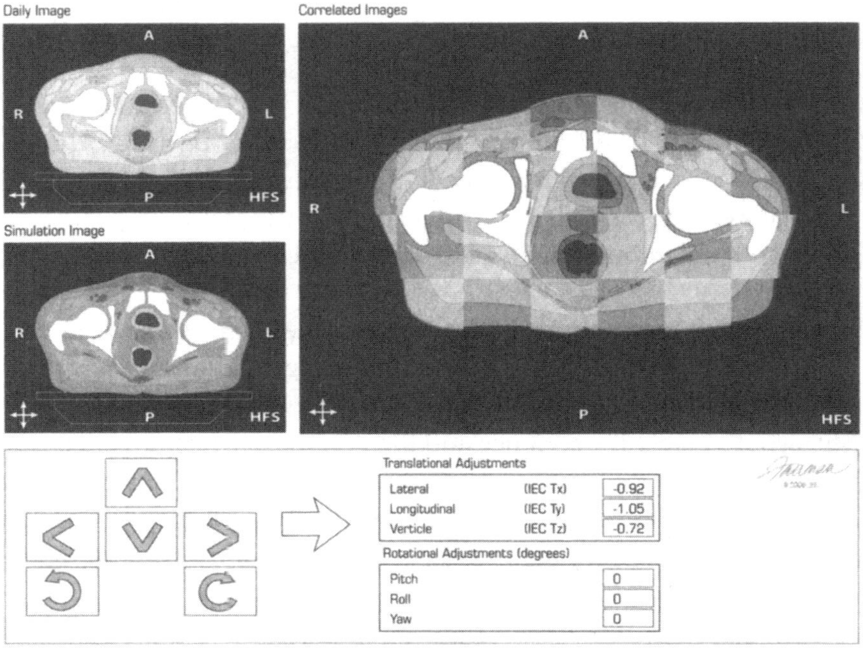

| 그림 9.2b |

치료 당일 CT스캔 과정 중 촬영된 영상을 치료 계획 당시 촬영한 CT영상과 결합시켜 비교합니다. 그 다음 정확한 위치에 치료효과를 전달하고 정상 조직을 보호하기 위해 환자와 치료 테이블의 위치를 조절합니다.

수 있습니다. 송은 "IGRT가 사용되면서 치료 자세를 취한 뒤 매번 전립선의 위치를 확인합니다. 전립선의 위치에 따라 계속 조정하여 의도했던 치료를 전립선 전체에 가하고, 이때 정상 세포들은 손상을 받지 않게 됩니다."라고 덧붙였습니다.

IGRT를 시행하는 데에는 여러 방법이 있습니다. 한 가지 방법은 선형가속기와 CT 스캔을 한 기계로 결합한 것입니다. 환자가 기계 안에 눕고 스캔되어 얻어진 영상들을 기존 CT스캔 영상과 비교되게 됩니다.(그림 9.2a와 9.2b)

영상을 자세히 확인하는 과정에서 전립선의 위치에 작은 변화가 감지되면, 치료가 시작되기 전에 자서를 조정하게 됩니다. 다른 방법은 환자가 치료를 위해 누워

있을 때 휴대용 초음파 기계를 이용하여 복부를 통해 전립선의 위치를 확인하는 것입니다. 윤활 젤리를 복부에 소량 바르고 전립선 영상을 얻기 위해 초음파 탐침자를 움직이면, 그 위치와 방향이 적외선 시스템에서 감지됩니다. 얻어진 전립선 영상들은 3차원으로 재구성되어 치료 계획 당시 촬영한 CT영상과 서로 비교하게 됩니다. 그리하여 필요에 따라 치료 테이블 위치를 조절하게 됩니다.

세 번째 방법으로는 작은 금속성 표지자나 코일(일반적으로 금으로 만들어집니다.)을 전립선에 위치시켜 치료실에서 시행한 X선 영상을 통해 확인합니다. 이 표지자는 유도등 마냥 전립선의 위치를 강조하게 됩니다. 사이버 나이프(Cyberknife)라고 불리는 이 기구는 몸에 심어진 금속성 표지자와 교차하는 한 쌍의 X선 영상을 이용하여 암의 위치를 시각화하고 실시간으로 추적할 수 있게 합니다. 로봇 팔에 있는 작은 선형 가속기는 숨을 쉬거나 장기의 이동으로 인한 암의 움직임에 맞춰 따라가도록 설정되어 있습니다. 비록 이런 기술이 멋지고 시선을 끌만하지만 선형가속기의 경우 상대적으로 출력이 낮아서 속도가 느리다는 단점이 있습니다. 이는 환자가 치료 테이블 위에서 오랜 시간 동안(최대 2시간) 누워 있어야 한다는 것을 뜻합니다. 또한, 방사선에 노출되는 양이 지나치게 클 경우 오히려 치료 효과가 떨어질 수 있습니다. 이 치료 장비와 관련하여 다른 독특한 점은, 병원에서 이 장비를 이용한 치료 세션을 한 사람당 5회로 제한한다는 것입니다.(이는 각 치료 세션에 소요되는 시간과도 관련이 있으며, 이 특정 장비를 이용하여 다섯 세션을 초과하여 치료할 경우 병원의 보험금 상환금액을 줄이겠다는 이상한 메디케어(Medicare-미국의 노인 의료 보험) 규정과도 관련이 있습니다.) 비록 이 기술에 대한 경험들이 쌓여 가고 있기는 하지만, 한 세션에 장시간 방사선 조사를 하는 것과 방사선 선량 스케줄을 단축하는 것이 과연 효과적인지 또는 안전한지 밝히는 것이 여전히 숙제로 남아 있습니다. 치료 기간을 단축하는 것 자체는 흥미로운 일이지만, 더부분의 임상실험에서는 치료 기간을 4-6주로 하지, 5일만으로 하는 경우는 없습니다.

"IMRT와 IGRT는 각각 이렇게 생각하면 편합니다. IMRT는 각 개인의 전립선 모양에 딱 맞춰 고선량의 방사선을 조사하는 것이고, IGRT는 의도한 위치에 정확히 조사되도록 고선량의 방사선의 방향을 조절하는 것입니다"라고 송은 설명합니다.

그는 이 두 기술 모두 결과가 매우 좋으면서도 부작용이 적다고 덧붙어 말합니다.

많은 의료 기관에서 이러한 기술을 제공한다고 광고합니다. 하지만 당신이 어디서 방사선 치료를 받을지 결정하는데 있어서는 의사의 경험과 그 기관에서 치료한 전립선암 환자의 수를 고려하는 것이 중요합니다. 송은 "같은 장비를 가지고 있다고 해서 두 의사가 똑같은 실력을 갖춘 것은 아닙니다. 유사한 장비나 기술을 사용하는 방사선 종양센터가 두 곳 있다면, 이 둘의 실력 또한 같을 것이라고 생각하는 이들이 아직도 더러 있습니다."라고 말합니다. 전립선암 환자를 치료해 본 경험이 많은 의료 기관은, 이 기술과 방법을 어떻게 효과적으로 사용해야 하는지 더 잘 알고 있습니다. 한가지 충고를 하자면, 너무 서두르지 마시기 바랍니다. "현대 기술을 이용하여 치료 계획을 정립하는 데에는 생각보다 많은 시간이 소요됩니다. 그리고 당신의 치료팀이 충분한 시간을 가지고 최상의 치료 계획을 세우기 위해 노력하고 있으니 마음 편히 먹어도 됩니다."라고 송은 말합니다. 방사선 종양학자 외에도 방사선 물질과 기술 사용에 있어 특별하게 교육받은 의학물리학자나 방사선사들, 그리고 치료계획 소프트웨어 사용 교육을 받은 의료선량계측사들이 치료 과정에서 많은 일을 하고 있습니다. 그들은 단순히 치료 계획만을 세우는 것이 아닙니다. 당신이 받는 치료가 적절한지 그리고 정확한지 매번 꼼꼼히 확인하는 일도 하고 있습니다. 당신의 목표

전립선비대증으로 경요도 전립선 절제술을 시행하였다면 어떻게 되나요?

근치적 전립선 절제술을 앞두고 있을 때와 똑같이 생각하시면 됩니다. 부기가 가라앉고 염증이 사라질 때까지 기다려야 합니다. 새로운 치료를 받기까지는 보통 8주에서 12주 정도 걸립니다. 기다리는 시간이 너무 길게 느껴질 지 몰라도 꼭 필요한 과정입니다. 이렇게 해야만 요실금이 발생할 확률을 최소화 할 수 있고, 방사선에 의한 손상이나 치유가 덜 된 조직으로 인해 요도 주변에 상처 조직이 생기는 것을 방지 할 수 있습니다.

는 암이 완치되는 것입니다. 8장에서도 언급했듯이, 몇 주 심지어 몇 달에 걸쳐 적절한 의사와 의료기관을 찾는다고 해서 완치될 수 있는 기회를 놓치는 것이 아닙니다. 수년 전부터 암은 그 자리에 있어 왔습니다. 조금만 더 여유를 가지고 실력있는 전문가, 많은 수술 경험, 그리고 고도의 기술을 두루 갖춘 의료기관을 찾는 것이 당신 스스로를 위한 최고의 투자일 것입니다.

합병증

외부 방사선 치료 후 며칠간, 심지어 몇 주간은 예전과 아무런 차이점을 느끼지 못할 것입니다. 방사선의 축적된 효과가 나타나려면 시간이 걸립니다. 그동안 당신은 운전, 일, 운동, 성생활 등의 정상적인 생활을 영위할 수 있습니다. 앞으로 서술될 방사성파종 이식방법과 달리, 외부 방사선 치료는 치료후 방사성을 띠게 되지 않습니다. 그러나 3-5주째에 접어들면 경미한 증상에서부터 심각한 증상까지 나타나기 시작합니다. 그러나 대부분 급성 증세라고 불리는 이러한 증상들은 경미합니다. 급성 증세는 치료가 끝나고 몇 일에서 몇 주 지나고 나면 저절로 사라집니다.

피로감

가장 흔한 합병증으로 대부분 경미하거나 중등도에 해당합니다. 풀타임 직업을 가진 대부분의 남성들은 치료 후 바로 하루 8시간 정도의 업무를 시작할 수 있습니다. 일을 완전히 쉬어야 할 만큼 심한 피로감을 느끼는 경우는 거의 없습니다. 어느 정도 기본적인 운동을 하는 환자들은 치료로 인한 피로감을 크게 느끼지 않습니다. 존스 홉킨스 대학병원의 과학자들은 이에 대해 연구를 진행 중에 있습니다.

배뇨 증상

방사선 치료 동안에 환자들은 야간뇨(밤에 소변을 보기 위해 일어나야 하는 증상)가 증가하는 것을 경험할 수 있습니다. 낮에도 빈뇨나 절박뇨 증상을 느낄 수 있습니다. 비록 요로 자극 증상은 일시적이지만 환자의 25-30%는 치료 과정 중 하이트린(terazosin, Hytrin), 카두라(doxazosin, Cardura), 자트랄(alfuzosin, Uroxatral) 또는 플로맥스(tamsulosin, Flomax) 등의 약물이 필요할 수 있습니다.

직장관련 증상

다행스럽게도, IMRT와 IGRT의 사용으로 인해 이런 증상은 예전에 비해 발생 빈도가 감소하였으며 증세 또한 약해졌습니다. 환자의 3분의1 정도는 장운동의 횟수(하루에 평균 2-3회)가 약간 증가한 것을 경험할 수 있었고, 무른 변이 동반되기도 하고 그렇지 않은 경우도 있습니다. 설사는 거의 일어나지 않았습니다. 필요에 따라, 의사는 환자에게 섬유질 섭취를 제한하거나, 로페라마이드(loperamide, Imodium)나 다이페녹실레이트(diphenoxylate, Lomotri)와 같은 약물을 처방할 것입니다.

후기 합병증

치료 시작 6개월 이후에 발생하는 합병증을 후기 합병증이라 부릅니다. 1,100명의 환자를 대상으로 진행한 연구결과, 1.5%의 환자에서 요도 협착이나 방광목 수축 등과 같은 배뇨 관련 증상으로 수술적 치료를 필요로 하였습니다. 요도 협착은 이전에 전립선비대증으로 경요도 전립선 절제술을 받은 경우에 대부분 발생하게 됩니다. 방광목 수축은 간단한 시술을 통해 쉽게 해결할 수 있습니다. 방광경을 이용하여 주변의 조직을 약간 잘라주어 상처조직을 이완시켜 줍니다. 그리고 대부분의 요도 협착은 요도확장을 한두 번 정도 해주면 반응을 잘 합니다. 그리고 반응을 잘 하지 않는 경우에도 방광목 수축 때와 같은 시술로 해결해 주면 됩니다.

필라델피아의 폭스 체이스 암 센터(Fox Chase Cancer Center)의 연구원들은 3-DCRT를 이용하여 치료를 받은 후 3-6개월이 지난 139명의 환자들의 삶의 질에 대한 연구를 진행하였습니다. 응답자의 2%가 복압성 요실금으로 매일 패드를 착용한다고 답했고, 또 다른 2%는 배뇨증세가 삶에 커다란 골칫거리라고 답했습니다. 그러나 어떤 사람도 완전히 배뇨조절 능력을 상실한 경우는 없었습니다. 31%는 변절박증(갑작스러운 장운동으로 인해 화장실에 도착하기도 전에 대변을 지리는 증상)을 호소하였으며, 20%는 배변문제는 중등도에 해당한다고 하였으며, 배변증세가 큰 지장을 준다고 응답한 사람은 아무도 없었습니다.

IMRT의 사용은 이런 결과를 개선시켰습니다. 위에서 언급했던 1,100명을 대상으로 한 연구에서 오직 2%의 환자만이 직장염, 설사, 직장 출혈, 항문협착(장운동의 지장을 초래하는 단단한 상처조직)과 같은 중등도에서 심각한 정도의 만성적 장문제를 경험하였습니다. 좋은 소식은 IMRT를 받은 환자는 후기 직장 합병증이 3-DCRT를 시행받은 환자들보다 유의미하게 적다는 것입니다. 수술이나 레이저 치료가 필요한 직장 독성(rectal toxicity - 출혈과 설사)은 3-DCRT를 시행한 경우 2%인 반면, IMRT를 시행한 경우에는 0.5%였습니다.

성기능

방사선 치료는 남성의 발기력을 서서히 떨어뜨립니다. 이는 발기를 조절하는 작은 혈관이 작아지고 상처 조직으로 바뀌는 손상에 의한 것으로 생각됩니다. "최근의 연구에 따르면 방사선 치료로 인한 발기부전은 의도하지 않게 전립선의 바로 아래 부위인 음경의 전구 부위가 치료 영역에 포함되어 방사선 조사되기 때문입니다." 라고 송은 말합니다. 위에서 언급한 폭스 체이스 연구에 따르면, 65세 이하의 젊은 남성들 중 치료 후 3년째에는 73%, 5년째에는 59%에서 발기력이 유지되었습니다. 다른 연구에서는 수술이나 외부 방사선 치료를 받고 5년이 지난 환자 1,187명을 대상으로 연구가 진행되었습니다. 전반적인 성기능은 두 집단 모두에서 감소하였지만 발기 장애는 79% 대 63%로 근치적 전립선 절제술을 시행한 집단이 방사선 치료를 받은 집단에 비해 빈도가 약간 더 높았습니다. 발기력은 측정하기가 매우 어렵습니다. 나이, 병기, 그리고 치료 전의 성생활 등 다양한 요소들이 치료 후의 발기력을 결정짓습니다. 60세 이하이고 성욕이 왕성하고 암이 전립선에만 국한되었을 경우 치료 후에도 여전히 발기력이 유지될 가능성이 높습니다. 그러나 방사능 치료의 대상이 평균적으로 더 나이가 많고, 이미 발기부전일 가능성이 높습니다. 왜냐하면 성기능을 저해하는 약물을 복용하고 있거나 단순히 나이가 많기 때문입니다. 이에 대해서는 11장에서 자세히 다룰 예정입니다.

방사선에 관하여 알아두어야 할 사항은 발기력에 미치는 방사선의 효과는 근치적 전립선 절제술에 비해 천천히 조금씩 누적된다는 것입니다. 방사선으로 인한 발기부전은 수개월에서 수년까지 소요됩니다. 방사선 치료를 받은 환자의 절반은 방사선 치료를 받은 지 7년 정도 후에 발기력을 상실합니다. 이것은 아마도 방사선이 혈관에 영향을 미쳐 음경으로의 혈류량이 감소하기 때문일 것입니다. 오스트레일리아에서 진행된 연구에 따르면, 방사선 치료 전에 발기력이 유지되었던 146명의 환자 중 62%가 치료 후 1년이 지나서도 여전히 발기력이 유지되었으나, 2년째에는 41%로 급격히 떨어졌습니다.(참고: 방사선 치료를 받은 사람들이 정상적인 성생활을 영위할 수 없다는 것은 아닙니다. 비아그라와 그 외 다른 발기부전약물들이 개발되어 방사선 치료를 받은 후에도 성기능을 유지할 수 있게 되었습니다. 특히 부분적 발기가 가능한 경우에는 보다 효과적입니다. 11장을 참고하십시오.)

방사선과 호르몬 치료의 병행

과거 의사들은 방사선 치료만을 단독으로 사용하곤 했습니다. 그리고 만약 방사선 치료가 성공적이지 못하여 치료의 진전이 없을 경우 호르몬 요법을 시작하여 남성 호르몬인 테스토스테론 공급을 차단하였습니다.(이 부분에 대해서는 12장에서 자세히 다룰 예정입니다.) 그러나 우선 호르몬 요법을 2-3개월간 시행하고 난 뒤에 방사선 요법을 시작하면 어떨까요? 이러한 아이디어를 "전보조 호르몬 요법(neoadjuvant hormonal therapy)"라고 부르며 여러 연구에서 효과가 입증되었습니다. 하지만 자세한 것은 아직도 연구 중입니다. 예를 들어 남성호르몬 차단이 어느 정도나 필요합니까? 방사선 요법을 시행하기 전에 얼마 동안 받아야 합니까? 호르몬 요법으로 인해 암세포가 방사선 요법에 더 잘 반응합니까? 그리고 단기적 효과로 보이는 결과들이 장기적으로도 유효합니까? 이러한 질문들에 대한 답은 아직도 불명확합니다. 방사선 치료 종양학회(Radiation Therapy Oncology Group)가 시행한 한 연구에서, 방사선 치료를 받는 두 집단을 대상으로 6개월간의 호르몬 치료를 한 경우와

2년 반 동안 호르몬 치료를 한 경우를 비교하였습니다. 그들은 더 오랫동안 방사선 치료를 받은 집단에서 PSA검사 결과가 더 좋았지만, 최종 생존률에는 차이가 없다는 사실을 발견하였습니다. 이는 아마도 장기간의 호르몬 치료를 받은 남성들에서 심혈관 합병증이 더 많기 때문일 것입니다. 하지만 치료를 시작하기 전부터 이미 그 집단의 심장 질환 유병률이 높았을 수 있습니다.

그렇다면, 호르몬요법이 어떤 작용을 하기에 방사선 요법을 더욱 강력하게 하는 것일까요? 첫 번째로 호르몬 요법으로 인해 전립선 부피가 줄어듭니다. 즉 방사선요법으로 치료해야 할 영역이 줄어드는 셈입니다. 이는 방사선 치료에 의한 부작용이 줄어들어 정상조직에 미치는 손상도 따라서 줄어드는 것을 의미합니다. 두 번째로 호르몬이 방사선을 더욱 효율적으로 만듭니다. 실험에 따르면, 호르몬 요법과 방사선 요법을 병행할 경우 적은 조사량으로도 암세포를 없앨 수 있었습니다. 호르몬 요법으로 전립선이 줄어들었고 제거해야하는 암세포가 적기 때문입니다. 호르몬과 방사선 치료를 병용할 경우, 세포자연사(apoptosis), 즉 암세포의 자살을 촉진하는 것으로 밝혀졌습니다. 병용치료는 세포를 활동 상태에서 휴식상태로 전환시키는 작용도 합니다. 이는 돌아다니는 오리보다 앉아있는 오리가 더 잡기 쉬운 것과 같습니다.

호르몬 요법으로 전립선의 크기를 줄이면, 근접요법 시 파종을 정확한 위치에 둘 수 있고 방사선의 효과가 전립선 전체에 미칠 수 있습니다.(전립선이 너무 커서 치골 아래 부분까지 뻗어 있는 경우 방사선이 전립선 전체에 고루 영향을 미치게 하는 것은 쉬운 일이 아닙니다.) 근접치료 전 3개월 동안의 호르몬 요법은 요폐색이나 요실금과 같은 합병증을 줄여줍니다.

병용요법의 첫 성공사례는 〈New England Journal of Medicine〉에 실렸습니다. 연구자들은 국소성 전립선암 환자들에서 입체조형방사선 요법과 호르몬 요법을 병용해서 사용한 경우가 방사선 요법을 단독으로 사용한 경우보다 5년 후 결과가 더 좋다는 결론을 내렸습니다. 환자들은 3년간 매달 호르몬을 억제하는 주사를 맞았습니다. 이 연구에서 병용요법을 사용한 환자들의 85%에서, 방사선 요법만을 사용한 환자들의 경우는 48%에서만이 5년째 암이 재발되지 않았습니다. 실패의 기준이 엄격하지는 않았지만 결과는 인상적이었습니다. 여기서 PSA 실패는 PSA 수치가 1.5ng/ml을 초과하거나 두 번 연속으로 측정했을 때 오르는 경우로 정의했습니다. 가장 중요한 것은 생존율이 높아졌다는 것입니다. 그러나 호르몬요법 단독으로 같은 결과를 얻을 수 있는지는 알기 어렵습니다. 현재, 호르몬 단독요법과 방사선과 호르몬 병용요법의 결과를 비교하는 연구가 진행 중에 있습니다. 이 연구 결과가 밝혀지기 전까지는 호르몬 치료만으로 생존기간이 연장되는지 아니면 방사선 치료의 효과가 생존기간에 영향을 미치는지에 관한 논쟁이 지속될 것입니다.

그러나 몇몇 연구에서는 중등도에서 고위험군에 해당하는 전립선암 환자들에게 있어 호르몬 치료와 방사선 치료의 병합요법은 매우 중요한 역할을 한다고 밝혀진 바 있습니다. 4개의 방사선 치료 종양학회 연구 결과, 고선량의 방사선을 받은 고위험군(Gleason점수 8-10) 환자들은 PSA 수치 조절이 더 잘 되었을 뿐만 아니라 전체 생존율도 향상되는 것이 보고되었습니다. 스페인에서 발간된 최근 연구에서는 각각 다른 치료기관에서 호르몬 치료와 방사선 치료를 받은 환자들에 대해 평가하였습니다. 고위험군 환자들 중 고선량의 방사선 치료를 받은 군이 저선량으로 치료를 받은 군에 비해 PSA재발률이 낮았습니다. 최근에, 엠디 앤더슨의 의사들은 PSA 수치가 10ng/ml이 넘는 환자들에 대해 각각 70Gy과 78Gy 로 방사선 치료를 한 뒤 그 효과를 비교해보았습니다. 무작위 연구 결과, 고선량 군에서 PSA 수치 조절이 잘 되었을 뿐만 아니라 원격 전이도 적었습니다.

고위험군 전립선암 환자에서 방사선 치료의 중요성에 대한 토의의 핵심은, 암이 전립선 내에 국한되어 있는지 아니면 미세전이되었는지에 달려있습니다. 하버드 대학에서 국소암과 원격 전이암에 대한 비교 연구를 시행하였습니다. 방사선 치료를 받은 1,400명 이상의 환자들 중, 국소암 치료의 실패는 추후에 원격 전이가 되는데 있어 가장 큰 예후 인자였습니다. 이 연구에서 흥미로운 점이 발견되었는데, 원격 전이로 진행될 확률은 국소암 치료 실패 후부터 증가한다는 사실입니다. 이는 처음 진단 당시에는 전이가 발견되지 않았지만 국소 치료 실패로 인해 발생했다는 것을 뜻합니다. 우리가 12장에서도 논의하겠지만, 호르몬 단독 요법만으로는 전립선암을 치료할 수가 없습니다. 아직까지는 중등도 또는 고위험군 전립선암 환자들에서 표준 치료는 호르몬 단독 요법이 아니라 방사선과 호르몬 치료를 병용하는 것입니다.

최근 다른 연구들에서는 호르몬과 방사선 병용요법의 영향을 조사했습니다. 모든 환자들이 추가적인 호르몬 치료로 효과를 본다는 결과를 보인 연구는 없었지만 대부분의 경우 병용요법 시행했을 때 결과가 더 좋았습니다. 특히, 림프절전이가 있고 Gleason 점수가 높은 경우가 이에 해당합니다 따라서 진행성 암(부피가 큰 T3 병기의 암, Gleason 점수가 높은 경우, 림프절 전이가 된 경우)에서 외부 방사선 치료를 계획하고 있다면, 2-3년간 호르몬 요법을 병행하는 것이 최근 일반적으로 받아들여지고 있는 방법입니다. 또한 단기간의 방사선 치료를 시행할 경우, 그 기간 동안 호르몬 처치를 병용하는 것이 부피가 작은 암에서 효과적이라는 증거가 있습니다. 하버드 대학에서 진행한 무작위 연구에서, Gleason 점수 7이상이거나 PSA가 10ng/ml 이상인 환자들이 방사선 치료 전이나 중간에 단기간의 호르몬 치료를 받아야 하는지에 대한 논의가 제기하였습니다. 그들은 방사선 치료와 더불어 호르몬 치료를 받은 환자들에서, 5년 뒤 암조절이 더 잘 되었을 뿐만 아니라 전체 생존율 또한 10% 개선된다는 사실을 발견하였습니다. 이 연구 이후 해당 환자군에서 단기간 호르몬 치료가 널리 사용되기 시작하였습니다.

당신은 호르몬 치료를 받아야 합니까?

어떤 결정을 내리기 전에, 또 하나의 중요한 문제에 대해서 생각해 보아야합니다. 삶의 질과 관련된 문제입니다. 호르몬 치료제를 장기간 사용할 경우 단점이 분명 있습니다. 일부 남성들에서는 이런 약물을 중단하였음에도 불구하고 테스토스테론 수치가 정상 범위로 신속하게 돌아오지 않는 경우가 있습니다. 그리고 호르몬 치료의 합병증은 심각합니다. 약 2-3개월 정도 단기간 사용에도 "열감(hot flash)"이나 체중의 증가와 더불어 성욕과 발기력 저하를 경험하게 됩니다. 호르몬 치료를 장기적으로 사용할 경우 골다공증이나 뼈의 퇴행으로 인한 골절, 빈혈, 피곤함, 근육량의 감소, 우울증 등의 위험이 추가적으로 따르게 됩니다. 또한 어떤 호르몬 억제제를 썼느냐에 따라 비용 부담이 클 수 있습니다. 호르몬 치료와 관련된 내용은 12장에서 자세히 다루겠습니다.

방사선 치료와 일시적인 호르몬 치료의 병행: 어떤 환자들에게 도움이 될까요?

전립선암에 걸린 미국 남성들의 절반 정도가 어떤 형태로든 방사선 치료를 받습니다. 하지만 어떤 남성들에서 방사선 치료를 병행한 추가적 치료가 필요한지를 일반화하거나 결정하는 것은 매우 어렵고 복잡합니다. 위험도가 낮은 조기암으로 진단받은 남성들의 경우는 대부분 방사선 치료 만으로도 충분하다고 존스 홉킨스의 방사선 종양학자 테드 드위즈는 말합니다. "이 남성들은 치료 후 임상적 재발을 경험하는 경우가 거의 없습니다. 하지만 일부 남성들은 보다 공격적인 형태의 암으로 진단받으며 재발할 가능성도 더 높습니다."

위험성이 더 높은 남성들의 특징에는 어떤 것들이 있을까요? 수천명의 전립선암 환자의 임상과정을 근거로 만들어진 Partin 표와 Han 표를 사용하면 암재발율을 95%의 정확도로 예측할 수 있습니다. "이 표들과 관련된 한가지 놀라운 사실은, 예상보다 많은 수의 환자가 직장수지검사나 영상검사에서는 별다른 이상이 없어도 이미 진단 당시 암이 전립선을 벗어난 상태라는 점입니다."라고 드위즈는 말합니다. 이러한 자료를 토대로 환자를 암재발의 저위험군, 중증도위험군, 고위험군으로 나눌 수 있다고 그는 덧붙입니다. 이렇게 나누는 것은 매우 중요합니다. 왜냐하면 치료 후 5년 뒤 중증도위험군의 경우 생화학적 재발율(PSA가 다시 상승하는 것)이 40-50%나 되기 때문입니다. 고위험군의 경우에는 재발율이 65-75%입니다. "분명한 것은 중증도위험도나 고위험도의 남성들은 보다 적극적인 치료적 접근이 필요하다는 사실입니다."

한가지 접근법은 전립선암에 대한 호르몬 감수성에 기초한 것입니다. 국소성 전립선암으로 방사선 치료를 받는 환자에게 호르몬 치료를 병행하는 것이 치료 효과를 증대시킬 수 있을까요? "재발 가능성이 높은 환자들에서 병용치료가 얼마나 효과적인가에 대한 수많은 연구가 진행되었으며, 결과적으로 암치료 효과를 확실히 개선시킨다는 사실이 입증되었습니다."라고 드위즈는 말합니다. 여기에는 암을 골반 내에서 조절하고, 전이로의 진행을 차단하고, 심지어는 삶을 연장시킨다는 내용이 포함되어 있습니다. 이 연구들에서는 고위험군 남성들에서의 병용치료의 적용을 적극 권하고 있습니다.

하지만 재발에 있어 중증도위험군 남성들은 어떤가요? 이 남성들은 T1b-T2병기, Gleason 7 또는 PSA수치가 10에서 20ng/ml 사이에 해당합니다. 이들에게도 병용요법이 도움될까요? 최근 연구 결과에 따르면 이들에게 있어서도 일시적인 남성호르몬 차단이 도움된다고 합니다. 최근 〈Journal of American Medical Association〉에 보고된 한 연구에서는 중증도위험군 남성들을 방사선치료 단독 군과 방사선치료와 단기간(6개월) 남성호르몬 차단을 병행한 군으로 나누어 치료 효과를 비교하였습니다. "이는 매우 의미있는 연구입니다. 중증도위험군 남성에서 방사선치료와 단기간의 남성호르몬 억제 치료를 병행하는 것이 방사선치료를 단독으로 시행하는 것에 비해 전체 생존률이 증가한다는 사실을 처음으로 입증한 연구이기 때문입니다."

"하지만 이 연구에서 사용된 방사선 조사량은 오늘날의 기준에 비해 상대적으로 낮습니다. 존스 홉킨스 대학병원에서는 일반적으로 IMRT와 같은 기술을 사용하여 보다 높은 조사량을 전립선과 그 주변 부위에 안전하게 전달합니다. 이렇게 함으로써 암세포를 완전하게 제거할 가능성을 높일 수 있습니다. 따라서 이 연구에서 고선량의 방사선을 사용했더라면 보다 암조절이 잘 될 수 있었을지도 모릅니다."라고 드위즈는 말합니다. 고선량의 방사선이 호르몬 치료에 어떤 영향을 미치는지에 대해서는 밝혀진 바가 없습니다. 호르몬 치료는 저선량의 방사선 치료와 병행했을 때만 효과가 있다고 할 수 있을까요? "그럴 가능성도 있지만 이는 몇 개의 연구로 쉽게 해결될 문제가 아닙니다. 우리 기관에서는 중증도위험군 남성들에게 고선량의 방사선치료와 함께 남성호르몬 억제 치료를 계속 유지할 계획입니다. 이 방법이 효과적이며 생존율 또한 증가시킨다는 연구자료가 나와 있기 때문입니다."

하지만 방사선 치료 분야는 계속 발전하고 있습니다. "보다 많은 조사량을 정확하게 전달할 수 있게 되면 과연 모든 환자에서 호르몬 치료를 해야 하는지는 아직 밝혀진 바 없습니다."라고 드위즈는 말합니다.

간질성 근접 치료(방사선 파종 이식)

근접치료는 멀리서 미사일을 쏘는 것이 아니라 크기가 매우 작은 방사성 물질을 직접 암세포에 이식하여 일대일로 붙는 전투에 해당합니다.("Brachy"라는 용어는 그리스어의 짧다는 말에서 유래되었습니다. 즉 암세포로부터 근접하다는 뜻입니다. 혼란스럽게도 의사들은 "근접치료" "간질성 방사선 치료법" 그리고 "파종"이라는 단어를 혼용합니다.) 새로운 개념도 아닙니다. 피에르 퀴리(Pierre Curie)가 거의 한 세기 전에 이 방법을 생각해냈습니다. 이는 외부 방사선 조사 방법이 사용되기도 전입니다. 수년 뒤 뉴욕에 있는 의사들이 라돈(radon)이라는 방사성 물질을 얇은 유리 튜브에 담아 암 조직에 직접 넣었습니다. 조직을 죽일 수 있었지만 모든 부위에 고르게 영향을 미치지는 못했습니다. 어떤 목표 조직은 파괴되었지만, 또 다른 목표물은 전혀 손상을 입지 않았습니다. 그 후 10년 동안 과학자들은 기술을 발전시켰습니다. 그러나 호르몬 요법의 등장과 외부 방사선 치료가 개선됨에 따라 근접치료에 대한 관심은 사라졌습니다. 그러나 1950, 60년대에 조사량의 개선과 동위원소의 개발로 근접치료가 다시 각광을 받기 시작하였습니다. 의사들은 방사성 금(radioactive gold) 파종이나, 작은 덩어리의 방사성 물질을 전립선에 이식하였습니다. 그리고 이 방법을 외부 방사선 치료와 병용하였습니다. 몇 년이 지난 후에는 전립선암 치료를 위해 방사성 요오드를 사용하기 시작하였습니다.

수년간 팔라듐(palladium)을 포함한 여러 방사성 물질을 이용한 실험이 진행되었으며, 방사성 물질을 이식하는 방법 또한 다소 원시적인 방법(이 경우 전립선 부근에 이식하기 위해서 개복 수술을 해야했습니다.)에서 최신의 기술인 초음파나 CT 유도 하에 이식할 수 있는 기술로 변천했습니다. 4.5mm로 쌀알 크기 정도밖에 안되는 파종을 원하는 자리에 위치시키고 용량을 조절하는 의사들의 술기 또한 향상되었습니다.

누가 이 치료를 받아야만 할까요?

근접치료만 시행한다면, 부피가 크고, 높은 병기(Gleason 점수 8 이상) 또는 림프절에 전이가 있는 사람은 적절하지 않습니다. 방사성물질을 이식하는 곳으로 정낭이나 전립선을 벗어난 부위 등 바깥쪽 부분은 포함되지 않습니다. 따라서 만약 암이 퍼져서 이 범위까지 퍼졌다면 전립선에 파종을 이식하는 것만으로는 별다른 효과가 없습니다. 방사선이 전립선막 바깥 몇 mm까지는 영향을 미치므로 "전립선막을 약간 뚫은 암" 같은 경우도 근접치료의 대상이 될 수 있습니다. 그러나 만약 암이 전립선 바깥까지 전이되었을 가능성이 조금이라도 있다면 외부 방사선 조사도 추가할 필요가 있습니다.

미국 근접치료 학회(American Brachytherapy Society)와 전립선 근접치료 품질 보증 단체(Prostate Brachytherapy Quality Assurance Group)에서는 근접치료에 적합한 환자, 근접치료와 외부 방사선 조사의 병용 요법에 적합한 환자, 그리고 근접치료와 호르몬 요법 병용에 적합한 환자들을 각각 선별했습니다. 근접치료는 과거에 경요도 전립선 절제술을 시행한 환자에게는 적당하지 않습니다. 왜냐하면, 전립선비대증의 증상을 경감하기 위해 요도 주변의 조직을 너무 많이 잘라 내어서 파종을 위치시킬 곳이 없기 때문입니다. 또한 경요도 전립선 절제술을 시행한 환자들은 근접치료로 인해 요도 협착이나 요실금이 생길 가능성이 높습니다. IPSS 14점 이상의 배뇨 장애 환자는 근접치료의 적합한 대상자가 아닙니다. 또한 전립선암 외에도 평상시 건강이 좋지 않은 경우, 5년 이상을 살기 힘든 경우, 그리고 전이가 벌써 일어난 경우 등은 이 방법을 추천하지 않습니다.

미국 근접치료 학회(American Brachytherapy Society)에서는 근접치료에 적합한 대상자가 아님에도 불구하고 고도로 숙련된 의사가 기술적 어려움을 딛고 방사성 물질 이식을 성공한 것에 우려를 표명했습니다. 문제는 방사능 조사 영역이 부적절하다는 데에 있습니다. 이러한 부류의 사람들로는 전립선 정중엽이 유난히 큰사람, 심각한 당뇨가 있는 사람, 골반 부근에 수술을 했거나 방사선 치료를 받은 사람, 전립선비대증으로 인해 배뇨장애를 겪고 있는 사람들이 있습니다. 전립선이 60gm이상 비대해진 경우 근접치료에 적합하지 않습니다. 왜냐하면 전립선이 클수록 암세포를 죽이기 위해 더 많은 파종이 필요하며, 이 경우 부작용이 일어날 가능성이 더 큽니다. 또한 전립선이 커지면 다른 해부학적 구조물도 건드리게 됩니다. 예를 들어 전립선이 치골과 맞닿게 된다면, 치골 때문에 방사성 물질을 넣기 곤란해집니다. 그렇지만 3주에서 6주간의 호르몬 요법을 먼저 한 후 전립선 크기를 줄여주면 이 치료를 받을 수 있게 됩니다.

근접치료 단독요법에 적합한 대상

근접치료 단독요법에 적합한 대상은 외부 방사선 치료나 근치적 전립선 절제술 대상자와 마찬가지로 국소성암, 즉 저병기(T1에서 T2a), 낮은 Gleason 점수(2-6), 그리고 PSA 10ng/ml이하인 경우입니다. T2b이상, Gleason 점수 7이상, 또는 PSA 10ng/ml 초과인 경우에는 근접치료의 효과를 증가시키기 위해 외부 방사선 치료를 같이 사용하게 됩니다.

입체조형방사선치료의 기술과 더불어 근접치료 기술은 날로 발전하고 있습니다. 복잡한 영상유도 시스템이 개발되기 전까지는 파종이 서로 너무 멀리 위치하거나 너무 가까이 위치하여서 전립선에 고르게 조사할 수 없다는 것이 큰 문제였습니다. 이로 인해 일부 암세포는 죽었지만 그렇지 않은 세포들도 있었습니다. 대부분의 경우 암이 재발하였으며 애초부터 전혀 제거되지 않았습니다. 입체조형방사선치료에 사용되는 3차원 영상 기법을 통해 더 정확한 위치에 방사성 물질을 이식할 수 있게 됨에 따라 상황이 달라졌습니다.

치료 선택에 있어 근접치료의 장점에 대해 드위즈는 다음과 같이 말합니다. "우선 병원에 입원할 필요가 없습니다. 간단한 외래 시술로 가능합니다. 회복기간도 필요하지 않으며, 정상적으로 직장생활이나 일상생활을 할 수 있습니다. 고선량의 방사선을 전립선에 조사하면서도 주변조직에는 거의 해를 미치지 않습니다."

무엇을 기대할 수 있을까요?

근접치료를 시행하기 전에 여러분은 신체검진과 수지직장검사를 확실하게 받아야 합니다. 의사들은 전립선의 크기를 검진을 통해 파악할 뿐만 아니라 CT스캔이나 생검 시 초음파를 통해 파악합니다. 방광경검사(매우 작은 광원을 가진 관을 마취된 음경을 통해 삽입하여 전립선과 방광의 이상부위를 확인하는 것)를 통해 특징적인 해부학적 구조(전립선의 중엽이 커져서 방광에 영향을 미치는 경우)를 확인해 봐야 할 수도 있습니다. 또한, 암이 전립선에만 국한되어 있는 지도 확인해야 합니다. 다음으로 치료계획을 세웁니다. 보통 치료계획은 치료 수 주 전에 세우게 됩니다.(하지만 치료 도중에 계획하는 경우도 있는데, 이를 시술 중 치료계획(intraoperative treatment planning)이라고 부릅니다.) 경직장초음파, CT스캔, 그리고 컴퓨터화된 영상유도 시스템을 통해 의사들은 전립선의 부피를 결정하고 파종을 어디에 위치시킬지 표시한 주형을 만듭니다. 또한 이 과정 중에, 파종이 몇 개나 필요하고, 얼마나 깊이 넣어야 하며, 방사선량이 얼마나 강해야 하는 지도 계산합니다. 그리고 마취가 가능한지 검사해야 합니다. 이러한 검사로는 혈액검사, 심전도, 그리고 흉부 X선 검사 등이 있습니다.

치료 받기 전 준비과정

치료 시작 이틀 전, 섬유질 함량이 적은 식이를 드십시오.(섬유질은 과일이나 채소, 귀리나 씨리얼과 같은 곡류에 많이 들어있습니다.) 치료 전날 자정 이후에는 물만 마셔야 하며, 치료 6시간 전에는 마시지 말아야 합니다. 참고: 만약 정기적으로 복용해야 하거나 음식과 함께 복용해야 하는 약이나 식품이 있다고 하더라도 걱정할 필요 없습니다. 이러한 일은 매우 흔합니다. 의사와 상의하여 사전에 대처하십시오. 아무것도 먹지 말고 마시지 말아야 한다고 약 복용을 마음대로 중단하면 안됩니다. 장이 깨끗해야 초음파영상에 방해가 되지 않기 때문에 치료 당일 아침에는 본인 스스로 관장을 해야 합니다.

시술과정

감염 방지를 위해 몇 가지 항생제를 정맥으로 투여합니다. 마취방법은 다양합니다. 전신마취 부분마취 모두 가능합니다. 존스 홉킨스 대학병원에서는 전신 마취를 더 선호합니다. 왜냐하면 전신마취할 경우 환자가 깨어있지 않기 때문에 시술 중

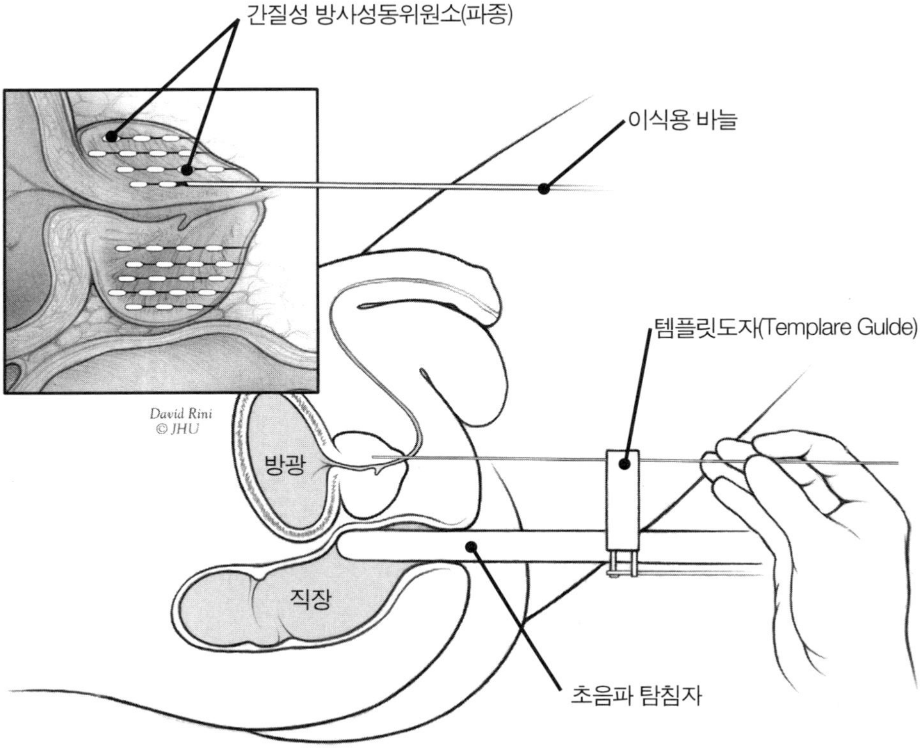

| 그림 9.3 | 방사성 파종 주입 (근접치료)

방사선 종양학자들은 파종을 정확한 위치에 주입하기 위해 정밀유도 초음파, 3차원 치료 계획과 템플렛을 사용합니다. 이를 통해 전립선 전역에 걸쳐 조사되는 방사선의 양을 균일하게 할 수 있습니다.

움직일 가능성이 적기 때문입니다. 척추마취의 경우, 작은 바늘로 척수를 감싸고 있는 막인 경질막을 뚫고 척수액으로 국소 마취제를 투여합니다. 몇 분 지나지 않아 감각이 둔해지고 이완되며, 허리부터 발끝까지 무거운 기분이 들게 됩니다. 시술이 끝나면 마비가 풀리고 다리가 움직일 때까지 침대에 누워있으라고 할 것입니다. 경질막 외 마취는 정맥관을 팔에 있는 정맥에 꽂는 대신에 등에 연결한 것과 같습니다. 꼬리뼈가 만져지는 부위 근처로 작은 관을 삽입하여 척추사이공간에 위치시킵니다. 이를 통해 주입된 국소 마취제는 경질막 바깥쪽 부위로 스며 들어 일시적으로 하반신에 분포하는 신경을 마취시킵니다. 한 번만 투여하는 척추 마취와는 다르게 경질막 외 마취의 경우 지속적인 마취제 투여가 가능합니다. 감각이 없는 부위를 조절할 수 있으며 통증 정도도 조절할 수 있습니다.

이 과정은 쇄석위 자세를 취하고 시행합니다. 이 자세가 회음부(직장과 음낭 사이 공간)에 접근하기 가장 쉬운 자세입니다. 분만 시 자세와 같이 누운 상태에서 무릎을 굽힌 채 양측 다리를 올리고, 골반 부위를 높이고, 엉덩이가 테이블 끝에 닿도록 위치시킵니다.(그림 9.3)

당신의 주치의는 시술 중 경직장 초음파를 이용하여 파종이 정확히 위치하도록 할 것이고 고정 바늘을 이용하여 전립선이 움직이지 않게 할 것입니다. 전립선의 크기와 사용하는 방사성 물질에 따라 50에서 80개의 파종을 이식합니다. 어떤 기관에서는 바늘을 CT나 MRI를 보면서 넣고, 또 다른 기관에서는 투시검사(fluoroscopy)를 이용해서 바늘을 삽입합니다. 방사선 동위원소(파종 물질) 또한 다양합니다. 어떤 의사들은 요오드를 선호하고, 어떤 의사들은 팔라듐을 선호합니다. 팔라듐은 작용기간이 짧지만 초반 방출하는 방사선량이 큽니다. 팔라듐의 반감기는 17일이고 요오드의 반감기는 59일입니다. 각각의 동위원소들이 에너지를 방출하는 방식이 다르기 때문에 치료 시 사용되는 요오드와 팔라듐의 선량이 다릅니다.(팔라듐이 약간 적습니다.)

영상 기기의 혁신적인 발전으로 두 가지 파종 모두 정확하게 위치할 수 있게 되었습니다. 이로 인해 소위 "열점(hot spot)", 즉 방사선량이 과다한 부위(특히 요도 주위)과 "냉점(cold spot)", 즉 방사선이 도달하지 않는 부위가 생기는 것을 막을 수 있게 되었습니다. 그리고 보다 섬세한 기술인 변형된 주변부 이식방법(modified peripheral loading method)으로 인해 선량을 고르게 조사할 수 있게 되었습니다. 미국 근접치료 협회에서는 시술 중 바로 치료정보를 확인할 수 있는 실시간 온라인 방사선량계가 머지않은 미래에 개발될 것에 큰 기대를 가지고 있습니다. 존스 홉킨스 대학병원의 방사선 종양학자들과 비뇨기과 의사들은 시술 과정 중에 각각의 파종에서부터 나오는 정확한 선량을 측정하고 치료 계획을 그 자리에서 조절할 수 있도록 이 시스템을 미세조정하기 위해 기술자들과 함께 일하고 있습니다.(아래 내용 참고)

치료가 끝나고 난 뒤

2시간 정도 회복실에서 머무를 것입니다. 얼음주머니를 다리 사이에 위치시켜 회음부 주변의 부기를 가라앉힐 것입니다. 화장실에 갈 수 있을 정도로 다리 감각이 되살아나면 도뇨관을 제거할 것입니다.(일부기관에서는 도뇨관을 하루 정도 남겨두기도 합니다.)

아마도 5일치 분량의 항생제를 처방 받을 것입니다. 그리고 진통제와 소염제도 처방해 줄 것입니다. 하지만 많은 환자들은 진통제 복용의 필요성을 못 느낄 것입니다. 만약 필요하다면 처방전 없이도 구할 수 있는 이부프로펜(ibuprofen, Motrin 또는 Advil)이나 아세트아미노펜(acetaminophen, Tylenol)과 같은 약도 잘 듣습니다. 그러나 만약 너무 불편한 상태라면, 주치의가 코데인이나 모르핀 성분이 포함된 강력한 약을 처방해 줄 것입니다.

비록 근접치료가 외래 시술이라고 할지라도 치료 후에는 마취제 효과로 인해 굉장히 무기력하고 피곤함을 느낄 것입니다. 치료가 끝난 후에 다른 사람에게 운전을 부탁하시고 12시간 동안은 운전은 삼가하기 바랍니다. 참고: 만약 치료 후 대신 운전해 줄 사람이 없다면 대부분의 의사들이 시술을 거부하거나, 병원에서 하루 지켜보고 갈 것을 권유할 것입니다.

먹는 것에 대한 제한은 없습니다. 회복실에서 나가자마자 무엇이든 먹고 마실 수 있습니다. 처음 이틀 동안은 무거운 물건을 드는 것을 자제하고, 힘든 운동을 삼가하십시오. 혈전 생성을 방지하기 위해서도 오랫동안 같은 자세로 서 있거나 앉아 있지 마십시오. 소변을 깨끗이 하기 위해 수분을 많이 섭취하십시오. 적어도 큰 잔으로 6-8 잔 정도 마셔야 합니다. 그리고 변비를 방지하기 위해 과일과 채소를 많이 드십시오. 무리하지 말고 자주 휴식을 취하십시오. 근접치료를 한 사람은 기본적으로 방사성을 띠고 있기 때문에 어린아이를 무릎 위에 앉힌다거나, 60cm이하의 거리에 두어서는 안 됩니다. 방사성이 사라지기 전까지는 임산부와의 접촉도 치료 후 몇 주에서 몇 개월간 피해야 합니다.(얼마나 오래 떨어져 있어야 하는지는 요오드 또는 팔라듐 중 어떤 방사성 물질을 사용했느냐에 달려있습니다.)

환자들이 꼭 지켜야 하는 몇 가지 주의사항이 있습니다. 배우자나 파트너와 같은 침대에서 자는 것은 괜찮습니다. 연구 결과에 따르면 콜로라도주 덴버에 사는 사람들이 태양으로부터 1년 동안 받은 방사선의 양이 근접치료 받은 남성의 파트너가 받은 양보다 더 많습니다. 파종이 사정액을 통해 파트너에게 전해졌다고 보고된 자료는 없으며, 한 개의 파종에 의한 방사선 피해는 매우 적습니다. 그러나 안전하게 2개월 정도는 성관계를 삼가고 이후 2개월간은 콘돔을 사용할 것을 권하는 의사도 있습니다. 그리고 폐로 파종이 이동할 가능성도 거의 없습니다. 비록 이로 인해 어떠한 증상이나 폐에 손상을 줄 가능성은 없지만, 치료 후 첫 외래 방문 때 흉부 X선 검사를 찍을 수도 있습니다. 일부 의사들은 방광에 있을지 모르는 혈전이나 방광 또는 요도에 남아 있는 파종을 제거하기 위해 시술 후 방광경 검사를 하기도 합니다.

다음과 같은 일이 발생하면 담당의사에게 전화하십시오.

- 음경이나 직장으로 10센트 은화 크기(지름 18mm 정도)보다 큰 혈전이 발견될 경우
- 큰 잔으로 음료수를 2번 마셨는데도 4시간 안에 소변이 나오지 않는 경우
- 38℃ 이상의 열이 나거나 오한이 있는 경우
- 통증이 있는데 진통제가 잘 듣지 않는 경우
- 도뇨관이 빠진 경우

합병증들

과거에는 근접치료의 합병증을 평가하기는 의사와 환자 모두에게 혼란스러운 일이었습니다. 왜냐하면 수많은 연구에서의 결과와 조건들이 너무 다양하기 때문입니다. 이런 차이가 생기는 이유에는 근접치료사들에 따라 기술도 다르고 무엇보다 숙련도의 차이가 한 몫을 차지하기 때문입니다. 어떤 의사들은 다른 의사들이 근접치료의 적응증이 아니라고 판단한 환자에서 근접치료를 시도합니다. 또 여러 연구들을 동시에 진행하고 있는 의사들은 환자들이 겪고 있는 합병증들을 구체화하지 못하

거나 아예 인식하지 못하는 경우도 있습니다. 그러나 수년에 걸쳐 미국 근접치료 학회와 다른 단체들의 노력으로 근접치료의 표준화된 지침이 되었습니다. 이 지침에는 어떻게 방사성 물질을 측정하고, 어떻게 전립선과 주변 조직에 가하는 선량을 조절하고, 어떻게 결과를 평가해야 하는지 등에 관한 내용이 포함되어 있습니다. 또한 많은 내용들이 의학 문헌에 실렸습니다. 예를 들어 근접치료 이후의 합병증을 예측할 수 있게 하는 인자들을 알게되면서 방사선 종양학자들은 치료대상자를 선정하기가 보다 수월해졌습니다.

어떤 종류의 방사선 물질을 사용하는지 또는 어떤 방사선 치료를 하는지는 전적으로 시술자에 달려 있다는 사실을 기억하시기 바랍니다. 다시 말하자면, 의사의 능력에 따라 치료 효과가 달라지게 됩니다. 근접치료는 기술과 연습을 요합니다. 만약 여러분이 근접치료를 시행받기로 결정했다면, 한 달에 최소한 몇 차례 이 시술을 시행하는 기관을 찾아가십시오. 그리고 방사선 종양학자가 시술 후 CT스캔이나 다른 영상학적 방법을 시행하는지 꼭 확인하시기 바랍니다. 당신의 주치의는 근접치료 지침에 따라 시술 후 발생할 수 있는 부작용이나 합병증을 확인해야 합니다. 당신에게 발생하는 일들에 대해 주치의와 치료팀에게 꼭 알리십시오. 이러한 정보는 가치 있는 피드백(feedback)으로 활용되어, 최선의 결과를 얻을 수 있도록 치료법을 조절하는데 큰 도움이 됩니다. 불행하게도 몇몇 의료기관에서는 여전히 이러한 작업을 시행하지 않고 있습니다.

근접치료의 합병증을 평가하는 데 있어 한가지 집고 넘어가야 할 사실은, 지난 십여 년간 파종의 이식 위치가 극적으로 변했다는 것입니다. 근접치료의 초기 개척자들은 일반적으로 균등이식접근법(uniform-loading approach)을 사용하였습니다. 즉, 파종을 전립선 전체에 비교적 골고루 이식하였습니다. 그러나 이 방법의 경우, 전립선 중앙부위는 모든 방향에서 방사선을 조사받게 되며 요도가 전립선 중앙에 위치하게 때문에 종종 요도에 지나치게 많은 방사선량이 가해졌습니다. 이 경우 요도에 가해지는 방사선량이 예상보다 3-4배 더 많아지기 때문에 당연히 요도 합병증이 일어날 확률은 높아지게 됩니다. 최근 몇 년 동안 방사선량에 대한 이해가 늘어나고, 초음파 영상 기술이 발전하면서 의사들은 균등한 간격으로 파종을 이식하는 게 아니라 전립선의 주변부 쪽에 파종을 위치시키기 시작하였습니다. 주변부 이식(peripheral loading)이라 불리는 이 기술은 전립선의 중앙 부위에도 적절한 양의 방사선을 조사하면서 요도에는 더 이상 피해를 주지 않을 수 있습니다. "근접치료 후의 합병증과 관련된 초기 문헌은 주변부 이식보다는 균등이식으로 치료한 환자들에 관한 것입니다."라고 송은 말합니다.

방사선 파종을 이식하여 발생할 수 있는 합병증들은 다음과 같습니다. 사망할 확률은 지극히 낮으며, 일반적으로 마취와 관련된 것들입니다. 후기 합병증의 발생은 연구에 따라 0-72%로 편차가 매우 큽니다. 가장 흔한 빈도는 5-10%입니다.

배뇨저류

근접치료의 주요 급성 합병증 중에 하나가 배뇨저류로, 이는 방광이 완전히 비워지지 않는 것을 뜻합니다. 이는 이식한 파종의 주변 조직이 바늘에 의한 반복적인 자극에 반응하는 것으로, 흔히 출혈이나 부종, 염증에 의해 나타납니다.(전립선 생검 때 전립선이 붓는 것과 유사합니다.) 모든 환자들은 아니지만 대부분의 환자들에서 파종 이식 후 며칠간은 어느 정도의 배뇨저류 현상이 나타납니다. 일부 방사선 종양학자들은 환자들에게 파종 이식 전부터 카두라(doxazosin, Cardura), 하이트린(terazosin, Hytrin), 유로자트랄(alfuzosin, Uroxatral), 또는 플로맥스(tamsulosin, Flomax)같은 알파차단체를 처방합니다. 환자들은 치료가 끝나고 2-3개월까지 약을 계속 복용하며, 증상이 개선되면 서서히 용량을 줄여 나갑니다. 다른 방사선 종양학자들은 치료를 시작하기 전과 치료 중에 예방적으로 저용량의 스테로이드를 투약하기도 합니다. 배뇨저류가 지연성으로 출현하는 경우도 있습니다. 이는 치료 후 2주에서 3개월 사이에 가장 빈번하게 발생합니다. 증상은 같지만 원인은 다릅니다. 이때는 방사선의 효과가 느껴지기 시작하면서 요도와 전립선에 자극증세가 생기는 것이 원인입니다. 그러나 이것 역시 일시적으로 나타나는 현상으로 점차 호전되어 2개월 정도면 증상이 완전히 사라집니다. 가장 심한 형태의 배뇨저류 시에는, 도뇨관을 몇 주 동안 유지해야 할 수도 있고(약 5%), 소변을 빼내기 위해 하루에도 몇 번씩 도뇨관을 삽입해야 할 수도 있습니다. 아주 드물게는 시간이 지나도 배뇨저류 증세가 호전되지 않아 경요도 전립선 절제술을 시행해야 할 수도 있습니다. 몇몇 연구에서 파종 이식 전에 경요도 전립선 절제술을 시행받은 환자에게서 요실금이 일어날 확률이 높은 것으로 보고된 바 있습니다.(아래를 참고하십시오.) 파종 이식 후 경요도 전립선 절제술을 시행받은 환자들에서 요실금 발생률과 관련된 자료는 드물지만 17% 정도 될 것으로 예상됩니다. 만약 경요도 전립선 절제술을 더 신중히 시행한다면 그 확률은 낮아질 것입니다.

장문제

이론적으로 근접치료는 직장을 보존하는데 있어서 외부 방사선 치료보다 훨씬 더 좋은 결과를 보여야 합니다. 그러나, 10-15%의 환자들이 파종 이식 후 묽은 변이나 설사, 직장 출혈, 또는 대변절박과 같은 문제를 경험한다고 합니다. 메모리얼 슬론 케터링 암센터(Memorial Sloan-Kettering Cancer center)에서 근접치료를 시행받은 825명의 환자를 대상으로(이 중 140명은 외부 방사선 치료도 같이 시행 받았습니다.) 조사한 연구에서, 환자의 9%가 치료나 투약이 필요없는 가벼운 직장 증상을 호소하였고, 7%에서는 좌약이나 스테로이드 관장제와 같은 약이 필요했습니다. 증상은 8개월 때에 가장 심하게 나타나는 경향을 보였고, 3년 반이면 모든 환자들에서 증상이 호전되었습니다. 다른 연구에 따르면, 직장 출혈이 5-20%에서 발생하였다고 합니다. 환자를 보다 공격적으로 치료한 경우(예를 들어, T3 또는 T4병기의 부피가 큰 암으로 외부 방사선 조사법도 같이 시행한 경우) 또는 암의 부피가 큰 경우(이로 인해 이식한 파종의 개수가 많거나 고선량으로 조사받은 경우)에는 궤양과 같은 심각한 합병증의 발생 빈도가 높았습니다. 연하제나 스테로이드 관장제 그리고 항염증제가 궤양을 제거하는데 도움이 될 수 있습니다. 그러나 더 심각한 궤양의 경우는 추가적인 조치가 필요합니다. 메모리얼 슬론 케터링 암센터의 보고에 의하면, 4명의 환자(0.5%)에서 직장 내시경 결과 궤양이 발견되었지만, 이 중 3명은 저절로 회복 되었습니다. 어느 누구도 입원이나 수술적 치료가 필요하지 않았습니다. 직장 출혈의 대부분의 경우에는 결국 시간이 지나면 치유가 되었으며, 스테로이드 관장제와 같은 보조 요법으로 치료가 가능하였습니다. 하지만 출혈이 지속된다면 다른 원인에 대해 추가적인 조사가 필요합니다. 아르곤 플라스마 응고 치료법이나 고압 산소 치료법은 방사선 치료로 인한 직장 궤양의 치료에 효과적일 수 있다는 새로운 의견들이 제시되고 있습니다. 참고: 만약 근접치료 후에 직장 출혈이 있다면, 다른 원인이 있을 수 있습니다. 예를 들어 대장폴립이나 대장암 때문일 수 있습니다. 의사와 상의하십시오. 다른 원인을 감별하기 위해 소화기 내과의사와 상담이 필요할 수도 있습니다.

전립선염

요오드 파종 이식을 받은 환자 115명을 대상으로 한 연구 결과, 5명에서 전립선염이 발병하여 심각한 배뇨 자극 증상을 호소하였습니다.(전립선염에 관해 더 자세히 알기 원하면 2장을 참고하십시오.) 연구자들은 이들에게 이식한 파종이 감염되었다고 판단하였습니다.

배뇨관련 문제

몇몇 연구들을 종합해 볼 때, 10-37% 의 환자들에서 요도협착이나 방광목협착 그리고 요도 부위의 손상 등의 배뇨관련 문제를 호소합니다. 이들 중 대부분은 이미 이런 증세를 경험했거나(예를 들어, 전립선비대증) 경요도 전립선 절제술을 시술받았던 사람들입니다. 예를 들어, 5%의 남성에서 일어나는 요실금은 경요도 전립선 절제술을 시행하지 않은 사람에게서는 크게 문제가 되지 않았습니다. 근접치료를 받은 환자 중 경요도 전립선 절제술 수술을 받았던 과거력이 있으면 많게는 절반에서 요실금이 생깁니다. 어떤 경우에는 치료 후 몇 달이 지난 후에도 생깁니다. 매우 드물기는 하지만, 지속적인 출혈이 일어날 수도 있는데 이때는 고압산소 치료를 해야 합니다.(위의 내용을 참고하십시오.) 앞에서도 언급했지만 배뇨 문제가 생기는 또 다른 원인은 파종의 위치입니다. 과거에는 요도 가까이에 파종을 했기때문에 이식을 한 경우 문제가 더 많이 발생했습니다. 이러한 합병증들은 의사들이 주변부 이식 접근법으로 치료방법을 바꾸고, 경요도 전립선 절제술이나 요도에 다른 수술적 치료를 받은 환자를 근접치료 대상에서 제외하면서부터 값이 줄었습니다.

근치적 전립선 절제술을 시행받은 환자와 근접치료를 시행받은 환자의 배뇨기능을 환자가 직접 작성하여 비교한 몇몇 연구가 있어왔습니다. 버지니아 대학에서 발표한 연구에 따르면 근치적 전립선 절제술 군과 근접치료 군 모두 치료한 지 6개월이 지난 시점에서 "불편함"이나 삶의 질의 뚜렷한 차이가 없었습니다. UCLA에서 조사한 바에 따르면, 치료 후 1년 째 근접치료를 받은 환자들은 요폐색 증상이 더 심했고 배뇨와 장 관련 문제로 더 고생한 반면, 근치적 전립선 절제술을 받은 환자들은 요실금이 더 심하게 나타났습니다. 최근 연구에서, 주변부 파종이식 접근법으로 치료받은 248명에 대해 설문지 조사를 실시하였습니다. 근접치료 전과 후(시술 후 최소 18개월 뒤)의 삶의 질을 평가하였습니다. 평가 결과, 요절박의 빈도가 약간 증가한 것과 요속이 약해진 것 외에는 다른 어떤 항목에서도 치료 전과 후에 유의미한 차이가 없었습니다. 흥미로운 것은, 치료 전에 배뇨 관련 증상을 경험했던 환자의 31-58%에서 장기적으로 볼때 증상이 개선되었다는 사실입니다.

성관련 문제

성관련 문제에는 사정 시 통증, 고환통증, 그리고 정액에 피가 섞여 나오는 현상도 생기지만 무엇보다 발기부전이 가장 주된 부작용입니다. 파종이식 직후가 아니더라도, 최소한 40%의 환자가 발기부전으로 고생하고 있는 것으로 밝혀졌습니다. 외부 방사선조사 치료를 받은 환자와 마찬가지로 근접치료를 받은 환자에서도 서서히 발기력이 떨어지다가 어느 시점이 지나면 더 이상 호전되지도 떨어지지도 않은 채 유지됩니다. 이것은 아마도 작은 혈관들이 서서히 손상을 받기 때문일 것입니다.(이런 경우 비아그라와 같은 발기부전치료제가 도움이 될 수 있습니다. 자세한 내용은 11장을 참고하십시오.)

얼마 전까지만 해도 근접치료 후 성기능 회복에 관한 객관적인 자료가 없었습니다. 그러나 최근 펜실비니아 대학에서는 1992년에서 1998년 사이에 근접치료를 받은 환자들을 대상으로 검증된 설문지를 이용하여 삶의 질에 관한 조사를 실시하였습니다. 일반적으로 환자들의 연령은 근치적 전립선 절제술을 받은 환자들 보다 높았습니다. 평균연령은 69세였습니다. 치료 전에는 81명의 환자가 성관계가 가능할 정도의 발기가 된다고 하였습니다. 치료 후 2년이 지난 뒤, 이들 중 49% 는 여전히 발기가 가능했습니다. 전립선암의 모든 치료에 있어 젊은 사람들의 치료성적이 다 좋았습니다. 70세 이하의 젊은 사람들 중 52%가 발기력이 유지된 반면 70세 이상의 사람들 중에서는 45%만이 발기력을 유지하였습니다. 그리고 이 연구를 통해 근접치료 전 3-6개월 정도 단기간 호르몬 치료를 하는 것이 발기부전 가능성을 증가시키지 않는다는 사실을 알게 되었습니다. 또 다른 연구에서는, 치료 후 3년과 6년 째 각각 80%와 60%의 남성들이 발기력을 유지했다는 결과가 보고되었습니다. 이러한 결과를 유발하는 주요 인자는 고선량 치료 여부와 치료 전 정상적인 발기가 가능했는지 여부입니다. 또한 외부 방사선 치료와 근접치료를 비교하기 위해 992명 규모의 연구가 진행되었습니다. 근접치료를 시행받은 환자들에서 성기능이 더 좋았으며 전체적인 성기능의 변화도 더 적은 것으로 나타났습니다. 그리고 외부 방사선 치료와 근접치료를 모두 시행받은 환자의 경우, 성기능의 감소 폭이 가장 큰 것으로 보고되었습니다.

대부분의 환자가 근접치료 이후 불임이 됨에도 불구하고, 3명의 환자가 임신에 성공했다는 보고도 있었습니다. 안전성 측면에서, 파종이 여전히 활성을 띠는 기간과 이후 2-3개월 까지는 피임할 것을 권유합니다. 이는 방사선의 영향을 받은 정자가 수정될 확률을 최소화 하기 위해서입니다.

일시적 파종(Temporary Seeds):
고선량률 근접치료(High-Dose-Rate Brachytherapy)

외부 방사선 치료와 주로 같이 사용되는 근접치료의 변형된 형태로 고선량률 근접치료(다른 말로는 일시적 근접치료)가 있습니다. 이름에서 알 수 있듯이, 파종을 지속적으로 넣어두지 않습니다. 치료 세션이 끝날 때 즈음 파종을 제거합니다. 유럽에서 보다 널리 사용되며, 미국에 있는 몇 개의 기관에서 사용되고 있는 방식으로 이 때 파종들은 고방사성의 이리듐-192(iridium-192) 파종을 사용합니다. 이 방사성 물질은 로봇 팔을 이용하여 튜브 또는 도뇨관을 통해 전립선에 위치시키고 나중에 다시 제거합니다. 고선량률 근접치료를 시행하는 대부분의 기관에서는 몇번의 치료 세션을 적용합니다. 일반적으로 도뇨관을 위치시킨 뒤 2-3번의 치료를 6시간 간격으로 시행하게 됩니다. 환자들은 대부분 다음 치료 세션을 기다리는 동안 병원에 입원하며, 도뇨관에 의한 불편감을 최소화시키기 위해 진통제를 복용합니다. 일부 기관에서는 도뇨관을 제거하고 다음 치료를 받을 몇 주 후까지 집에서 쉬다가 오라고 하는 경우도 있습니다. 일반적으로 일시적 근접치료는 보다 공격적인 암이나 전립선을 약간 벗어난 암을 가진 환자에서 사용되어 왔습니다. 많은 연구들에서 고선량률 근접치료는 외부 방사선 치료 중과 후에 효과를 증대시키기 위한 수단으로 평가되고 있습니다. 즉, 보다 많은 방사선량을 전립선에 가할 수 있는 수단인 것입니다. 치료받는 환자의 특성이 너무도 다양하기 때문에 이 연구의 결과를 설명하기가 어렵습니다. 하지만 외부 방사선 치료만 단독으로 시행했을 때의 결과와 비교하면 암조절율은 거의 같거나 높습니다. 고선량률 근접치료와 고선량 외부 방사선 치료를 비교한 무작위 연구는 아직 발표된 바 없습니다. 최근 디트로이트에 있는 연구자들은 저위험 전립선암 환자에서 고선량률 근접치료 단독요법을 시행하였으나 이 방법의 장기 결과는 아직 나오지 않았습니다.

저분할 방사선치료(Hypofractionated Radiation Therapy)

우리가 이번 장의 앞 부분에서 논의했던 것처럼, 방사선 종양학자들은 암세포는 죽이고 정상세포는 보호하는 균형을 유지할 수 있는 최선의 방법은 방사선 조사량을 수주에 걸쳐 나누어 조사하는 방법이라고 오래 전부터 믿어왔습니다. 이 방법을 분할(fractionation)이라고 부릅니다. 그러나, 새로운 실험실 연구와 임상 연구 결과, 전립선암의 경우는 조금 다를 수 있다는 증거가 제시되었습니다. 다른 암세포에 비해 전립선암이 방사선을 매일 고선량으로 조사하는 것에 특히 취약하다고 합니다. 결과적으로, 8주 대신에 4-5주라는 짧은 기간 동안에 많은 양의 방사선을 조사하는 저분할 방사선 치료가 큰 관심을 받고 있습니다. 과거에는 하루에 이렇게 많은 방사선량을 조사할 경우 정상 조직이 손상받을 위험성이 증가하였습니다. 하지만, 오늘날 새로운 표적화 기술과 치료 계획 수립 방법이 발달하면서 저분할 방사선을 안전하게 조사할 수 있게 되었습니다. 한 연구의 예비 임상 실험에서, 연구자들은 기존의 방사선 치료(하루에 2Gy씩 총 76Gy)과 저분할 치료(하루에 2.7Gy씩, 총 70.2Gy)를 무작위로 100명의 환자에게 시행하였습니다. 그 결과, 저분할 방사선 치료 군에서 위장관계질환이 조금 더 흔하게 나타났습니다. 엠디 앤더슨의 연구자들은 100명의 환자를 대상으로 장기간(평균 6개월) 추적관찰을 진행하였습니다. 이 연구에서 저분할 방사선 치료군은 기존의 방사선 치료군과 비교할 때 직장 및 배뇨 관련 부작용에 있어 별다른 차이가 없었으나, PSA 조절율은 더 나은 것으로 보고되었습니다. 비록 이 결과가 고무적이지만 아직까지 이 치료법은 임상 실험 단계에 있습니다. 이 치료법이 얼마나 안전하며 효과적인지 확실히 알기 위해서는 수년에서 길게는 수십년이 소요될 것입니다. 매일 고선량을 조사하는 것 때문에 발생할 수 있는 부작용 중 일부가 발현하는데까지는 수개월에서 수년이 걸릴 수도 있습니다. 따라서, 이 임상 실험에 참가한 환자들을 장시간에 걸쳐 추적관찰해야 합니다.

냉동요법/열치료(Cryo/Thermal ablation)

이 기술들을 옹호하는 사람들은, 이 방법을 적용할 경우 수술을 할 필요가 없으며, 외래에서 최소 침습 치료로 시행하기 때문에 부작용 또한 적다는 이유를 근거로 내세웁니다. 어떠한 것이 더 나을까요?

사실상 방사선 치료와 근치적 전립선 절제술이 보다 나은 방법이며, 그 이유는 요도에 있습니다. 이 책의 시작 부분에서 이미 배웠듯이, 전립선은 구조적으로 요도와 방광 사이에 위치하고 있습니다. 전립선을 수술로 제거하면 방광을 기계적으로 요도와 다시 연결합니다. 방사선 치료를 시행한 경우에는 암세포가 제거되었다 할지라도 전립선의 모양이 오래된 난파선의 잔재처럼 남아 방광과 요도를 연결하게 됩니다. 냉동요법이나 열치료는 전립선에 극도로 높거나 낮은 온도로 열을 가하거나 얼려서 세포를 죽게 합니다. 만약 이런 작용으로 전립선 전체가 파괴된다면, 요도 역시 동시에 파괴될 수 있습니다. 그렇게 되면 원위부 요도와 방광사이의 연결이 끊기게 되어 소변을 보지 못하게 될 것입니다. 대신에, 전립선을 얼리거나 열을 가할 때, 요

근접치료의 정확성을 높이기 위한 "보다 나은 쥐덫(better mousetrap)"

근접치료는 1970대부터 사용되어져 왔으며, 당시에는 전립선에 절개를 가하여 별도의 기구 사용없이 파종을 최대한 균일하게 위치시키기 위해 노력하였습니다. 지난 10여년 동안 CT스캔과 초음파 유도 하에 회음부를 통해 파종을 위치시킬 있게 되고 방광이나 직장 등 주위 장기에 손상을 주지 않으면서 전립선 조직만 파괴할 수 있게 파종을 정확히 위치시키는 기술이 개발되면서 근접치료는 보다 효과적인 치료로 자리매김하였습니다. 이는 보다 많은 남성들이 정기적인 PSA 선별검사의 도움으로 암이 전립선에 국한된 상태인 전립선암 초기에 진단받으면서 더욱 가능해졌습니다.

최소한의 부작용으로 전립선암을 완벽하게 치료하는 것이 목표입니다. 물론 근접치료 기술이 그동안 매우 발달했지만, 방사선 종양학자들은 이를 더욱 보완하기 위해 노력중입니다. 과제 중 하나는 표준화된 전립선이 없다는 것입니다. 크기, 모양 또는 조직분포 등에 있어 특별한 기준이 없습니다. 모든 사람의 전립선은 다릅니다. "아무리 경험이 풍부한 의사라고 할지라도 100% 완벽한 치료를 할 수는 없습니다."라고 존스 홉킨스의 방사선 종양학자 데니 송(Danny Song)은 말합니다. 예를 들어, 단단한 전립선에 파종을 심기 위해 바늘을 삽입하는 과정에서 미세하게 바늘이 휘어져 결국 원하는 위치에 심지 못하는 경우가 더러 있습니다. 더구나 시술 과정 중 전립선을 보기 위해 초음파를 사용하기는 하지만, 일단 파종을 위치시키고 나면 파종을 초음파 영상으로 확인하기가 어렵습니다. 결과가 항상 의도했던 데로 나오지는 않습니다. 이를 술 장에서 확인하거나 조절하는 것 자체도 불가능합니다.

유동적인 표적의 치료: 사전계획을 하고, 수술 중 실시간 선량계를 사용하기는 하지만, "치료계획은 전립선이 고정된 장기라는 가정 하에 세워집니다."라고 존스 홉킨스

의 비뇨기과 의사이자 병리학자인 데이빗 찬(David Chan)은 말합니다. "현실에서 전립선은 유동적인 장기입니다. 바늘을 찌르면 전립선은 움직이고 회전하고 붓습니다. 방사성 파종 또한 시술 과정 중 움직이고 이동할 수 있습니다." (바늘 생검 시 12코어에서 하는 것도 전립선이 움직이기 때문입니다.)

필요한 것은 "보다 나은 쥐덫", 즉 개선된 선량계입니다. 방사선 종양학자들이 많은 기대를 걸고 있는 두 가지 모델의 선량계가 나올 예정입니다. 하나는 존스 홉킨스에 있는 브래디 로봇 연구소(Brady Robotics Laboratory)의 공학자 겸 책임자인 덴 스토이아노비치(Dan Stoianovici)의 작품입니다. 그는 실시간 MRI영상 유도 하에 전립선에 파종을 심을 수 있는 컴퓨터 제어 로봇을 개발 중에 있습니다. "이 장비의 기본 개념은 파종을 심는 동안에도 계속해서 전립선 영상을 얻어 선량이 적절한지 확인하는 것입니다. 만약 파종이 이동하면 '냉점(선량이 낮은 부위)'을 인지하여 치료에 들어갑니다. 하지만 현재 기술로는 아직 불가능합니다." 또 다른 이점: "자동 이식 장비는 시술자 없이도 치료가 가능하도록 해줄 것입니다. 스토이아노비치 박사의 업적은 대단합니다."라고 찬은 말합니다.

또 다른 방법은 존스 홉킨스 공대에 가보 피흐팅거(Gabor Fichtinger)와 그의 동료들이 개발한 장비입니다. "이 장비는 전립선은 보이지 않지만 파종은 볼 수 있는 X선 기계와 파종은 보이지 않지만 전립선은 볼 수 있는 초음파를 연결한 것입니다."라고 송은 말합니다. 소설에 나오는 잭 스프랫(역주: 재스퍼 포드가 쓴 소설에 나오는 주인공)과 그의 아내처럼 X선과 초음파는 서로를 보완합니다. "이 장비의 기본 개념은 파종을 심는 동안 전립선 영상을 지속적으로 얻어 선량이 적절한지 확인합니다. 만약 파종이 이동하면 '냉점'을 인지하여 치료에 들어갑니다. 하지만 현재 기술로는 아직 불가능합니다." 결론: "이상적인 파종 분포"라고 송은 말합니다.

다음 단계는 이 장비들이 존스 홉킨스의 과학자들이 기대하는 것 만큼 효과가 있다는 것을 증명하는 것입니다. 국방부의 전립선암 연구 프로그램으로부터의 자금지원을 받아 송과 그의 동료들은 기존의 근접치료와 새로 고안된 장비를 이용한 근접치료를 비교하기 위해 무작위 연구를 진행할 계획입니다. 만약 효과가 입증된다면 이 기술은 전립선 치료로 근접치료를 하는 모든 의사들에게 빠르게 보급될 것입니다.

도 주위 온도가 정상으로 유지된다면 요도를 보호할 수 있을 것입니다. 냉동요법 시에는 요도와 그 주변 조직에 열을 가해야 하고, 열치료 시에는 차갑게 해야 합니다.

그러나 우리가 앞에서 언급했던 것처럼, 전립선암의 경우 동시다발적으로 생기는 특성이 있기 때문에 문제가 됩니다. 메이요 클리닉에서 시행한 연구에서, 전립선암의 66%가 요도로부터 5mm 이내에 위치하였으며, 45%는 1mm 이내에 있었고, 17%는 실제로 요도에 맞닿아 있었습니다. 이것은 이론적으로 환자의 83% 이상이 요도 주위에 전립선암이 분포한다는 것을 의미합니다. 국소성 전립선암 환자 중 건강하고 앞으로 오래 살 것으로 예상되는 환자들은 냉동요법이나 열치료를 선택하는데 있어 신중을 기해야 합니다.

냉동요법

어떤 환자가 냉동요법에 적합할까요? 만약 여러분이 이 치료를 하는 의사에게 물어본다면, 발기가 안되거나 발기력 유지에 관심이 없고 부피가 큰 고등급 암을 가진 남성이나 방사선 치료 후 암이 재발한 환자가 이상적인 치료대상자라고 말할 것입니다. 게다가 냉동요법은 비만, 심장 질환, 또는 염증성 장질환으로 근치적 전립선 절제술의 대상이 되지 않는 국소성 전립선암 환자들에서 시행할 수 있습니다. 환자 스스로 판단하기에 기대요법, 수술, 방사선 치료가 본인에게 적합하지 않다고 생각할 경우 전이가능성이 없고 최소 10년 이상의 기대수명을 예상하는 환자도 대상자가 될 수 있다고 냉동요법을 지지하는 이들은 말합니다.

그럼 어떤 환자가 냉동요법에 적합하지 않을까요? 전립선비대증으로 경요도 전립선 절제술을 받았거나, 전립선의 크기가 매우 큰 경우, 직장이 없는 환자 또는 직장 협착이나 다른 직장 관련 문제로 직장을 통한 접근이 어려운 환자들은 냉동요법의 대상에서 제외됩니다. 경요도 전립선 절제술을 시행받은 환자의 경우에는 요도가 벗겨져 배뇨 시 죽은 조직이 소변에 섞여 나오는 현상이나 요폐가 흔합니다. 전립선의 크기가 $50cm^3$을 초과할 경우, 전립선을 완전히 얼리는 데 있어 골반뼈가 방해될 수 있습니다.(그러나, 단기간의 호르몬 치료를 통해 전립선을 치료 가능한 크기로 줄일 수 있습니다.)

냉동요법 기술은 1960년대부터 요도를 통해 전립선을 얼리는 것을 성공하면서 계속 이어져 왔습니다. 오늘날 사용되는 3세대 냉동요법 기술은 여러 개의 17 게이지(1.5mm) 바늘을 전립선에 위치시킨 뒤, 이를 통해 고압의 아르곤 가스를 주입하여 전립선을 얼리고 헬륨을 이용하여 녹입니다. 바늘을 주입하는 부위는 다양하지만 의사들은 일반적으로 근접치료에서 사용한 것과 유사한 방법을 이용합니다. 특별한 절개 없이 회음부를 통해 8-25개의 바늘을 전립선에 위치시킵니다. 이는 국소 마취하에 이루어지며 근접치료 때와 마찬가지로 환자를 쇄석위(lithotomy)자세로 취하게 됩니다. 경직장 초음파는 바늘을 위치시키는데 도움을 주며, 이를 통해 얼음공(ice ball)이 만들어질 때까지 얼마나 얼었는지 모니터닝할 수 있습니다. 여러 개의 열전대(두 개의 다른 금속으로 만들어진 온도변화측정 기구)를 괄약근, 직장 부위, 양측 신경혈과다발과 근접한 곳 등 전립선 전반에 걸쳐 위치시킵니다. 외요도괄약근과 직장에 위치한 열전대는 요실금이나 누공의 발생을 최소화하기 위한 초소 역할을 담당합니다. 전립선의 중앙부위와 신경혈관다발 근처에 위치한 열전대는 열이 40℃까지 도달하게 하는 역할을 담당합니다. 하지만 만약에 "얼음공"의 가장자리가 전립선막을 넘게 되면 목표로 한 온도에 도달하지 못했더라도 과정이 중단됩니다.

냉각을 시작하기 전에 요도를 따뜻하게 하는 카테터를 요도를 거쳐 방광까지 삽입하게 됩니다. 물펌프를 이용하여 43℃로 가열된 따뜻한 식염수(Saline)를 카테터를 통해 계속 순환시킵니다. 2회에 걸쳐 10분씩 냉각을 하며 각 회 사이에 전립선이 수동적으로 녹게 됩니다. 이 얼리고 녹이는 과정을 마친 후에도 요도가 얼지 않게끔 몇 분간 요도를 따뜻하게 유지합니다. 이렇게 하면 모든 과정이 끝나게 됩니다. 바늘을 제거하고, 회음부를 압박해 줍니다. 요도 가열기를 제거한 뒤 도뇨관을 삽입합니다. 이 도뇨관은 2-3일 후에 제거하게 됩니다. 치료를 받은 당일에 퇴원할 수도 있고, 아니면 하루 정도 병원에 입원해 있을 수도 있습니다. 며칠간 항생제, 경구 진통제, 그리고 알파 차단제를 복용하게 될 것입니다.

냉동요법의 합병증으로는 요도에 딱지가 형성되는 것 외에도 배뇨 장애, 요실금, 음경통, 골반통, 음낭부종, 발기부전, 직장과 요도 사이에 누공 생성 등이 있습니다. 이런 합병증들은 지난 몇 년에 걸쳐 개선된 요도 가열 방법과 직경이 작은 3세대

바늘의 개발로 눈에 띄게 줄어들었습니다.

예전에 의사들은 이론상으로 모든 환자들에서 냉동요법 이후 발기부전이 발생할 것이라고 생각했습니다. 왜냐하면 모든 암을 죽이기 위해 치료하는 과정에서 전립선 근처에 있는 신경혈관다발도 얼기 때문입니다. 그러나 실제로는, 신경혈관다발로 풍부한 혈액이 공급되고 있기 때문에 쉽게 저온 상태에 빠지지 않습니다. 최근에 일부 의사들은 냉각량을 제한하기 위해 "남성 종괴제거술(male lumpectomy)"이라고 불리는 기술을 연구 중에 있습니다. 이 방법을 통해 전립선의 한쪽 부분 또는 매우 작은 지점만 냉각시키게 됩니다. 암의 위치를 정확히 집어낼 수 있는 영상기술이 없기 때문에 이 기술을 이용하는 의사들은 "3차원 전립선 맵핑 생검"이라고 불리는 광범위한 전립선 생검을 실시합니다. 이는 수술실에서 마취 하에 매우 세밀한 격자를 이용하여 근접치료 전처치과 유사한 방식으로 시행됩니다. 전립선 검체를 5mm 간격으로 생검하고 각각의 위치를 격자에 표시합니다. 이를 통해 전립선의 어느 부위가 생검 양성인지를 정확하게 연결시킬 수 있습니다. 그러나 아직 이런 방법이 효과가 있는지에 대해서는 신뢰할만한 보고가 나오지는 않았습니다. 이 방법을 사용하는 의사들은 암이 재발할 경우 언제든 다시 전립선을 얼리면 된다고 주장합니다.

3세대 냉동요법은 장기 결과가 나오기에는 너무 새로운 방법이며, 단기간 자료도 그다지 많지 않습니다. 그러나 8개 의료기관에서 2000년과 2002년 사이에 3세대 냉동요법을 시행받은 환자 122명 중 5%에서 조직가피(tissue sloughing - 조직이 죽어 딱지를 형성)가 생겼습니다. 3%의 환자에서는 요실금으로 인하여 패드를 사용해야 했고, 5%는 절박성 요실금을 경험했고, 2.6%에서는 직장에 불편감을 호소하였습니다. 누공이 생긴 환자는 없었으며 감염이 발생한 환자도 없었습니다. 시술 전 발기력이 있던 환자의 87%는 치료 후 발기부전이 되었습니다.

열치료(Thermal ablation)

이는 냉동요법과는 정반대의 방법으로 치료하는 것입니다. 냉각하는 대신에 열을 가하는 것이지만 아이디어는 같습니다. 조직을 파괴하는 열을 전립선에 가하며, 요도는 보호차원에서 차갑게 유지합니다. 최근에 의사들은 몇 가지 다른 종류의 열원을 통해 암을 제거하고, 합병증을 최소화하고, 회복 시간을 줄이는 연구를 진행하고 있습니다. 그 방법으로는

- 고강도 집중 초음파(High-Intensity focused ultrasound; HIFU)
- 광선 역동학적 치료(Photodynamic therapy; PDT)
- 마이크로파 에너지 치료(Microwave energy) 그리고
- 고주파 제거법(Radio frequency interstitial tumor ablation; RITA)

최근에 가장 많이 사용되는 방법은 Sonoblate 시스템과 Ablatherm HIFU 기구입니다. 이 시술을 하는 동안 척추 또는 전신 마취를 하게 되며, 초음파 기구를 직장에 위치시키고 풍선 처럼 생긴 라텍스 냉각 장치를 통해직장 벽의 온도를 37℃ 미만으로 유지시켜줍니다. 초음파 영상을 보면서 의사들은 치료의 경계를 결정하고 직장과 전립선막 사이 간격을 확인합니다. 이는 마치 포병부대 훈련과 같습니다. 좌표가 결정이 되면 목표 지점에 대한 치료가 컴퓨터를 통한 제어 하에 자동적으로 시행됩니다. 간헐적으로 집중 초음파를 가합니다. 각각 3-5초 동안 지속되며, 그 사이에는 어느 정도 휴식기가 있습니다. 치료는 전체 영역에 걸쳐 다 이뤄질 때까지 계속됩니다. 전립선이 작은 경우에는 치료하는데 3시간 미만이 소요됩니다. 전립선이 큰 환자의 경우에는 근접치료와 냉동치료를 하기에 앞서서 호르몬 치료를 통해 전립선의 크기를 줄이기도 합니다.

HIFU와 관련된 자료는 드물지만, 보고된 바에 의하면 요실금이 일어날 확률은 7-15%이며 직장과 요도 사이에 누공이 생길 확률은 1%였습니다. 발기부전 확률은 22-70%입니다. 이 합병증은 응고요법 전에 제한적으로 경요도 전립선 절제술을 시행받은 환자들에게서 보고된 것입니다. 경요도 전립선 절제술을 시행받지 않은 다른 환자 집단에서는 평균 14일 정도 카테터를 삽입하고 있어야 했으며, 24%의 환자에서 요도 협착이 발생했고, 2%의 환자에서 요폐색으로 경요도 전립선 절제술을 시행해야 했습니다. 2%의 환자에서는 한달 정도 요실금 증세를 보였고, 2%의 환자에서는 직장과 요도사이에 누공이 생겼습니다. 치료 전에 발기력이 정상적이었던 환자

의 12%에서 치료 후 발기부전을 경험했으며, 3%에서는 발기부전 치료제를 복용해야 했습니다.

대부분의 다른 열치료 기술은 여전히 연구 중입니다. PDT는 감광제(photosensitizer)를 정맥 내로 주입한 뒤 일정 파장의 빛을 목표 지점에 쏘게 됩니다. 이는 광화학적 반응을 일으킬 수 있으며, 이는 조직에 큰 독성이 됩니다. 전립선을 통과할 수 있는 충분한 양의 빛을 가하는 것이 관건입니다.

마이크로파 치료법은 직장에 손상을 입히지 않으면서 55-70℃로 전립선 전체를 가열시키는 것입니다. 이 치료법은 전립선비대증이 있는 남성에서 안전하고 효과적인 것으로 밝혀졌습니다. 최근에는 방사선 치료 후에 국소적으로 재발한 전립선암 환자에게서 이 치료법을 사용하고 있습니다.

가장 최근에 나온 치료법은 RITA로, 이는 고주파 에너지를 이용하여 전립선을 100℃ 정도로 가열시킵니다. 전자장에 있는 분자의 충돌에 의해 발생한 열에 의해 세포가 죽게 됩니다.

이론적으로는 위에서 소개한 세 가지 방법 모두 전립선비대증을 치료하는 데에는 효과적이고 뛰어나지만 냉동요법과 같은 맹점을 가지고 있습니다. 요도를 보호하기 위해서는 전립선의 중앙부분을 차갑게 유지해야 합니다. 그러나 요도 주위에 전립선 조직을 보호한다면 암조직도 남게될 가능성이 있습니다. 또한 전립선은 불규칙한 모양이고, 손상받기 쉬운 구조들과 매우 근접해 있기 때문에 치료의 어려움이 많습니다. 직장, 신경혈관다발, 또는 다른 중요한 장기에 피해를 주지 않으면서 전립선암이 자주 발생하는 말초대를 제거할 수 있을까요? 위의 세 가지 중 어떤 방법도 장기적인 PSA검사를 통해 입증되지 못했습니다. 그러나 가장 근본적인 질문, 과연 암은 치료가 되었을까요? 국소암에 대한 모든 종류의 치료법의 결과에 대해서는 10장에서 자세히 다루겠습니다.

제10장

국소성 전립선암의 치료는 어느 정도 성공적입니까?

시작하며(이번 장의 요약)

암이 완전히 치료 될 수 있을까요? 이 난해하고 복잡한 질환에 대한 수많은 정보 가운데 명백한 진리는 두 가지뿐입니다. 전립선암으로부터 완치되기 위해서는 치료가능한 시기, 즉 암이 전립선에서 멀리 전이되지 않은 상태에서 발견되어야 합니다. 그리고 치료가 효과적이야 합니다.

그렇다면 국소성 전립선암의 가장 효과적인 치료방법은 무엇인가요? 아마 가장 답변하기 어려운 질문일 것입니다. 왜냐하면 이는 움직이는 과녁과 같기 때문입니다. 여러 가지 방안이 있습니다. : 치골뒤 접근법, 회음부 접근법, 복강경/로봇을 이용한 근치적 전립선 절제술; 다양한 종류의 방사선 치료법 - 3차원 입체 조형법, 강도 변조 방사선 요법, 양자선 요법, 근접치료(단일 요법 또는 외부 방사선요법과의 병행). 이 모든 방법들과 호르몬 요법을 병행 할 수도 있습니다. 게다가, 각 치료마다 "성공"의 개념이 모두 다르고, 암의 병기에 따라 결과도 많이 다릅니다.

하지만, 우리에게 좋은 소식이 있다고 확신을 가지고 말할 수 있습니다. 그 어떤 치료법도 모든 환자에게 최선의 선택이 될 수 있는 것은 아니지만, 국소성 전립선암을 치료하는데 두 가지의 좋은 선택권이 있습니다. 바로 수술과 방사선 치료입니다. 우리는 10여년 동안 수술 결과를 추적관찰하였습니다. 장기간 관찰 결과에 대해서는 아래에서 다시 살펴보도록 하겠습니다. 최근 영상 기술과 고선량의 에너지를 전달할 수 있는 기술의 혁신적인 발전으로 오늘날에는 방사선 치료를 통해 모든 전립선암 세포를 죽일 수 있게 되었습니다. 다음 단계는 당신에게 달렸습니다. 당신의 임무는 이제 이런 모든 정보를 종합하여, 어떤 치료법이 여러분에게 가장 좋을 지 전문가의 도움을 받아 결정하고 질병으로부터 해방되어 남은 일생을 새롭게 시작하는 것입니다.

국소성 전립선암의 치료

제가 암으로부터 완치될 수 있을까요? 이 질문은 이 책의 가장 핵심이 되는 질문입니다. 그리고 모든 사람들이 알고 싶어하고, 국소성 전립선암 환자라면 누구나 기대해 볼 수 있는 질문입니다.

여기에는 명백한 진리가 두 가지 있습니다. 이는 명언처럼 너무 간단하고 당연해서 크게 와 닿지 않을 수 있습니다. 하지만 수많은 복잡하고 난해한 정보 가운데 이 정보만이 제일 정확하고 명백한 사실입니다. 만약 여러분이 전립선암으로부터 완치되기 위해서는 치료 가능한 병기일 때, 즉 암세포가 전립선을 벗어나기 전에 진단을 받아야 하고 또한 치료가 효과적이어야 합니다.

이 책에서 계속 강조했던 점은 전립선암이 여러 곳에서 동시에 일어난다는 것입니다. 전립선암은 홀로 뿌리를 내리고 자라서 파내면 사라져 버리는 민들레와는 다릅니다. 오히려 동시에 여러 곳에서 자라나는 클로버와 유사합니다. 전립선암은 전립선 전반에 걸쳐 여러 군데에서 동시에 자라납니다. 조직 한 부분에서 암을 유발한 인자들이 조금 떨어진 곳에서도 똑같이 암세포의 발생을 유발합니다. 전립선에 존재하는 평균 암조직은 7개 정도입니다. 따라서 암을 완전히 없애려면, 전체 전립선을 제거해야 하며 절제면 양성이 나오지 않도록 최선을 다해 수술을 해야 합니다. 방사선 종양학자들도 전립선에 정확히 고선량의 방사선을 전달해야 합니다. 바로 이 부분에서 냉동요법과 열치료의 약점이 드러납니다. 이 두 치료법의 경우 요도를 보호하기 위해서는 전립선 전체를 치료하기가 매우 어렵기 때문입니다.

완치가 되었는지 어떻게 확인할 수 있을까요? 효과적인 치료방법은 무엇이며, 암이 재발될 수 있는 여지를 남기는 치료에는 어떤 것이 있을까요? 치료의 성공 여부를 판단할 수 있는 가장 뛰어난 판단 기준은 PSA입니다. PSA 덕분에 처음으로 완치가 가능한지 여부를 짐작할 수 있게 되었습니다.(PSA 수치와 더불어, 임상병기, Gleason 점수를 파틴 표에 대입하여 계산합니다.) 또한 PSA검사로 치료가 성공적이었는지도 확인할 수 있습니다.

앞에서도 언급했듯이, 1990년대 PSA검사의 보급으로 과거보다 평균 5년 정도 일찍 전립선암을 진단할 수 있게 되었습니다. PSA 수치의 변화로 암을 진단받았다면 감사하게 생각하십시오. 직장수지검사에서 크게 성장한 암이 만져져 진단을 받은 남성들보다 5년의 시간을 선물로 받은 셈입니다. 더 안 좋게는 암조직이 너무 커져서 요도를 압박하여 요폐색이 생기거나, 뼈까지 전이가 되어 통증이 나타난 후에야 암을 발견하는 사람들도 있습니다. 전립선암 환자들에게 PSA는 신이 주신 선물과도 같은 것입니다. 5년 먼저 조기 발견하게 됨으로써 대부분의 환자들이 완치가 가능한 시기에 진단을 받을 수 있게 되었습니다. 20년 전만 해도 전립선암으로 진단 받은 환자의 75%가 암이 이미 전립선을 이미 벗어난 상태였습니다. 그리고 나머지 25%는 치료가 가능하다고 생각했었지만, 실제로는 절반에서만 치료가 가능했습니다.

PSA 시대가 오기 전 까지는 전립선암으로부터 완치되는 것은 불가능했습니다. 왜냐하면 대부분의 사람들이 진단 당시 이미 치료가능한 시기를 놓쳤기 때문입니다. 현재는 다행히도 전립선암으로 진단 받은 사람의 대부분은 잠재적으로 완치가 가능합니다. 따라서 그들을 치료하기 위한 가장 효과적인 방법을 찾아내는 것이 그만큼 중요한 문제가 되었습니다. 치료만 잘 된다면 완치될 수 있기 때문입니다.

그렇다면, 어떤 방법이 가장 좋습니까?

연구자들은 이 문제의 답을 찾기 위해 계속 노력해 왔습니다. 처음에 과학자들은 서로 다른 치료법의 전체 생존율을 비교하였습니다. 그러나 이는 좋은 연구 방법이 아니었습니다. 대부분의 사람들이 진단 당시 평균 72세로 고령이었기 때문에, 10년이나 15년이 지난 후에는 대부분 암이 아닌 다른 이유로 이미 사망하였습니다. 따라서 전체 생존율은 치료의 성공 여부를 판단하기 위해 적절한 기준이 아니었습니다. 다음으로 암 특이 생존율(15년 동안 생존한 사람 중 전립선암으로 사망한 경우)에 대해서 조사하였습니다. 이것은 이전 방법에 비해 특이적이고 보다 나은 접근법이었습니다. 왜냐하면, 모두 다 궁금해 하는 질문이었기 때문입니다. : 10년에서 15년 생존할 정도로 건강한 사람들 중 전립선암으로 죽은 사람이 얼마나 됩니까? 이런 사람들 중 암이 진행되어 목숨을 앗아간 경우는 얼마나 됩니까?

다음으로는 한 단계 더 나아가서, 10년에서 15년 생존한 사람들 중 암이 재발하지 않은 경우는 얼마나 되는지에 대해 조사하였습니다. 치료 후 그냥 살아남은 정도를 말하는 것이 아닙니다. 더 이상 재발이 일어나지 않아 치료를 필요로 하지 않은 경우를 말합니다. 이것이 왜 중요할까요? 이는 단순한 술기적 문제를 넘어선 것입니다. 수술 후 10년 뒤를 생각했을 때, 당신은 암이 재발하여 방사선이나 호르몬 등의 추가 치료를 받고 합병증으로 고생하기 원하십니까? 아니면 일년에 한번씩 PSA 추적검사를 할 때에만 잠깐 암에 대해서 생각할 뿐, 건강하고 안락하게 살기를 원하십니까? 물론 둘 다 살아 있다는 점에서는 통계학적으로 좋은 쪽에 속하지만, 굳이 생각하지 않아도 두 번째 선택의 경우가 훨씬 더 삶의 질 측면에서 나을 것입니다.

그러나, 이 질문에 대답하기 위해서 10년에서 15년이라는 시간이 걸렸습니다. 이 기간 동안에는 전립선암 치료에 있어 별다른 발전도 없었습니다. 그리고 완치가 된 환자가 실제로 있기는 한 지, 어떤 치료가 보다 나은지 아무도 알 지 못했습니다. 1980년 중반에 PSA검사가 개발되면서, 암 치료를 받은 사람들에서 전립선 세포가 어떤 형태로든 남아있는지 알 수 있게 되었습니다. PSA는 추적검사의 수단으로 매우 민감도가 높았습니다. 전이성암에 의한 증상이 발현되거나 뼈검사에서 전이가 발견되는 데 까지는 2년, 5년 심지어 10년까지도 걸릴 수도 있다는 것을 깨달았습니다.

1980년 대 후반에 들어, 방사선 치료를 받고 10년이 지난 뒤 낮은 PSA 수치가 유지되는 경우는 10-20%밖에 되지 않았습니다. 그러나 이러한 결과가 나타난 것은 당시 방사선 치료 대상자가 잘못 선정되었기 때문이었습니다. 이들은 암을 전부 제거하는 것이 불가능하여 수술 대상자로 선정되지 못한 사람들이었습니다. 그러나 방사선 종양학자들은 좀 더 효과적인 방사선 조사법에 있어 개선의 여지가 충분히 있다는 것을 깨닫고, 그 후 암을 없애기 위해 꾸준히 노력해 왔습니다. 1980년 후반부터 방사선 치료는 눈부신 성장을 거듭하였습니다.(9장을 참고하십시오.) 전립선에 방사선을 효율적으로 전달하는 방법들이 개발되었습니다. 3차원 입체 조형법, 강도변조 방사선 요법, 양자선 요법, 근접치료(단독 요법 또는 외부 방사선요법과의 병행) 등이 이에 해당하며, 이 모든 방법들과 호르몬 요법을 병행할 수도 있습니다.

지난 20년 동안 눈부신 성장을 한 또 다른 영역은 전립선암의 범위를 알아내고 완치율을 예측할 수 있는 기술입니다. 1980년도 이전에는, 국소 전립선암 환자의

7%만이 근치적 전립선 절제술을 받았습니다. 따라서 그 당시 전립선암으로 치료를 받은 사람들중 대부분은 암이 전립선에 국한되어 있는지, 아니면 밖으로 퍼져서 정낭이나 주위 림프절까지 침범하였는지 몰랐습니다.(이를 확실하게 알 수 있는 방법은 전립선과 그 주위 조직을 수술적으로 제거하여 병리학자들이 판독하는 방법 밖에 없었습니다.) 수년 동안 우리는 미지의 상자를 다루어왔습니다. 우리가 국소성 전립선암이라고 생각했던 93%의 환자들 중에는 완치가 가능한 사람과 그렇지 않는 사람이 모두 섞여 있었습니다 그리고 우리는 성공을 규정하는 데 있어 부정확한 기준을 사용하고 있었습니다.

1982년도에는 근치적 전립선 절제술의 새로운 해부학적 접근법이 시도되었습니다. 이 방법은 보다 안전하고 부작용도 적어 의사와 환자들 모두에게 환영받았습니다. 그 후 10년 동안, 국소성 전립선암 환자의 35%가 이 방법으로 수술하였습니다. 그 결과 전립선 조직을 더 많이 얻을 수 있었고, 궁극적으로는 암이 전립선에 국한되었는지, 아니면 정낭이나 림프절 등을 침범했는지 알 수 있게 되었습니다.

병리학적 소견은 오직 수술을 받은 환자에서만 얻을 수 있습니다. 전립선암을 진단받은 모든 남성에서 측정이 가능한 3가지 - 임상병기, Gleason 점수, 그리고 PSA 수치 - 를 병리학적 소견과 연관시켜 보았습니다. 이를 통해 Partin 표가 만들어 졌습니다. 그리고 이를 기준으로 어떤 사람들이 치료가 가능한지를 판단하게 되었습니다. 존스 홉킨스 대학병원에서 시작된 이 연구는 5,000명이 넘는 환자를 대상으로 실시되었고 신뢰도가 높은 것으로 판정되었습니다. 이로 인해 치료 방법을 결정하는 데 있어 가장 중요한 완치율을 환자와 의사 모두 얻게 되었습니다.

여기까지가 대략적인 배경입니다. 이제 수술과 방사선, 냉동요법, 그리고 열치료의 성공 사례에 대해서 살펴보겠습니다.

근치적 전립선 절제술 후 암의 조절

전립선에만 국한되어있는 암을 치료하는 데에는 수술보다 나은 방법이 없습니다. 수술이 여태껏 시도되었던 모든 종류의 치료 중 "표준"이라고 할 수 있습니다. 따라서 근치적 전립선 절제술의 결과들(가능한 것과 가능하지 않은 것)을 이해해야 합니다. 그리고 알려진 다른 치료 방법을 평가하기 전에 수술 결과를 분석하는 방법을 이해할 필요가 있습니다.

수술 절제면

명백한 사실은, 어떤 치료 방법이 되었건 간에 첫 시도에 완치가 가능해야 한다는 것입니다. 당신의 질병은 완치가 가능한가요? 우리는 임상병기, Gleason 점수, PSA 등을 이용한 Partin 표와 Han 표를 통해 수술 전 어떠한 상태인지 평가할 수 있습니다. 수술 후 얻게 되는 정보를 통해서는 보다 명확한 그림을 얻을 수 있습니다. 병리학자들이 암의 상태를 좀 더 정확하게 판단해줄 것입니다. 예를 들어, 전체 전립선의 Gleason 점수(수술 전 생검을 통해 얻은 몇 개의 조직으로 판단한 점수와는 다를 수 있습니다.)를 알 수 있으며, 암이 장기에 국한되었는지, 전립선막을 침범했지만 절제면 음성(검체에 국한된 질환이라고도 불립니다)인지, 아니면 정낭이나 림프절로 전이가 되었는지에 대한 정보를 얻을 수 있습니다. 이 모든 정보들은 치료의 성공여부를 예측하는데 있어 매우 중요한 요소들입니다.

● **도대체 수술 절제면이란 무엇입니까?** 이것은 많은 남성들이 혼란스러워 하는 부분입니다. 전립선을 제거했을 때, 전립선은 여러 층의 조직으로 둘러싸여 있어야 합니다. 암이 퍼진 전립선을 선물 상자라고 생각한다면(물론 선물은 아니지만) 둘러싸고 있는 조직을 선물포장지 정도로 생각하시면 됩니다. 근치적 전립선 절제술 후 이 전립선 검체는 병리학자에게로 전달될 것입니다. 병리학자들은 바로 선물포장지에 해당하는 검체물의 가장자리를 인디안 잉크로 염색합니다. 그 후 24시간 동안 고정액에 담근 뒤 절편을 내고 염색을 한 후 현미경으로 관찰합니다. 인디안 잉크는 경계선을 형성하게 되며 이를 기준으로 암이 얼마나 전립선으로부터 벗어 났는지 확인할 수 있습니다. 만약 암이 온전히 선물 상자 안에 있다면, 이 경우는 장기에 국한(organ confined)된 것입니다. 암이 상자를 뚫었지만(전립선막을 침범한 경우) 여전

히 포장지 안쪽에 있을 수 있습니다. 이 경우는 "검체물 국한(specimen confined)"이라고 부릅니다. 우리는 이 두 가지 경우 모두 수술 절제면 음성이라고 간주합니다. 만약 암이 상자를 뚫고 포장지도 뚫었다면, 이를 수술 절제면 양성이라고 부릅니다. 인디아 잉크가 칠해진 경계 부분에서도 암이 확인되는 경우가 있으며, 이는 전립선이 제거된 부위 경계면 바깥으로 암이 있을 수 있다는 것을 의미합니다. 8장에서 우리는 장기에 국한된 전립선암 환자에서 수술 절제면 양성을 지닌 환자에 대해 얘기했습니다. 어떤 일이 벌어진 걸까요? 상자와 이를 싸고 있던 포장지 마저 찢어져 있는 모습을 상상해보십시오. 상자의 일부는 잃어버렸을 수도 있습니다. 이것이 바로 암세포가 전립선에 국한된 환자에서 수술 경계면 양성이 될 수 있는 이유입니다.

● **수술 절제면이 양성이거나 암조직과의 거리가 매우 가까울 때** 가장 이상적인 시나리오는 병리학자들이 집도의에게 바로 승전보를 전해 주는 것입니다. "방금 보내신 전립선 조직을 살펴보았는데 절제면이 모두 깨끗합니다. 축하합니다! 암을 완전하게 제거하셨군요!"

다행스럽게도 이런 일은 흔하게 일어납니다. 존스 홉킨스에서는 10% 미만의 환자에서 수술 절제면 양성이 보고되었습니다. 하지만, 때때로 병리학자들의 보고는 다소 애매모호합니다. 절제면에서 아주 가깝다고 기록되어 있는 경우가 있는데 이는 절제면과 암조직 사이의 거리가 머리카락 굵기 하나 정도밖에 안 된다는 것을 의미합니다.

존스 홉킨스의 경험많은 병리학자 조나단 엡스타인(Jonathan Epstein)은 이러한 소견에 관련하여 좋은 소식을 알려주었습니다.

● **절제면과 가까운 경우는 거의 대부분 음성입니다.** 엡스타인은 암조직이 절제면에서 0.2mm이하로 아주 가까운 환자들을 대상으로 연구를 하였습니다. 비록 암조직과 절제면 사이에 충분한 공간은 없지만, 이 환자들 역시 절제면과 암조직 사이가 많이 떨어진 환자들과 수술 후 경과가 거의 동일하다는 사실이 밝혀졌습니다.

수술 절제면이 양성이라고 해도 암이 남아 있다는 것을 의미하지는 않습니다.

어떻게 이런 일이 가능할까요? "절제면 양성이 나왔음에도 불구하고 암이 완치될 수 있는 데에는 몇 가지 이유가 있습니다."라고 엡스타인은 말합니다. "그 중 한가지는, 말 그대로 암조직의 끝부분에 있는 암세포를 잘라낸 경우입니다." 남아 있다고 여기는 것은 실제로 암조직의 가장자리의 단면인 것입니다. 절제면 양성처럼 보이지만, 실제로 남아있는 암세포는 없는 것입니다.

또 다른 이유로는 수술 과정에서 남아있는 암세포를 처리했을 수도 있다는 것입니다. 진공상태에서는 주변의 조직이 손상 받지 않을 수 있지만, 진공이 아닌 이상 주변의 조직은 수술로 인해 영향을 받습니다.(번개가 나무에 떨어졌다고 합시다. 나무는 물론 나무 주변의 풀들도 죽을 것입니다.) "의사가 조직을 잘라내었을 때, 혈액 공급도 차단될 것이고 이로 인해 남아있을 지도 모르는 암세포도 같이 죽을 것입니다."라고 엡스타인은 말합니다.

또 다른 하나의 가능성이 있습니다. 대부분의 경우는 여기에 해당할 것입니다. 바로 인공적인, 즉 거짓 절제면 양성인 경우입니다. 전립선 주위에는 조직이 아주 적기 때문에, 의사가 전립선을 떼어 간호사에게 넘겨주고 간호사가 다시 병리의사에게 넘겨주는 과정에서 모두가 전립선을 만지게 됩니다. 전립선 주변의 조직의 두께가 0.2mm로 아주 얇다면 손으로 다루는 과정에서 쉽게 손상을 받게 됩니다. 암조직이 절제면에 있는 것 같지만, 사실은 다루는 과정에 붙어있던 조직이 훼손된 것일 수도 있습니다.

● **세포들이 주변의 세포와 접착력이 강해질 수 있습니다.** 암이 전립선을 벗어나 주변 조직을 침범하게 되면, 풀과 같은 작용을 하는 두터운 흉터조직을 생성합니다. 따라서 이 두터운 흉터조직은 의사가 전립선을 떼어내는 과정에서 주변을 둘러싸고 있는 암세포에 강력히 붙어 같이 딸려 나오게 됩니다. 따라서 비록 병리의사가 "수술 절제면 양성"이라고 판단을 내렸음에도 불구하고 남아있는 암세포는 없는 경우가 있습니다. 접착력 강한 흉터조직에 의해 모두 제거 되었을 것입니다.

엡스타인은 의사들이 술장에서 전립선을 제거하고, 암세포가 남은 것 같은 의심이 들어 다시 남은 주변의 조직을 더 잘라낸 경우에 대해서 연구를 하였습니다.

"이런 경우에는 두 가지 검체를 따로 분리해 놓습니다. 하나는 전립선이고, 다른 하나는 추가로 제거한 조직입니다. 이는 보존하려고 했지만 결국은 제거한 신경혈관다발에 해당합니다."라고 엡스타인은 말합니다. 전립선 가장자리가 수술 절제면 양성처럼 보이는 경우에도, 이 중 40%정도는 인접한 조직에 남기고 온 암 조직이 없었습니다.

근치적 전립선 절제술 후 PSA 수치

모든 암이 제거되었는지 알 수 있는 가장 효과적인 판단 방법은 PSA검사를 해보는 것입니다. 많은 사람들이 전립선을 제거하면 PSA가 검출되지 않는다는 사실에 대해 놀라곤 합니다. 사실 근치적 전립선 절제술 후, PSA가 측정되지 않아야 합니다. 만약 검출된다면, 전립선을 제거하기 전에 암 세포가 이미 전립선을 벗어났다는 것을 의미합니다.

그러나 PSA검사를 너무 일찍 하지 마십시오. PSA는 혈액 내에서 2-3일 정도의 반감기가 있기 때문에 절제술 후 다시 떨어지는 데에는 꽤 오랜 시간이 걸립니다. 예를 들어, 수술 전 PSA 수치가 10ng/ml이었다면, PSA 수치가 측정되지 않을 정도로(0.1ng/ml 미만) 떨어지려면 7번의 반감기를 거쳐야 합니다. 만약 수술 후 다음날 PSA 수치를 잰다면 여전히 높은 값을 유지하고 있기 때문에 수술이 혹시 잘못되지 않았나 하는 생각을 할 지 모릅니다. 그렇지만 이것은 잘못된 생각입니다. 이런 불필요한 스트레스를 받지 않으려면, 수술 후 8주에서 12주 정도는 기다려야 합니다. 그 정도 되면 PSA 수치가 최저치까지 떨어질 것입니다. 이 시점를 기준으로 절제면, 정낭, 림프절이 양성인 사람들은 6개월에 한 번씩 검사를 해야 합니다. 이를 제외한 사람들은 1년에 한 번 정도만 받으면 됩니다.

어떤 종류의 PSA검사가 필요한가요? 총 PSA검사면 충분합니다. Free PSA는 받을 필요 없습니다. 다른 민감도 높은 검사들도 받을 필요가 없습니다.(아래에 나오는 "PSA에 대한 불안: 민감도 높은 검사들의 단점" 부분을 참고하십시오.)

또 다른 검사는 필요 없을까요? PSA 만으로도 충분합니다. PSA가 검출되지 않을 정도로 낮다면, 골주사, 컴퓨터 단층촬영(CT), 자기공명영상(MRI), 기타 혈액 검사 또는 직장수지검사 등 그 어떤 검사에서도 남아 있는 암을 찾을 수 없습니다. 많은 남성들에게 있어 이는 매우 좋은 소식입니다.

수술 후 PSA 수치가 낮다면 직장수지검사를 할 필요가 없습니다. 남성들은 직장수지검사를 싫어합니다. 실제로 이 검사에 대한 거부감 때문에 수술 후 추적검사를 받기 위해 병원 방문하는 것을 꺼려하는 경우도 있습니다. 의학적 관점에서 보면 직장수지검사는 이를 수행하는 의사에 의해 많이 좌우됩니다. 마찬가지로 수술 후 전립선암 추적검사용으로 종종 사용되는 골주사는 비용이 많이 듭니다. 그리고 검사 내용이 애매할 경우 추가적인 검사를 해야 합니다.

더 좋은 방법이 없을까요? 존스 홉킨스의 비뇨기과 의사 찰스 R. 파운드(Charles R. Pound)는 PSA가 매우 민감한 전립선암 표지자이기 때문에 만약 PSA가 검출되지 않는다면 직장수지검사나 다른 영상검사를 할 필요가 없다고 하였습니다.(그러나, PSA 수치가 낮아도 1년에 한 번씩은 꼭 검사를 해야 합니다. PSA 수치가 다시 올라갈 가능성이 있기 때문입니다.)

〈Journal of Urology〉에 실린 연구 논문에 따르면 15년 동안 존스 홉킨스에서 근치적 전립선 절제술을 받은 환자 2,000명 중 56명은 국소 재발하였으며, 118명은 원격전이하였습니다. 이 중 어떤 이들은 암이 재발하기까지 수년이 걸렸습니다. 수술 후 오랫동안 PSA검사를 해야 하는 이유가 바로 여기 있습니다. 그러나 PSA가 검출이 안 되는 환자들은 아무도 국소 재발이나 원격전이가 일어나지 않았습니다.

그렇다면 얼마나 오랜 기간 동안 PSA검사를 받아야 하는 것일까요?

수술 후 처음 시행한 PSA가 검출할 수 없을 정도로 미량이면, 사람들은 암으로부터 해방되었다고 생각하기 쉽습니다. 불행하게도 그렇지 않습니다. 다른 암의 경우, 마의 숫자는 5년입니다. 그 때까지 암이 재발하지 않는다면, 그 후로는 절대로 암이 재발하지 않습니다. 전립선암은 조금 다릅니다. 만약 암이 수술적으로 제거되기 전에 이미 암세포가 전립선을 벗어났다면, 이 암세포는 아주 미량으로 존재하다가 충분히 크기가 증가하여 혈액 검사를 통해 PSA가 측정되기까지 수년에 걸쳐 매우 천천히 자랄 것입니다. 그러나 좋은 소식은 PSA가 다시 올라가는 데 걸리는 시간이 거의 모든 남성들에서 수술 후 10년 이내라는 사실입니다. 그러나 아주 몇몇의 예외적인 경우에는 수술 후 10년에서 15년 후에 재발합니다.(그나마 다행인 것은, PSA 수치가 다시 올라가는 데 오랜 시간이 걸린 경우에는 이차적 치료에 잘 반응한다는 사실입니다. 아래를 참고하십시오.)

모하메드 알라프(Mohamed Allaf)는 존스 홉킨스에서 근치적 전립선 절제술을 받은 3,500명의 환자를 대상으로 다음과 같은 조사를 하였습니다. 이들 중 일부는 수술을 받은 지 15년 이상이 지난 경우도 있었습니다. 대부분의 환자들은 수술로 완치되었습니다. 20년 동안 71%의 환자가 PSA 검출이 되지 않았습니다. 하지만 PSA 수치가 결국 올라간 환자들 중, 58%는 5년 내에, 42%는 5-10년 사이, 그리고 10%에서는 10년 후에 상승하였습니다. 재발할 확률이 가장 낮은 환자들은(PSA 수치가 10ng/ml미만이거나, 병기가 T1c 또는 T2a인 경우, 그리고 Gleason 점수가 6이하인 경우) 늦게 재발하는 것으로 나타났습니다. 5년 이내에 재발할 확률은 16%에 불과했으며 5-10년 사이에는 74%, 그리고 10년 후에는 10%에서 재발하였습니다. 따라서, 결국 치료에 실패하는 남성들의 90%는 10년 이내에 결정이 나지만, 그래도 가장 안전한 방법은 남은 여생 동안 매년 PSA 수치를 검사해보는 것입니다.

존스 홉킨스에서 시행한 근치적 전립선 절제술 결과

근치적 전립선 수술은 얼마나 성공적인가요? 사실에만 근거해서 판단하십시오. 떠도는 모든 부정적인 소문은 과장된 것이라고 생각하시기 바랍니다. 예를 들어 "근치적 전립선 절제술을 받은 환자의 세 명 중 한 명은 5년 내에 재발이 일어나서 치료를 받아야 한다."는 자료도 있습니다. 그러나 이것은 잘못된 것입니다. 이런 소문은 완치되었다고 믿고 있는 사람들에게 좌절감을 줍니다. 사실 이 소문은 수술을 했을 당시 이미 치료가 가능하지 않은 상태였거나, 수술을 했는데 전립선을 완전히 제거하지 않은 경우에 해당합니다. 검체에 국한된 전립선암 환자나 Partin 표를 통해 수술에 적합하다고 한 환자를 의미하지는 않을 것입니다. 림프절에 전이된 젊은 남성들도 근치적 전립선 절제술을 받는 것이 도움이 됩니다.(수술로 이 사람들을 완전히 치료할 수는 없지만 진행암에 의한 합병증을 줄여주고 생존율을 높여줄 것입니다.) 그러나 근치적 전립선 절제술을 받은 사람의 대부분은 완치 가능한 경우에 해당합니다. PSA 덕분에 조기 진단이 가능해졌기 때문입니다. 재발된 환자의 3분의 1이 수술을 받는 경우가 있었던 적이 있습니까? 위에서 언급한대로 만약 1980년도였다면 많은 남성들이 완치가 어려울 지경에 이를 때까지 진단조차 되지 않았을 것입니다. 이러한 이유 때문에, 오랜 기간 동안 PSA가 검출되지 않을 가능성은 1990년대에 치료받은 남성들이 훨씬 높습니다.

그렇다면 근치적 전립선 절제술의 성공 여부는 어떻게 판단할 수 있습니까? 무엇이 실패인가요? 외과의사들은 결과를 검은석 아니면 흰색의 이분법으로 판단하는 것을 좋아합니다. 따라서 우리는 아주 엄격한 기준을 가지고 있습니다. 근치적 전립선 절제술 후 PSA 수치는 0.2 ng/ml보다 낮아야 합니다. 일부 비뇨기과 의사들은 0.4ng/ml을 기준점으로 사용합니다.(아주 민감한 PSA검사법은 시행하지 마십시오. 오히려 가끔 문제를 불러 일으킵니다. - "PSA에 대한 불안: 민감도가 높은 PSA검사의 단점"을 참고하십시오)

우리는 마침내 대규모의 대상자를 20년 이상 추적관찰한 장기간 연구의 결과를 얻을 수 있었습니다. 이 모든 환자들 중에서 5년, 10년, 15년, 20년 째에 PSA 수치가 검출되지 않을 확률은 각각 90, 82, 78, 71%였습니다. 게다가 20년 째에는 6%만이 수술부위에서 암이 재발하였습니다. 따라서 근치적 전립선 절제술은 암을 조절하는데 있어 매우 효과적이었습니다. 암이 재발된 사람들의 경우는 수술하기 전에 이미 뼈 등에 원격 전이가 되어 있었으나 감지되지 않았던 것이었습니다.

다른 기관에서도 이와 유사한 결과들을 보고하였으며, 이 결과들은 다른 치료 방법들과 비교할 수 있는 표준 자료로 사용될 수 있을 것입니다. 그러나 이 결과들은 최종 자료가 아니면 궁극적으로는 표준 자료로 활용될 수 없을 것입니다. 이보다 더 좋은 결과가 곧 있으면 나올 것입니다. 왜 그럴까요? 이 연구의 대상자 중 500명의 환자가 PSA가 활용되기 이전인 1989년에 진단받은 환자들이기 때문입니다. 이때에는 암을 조기 발견할 수 없었습니다. 이 사람들의 경우, 암진단을 받기도 전에 이미 미세한 암세포가 주병변에서 떨어져나와 혈액을 타고 신체의 다른 곳에 뿌리를 내렸을 가능성이 높습니다. 이렇게 눈에 보이지 않는 암의 티끌을 미세전이라고 합니다. 1980년도에 존스 홉킨스에서 근치적 전립선 절제술을 받았던 환자의 30%만이 검체에 국한된 암이었습니다. 그러나 오늘날에는 존스 홉킨스에서 근치적 전립선 절제술을 시행받은 환자의 80%가 검체에 국한된 암입니다. 이런 사실은 최근들어 진단받고 수술한 환자들의 경우 15년 뒤 PSA 수치가 검출되지 않을 확률이 66%를 웃돌 것이라는 사실을 뒷받침해 줍니다. 그리고 실제로 그럴 것입니다.

이후에 발표된 연구에서는 PSA 이전 시대인 1982-1988년에 근치적 전립선 절제술을 받은 500명의 환자들과 1989-1998년도에 수술을 받은 환자들을 비교하였습니다. 결과는 계속 좋아지고 있습니다. 수술 뒤 10년이 지났을 때 PSA가 검출되지 않은 환자의 비율이 PSA 이전 시대에서는 67%이었는데, 1989-1992년 군에서는 80%로 껑충 뛰었습니다. 1990년대에 수술을 받은 사람들의 10년 뒤 결과가 나오면, 그 때는 성적이 보다 좋을 것으로 예상합니다. 왜일까요? 1990년대 초반에는 40%의 남성만이 장기에 국한되었는데, 1998년에는 이 수치가 80%로 뛰었습니다. 언제가, 더 많은 사람들이 정기적으로 PSA검사를 실시하고 진단이 보다 조기에 이루어진다면, 실제로 근치적 전립선 절제술을 받는 사람 모두가 완치될 수 있을 것입니다.

완치율에 관하여 알게된 사실들

PSA 시대(1989-2006) 당시 진단을 받았던 남성들의 결과가 개선되면서, Gleason 점수와 근치적 전립선 절제술 검체의 병기를 이용하여 10년 뒤 PSA가 검출되지 않을 확률을 예측하는 것이 가능해졌습니다.

- **그룹 I**. Gleason 점수가 6점 이하입니다. 장기에 국한된 경우, 10년 뒤 PSA가

검출되지 않을 확률은 99%입니다. 전립선막을 침범했으나 수술 절제면 음성인 경우에는 90%이며, 전립선막을 침범하고 수술 절제면 양성인 경우에는 75%입니다.

- **그룹 II**. Gleason 점수가 7점입니다. 장기에 국한된 경우, 10년 뒤 PSA가 검출되지 않을 확률은 86%입니다. 전립선막을 침범했으나 수술 절제면 음성인 경우에는 62%이며, 전립선막을 침범하고 수술 절제면 양성인 경우에는 35%입니다.
- **그룹 III**. Gleason점수가 8-10점이거나 정낭을 침범한 경우입니다. 10년 뒤 PSA가 검출되지 않을 확률은 41%입니다.
- **그룹 IV**. 림프절에 전이가 있는 경우입니다. 수술 이외에 다른 치료를 받지 않았다면 10년 뒤 PSA가 검출되지 않을 확률은 13%입니다.

PSA 시대에 시행된 전립선 절제술의 장기적인 결과는 어떠할까요? 결과는 점점 좋아질 것입니다. 이미 몇 년 사이에 최종 병기가 과거에 비해 크게 좋아진 것을 확인할 수 있었습니다.(Partin 표를 이용한 계산법이 아닌, 실제 제거한 전립선의 병리 소견으로 확인한 결과) 1980년도만 해도 전립선암 진단시 장기에 국한된 비율이

당신은 조기 PSA재발의 고위험군에 속해 있습니까?

어떤 환자들은 위에서 설명한 네 가지 그룹 중 하나에 정확하게 맞지 않는 경우가 있을 것입니다. 예를 들어서, Gleason 점수가 3+4이고 수술 절제면 양성 및 정낭에도 침범된 소견을 보이는 환자가 있다고 합시다. 이 환자는 암이 재발할 위험성을 높일 수 있는 여러 위험요소들을 가지고 있습니다. 근치적 전립선 절제술 이후 3년 이내에 PSA 수치가 상승할 확률이 50%인 환자들을 알아내기 위해서, 존스 홉킨스 병원과 메이요 클리닉의 연구원들은 두 기관에서 수술을 받은 1,800명의 환자들을 대상으로 조사하였습니다. 윌리

엄 W. 로버트(William W. Roberts)가 이끈 이 연구 결과 고위험군의 남성들에서 네 가지 중요한 인자들을 발견할 수 있었습니다. 림프절 전이여부, 수술 절제면 양성, 정낭 침범 여부, 높은 Gleason 점수가 바로 그것입니다. 각각의 요소들마다 가중치가 부여되며(아래 표를 참고하십시오.) 총 점수가 2.84보다 높은 경우, 3년 이내에 PSA 수치가 상승할 가능성이 50%라고 하였습니다. 이 자료는 방사선 치료나 조기 보조 항암 치료(12장을 참고하십시오.)에 효과를 볼 수 있는 환자를 선별하는데 도움될 수 있습니다.

요소	점수
림프절 양성	1.43
수술 경계 양성	1.15
정낭 침범	0.51
Gleason 점수	
3+3	0.71
3+4	1.42
4+3	2.13
8-10	2.84

이와 더불어, 완치 여부를 예측하기 위한 다른 검사가 진행 중에 있습니다. 병리학자들은 암 조직에 특수 염색을 하고, 분자 분석과 디지털 영상화를 동원하였으며, 결과를 정량화하기 위해 컴퓨터 프로그램을 이용하였습니다. 이 검사는 매우 고가입니다(검사당 약 2,000달러). 당신이라면 이 검사를 하시겠습니까? 존스 홉킨스의 병리학자인 조나단 엡스타인은 이렇게 말하였습니다. "Gleason 점수와 병리학적 병기가 예측 인자로서 매우 강력한 정보를 제공하기 때문에, 이 새로운 검사 결과를 임상에서 적용하기는 어려울 것입니다. 더 많은 환자를 대상으로 더 많은 정보가 얻어져야 결론을 내릴 수 있을 것 같습니다."

의학 저널에 실린 연구 결과 이해하기: 의학 저널에는 수백 개의 근치적 전립선 절제술과 방사선 요법에 관한 연구들이 실려 있습니다. 그런데 각 연구의 결과들은 혼돈을 불러 일으키고, 때로는 서로 상반되기까지 합니다. 이 연구들을 보다 잘 이해하기 위한 몇 가지 조언을 드리겠습니다.

- 첫째, 연구가 실시된 년도를 살펴보십시오. 존스 홉킨스의 연구에서 알 수 있듯이, 1984년에서 1988년도 사이, 즉 PSA 이전 시대에 수술을 받은 환자들은 1990년대 같은 수술 받은 환자들에 비해 암이 진행된 상태였을 가능성이 높습니다.
- 모든 환자를 연구 대상에 포함시켰나요? 고위험군도 포함된 것입니까? (존스 홉킨스의 연구에서처럼 높은 PSA나 Gleason 점수, 그리고 진행된 병기의 환자들도 포함된 것입니까?) 어떤 조사에서는 림프절 양성인 경우 등을 제외하고, 낮은 Gleason 점수, 낮은 PSA, 그리고 낮은 병기인 경우로만 대상자를 제한시킵니다. 때로는 근치적 전립선 절제술 후 Gleason점수가 수술 전 생검을 통해 예상했던 Gleason점수보다 높기 때문에 수술과 방사선 치료의 효과를 비교하기 위해서는 처음 생검 당시 점수를 기준으로 평가해야 합니다. 이때 수술 전 변수만을 사용하는 Han 표가 사용될 수 있습니다. (6장의 표 6.3을 참고하십시오.)
- 연구의 목적이 무엇입니까? 암의 재발을 어떻게 정의하였습니까? PSA가 감지되는 경우로 정의했습니까? 아니면 적당하다고 판단되는 낮은 PSA수치를 재발로 정의했습니까? (일부 문헌에서는, 특히 방사선 요법에 관한 논문들 중에는 PSA가 3번 연속 증가하거나, 최저치에서 2ng/ml까지 증가하는 경우는 괜찮다고 보는 경우가 있습니다. 이렇게 되면 다른 논문들의 기준과 많이 달라 비교하기 어렵습니다.)

30%에 불과했던 사실 기억하시나요? 이 PSA 가 출현한 지 몇 년 지나지 않은 1993년도에는 그 비율이 55% 로 뛰었고, 1998년도에는 80%까지 올랐습니다.

다시 한 번 강조합니다. 오늘날 너무나도 많은 사람들이 매년 PSA 선별검사와 직장수지검사를 하기 때문에, 전립선암으로 조기 진단을 받는 것은 효과적인 치료를 통해 완치가 가능하다는 것을 의미합니다.

병리 판독결과에서 암의 재발 가능성이 언급되었을 때: 다음에는 어떤 일들이 일어날까요?

근치적 전립선 절제술의 장점 중 하나는 환자들에게 좀 더 이른 시기에 확실할 결과를 가르쳐 준다는 것입니다. 반면에 방사선 요법을 시행하였을 경우에는 병리학적 검체가 없기 때문에 확실한 결과를 알 수 없습니다. 따라서 많은 사람들이 이를 불편하게 여깁니다. 이들은 이렇게 물어봅니다. "선생님, 가만히 앉아서 무슨 일이 일어날지 기다려야 한다는 말입니까?" 대답은 "예 그렇습니다."입니다. 그러나 근치적 전립선 절제술을 시행하였을 경우에는 잘라낸 전립선 조직이 마법의 구슬처럼 많은 정보를 담고 있기 때문에 미래를 어느 정도 예측할 수 있습니다. 그리고 암이 전립선에 국한되어있는 경우 근치적 전립선 절제술만큼 좋은 치료법은 없다는 것을 이미 알고 있을 것입니다. 또한 암이 전립선막을 침범했으나 절제면 음성이라면 수술이 역시 다른 치료보다 좋은 선택이었다고 할 수 있습니다.

그러나 절제면 양성이거나 정낭, 림프절에서 암이 발견된다면 어떻게 합니까? 당신은 무엇을 해야 할까요? 당장 다른 치료법이 필요하지 않을까요? 예를 들어 봅시다. 수술 후 처음으로 PSA를 측정하였는데 거의 검출되지 않았습니다. 그러나 병리판독 결과 PSA 수치가 이렇게 낮게 유지될 확률은 높지 않다고 합니다. 그렇다면, 지금 당장 남아있는 암세포를 제거할 수 있을까요? 전립선이 있던 자리에 방사선 요법을 시행해야 하는 건가요? 호르몬 치료는 어떻습니까? 아니면 지금 당신이 다니고 있는 병원에서 시행하는 항암화학요법을 고려해야 하나요? 이 모든 선택들은 잠시 12장으로 미루기로 하겠습니다. 그러나 중요한 것들은 집고 넘어가려고 합니다. 우리가 지금 가장 궁금해 하는 질문은 PSA가 계속 올라간다면, PSA를 만드는 암세포는 어디에 있냐는 것입니다. 이 암세포들이 여전히 예전에 있던 전립선 자리 근처에 있는 것입니까? 만일 그렇다면, 지금 전부 제거할 수 있습니까?

두 가지 가능성이 있습니다. 하나는 암세포들이 전립선을 국소적으로 벗어났지만 아직도 그 주변에 있는 경우입니다. 이 경우에는 방사선 요법을 사용하여 암을 완전히 제거할 수 있습니다. 또 다른 하나는 암이 전립선과 떨어진 곳으로 전이되었

50세 이전에 근치적 전립선 절제술을 받았을 경우

과거에는 전립선암을 진단받은 사람들 중 50세 미만인 경우는 1%정도로 매우 드물었습니다. 하지만 PSA검사가 보편화되고, 전립선암에 대한 일반인들의 인식이 개선됨에 따라 그 수치는 4%대로 증가하였습니다. 그리고 연구 대상자가 많아지면서 우리는 매우 중요한 것을 배우게 되었습니다. 우리는 젊은 사람이 전립선암으로 진단받는다면 더 심각하거나 진행된 경우일 것이라고 믿었습니다. 이것은 사실로 밝혀졌는데, 그 이유는 단지 이 시기의 남성들이 전립선암에 대해 검사를 하지 않았기 때문입니다. 이는 "나이 든 남성의 질환"으로 여겨졌기 때문에, 의사들은 젊은 환자에 관심을 갖지 않았습니다. 우리는 이제 몇 가지 이유로 젊은 사람이 더 치유되기 쉽다는 사실을 알게 되었습니다.

최근에 우리는 1982년 4월부터 2001년 9월 사이에 근치적 전립선 절제술을 받은 환자 2,900명을 대상으로 연구를 진행하였습니다. 이 연구에서 341명의 환자가 50세 미만이었습니다. 이들의 경우, 전립선에 국한된 질병을 가질 확률이 높으며, 고령의 환자(70세 이상)들보다 완치가 쉽다는 사실을 알게 되었습니다. 또한, 전립선이 보다 작기 때문에 수술이 용이할 것이라고 생각합니다. 전립선 주위로 조직이 더 많고, 절제면 (암과 건강한 조직 사이의 수술 경계면)도 넓습니다. 마지막으로 젊은 남성들에서는 신경혈관다발이 전립선으로부터 멀리 떨어져 있어서 보존하기 쉽습니다. 이 때문에 완치와 삶의 질이라는 두 마리 토끼를 동시에 잡을 수 있습니다.

을 경우입니다. 이 경우 전립선 위치에 방사선을 가하는 것은 불필요한 치료로 합병증을 초래하는 것 외에는 아무런 의미가 없습니다. 이러한 경우에는 전신 치료가 필요합니다. 이는 제한된 부분만을 치료하는 것이 아니라 몸 전체를 공략하는 방법입니다.

암의 미세전이

최근 존슨 홉킨스에서는 방사선 치료로 국소적으로 존재하는 암세포를 죽일 수 있는 지 알아보기 위해 근치적 전립선 절제술 후 PSA 수치가 상승한 51명의 환자를 대상으로 연구를 진행했습니다. 이 환자들은 암세포가 국소적으로 재발하던지 원격 전이하여 확인이 가능할 때까지 추적 검사하였습니다. 만약 암이 원격 전이가 확인되면, 이는 보이지 않던 암 일부가 수술하기 한참 전에 이미 혈액을 타고 미세 전이가 되었다는 것을 의미합니다. 우리는 이 연구를 통해, 수술 당시 Gleason 점수가 8 이상이거나 정낭, 림프절까지 전이된 경우 국소 재발율이 낮다는 사실을 알게되었습니다. 이런 환자들은 암의 미세전이가 더 흔했습니다. 따라서 재발 위험이 높은 환자들은 방사선 요법이 도움이 될 가능성이 적었습니다. 이러한 사람들에게는 수술 후 방사선 요법을 권하지 않습니다.

그러면 어떻게 해야 할까요? 과거에는 전립선암 치료 후 PSA 수치가 상승하는 환자를 도울 수 있는 가장 일반적인 방법으로 호르몬 치료가 사용되었습니다. 비록 12장에서 이 내용에 대해 좀 더 자세하게 다루기는 하겠지만, 우리는 호르몬 치료를 일찍 시작하는 것을 권하지 않습니다. 왜냐하면 우리는 이 방법이 미래에 문제를 야기할 가능성이 높은 세포에 영향을 줄 것이라고 믿지 않기 때문입니다. 이 세포들은 호르몬 저항성을 지닌 세포들입니다. 그러나 항암화학치료로는 이 세포들을 죽일 수 있습니다. 오늘날에는 근치적 전립선 절제술 직후 호르몬 치료와 함께 항암화학치료를 사용하는 것이 관심을 받고 있습니다. 이 치료의 개념은 가능한 빠른 시간 내에 남은 암세포를 좇아 없애는 것입니다. 이런 접근법은 여성의 유방암 치료에서 성공적으로 사용되고 있습니다. 최근 연구에서 도시탁셀(taxotere, Docetaxel)은 호르몬 저항성 전립선암 환자의 삶을 연장시켜주는 효과가 있다는 것이 확인되었습니다. 이 사실을 바탕으로 과학자들은 암세포가 호르몬 저항 단계에 이르기 전, 즉 치료에 의해 암세포가 손상 받기 쉬운 시점에 화학치료를 시작하는 것이 보다 효과적일 것이라는 희망을 가지고 있습니다.(12장을 참고하십시오.)

수술 부위에 암이 여전히 남아있다면 어떻게 해야 할까요?

앞에서 논의했듯이, 절제면 양성이라고 해서 모두 암이 남아 있는 것은 아닙니다. 그러나 일부 환자들은 그럴 수 있습니다. 그 이유 중 하나는 전립선을 제거하는 과정에서 조직을 충분하게 제거하지 못했기 때문입니다. 보다 흔한 이유로는 암이 전립선을 벗어나 직장 근처처럼 더 이상의 조직 제거가 불가능한 위치까지 가 있는 경우입니다. 만약 암이 국소부위에 존재하고 있다면 전립선이 존재하던 위치에 외부 방사선 치료법을 시행해야 할까요?

최근 두 개의 연구에서 발표된 결과가 결정에 도움이 될 것입니다. 하나는 미국에서 나온 것으로, 암이 전립선을 벗어난 500여명의 환자를 임의로 나누어 방사선 치료 또는 기대 요법을 시행하고 10년간 추적관찰하였습니다. 유럽에서 진행된 다른 연구에서는 1,000명 이상의 환자를 대상으로 평균 5년간 추적관찰하였습니다. 두 연구의 결과는 매우 유사했습니다. 비록 즉각적인 방사선 치료가 PSA 수치가 상승할 때까지의 시간을 늦추기는 했지만 원격 전이가 일어날 위험성이나 전립선암으로 사망할 가능성을 낮추지는 못하였습니다. 그러나 더 오랜 시간 관찰을 했다면 결과가 달라졌을 지도 모릅니다. 이것은 무엇을 의미할까요? 우리가 기대하는 바로는 만약 암이 국소 부위에만 있다면 즉각적인 방사선 치료가 도움이 될 것입니다. 그러나 만약에 미세 전이되었다면 방사선 치료는 별다른 이점이 없을 것입니다. 하지만 이 연구들에서는 또 다른 선택가능한 치료방법에 대한 결과를 보여주고 있지 않습니다. 만약에 이 환자들을 정기적인 PSA검사를 통해 추적관찰하고, PSA 수치가 오르기 시작하는 시점에 맞춰 방사선 치료를 시행한다면 어떻게 되었을까요? 재발성 암에 의한 증상이 전혀 나타나지 않을 많은 남성들에게 짧은 간격을 두고 두 가지의 공격적인 치료를 한다면, 이때 발생할 수 있는 부작용을 고려하지 않더라도 결과가 그만큼 좋을까요? 불행하게도, 이 질문에 대해서는 많은 시간 동안 많은 환자들을 대상으로 한 연구가 필요하며 최근까지 이와 관련된 연구는 없습니다.

만약 당신이 절제면 양성인 경우 어떻게 해야 합니까?

당신의 주치의는 당신과 같은 상황인 환자들에서 방사선 치료를 얼마나 경험했는지 확인하십시오. 여러분이 방사선 치료를 받을 지 결정하는 데 있어서 중요한 것은 당신의 주치의의 경험이 얼마나 되느냐입니다.

수술 후 PSA 수치가 다시 올라간다면 어떻게 합니까?

PSA는 암의 재발을 진단하는데 아주 민감한 표지자입니다. 그 어떤 암표지자 중에서도 PSA가 가장 민감할 것입니다. PSA는 전립선 세포에서만 만들어지므로, PSA가 근치적 전립선 절제술 후 다시 올라간다면, 이는 암세포가 남아있다는 것을 의미합니다.(아주 드문 경우이지만, 양성 조직이 남아 PSA의 혈액내 수치가 다시 올라갈 수도 있습니다.)

우선 앞에서 언급했듯이 수술 후 바로 PSA검사를 시행해서는 안 됩니다. 수술 후 2개월에서 3개월 까지는 PSA검사를 시행하지 마십시오. 다음으로 수술 후 2-3개월이 지난 후에도 PSA 수치가 오른다면 일단 재검사를 하십시오. PSA 수치를 최적 범위 내에서 측정할 수 없는 곳도 있으므로 다시 한 번 검사해서 확인하는 것이 좋습니다.(“PSA 대한 불안 : 민감도가 높은 PSA검사의 단점”을 참고하십시오.) 대부분의 경우 PSA가 다시 올라갔다면 암이 있다는 것을 뜻합니다. PSA검사를 반복했는데도 같은 결과가 나온다면, 그 다음으로 생각해야 할 것들은 다음과 같습니다.: 암은 어디 있을까? 전립선에 국한된 것일까? 아니면, 다른 곳으로 전이되었을까? 암세포가 전립선 밖으로 벗어났지만 아직도 전립선 주변에 있는 것일까? 아니면 멀리 다른 곳으로 갔을까?

PSA 수치가 다시 오른다면 방사선 치료를 받아야 하나요?

방사선 요법으로 남은 암들을 다 제거할 수 있을까요? 아니면, 이미 암이 없

PSA에 대한 불안: 민감도가 높은 PSA검사의 단점

당신은 근치적 전립선 절제술을 받았습니다. 그러나 수술이 잘 된 것 같지 않아 공포에 떨고 있습니다. 자 여기 당신의 모습이 있습니다. 다 큰 성인남자가 단순 혈액 검

사 때문에 두려움에 떨고 있습니다. 전립선 세포에서만 만들어지기 때문에 더 이상 발견되지 않아야 하는 효소인 PSA가 혈액 검사상 다시 측정될까봐 말입니다. 6개월 전 PSA 수치는 0.01ng/ml이었고 지금은 0.02ng/ml입니다. 당신은 PSA 불안증(PSA anxiety)이 있는 것입니다. 하지만 당신은 혼자가 아닙니다.

이런 상황은 민감도가 높은 PSA검사의 단점이라고 할 수 있습니다. 때로는 불필요하게 많은 정보라는 것도 존재합니다. 다니엘 W. 찬(Daniel W. Chan) 박사는 존스 홉킨스의 병리학, 종양학, 비뇨기과학, 진단방사선학 교수이자, 임상화학부서장으로 재직 중에 있습니다. 또한 그는 PSA와 같은 생화학적 암 표지자와 PSA검사와 같은 면역학적 검사에 있어 국제적으로 인정받고 있는 권위자입니다. 그가 PSA불안증에 대해 언급한 몇가지 사항들에 관해 알려드리겠습니다.

중요한 것은 PSA 수치가 얼마일 때 암이 재발했음을 의미하는가 외에는 없습니다. 찬을 포함한 존스 홉킨스의 다른 의사들은 모두 그 기준을 0.2 ng/ml로 잡습니다. 이 수치 이상이 되면 생화학적 재발로 간주합니다. 그러나 이 정도 수치가 되어도 증상은 나타나지 않습니다. 임상적인 증상이 나타나려면 수년이 걸릴 수도 있습니다.

PSA 민감도의 기술적 한계는 0.1ng/ml에서 이 보다 약간 낮은 수치 정도라고 찬 박사는 말합니다. "0.01ng/ml 정도의 적은 양은 정확한 측정이 어렵습니다. 날마다 결과가 변할 수 있습니다. 0.03이 나올 수도 있고 0.05가 나올 수도 있습니다. 이 정도의 차이는 아무런 의미가 없습니다. 이렇게 낮은 PSA수치를 가지고 어떤 판단을 내리거나 행동을 취하지 않는 것이 중요합니다. 임상적으로, 분석의 오차가 있기 때문에 0.1ng/ml이하의 수치가 나온다면, 0 즉 같은 검출되지 않은 것으로 봅니다."라고 찬은 덧붙였습니다.

최근 메이요 클리닉의 연구자들은 시중에 유통되는 17종류의 PSA 분석 도구를 가지고 낮은 PSA 수치(0.5ng/ml 미만)에서 각 분석 도구의 정확성을 평가해보았습니다. 대부분의 분석 도구가 0.4ng/ml 까지의 농도를 측정하는 데 있어서는 정확하였습니다. 하지만 0.2ng/ml인 경우, 분석 도구에 따라 오차가 컸습니다. 따라서 만약 여러분의 PSA 수치가 상승한다면, 낮은 PSA에서도 정확성이 인정된 분석 도구로 다시 확인해 볼 필요가 있습니다. 우리 기관에서는 Tosoh 분석 도구를 신뢰하고 있습니다.

는 부분에 불필요한 치료를 하여 합병증만 더 유발시키는 것은 아닐까요? 이것은 쉽게 해결될만한 문제가 아닙니다. PSA는 아주 민감하기 때문에 아주 소량의 암세포가 있어도 잡아내지만 CT나 MRI같은 영상기기는 그렇지 못합니다. 존스 홉킨스에서 행해진 두 연구는 이 난해한 문제의 해답을 찾는데 있어 실마리를 제공하였습니다. 첫 번째는 알렌 파틴(Alan Partin)이 주도한 연구로 근치적 전립선 절제술 후 PSA가 상승한 51명의 환자를 대상으로 시행하였습니다. 이중 30%에서는 암이 국소적으로 재발하였고 70%에서는 원격 전이를 보였습니다. 이 연구를 바탕으로 연구자들은 Gleason 점수, 병리학적 병기, 그리고 PSA가 다시 오르기 시작한 시점을 이용하여 암의 행로를 예측할 수 있다는 사실을 알아냈습니다.

원격 전이된 환자들 중 대부분은 다음 중 한가지 이상의 소견을 보입니다. : Gleason 점수가 8이상, 암이 정낭이나 림프절을 침범한 경우 또는 수술 후 1년 이내에 PSA가 상승한 경우입니다. 반면 Gleason 점수가 7이하이고 암이 정낭이나 림프절을 침범하지 않았으며 수술 후 수년 뒤 PSA가 서서히 올라간 환자의 경우는 국소적으로 암이 재발한 것입니다. 이 경우에는 전립선이 있던 자리 주변에 남아있을지 모르는 암세포를 외부 방사선 치료로 완치할 수 있음을 의미합니다.

존스 홉킨스 대학병원의 방사선 종양학자들은 한걸음 더 나아가 수술 후 PSA가 상승하여 구제 방사선 치료를 받는 사람들을 대상으로 조사한 내용을 〈International Journal of Radiation Oncology Biology Physics〉에 발표하였습니다. 결과는 파틴의 연구와 유사하였습니다. Gleason 점수가 8 이상이거나 PSA 수치가 1.0ng/ml이상으로 높은 경우 그리고 수술 이후 PSA 수치가 측정 안될 정도로 낮은 적이 한번도 없었던 경우에는 방사선 치료가 성공할 확률이 유의미하게 낮았습니다. 그러나, 이 환자들 중에서도 일부는 방사선 치료 이후 PSA 수치가 떨어져 낮게 유지된 사람들이 소수 있었습니다. 다른 기관에서 진행한 연구에서도 비슷한 결과가 나왔습니다. 이 결과를 토대롤 볼 때 과연 이들 중 일부는 방사선 치료를 받는 것이 효과가 있다는 것을 뜻할까요?

이 질문에 대한 답을 구하기 위해 시도된 매우 큰 규모의 연구들 중 하나가 〈Journal of the American Medical Association〉에 실린 바 있습니다. 과학자들은 5개의료 기관에서 근치적 전립선 절제술 이후 방사선 치료를 시행받은 5백 명 이상의 환자를 대상으로 연구를 진행하였습니다. 전체 대상을 놓고 볼 때 절반의 환자에서 방사선 치료 이후 적어도 4년간 PSA 수치를 조절하는데 성공했습니다.(여기서 PSA 수치가 조절되었다는 것은, 방사선 치료 이후 도달한 PSA 최저점에서 두 번 이상 오르지 않은 경우를 말합니다. 방사선 치료 이후 PSA 수치를 측정하는 방법에 대해서는 이번 장 마지막 부분에 다시 논의하도록 하겠습니다.)

이 연구에서 Gleason점수가 8점 이상이고, PSA 수치가 1.0ng/ml이상으로 높고, 전립선암이 정낭을 침범한 경우 방사선 치료 성공률이 낮았습니다. 또한 방사선 치료는 수술 절제면 음성인 환자에게는 도움이 되지 않았습니다. 존스 홉킨스 대학병원의 종양학자인 대니 Y. 송(Danny Y. Song)은 말합니다. "상식적으로 생각해도, 수술 절제면 음성인데 PSA가 떨어지지 않고 계속 유지되는 환자는 수술 절제면 양성인 환자들에 비해 전립선 주위를 벗어난 곳에 잔존암이 있을 가능성이 높습니다." PSA 수치가 두 배가 되는 기간이 10달 이상인 환자들은 방사선 치료에 반응이 더 좋습니다. "이러한 안좋은 요소를 가지고 있지 않은 환자의 경우 4년 동안 PSA 수치가 오르지 않고 유지될 확률은 77%입니다."라고 송은 말합니다. "그러나 Gleason 점수가 높은 일부 환자들에게도 좋은 소식이 있습니다. Gleason 점수가 8-10점인 환자일 지라도 만약 수술 절제면 양성이고, PSA 수치가 두 배가 되는 기간이 길고, 일찍 구제 방사선 치료를 받았다면 그들에게서 4년간 PSA 수치가 유지될 확률은 81%입니다."

근치적 전립선 절제술 후 방사선 치료를 시행한 것과 관련된 거의 모든 연구에서 다음과 같은 내용이 공통적으로 적용됩니다: 치료 당시에 PSA 수치가 낮으면 낮을수록 더 좋습니다. "비록 아직 그 누구도 PSA가 얼마 이상이면 방사선 치료에 효과가 없는지 밝혀내지는 못했지만, 대부분의 연구 결과 PSA 수치가 1-2ng/ml를 넘으면 결과에 차이가 있었습니다." 송은 추가적으로 "이러한 이유 때문에 존스 홉킨스 대학병원에서는 환자들에게 구제 방사선 치료에 적합한 지 평가 받는 것을 되도록 빨리 할 것을 권유합니다."라고 말합니다.

하지만 동시에 어느 수치 이상이면 방사선 치료에 대한 효과가 0이 되는지 밝혀진 바도 없습니다. 만약 여러분이 이런 상황이라면 방사선 치료를 선택하시겠습니까? 가장 중요하게 고려해야 할 사항은 현재로써 이를 대체할 수 있는 유일한 방법은 호르몬 치료로, 이를 통해 완치를 기대하기는 어렵다고 송은 말합니다. "비록 방사선 치료가 부작용을 낳을 수는 있지만, 치료 계획을 잘 세우고, CT와 3차원입체방사선치료 또는 강도변조방사선치료를 사용한다면 부작용은 최소화할 수 있습니다. 구제 방사선 치료 이후 배뇨 장애가 발생할 확률은 수술 단독으로 치료한 환자에서의 발생률과 비슷합니다."타고 그는 덧붙였습니다. 〈Journal of Clinical Oncology〉에 실린 최근 연구에서 구제 방사선 치료를 받은 환자의 부작용에 관해 보고한 바 있습니다. 이 연구에서 방사선 치료 전에는 요자제력이 완전히 정상인 환자들은 치료 이후에도 정상이었습니다. 10% 정도의 환자만이 직장에 부작용이 생겨 투약이 필요했습니다.(간헐적인 출혈, 점액이나 묽은 변은 보는 증상이 일어났습니다.) 비슷한 비율로 요도 협착이 생겨 치료가 필요한 환자들이 있었으나, 이런 부작용은 방사선 치료 전에 요도 협착이 이미 있었거나 암이 국소적으로 재발한 경우에서 있었습니다.

궁극적으로 다음 두 가지로 요약됩니다. 한가지는 성공 가능성이 있다는 것입니다. 다른 하나는 PSA 수치가 측정될 정도로 오른다고 해도 여러분이 가진 전립선암이 여생 동안 별다른 문제를 일으키지 않을 수도 있다는 가능성입니다. 좋은 소식은 수술 후 PSA 재발된 환자 중 많은 수가 문제가 야기되기까지는 상당한 시일이 걸린다는 사실입니다.(이것에 대해서 더 많은 것을 알고자 한다면, "만약 PSA 수치가 다시 올라가거나 원격 전이가 있다면 어떻게 해야 하나요?"를 참고하십시오.) 만약 여러분이 다른 건강상의 문제가 없고, 위에서 언급한 긍정적인 예후 인자들을 가지고 있다면, 여러분은 방사선 치료를 받는 것을 신중히 고려해 볼 필요가 있습니다.

● **근치적 전립선 절제술 후 방사선 치료를 하기 전에:** 당신의 주치의는 또 다른 검사를 권할 지 모릅니다. 만약 암이 국소 영역을 조금이라도 벗어났을 가능성이 있다면 골주사, 흉부 X선 검사, 골반 CT 또는 MRI(이에 관한 모든 부분을 6장에서 다루었습니다.) 를 권할 것입니다. 이런 검사를 시행하는 이유는 양성이 나올 것을 기대해서가 아니라 기본적인 정보를 얻으려고 하는 것입니다. 예를 들어, 관절이 아프

근치적 전립선 절제술 후 PSA가 오른다면

전립선 절제술 후 방사선 요법으로 도움을 받을 수 있는 환자들

- Gleason 점수가 7 이하, 그리고
- 정낭과 림프절 음성, 그리고
- 수술 뒤 4년이 지난 이후에 PSA가 오르는 경우

방사선요법으로 도움을 받을 수 없는 환자들

- Gleason 점수 8 이상, 또는
- 정낭 또는 림프절 양성, 또는
- 수술 후 1년 이내에 PSA 재발된 경우

다고 가정해봅시다. 주치의는 이전 골주사와 비교해 보고 "검사 결과에 차이가 없으므로 이전에 축구하다가 다쳐서 생긴 소견일 것입니다"라고 할 것입니다. 전립선 부위에 조직검사를 할 필요가 없습니다. 전립선 절제술 후 방사선 치료를 받게 된다면, 이는 모든 검사 결과를 토대로 볼 때 암의 국소 재발이 되었기 때문입니다. 국소 재발된 부위가 너무도 작아 조직검사를 했다가 위음성이 나올 수도 있습니다. 만약 조직검사 결과가 음성으로 나오더라도, 국소 재발의 가능성이 높으면 방사선 치료가 여전히 최선의 치료 방법입니다. 굳이 불필요한 생검을 왜 합니까? 마찬가지로 모든 검사 결과가 암의 원격 전이를 시사한다면 조직 검사는 필요 없습니다. 조직 검사 결과가 양성으로 나온다고 해도 전립선 부위에 방사선 치료를 하는 것으로는 완치가 되지 않습니다. 오히려 다른 합병증을 유발시킬 뿐입니다. 또 다른 검사인 ProstaScint 스캔은(6장에서 설명했습니다.) 해석자체가 어려워 시간과 비용 측면에 있어 효용성이 떨어집니다.

PSA 수치가 다시 올라가거나 원격전이가 생겼을 경우 어떻게 해야 하나요?

PSA 수치가 다시 올라가는 것은 근치적 전립선 절제술을 받은 환자에게 테러와 같은 공포의 대상입니다. 사실 많은 사람들이 PSA검사를 받는 것이 수술 자체보다도 더 지옥 같다고 합니다. 대부분의 국소암 환자에 있어 근치적 전립선 절제술은 암조절 효과가 있지만, 과거에는 20-30% 환자들이 수술 후 10년 이내에 PSA 수치가 올라갔던 것도 사실입니다. 이 수치는 점점 낮아지고 있습니다. 그리고 조기 진단이 발달함에 따라 앞으로 더 낮아질 것입니다. 그러나 여전히 걱정되는 것은 사실입니다. PSA 수치가 다시 올라간다면, 어떻게 하시겠습니까? 그러나 좋은 소식은 수년간 그 어떤 조치도 필요없다는 것입니다.

근치적 전립선 절제술 후 PSA 수치가 다시 올라간 환자를 대상으로 한 연구 중 존스 홉킨스 대학병원에서 시행한 가장 큰 규모의 연구 결과, PSA 수치가 다시 올라갈 경우 환자와 의사들이 어떻게 해야 하는지에 대한 지침을 제시하였습니다. 이들은 전이 가능성을 정확하게 예측한 간단한 표를 만들었습니다. 이는 수술 후 Partin 표이라고도 할 수 있습니다. Partin 표처럼 이 차트도 수술 후 환자와 의사들이 다음으로 어떤 결정을 내려야 할 지에 대해 좋은 길잡이 역할을 하고 있습니다.

위에서도 언급했듯이 PSA 는 암재발을 검사하는데 아주 예민합니다. 전립선 세포만이 PSA를 만들기 때문에 근치적 전립선 절제술을 후에도 수치가 올라간다면, 전립선 세포가 어딘가에 존재한다는 것을 의미합니다. 사실상 암이 재발했다는 의미입니다. 이는 아주 소름끼치는 일입니다. 이 시점에서 모든 환자들이 가장 궁금해 하는 것은 "얼마나 오래살 수 있습니까?"이고 의사들이 제일 궁금해 하는 것은 "언제 치료를 시작해야하며, 어떻게 치료를 해야 합니까?"입니다. 방사선 치료에 효과가 있는 국소적 재발된 암인가요 아니면 림프절이나 뼈로 미세전이가 있는 것인가요?

지금까지 여기에 대해 시원하게 대답해줄 방법은 없습니다. 하지만 〈Journal of American Medical Association〉에 실린 존스 홉킨스 대학병원에서 진행한 두 가지의 연구들은 이 의문점을 푸는데 있어 실마리를 제공하였습니다. 첫 번째 연구는

1999년에 발표된 것으로, 근치적 전립선 절제술 이후 PSA 수치가 증가(0.2ng/ml 이상으로 정의합니다.)한 315명에 대해 추적관찰하였습니다. 여기에는 PSA 수치가 증가할 때 방사선 치료를 받았지만 조절에 실패한 환자들도 포함되었습니다. 우리는 몇 가지 중요한 질문에 대해서 답할 수 있게 되었습니다. 전이가 된 경우 골주사에서 이것이 발견되려면 얼마나 오래 걸립니까? 그리고 만약 발견된다면, 어느 정도나 살 수 있습니까? 대답은 상당히 희망적입니다. 대부분의 사람들이 이 이후로도 오랜 시간 동안 생존하였습니다. PSA 수치가 처음 올라간 때부터 전이성 질환으로까지 발전하기까지는 평균 8년 정도 소요됩니다. 이 말은 PSA 수치가 올라갔다고 해서 처음부터 공포에 떨 필요는 없다는 것입니다. 보다 좋은 소식은 수술 후 15년이 지났을 때에도 연구에 참가했던 사람들의 82%는 여전히 암이 전이되지 않았습니다. 전이성 암으로 발전한 후에도 환자들은 평균 5년 정도 더 살 수 있습니다. 그리고 수술 후 7년이 지나서야 전이가 나타났다면, 그 후 7년 뒤에도 살아 있을 확률은 70%정도 됩니다.

이 연구의 공동 연구자인 마리오 아이젠버그(Mario Eisenberg)는 다음과 같이 말합니다. "PSA 수치가 다시 오르면 사람들은 암이 재발되었고 지금 즉시 치료해야 한다고 생각합니다. 그러나 어떤 이들은 암이 퍼지지 않고도 수년을 살기도 합니다. 이 내용을 알고 있으면 의사와 환자에게 이 시점에서 어떤 치료가 가장 적합한지 결정하는데 도움이 될 것입니다."

어떤 이들에게서 공격적인 치료가 필요할까요?

두 번째 연구는 2005년에 출간되었으며, 이 연구를 통해 암의 재발 양상이 모든 환자에서 같지는 않으며 모두가 공격적인 치료를 요하거나 암이 재발했을 때 즉시 치료를 요하지 않는다는 사실을 알게 되었습니다. 스티븐 프리드랜드(Stephen Freedland) 박사가 주도한 이 연구에서, 1982년부터 2000년까지 존스 홉킨스 대학병원에서 근치적 전립선 절제술을 시행받은 5천명의 환자들 중 수술 이후 PSA 수치가 상승한 379명의 환자들의 장기적 결과를 조사하였습니다. 이 중 일부 환자들은 전립선 부위에 방사선 치료를 받았음에도 불구하고 PSA 수치는 감소하지 않거

만약 내 PSA 수치가 수술 이후 올라가기 시작한다면 내 골주사는 정상일까요?

이 표는 근치적 전립선 절제술 이후 PSA 수치가 처음으로 상승하는 시점으로부터 3년, 5년, 7년 째 PSA 수치 상승에도 불구하고 뼈전이가 없을 확률을 나타내고 있습니다. 이는 세가지 인자를 기준으로 하였습니다: 근치적 전립선 절제술 이후 PSA 수치가 얼마만에 상승했는지(2년 이상 vs 미만), 수술 검체의 Gleason점수가 얼마인지(8 이상 vs 미만), 그리고 PSA수치가 두 배가 되기까지 얼마나 걸렸는지(10개월 이상 vs 미만)

Gleason 점수가 5-7이고 처음 PSA 재발한 시점이 2년을 초과했다면:

• PSA 수치가 2배가 되는데 걸린 시간이 10개월 이상인 경우 :

암의 원격전이가 발생하지 않을 가능성(골주사에서 전이가 발견되지 않을 가능성):

3년내 : 95%

5년내 : 86%

7년내 : 82%

• PSA 수치가 2배가 되는데 걸린 시간이 10개월 미만인 경우:

암의 원격전이가 발생하지 않을 가능성:

3년내 : 82%

5년내 : 69%

7년내 : 60%

Gleason 점수가 5-7이고 처음 PSA 재발한 시점이 2년을 이내라면,

• PSA 수치가 2배가 되는데 걸린 시간이 10개월 이상인 경우 :

암의 원격전이가 발생하지 않을 가능성:

3년내 : 79%

5년내 : 76%

7년내 : 59%

• PSA 수치가 2배가 되는데 걸린 시간이 10개월 미만인 경우 :

암의 원격전이가 발생하지 않을 가능성:

3년내 : 81%

5년내 : 35%

7년내 : 15%

Gleason 점수가 8-10이고

• PSA 재발 시점이 2년을 초과할 경우 :

암의 원격전이가 발생하지 않을 가능성:

3년내 : 77%

5년내 : 60%

7년내 : 47%

• PSA 재발 시점이 2년 미만일 경우 :

암의 원격전이가 발생하지 않을 가능성:

3년내 : 53%

5년내 : 31%

7년내 : 21%

나 오히려계속 상승하였습니다. 어떤 환자들은 암으로 인해 죽는 반면 어떤 환자들은 건강하게 살아남는 차이가 생기는 이유가 무엇인지 이해하는 것이 우리의 목표입니다.

우리는 이 연구를 토대로, 문제가 발생할 가능성이 높아 더 공격적인 치료를 필요로 하는 환자와 암이 서서히 자라므로 수년간 문제를 일으키지 않아 비교적 안전하며 주의 관찰해도 되는 환자를 구분하는 데 있어 환자와 의사들이 의사결정에 참고할 수 있는 표를 개발하였습니다. 표 10.1은 환자가 전립선암으로 인해 사망할 확률을 수술 후 첫 PSA 수치 증가로부터 5, 10, 15년 후로 나누어 표시하였습니다.

재발할 확률이 낮은 경우와 높은 경우의 차이는 수년이 될 수 있습니다. 일부 저위험군에 속하는 환자들은 그들의 암이 재발하고 나서도 뼈전이의 소견 없이 16년 이상 생존합니다. 우리는 재발할 가능성이 다음 세가지 위험 인자에 의해 좌우된다는 사실을 알게 되었습니다.

- PSA 배가시간: PSA가 재발된 후 첫 2년 동안의 PSA 수치만 가지고 볼 때, 혈액 내 PSA 수치가 두 배가 되는데 시간이 얼마나 걸렸습니까? 3개월 미만인지, 3개월에서 9개월 사이인지, 9개월에서 15개월 사이인지, 아니면 15개월 이상입니까?
- Gleason 점수: Gleason 점수가 7이하 입니까 아니면 8이상입니까?
- 수술 후 PSA 수치가 다시 올라간 시점: 수술 후 3년 내에 올라갔습니까? 아니면 그 이후에 올라갔습니까?

만약 환자의 PSA 수치가 두 배가 되는 기간이 3개월 미만이었다면, 환자가 전립선암으로 사망할 확률은 PSA 수치가 두 배가 되기까지 1년 이상이 걸린 환자보다 훨씬 더 높습니다. 이는 수술 후 PSA 수치가 다시 상승하기까지 걸리는 기간에도 동일하게 적용됩니다. 만약 PSA가 수술 후 3년 내에 혈액 검사에서 측정된다며, 이 환자는 5년 후에 측정되는 환자보다 위험도가 높습니다.

위험률의 차이는 상당히 큽니다. 만약 당신이 모두 저위험인자만 가질 경우, 즉 PSA 배가시간이 15개월 이상이고, Gleason 점수가 8 미만이며, PSA 수치가 수술 후 3년 이후부터 올라간다면, 15년 이후에도 생존할 확률이 94%입니다. 무엇보다도 수술 이후 더 이상의 치료가 필요없습니다. 왜냐하면 15년 후에도 다른 치료 없이 건강하게 잘 살아간다면, 어떠한 치료를 하더라도 더 이상 개선되기는 어려우며 괜히 삶의 질에만 악영향을 미칠 것이기 때문입니다.

반면, 만약 당신이 고위험인자만 가질 경우, 즉 PSA 배가시간이 3개월 미만이고, PSA 수치가 수술 후 3년 내에 올라가고, Gleason점수가 8 이상이라면 15년 이후

표 10.1

만약 나의 PSA 수치가 수술 후 증가하기 시작한다면 내가 전립선암으로 사망하지 않을 확률이 얼마나 될까요?

아래 표는 근치적 전립선 절제술을 시행받은 후 PSA가 상승한 남성들 중에서 전립선암으로 사망하지 않을 확률을 나타낸 것입니다. 괄호 안은 신뢰 구간을 의미합니다.(95%의 환자가 범위 안에 포함됩니다.)

이 표를 보기 전에 여기 나타난 수치는 최악의 시나리오일 경우를 뜻한다는 사실을 명심하셔야 합니다. 이들 남성들은 모두 암이 더 진행된 상태에서 확진을 받고 각각 5년, 10년, 그리고 15년 이상 치료 받은 환자들입니다. 이 대상자들을 치료할 당시에는 최근 진행성암 치료에 적용되는 방법들이 없었습니다. 따라서 당신의 결과는 훨씬 더 좋을 것입니다.

A: 5년 예상률

	재발시기 〉 수술 후 3년		재발시기 ≤ 수술 후 3년	
PSA가 2배 되는데 소요되는 기간(개월)	Gleason 점수 〈8	Gleason 점수 〉8	Gleason 점수 〈8	Gleason 점수 〉8
15 이상	100 (98-100)	99 (98-99)	99 (96-100)	98 (90-100)
9.0-14.9	99 (70-100)	98 (75-100)	97 (76-100)	94 (63-99)
3.0-8.9	97 (81-100)	94 (74-99)	91 (67-98)	81 (46-95)
3미만	92 (70-98)	83 (52-96)	74 (37-93)	51 (19-82)

B: 10년 예상률

	재발시기 〉 수술 후 3년		재발시기 ≤ 수술 후 3년	
PSA가 2배 되는데 소요되는 기간(개월)	Gleason 점수 〈8	Gleason 점수 〉8	Gleason 점수 〈8	Gleason 점수 〉8
15 이상	98 (96-100)	96 (96-93)	93 (80-98)	86 (61-96)
9.0-14.9	95 (75-99)	90 (58-98)	85 (49-97)	69 (30-92)
3.0-8.9	84 (62-94)	68 (37-89)	55 (25-82)	28 (7-62)
3미만	59 (29-83)	30 (10-63)	15 (3-53)	1 (〈1-55)

C: 15년 예상률

	재발시기 〉 수술 후 3년		재발시기 ≤ 수술 후 3년	
PSA가 2배 되는데 소요되는 기간(개월)	Gleason 점수 〈8	Gleason 점수 〉8	Gleason 점수 〈8	Gleason 점수 〉8
15 이상	94 (87-100)	87 (79-92)	81 (57-93)	62 (32-85)
9.0-14.9	86 (57-97)	72 (35-92)	59 (24-87)	31 (7-72)
3.0-8.9	59 (32-81)	30 (10-63)	16 (4-49)	1 (〈1-51)
3미만	19 (5-51)	2 (〈1-38)	〈1 (〈1-26)	〈1(〈1-2)

에도 생존할 확률은 1%미만입니다. 이는 당신이 공격적인 치료법이나 임상 실험 참여 등 추가적인 치료가 필요하다는 것을 의미합니다.

이제 어떻게 해야 합니까?

위의 정보는 당신과 주치의로 하여금 근치적 전립선 절제술 후 PSA가 재발되었을 때 즉각적인 치료가 필요한지에 대한 판단을 내릴 수 있도록 도와줍니다. 12장에서는 이런 상황에서 선택할 수 있는 여러 가지 방법에 대해서 다룰 것입니다.

방사선 치료 후 암의 조절

근치적 전립선 절제술과 방사선 치료의 결과를 비교하는 것은 생각만큼 쉬운 일이 아닙니다. 외과의사에게 있어 근치적 전립선 절제술 후 성공여부를 결정하는 것은 간단합니다. PSA 값이 0.1 ng/ml보다 작다면 검출되지 않은 것으로 판단합니다. PSA를 생성하는 전립선 조직이 수술 후에는 남아있지 않아야 하기 때문에, PSA 값이 0.2ng/ml이상이면 암이 재발된 것으로 판정합니다. 그러나 방사선 치료의 경우는 조금 더 복잡합니다. 성공과 실패 여부를 판가름하는 표준화된 기준이 없습니다. 비록 PSA가 여전히 유용한 표지자로 사용되지만, PSA 수치에 대한 정확한 해석이 요구됩니다. 방사선 치료로 전립선암 세포를 직접 죽일 수는 있지만 정상 전립선 세포는 그렇지 않기 때문입니다. 그리고 전체 전립선이 제거되는 것이 아니기 때문에 조직이 일부 남게 되고 따라서 PSA가 완전히 없어지지는 않습니다.

이런 일이 왜 일어나는지에 대해 이해하기 위해서 방사선 생물학에 대해 간단히 살펴보도록 하겠습니다. 우리가 9장에서도 다루었듯이, 방사선은 기관총처럼 좋은 세포든 나쁜 세포든 무차별적으로 공격하지 않습니다. 방사선 효과는 정상세포와 암세포에서 다르게 나타나게 됩니다. 조사량이 적당한 경우, 즉 낮은 경우 암세포는 죽게 되지만 정상세포는 쉽게 손상을 받지 않습니다. 그러나 반대로 조사량이 많은 경우에는 상황이 달라지게 됩니다. 정상세포는 쉽게 손상받으며, 암세포는 어떤 이유인지는 몰라도 살아남아 방사선 효과에 저항하게 됩니다. "이런 이유 때문에 우리는 방사선 치료 시 한 번에 많은 양을 조사하지 않고 여러 번으로 나눠서 조사하게 됩니다."라고 존스 홉킨스 대학병원의 방사선 종양학자 대니 송은 설명합니다. "우리는 환자들이 방사선 조사를 받는 부위에 존재하는 많은 수의 정상 세포에 손상을 받지 않으면서도 완치 목적의 치료를 받을 수 있다는 사실을 오래 전부터 알고 있었습니다."

방사선 치료를 모두 마친 많은 환자들의 경우, 일부 정상 전립선 조직이 남아서 계속적으로 적은 양의 PSA를 생성합니다. 이로 인해 방사선 종양학자들은 방사선 치료 이후 PSA 값을 해석하는데 어려움을 겪습니다. 과연 이것이 남아 있는 정상 조직에서 분비되는 "좋은" PSA 일까요, 아니면 방사선 치료로부터 살아남은 암세포에서 분비되는 "나쁜" PSA일까요? 현재로써는 알 길이 없습니다.(언젠가 새로운 분석도구들이 사용되어 "이것은 정상세포에서 나오는 PSA 값이므로 걱정할 필요가 없다"라든지 "이것은 암세포에서 만들어진 PSA입니다"라고 할 수 있게 될 것입니다.) 대신에, 가장 일반적인 전략법은 PSA 수치의 추세를 지켜보는 것입니다. 양성세포에서 나온다고 생각된다면 PSA 수치는 계속 안정적으로 유지될 것이지만, 암세포에서 나오는 것이라면, PSA 수치는 암세포가 분화함에 따라 빠르게 상승할 것입니다.

십여 년 동안 방사선 치료 후 생화학적 재발의 표준화된 정의가 American Society for Therapeutic Radiology and Oncology(ASTRO)의 합의내용으로 결정되었습니다. 이름에서부터 알 수 있듯이, 이 정의는 1990년대 전문위원단의 합의를 거쳐 내려졌습니다. 방사선 치료 후 PSA최저점에 도달한 이후 PSA가 연속적으로 3번 증가하는 것(이때 PSA검사는 각각 최소한 3개월 이상의 간격을 두어야 합니다.)을 PSA 재발로 정의하기로 합의하였습니다.(PSA 최저점은 전립선암에서 방사선 치료 시 핵심 개념입니다. 왜냐하면 방사선 효과는 서서히 진행되기 때문에 PSA 수치가 가장 아래로 떨어지기 위해서는 2-3년 정도가 소요되기 때문입니다. 어떤 환자들은 이 최저점이 몇 개월 내로 빨리 찾아올 수도 있고 어떤 환자들은 몇 년 씩 걸릴 수도 있습니다. 가장 이상적인 것은 PSA 수치가 최저점에 도달하면 이후로는 이대로 유지되는 것입니다.) 비록 ASTRO 정의가 유용하다는 사실이 입증되었지만 완벽하지는 않으며, 방사선 치료의 성공과 실패의 척도로 이 정의를 사용하는 것이 가장 좋은 방법이라는 점에 있어서는 모든 방사선 종양학자들이 동의하지는 않습니다.

반대 입장에서 주장하는 것 중 하나는 PSA의 상승이 항상 연속적이지는 않다는 것입니다. 이번 검사에서 PSA가 상승했어도 다음 검사에서는 일시적으로 감소할 수 있고, 다음 번에는 다시 상승할 수 있습니다. 실제 암이 재발되었다고 할지라도 ASTRO 정의 하에서는 치료 성공으로 간주될 것입니다. "다행인 것은 어떤 방사선 종양학자도 치료 계획을 수립하는데 있어서 이 정의를 전적으로 따르지는 않는다는 것입니다."라고 송은 말합니다.

ASTRO 정의의 단점은 치료 후 짧은 기간 안에는 우리에게 별다른 정보를 주지 못한다는 것입니다. 이는 방사선의 특성상 효과가 서서히 나타나기 때문입니다. 암세포가 결국 죽기는 하지만 매우 서서히 진행됩니다. 치료가 결국 실패로 돌아가는 환자들도 방사선 치료 후 수개월에서 수년 동안은 PSA 수치가 감소하기도 한다고 송은 말합니다. "만약 결과에 대한 평가가 너무 빨리 이루어진다면 암이 조절되었는지 알 수 없습니다."라고 송은 덧붙힙니다.

또 하나의 잠재적인 문제점은 만약 방사선 치료 전이나 치료 도중에 호르몬 치료를 받는다면, 이는 PSA 수치에 큰 영향을 미칠 수 있습니다. 이런 치료들은 테스토스테론을 차단하기 때문에 PSA 수치가 바로 떨어지게 됩니다.(호르몬 치료에 대해 더 자세한 것을 알고 싶다면 12장을 참고하십시오.) LHRH 효현제를 맞은 환자의 경우 테스토스테론이 정상으로 돌아오는 데까지 6개월 정도가 걸립니다. 또한 호르몬 치료를 4개월 이하로 받은 환자는 2년 이상 받은 환자에 비해 혈중 테스토스테론 수치가 정상으로 돌아오는 데 걸리는 시간이 더 짧습니다. 따라서 호르몬 치료를 받은 환자에서 PSA 수치가 낮은 것은 방사선의 영향이라기보다는 테스토스테론의 수치가 낮아서일 가능성이 높습니다. 만약 환자가 호르몬 치료를 중단한다면 PSA 수치는 다시 상승할 것입니다. 결과적으로, 방사선의 효과의 비중이 높아지게 되어 PSA 수치가 다시 내려가 최저점에 도달할 것입니다. 하지만 이렇게 되려면 호르몬 치료의 효과가 완벽하게 사라져야 됩니다. 방사선 치료 이후 PSA 수치가 최저점에 이르기 위해서는 2-6년 가량 소요됩니다. 호르몬 치료가 끝나면 일시적으로 PSA가 상승하게 되는데 이로 인해 생화학적 재발이라는 잘못된 진단이 내려져 불필요한 걱정을 하게 될 수도 있습니다.

마지막으로 PSA bouce 현상이 존재합니다. 이 역시 ASTRO 정의 하에서는 혼돈스러운 결과를 초래할 수 있습니다. 방사선 치료 이후 PSA가 감소하여, 결국 낮고 안정적인 수치가 유지될 것으로 여겨지던 환자에서 갑작스러운 PSA 상승이 일어날 수 있습니다. PSA의 마지막 발악으로 생각하시면 됩니다. 이 PSA bounce 현상은 일시적이며 적어도 0.5ng/ml정도 갑자기 올랐다가 바로 원래 수치로 떨어지는 것으로 정의됩니다. 이는 방사선 치료 후 평균 9개월 정도 지난 시점에서 나타나며 많게는 외부 방사선 치료 또는 근접치료 환자의 3분의1에서 발생합니다. 일부 연구에서는 젊은 사람에게서 이런 현상이 더 잘 나타난다고 보고된바 있습니다. 송은 "뜻밖에도, PSA bounce 현상을 경험한 환자들이 그렇지 않는 환자들에 비해 결과적으로는 예후가 좋다"고 밝힌 바 있습니다. 그러나, ASTRO 정의에 따르면 이런 환자들은 재발한 것으로 오인받아 환자들에게 불필요한 불안감을 초래할 수 있습니다.

9개의 병원에서 외부 방사선 치료만을 받고 평균 6년 동안 추적관찰해 온 약 5천명의 환자들을 대상으로 한 연구 결과가 〈Journal of Urology〉에 보고된 바 있습니다. 이 연구에서는 ASTRO 기준과 다른 정의들이 실제 임상적 실패(원격 전이의 발생이나 방사선을 조사한 전립선에서의 암 재발)를 얼마나 잘 예측하는지 조사하였습니다. ASTRO 정의는 다른 정의에 비해 뚜렷한 우위를 보이지 않았습니다. 오히려 생화학적 재발에 대한 다른 정의가 조금 더 낫다는 사실을 발견하였습니다.

2005년에 다른 방사선 종양학자 위원단이 만나서 ASRTO 정의를 재정립하기 위한 논의를 진행하였습니다. 이들은 환자의 PSA 수치가 최저점보다 2ng/ml 이상 상승한 것을 PSA 재발로 정의하기로 결정했습니다. 이 정의는 모든 환자들의 장기적 결과와 보다 정확하게 일치했으며, 호르몬 치료와 PSA bounce 현상 결과도 반영하였습니다. 따라서 최근에는 PSA 수치가 "최저점+2"가 되면 치료 실패로 간주합니다. 여전히 이 수치에 도달하기까지는 많은 시일이 걸리기 때문에 방사선 치료 이후 2년 이내의 PSA 수치를 가지고 치료의 성공 여부를 판단해서는 안됩니다. 더욱이, 이 정의를 만든 위원단에서 경고하기를 "의사들은 PSA최저점이 매우 낮고 구제 목적의 국소치료 대상이 될 가능성이 있으며 PSA 수치가 서서히 상승하는 젊은 남성들을 관리하는데 있어 개별적인 접근을 해야 합니다."라고 하였습니다.(아래를 참고하십시오.) Phoenix 정의는 방사선 치료의 성공 여부를 판단하는 새로운 기준입니다. 그리고 이 기준 역시 방사선 치료를 받은 모든 환자들에서의 생화학적 재발을 완벽하게 정의 내리지는 못합니다. 또한 방사선 치료 이후 암이 재발하더라도 마땅한 치료 방법도 없습니다.("만약 방사선 치료 이후 내 PSA 수치가 다시 올라간다면 어떻게 해야 하나요?"를 참고하십시오.) 좋은 소식은 환자의 PSA 수치가 방사선 치료 이후 오랫동안 낮은 상태를 유지한다면 재발률은 낮아질 수 있다는 것입니다.

일부 환자들은 건강하게 남아있는 정상적인 전립선 세포가 언젠가는 암세포로 바뀔 것이라고 걱정합니다. "이런 현상이 발생한다는 증거는 없으며 이론적으로도 가능성이 거의 없습니다."라고 송은 말합니다. "게다가 방사선 조사는 DNA를 직접 공격하여 암세포를 죽이는 효과 뿐만 아니라 암조직의 성장에 필요한 신생혈관의 생성을 방해합니다."(이 과정은 혈관생성(angiogenesis)라 부르며, 12장에서 논의하도록 하겠습니다. 기본적으로 신생 혈관을 통해 영양분을 공급받지 못하면, 암은 더 이상 자라지 못합니다.) "이 효과는 치료 후에도 오랜 시간 지속됩니다. 무엇보다 중요한 것은 새로 생긴 암이 기존에 있던 암에서부터 유래하였는지 또는 방사선 치료 후 남아있는 양성조직에서부터 발생한 것인지가 아니라 암으로부터 얼마나 벗어났느냐 하는 것입니다. 방사선 치료와 다른 치료방법의 결과를 비교하는 데 있어, 새로 생긴 암 때문에 결과를 보정할 필요는 없습니다. 암이 어디서부터 왔는지와 관계없이 전립선암이 의심되는 모든 경우에 대해서 결과가 보고되기 때문입니다.

외부 방사선치료 후 암의 조절

위에서도 보았듯이 의사와 환자가 다 같이 고민하는 부분은 특정 연구들에서 저자가 제시한 성공과 실패의 기준을 어떻게 이해하는가일 것입니다. 이것 외에도 기존의 외부 방사선 치료에 관한 자료들을 전부 무시하고 다시 접근을 시도할 필요가 있습니다. 예전의 방사선 치료에 대한 자료는 부정확한 것이 많습니다. 10년 전 자료와 최근 얻는 자료를 비교하는 것 자체가 이치에 맞지 않습니다. 우선 과거 방사선 치료의 경우 모든 전립선 조직을 없앨 만큼 조사량이 충분하지 못하였습니다. 또한, 방사선 치료 대상자들의 선정이 잘못되었습니다. 대부분 암이 너무 커서 수술로는 해결 못하는 사람들이었습니다. 다시 말하면 과거에 방사선 치료를 받은 환자들은 대부분 치료 시작 당시부터 완치가 불가능한 상태였던 것입니다. 게다가 오늘날의 기술은 몇 년 전에 비해서 월등히 발전했습니다. 마지막으로 당시만 해도 가장 예민한 암 표지자인 PSA가 발견되기 전이었습니다.

입체조형기술은 방사선 치료에 비약적인 발전을 불러 일으켰습니다. 이 기술이 널리 쓰인지 10여년 정도 밖에 되지 않았기 때문에 결과들을 완전히 해석할 수는 없습니다. 치료 후 단기간의 치료 성과를 알 수 있는 가장 확실한 잣대는 PSA 최저점일 것입니다. 뉴욕에 있는 메모리얼 슬론-케터링 암센터(Memorial Sloan-Kettering Cancer Center)에서 743명의 환자들을 대상으로 조사한 결과, 고선량의 방사선요법이 훨씬 더 좋은 성적을 내는 것으로 밝혀졌습니다. PSA 최저점이 1.0ng/ml 이하일 확률은 76-81Gy의 고선량을 받은 이들에서는 90%인 반면, 70Gy에서는 76%, 64.8Gy에서는 56%였습니다. 그러나 고선량 방사선 요법을 시행받은 사람일수록 소화기 장애, 요로계 합병증, 그리고 발기부전 등의 합병증이 더 컸습니다. 고선량 방사선 치료에 의한 합병증을 극복하기 위해서 강도변조방사선요법(Intensity modulated radiation therapy)이 개발되었습니다.

그리고 9개 의료기관에서 환자 기록을 토대로 조사한 연구에서, PSA 최저점과 최저점에 도달하기 까지 걸리는 시간, 그리고 원격 전이가 일어날 위험성 사이의 관계를 살펴보았습니다. 연구자들은 PSA 최저점이 낮을수록 원격 전이가 일어날 확률이 낮아지는 것을 발견하였습니다. PSA 최저점이 0.5ng/ml 미만인 경우, 치료 후 8년 내에 원격 전이가 일어날 확률은 3%인 반면, 최저점이 2.0ng/ml 이상인 경우에는 27%였습니다. 그들은 또한 70Gy 이상의 선량으로 방사선 치료를 받은 환자들의 PSA 최저점이 더 낮았으며, 암도 더 잘 치료된다는 사실을 발견하였습니다.

수술과 방사선치료에 있어 완치를 규정하기 위해 사용되는 서로 다른 두 가지 기준

수술 후와 방사선치료 후 완치의 개념에 동일한 기준을 적용할 수 없다는 것은 명백한 사실입니다. 하지만 두 치료의 결과를 비교하는 것은 가능할까요? 매튜 그랫쳐(Matthew Gretzer)와 매튜 닐슨(Matthew Nielsen)은 두 결과를 비교하기 위해서 존스 홉킨스에서 근치적 전립선 절제술을 시행받은 2,700명의 남성들에게 ASTRO정의와 최저점+2 정의를 각각 적용해 보았습니다.

우선 ASTRO 정의를 이용한 비교입니다. 수술 후 재발을 의미하는 PSA 실패의 정의(PSA〈0.2ng/ml)를 적용할 경우, 술 후 5년 째에는 85%, 10년 째에는 77%, 그리고 15년 째에는 68%의 남성이 암에 재발되지 않은 것으로 보고되었습니다. 하지만 3회 연속으로 PSA가 상승했을 때 최저점과 PSA가 최초로 오른 시점의 중간 지점을 치료 후 재발로 정의하는 ASTRO 기준을 적용할 경우, 같은 남성들에서 5, 10, 15년 째 90%의 남성이 암이 재발되지 않는 것으로 보고되었습니다. 즉, ASTRO 정의를 적용할 경우, 15년 째 암으로부터 벗어날 확률이 68%에서 90%로 높아지게 됩니다. 방사선 치료는 거의 모든 환자(90%의 환자)를 완치시킬 수 있으며 5년 뒤 아무도 재발하지 않는다고 흔히들 말합니다. 하지만 불행하게도 이 결과는 ASTRO 정의를 기준으로 내린 것이기 때문에 완치율이 너무 과대평가되어 있습니다. 따라서 ASTRO 정의로 이 치료방법들을 비교할 경우 주의해야 합니다.

다음은 최저점+2을 이용한 비교입니다. 이 방법은 ASTRO 정의를 사용했을 때보다 조금 낫기는 하지만 여전히 몇 가지 문제점들이 존재합니다. 수술적 정의(PSA〈0.2ng/ml)를 적용할 경우, 5년 째에는 81.2%, 10년 째에는 81.2%, 15년 째에는 78.1 %의 남성이 재발되지 않은 것으로 보고되었습니다. (이 결과는 보다 최근에 근치적 전립선 절제술을 시행받은 환자들을 대상으로 했기 때문에 결과가 더 좋게 나왔습니다.) 최저점+2 정의를 적용할 경우, 5, 10, 15년 째 각각 94.6% 89.4%, 84.3%의 남성들에서 암이 재발되지 않는 것으로 보고되었습니다. 하지만 생화학적 실패(biochemical failure)를 진단받은 남성들의 경우, PSA 수치의 이상을 확인하는 데까지 소요되는 평균기간이 수술적 정의를 적용할 경우 2.8년인 반면, 최저점+2 정의를 적용할 경우 8년이었습니다. 이러한 양상은 치료 후 10년 째 국소 재발된 남성들에서 두드러지게 나타났습니다. 수술적 정의를 적용한 경우 생화학적 실패가 80%인 반면 최저점+2를 적용 시에는 7%밖에 되지 않았습니다. 이러한 차이가 생기게 되는 이유는 최저점+2 정의가 전이성암으로의 진행에 초점을 맞추어 고안되었기 때문입니다. 이러한 이유 때문에 최저점+2 정의를 만든 합의패널에서는 이렇게 말합니다. "PSA 최저점이 처음에 매우 낮고, 구제 목적의 국소적 치료의 적응증을 가지며, PSA가 매우 천천히 증가하는 젊은 남성들을 관리하는데 있어서는 개별적인 접근을 해야 합니다."

위와 같은 분석은 수술 후 결과를 방사선 종양학자들이 이해하기 편한 언어로 바꾸려고 할 때에만 유용합니다. 하지만 수술적 결과와 방사선 치료 결과를 비교할 때에는 조심해야 합니다. 왜냐하면 수술적 결과의 경우 대부분 근치적 전립선 절제술 후의 Gleason 점수를 근거로 하기 때문입니다. 수술 후 Gleason 점수가 수술 전 결과에 비해 높은 경우가 많아 수술에 의한 결과가 더 좋아 보일 수 있습니다. 따라서 만약 수술 결과와 방사선 치료 결과를 비교해야 할 경우에는 두 집단 모두 첫 생검 당시의 Gleason 점수를 기준으로 삼아야 합니다. 이때 Han 표가 유용하게 쓰일 수 있습니다.(6장을 참고하세요.)

새로운 고선량 입체 외부 방사선 치료 기술은 10여 년 동안 많이 보급되었습니다.(IMRT가 가장 최근에 나온 기술입니다.) 방사선 치료 후 5년 째 저등급 저병기암을 가진 환자에서 암조절률이 91%라는 자료가 보고되었습니다.

양자선 방사선 치료란 무엇일까요?

이 치료법이 암을 치료하는 데 있어 흔히 사용되는 외부 방사선 치료보다 더 효과가 좋을까요? "그럴 만한 이유가 없습니다."라고 송은 말합니다. "암세포는 두 치료에 대해 동일한 방식으로 반응합니다." PSA 최저점과 관련하여 보고된 자료에 따르면, 암치료나 부작용에 있어서 외부 방사선 치료나 다른 현대적 방사선 치료 기술 간에 유의미한 차이가 없다고 합니다.

근접치료 후 암의 조절

근접치료는 얼마나 효과 있을까요? 최근 몇 년 동안 이는 뜨겁게 논의되었던 주제였습니다. 조직 내 근접 방사선 치료는 전립선암을 향해 직접 수류탄을 던지는 것과 같습니다. 이론적으로는 각각의 방사성 파종이 목표 조직을 폭파시켜 결국 전립선을 파괴시키는 것입니다. 하지만 실제로는 그렇게 간단하지 않습니다. 1960년과 1970년에는 근접치료가 유행하였습니다. 왜냐하면 수술보다는 합병증이 덜한 것처럼 보였기 때문입니다. 당시 의사들은 개복수술 중 방사성 파종을 무작위로 위치시켰습니다. 요즘 사용되는 초정밀 술식에 비하면 상당히 조잡하다고 할 수 있습니다. 방사성 파종을 어디에 위치시킬지 눈대중으로 확인하는 것이 전부였습니다. 따라서 방사선 영역이 일정하지 않았습니다. 어떤 목표 조직은 파괴되었지만, 다른 곳은 아예 손상조차 입지 않았습니다. 암조절 능력 면에서는 근치적 전립선 절제술과 외부 방사선 치료에 한참 못 미치는 세 번째로 평가받았습니다. 근접치료는 암이 크거나 고병기인 남성에서는 적합하지 않습니다. 대부분의 경우 치료의 범위가 전립선 내에만 국한되어 정낭이나 전립선의 밖의 조직에는 영향을 미치지 못하기 때문에 국소적으로 진행된 전립선암에 경우 파종의 효과가 도달하지 못합니다.

그러나 최근 사용되는 근접치료는 훨씬 개선되었습니다. 예전에 맨손으로 하던 방식에서 요즘에는 정교하고 고도의 기술을 이용한 방법이 사용되고 있습니다. 초음파와 CT를 이용하여 환자 개개인에 맞는 주형을 만들어, 파종을 보다 정확하고 서로 가까히 위치시킬 수 있게 되었습니다. 근접치료에 가장 적합한 환자는 중간 정도 크기의 전립선을 가지며, 배뇨 증상이 거의 없고, 전립선에 국한된 경우입니다.

외부 방사선 치료 또는 수술과 비교할 때 결과는 어떨까요? 존스 홉킨스 대학병원의 종양학자인 송에 따르면 확실한 답은 없다고 합니다. "이 질문은 자주 방사선 종양학자들과 비뇨기과 의사들 간의 논쟁이 되는 문제이다 보니, 대부분의 논쟁에서와 마찬가지로 논점이 매우 복잡합니다."

한 가지 문제는 전립선 절제술과 방사선 치료의 성공의 정의가 다르고, 현재 사용되고 있는 ASTRO 정의와 Pheonix 정의도 완벽하지가 않다는 것입니다. 또 다른 문제는 환자 선정입니다. "의식적이든 그렇지 않든 간에, 비뇨기과 전문의들은 치료 없이도 잘 지내는 환자들에게 수술을 권하는 경우가 있습니다. 또한 수술에 부적합한 환자를 방사선 치료 등으로 돌리려는 경향이 있습니다."라고 송은 말합니다. 송이 말하고자 하는 요지는, 여러 연구에서 근치적 전립선 절제술과 근접 치료 모두 결과가 유사했다는 것입니다. 비뇨기과와 방사선 종양학과 전문의들로 구성되어 있으며, 이 중 존스 홉킨스 대학병원의 의사들이 일부 포함되어 있는 국가종합 암 네트워크(National Comprehensive Cancer Network)같은 국가 합의 위원회에서는, 수술이나 방사선 치료 모두 효과적인 치료방법이며 단지 부작용에 있어 약간의 차이를 보인다고 발표하였습니다.

의학 연구에서 어떤 치료법이 가장 적합한지 결정하는 표준적인 방법은 무작위 임상실험입니다. 이 방법은 조건에 맞게 환자를 분류한 뒤 치료 방법 중 한가지에 임의로 환자를 배정하는 것입니다. 그리고 이상적으로는 한 기관에서만 연구가 진행되는 것보다 여러 기관에서 진행되는 것이 좋습니다. 그래야 여러 의사들과 치료팀들의 기술과 임상능력이 반영되어 그 결과를 널리 적용할 수 있기 때문입니다. 대규모 연구는 오랜 기간 동안 환자들을 추적관찰하기 위한 자원이 확실히 마련되어야 합니다. 불행하게도, 2,000명의 환자들을 대상으로 근접치료와 근치적 전립선 절제술을 비교한 무작위 임상실험이 처참하게 실패로 끝나고 말았습니다. "미국에서는 환자들이 그들의 치료를 결정하는데 있어서 관여를 많이 하며, 무슨 치료를 받을지 결정을 내리는 데 있어 환자 스스로 결정하는 대신에 통계에 의존하는 것에 문제가 있다고 생각합니다."라고 송은 말합니다. "외부 방사선 치료와 수술에 대한 유사한 연구가 이전에도 시행되었지만 똑같은 이유로 실패하였습니다. 그렇기 때문에 많은 시간 동안 여전히 논란이 지속되고 있는 것입니다."

외부 방사선 치료와 근접치료의 병용요법

수년 전 근접 치료가 국소적인 전립선암에서의 치료법으로 정립되어갈 무렵, 일부 방사선 종양학자들은 파종만으로는 전립선막 밖으로 벗어난 암을 치료할 수 없다면서 걱정했습니다. 이러한 이유로 암치료율을 높이기 위해 근접 치료 시 저용량(45-50Gy)의 외부 방사선 치료를 동시에 시행하였습니다. 이러한 실험은 많은 기관에서 이루어졌습니다. 일부 의사들은 외부 방사선 치료를 먼저 진행하였고, 다른 일부에서는 먼저 파종을 심었습니다. 부작용을 최소화하기 위하여 종종 두 치료법 사이에 3-5주 간격의 휴식기를 두었습니다.

시애틀에 위치한 병원인 퍼시픽 노스 웨스트 암 재단(Pacific Northwest Cancer Foundation)에 있는 의사들은 병용 용법을 지지하는 연구를 발표하였습니다. 이들은 Gleason 점수 7 이상의 고위험군에게 이 방법을 적용하였습니다. 10년 동안, 이 집단의 환자들은 저위험군 환자들이 근접치료만 받은 것에 비해 훨씬 더 PSA 수치 조절이 잘 되었습니다. 〈Journal of the American Medical Association〉에 실린 또 다른 연구는, 저, 중등도, 고위험군의 전립선암 환자를 대상으로 외부 방사선 치료와 근치적 전립선 절제술의 병용치료, 호르몬 치료와 근접치료의 병용치료 그리고 근접치료만 단독으로 실시한 결과를 비교하였습니다. 이 연구에서 근접치료만 시행한 경우, 중증도나 고위험군 환자에서는 다른 치료법보다 성공적이지 못했습니다. 이 결과는 Gleason 점수가 6점 이상이거나 PSA 수치가 10ng/ml이상이면 추가적인 치료가 필요하다는 것을 의미합니다. 다른 연구에서도 마찬가지로 병용 치료가 근접치료만 단독으로 시행했을 때보다 더 우월한 성과를 거두었습니다.

하지만 일부 의사들은 시애틀 치료집단의 경우 근접치료 시술 경험이 부족했던 초기에 심은 파종으로 인해 생긴 냉점(cold spot)을 보완하기 위해 외부 방사선 치료를 시행한 것이기 때문에 위와 같은 결론이 나왔다고 주장합니다. 두 번째 반대 의견은 근접치료만 단독으로 시행받은 몇몇 환자들은 연구에서 통계학적인 의미를 부여하는데 제한이 있다는 것입니다. 다른 방사선 종양학자들은 만약 암이 전립선을 벗어났더라도 기껏해야 1-3mm의 크기에 불과할 것이고 이는 파종을 통한 치료 범위에 충분히 해당할 수 있다고 주장하였습니다. 후향적 비교에서도 근접치료만 받은 환자 집단과 외부방사선과 근접치료를 함께 치료 받은 집단 간에 별 차이가 없다고 보고된 바 있습니다. 일부 연구에서는 두 집단 간의 Gleason점수와 PSA 수치가 유사했습니다. "만약 왜 의사들이 어떤 환자들에서는 병용요법을 선택하고 다른 환자에게서는 근접치료 단독을 선택할까요?"라고 송은 의문을 제기합니다.

이것은 이 두 가지 방법이 지니고 있는 부작용과 관련이 있습니다. 몇몇 연구 결과에 따르면, 병용요법이 발기부전과 배뇨, 직장 관련 부작용이 발생활 확률이 더 높은 것으로 나타났습니다. 현재 존스 홉킨스에서는 한 가지 이상의 안 좋은 위험인자를 가진 남성들에게서만 외부 방사선 치료 및 근접치료 병용요법을 시행합니다. Gleason 점수가 6이하이고 다른 위험인자가 모두 저위험도인 경우에는 근접치료만 단독으로 시행합니다. 근접치료만 시행한 경우에도 결과가 꽤 좋기 때문에 병의 특징이 좋고, 저위험군 환자에 있어서 병용요법을 시행하는 것은 정당화의 소지가 적습니다. 다행스럽게도, 방사선 치료 종양학 그룹(Radiation Therapy Oncology Group)은 최근 근접치료를 받은 환자들에서의 외부 방사선 치료의 역할을 알아보기 위해 무작위 비교 시험을 시행하였습니다. 이 연구에서는 중증도 위험군에 속하는 환자들을 대상으로 근접치료만 하거나 외부 방사선 치료와 병용치료하였습니다.

메모리얼 슬론 케터링 암센터의 방사선 종양학자인 마이클 J. 젤레프스키(Michael J. Zelefsky)는 11개 기관에서 근접치료를 시행받은 2,600명 이상의 환자들을 대상으로 연구를 진행하였습니다. 대상자들은 1988년부터 1998년 사이에 치료를 받은 환자들입니다.(PSA전시대에 치료받은 환자를 포함하는 모든 연구는 최근 진행되는 치료의 결과와는 확실히 차이가 있다는 사실을 기억하시기 바랍니다.) 모든 환자들은 호르몬 치료를 받지 않았고, 요오드-125나 팔라듐-103으로 치료를 받았습니다. 치료후 8년째 저위험도가 낮은 환자들의 82%가 ASTRO 정의에 따라 암으로부터 완치된 것으로 나타났습니다.(최저점+2 정의에 따르면 74%에 해당합니다.) 똑같은 방법으로 중증도 위험군에서는 각각 70%, 61%였습니다.(요오드-125 vs. 팔라듐-103 예상대로 장기적인 결과는 파종의 질에 따라 유의미하게 영향을 받습니다. 전립선의 90%에 140Gy 이상의 방사선을 조사한 환자들의 경우 90-92%에서 8년째 암으로부터 완치되었습니다. 이는 이런 결과를 낼 수 있는 제대로된 의사를 만나야 한다는 것을 의미합니다. 치료 후 PSA 수치가 최저점에 도달하는 것 또한 중요합니다. PSA 최저점이 0.5ng/ml이하였던 환자들은 8년간 PSA 재발이 안될 확률이 각각 92%와 86%였습니다.(요오드-125 vs. 팔라듐-103) 비록 어떤 동위원소를 썼는지에 따라 결과에 약간의 차이가 있을 수는 있지만 통계학적으로 유의미한 차이를 보이지는 않았습니다.

그렇다면 고선량 근접치료는 어떨까요?

일시적 파종 요법을 사용하는 고선량 근접치료(9장에서 설명하였습니다.)는 비교적 새로운 치료로 받아들여지고 있습니다. 이 방법은 중등도 또는 고위험 환자 대부분에서 사용이 가능합니다. 이제까지 두 가지 형태의 근접치료를 직접 비교해본 적은 없었습니다. 일부 연구에 따르면 고선량 근접치료에 외부 방사선 치료를 더한 것이 외부 방사선 치료를 단독으로 시행한 경우보다 더 효과가 있는 것으로 나타났습니다. 그러나 외부 방사선 치료를 받았던 환자들의 조사량(약 66Gy 정도)은 오늘날 기준과 비교했을 때 매우 적었습니다.

어떤 방사선 요법이 가장 좋은가?

이것은 6만 4천 달러 가치의 질문입니다. 답은 "아직 잘 모른다"입니다. 어떤 장기적인 연구도 아직 기간이 충분히 길지 않았기 때문에 근접치료가 좋은지, 입체조형 방사선요법이 좋은지, 병용요법이 더 좋은 지 알 수 없습니다. 또 호르몬 요법을 병행하는 것이 좋은지도 모릅니다.

이러한 방사선 치료의 결과들이 10년 또는 15년이 지났을 때는 어떻게 변할까요? 아마도 이 질문은 75세 이하의 건강한 남자들에게는 굉장히 중요한 질문일 것입니다. 이들은 기대 수명이 그 정도 유지될 것이기 때문입니다. 그러나 아무도 모릅니다. 기술이 계속 변화하는 시대에는 치료가 바뀔 때 기존에 사용되는 치료는 의미를 잃게 된다는 것이 단점입니다. 만약 당신이 특정한 종류의 방사선 치료 또는 특정 병원의 성공비율을 볼 기회가 있다면, 다음과 같은 기준들을 알고 있어야 합니다.

- 수술 전 PSA 수치, 임상 병기, Gleason 점수는 어떠했는가?(만약 치료 대상자들이 저위험군에 속하는 사람들이면 치료 성적이 좋을 수밖에 없습니다.)
- 성공의 기준을 어떻게 잡았습니까? PSA 최저점+2 로 잡았습니까? 아니면 ASTRO 정의를 따랐습니까? 아니면 다른 기준이 있습니까?
- 어느 시대의 환자를 치료했습니까? PSA가 사용되기 전입니까? 아니면 그 이후입니까?
- 동시대에 치료받은 남성들을 비교하고 있습니까?

방사선 치료 후 PSA가 다시 올라가면 어떻게 해야 합니까?

방사선 치료의 목적은 전립선을 파괴시키고 암의 성장을 막는 것입니다. 전립선 조직이 PSA를 만드는 곳이기 때문에 PSA가 다시 올라간다면 무언가 잘못되었다는 것을 뜻합니다. 여기에는 두 가지 가능성이 있습니다. 암조직이 전립선이나 그 주변에 국소적으로 재발하였거나, 원격전이를 한 것입니다.

방사선 치료 후 환자 자신이 어떤 상태인지 무엇을 해야 하는 지 파악하기 어려운 때가 많습니다. 왜냐하면 의사와 환자가 치료의 성공여부를 결정하는 데에는 수차례에 걸친 PSA검사가 진행되어야 하는 등 오랜 시간이 걸리기 때문입니다. 일부 남성들은 이 불확실한 시기가 전립선암 완치의 기회가 아니냐는 걱정을 합니다. 방사선 치료 실패 후의 구제(salvage) 치료에 관한 대부분의 연구에서는 PSA 수치가 10ng/ml에 도달하기 전에 추가적인 치료를 받으면 암조절에 있어서 별 문제가 안된다고 보고한 바 있습니다. 여러분이 면밀한 추적관찰을 하는 과정 중 방사선 치료 만으로는 호전이 없다면 PSA 수치가 10ng/ml에 도달하기 전에 판단이 이루어져야 합니다. 그러나 PSA 최저점＋2 정의를 개발한 위원단의 다음 충고를 다시한번 생각해 볼 필요가 있습니다. "구제 국소적 치료에 적합한 대상자로 생각되는 PSA 최저점이 매우 낮고 PSA 수치가 서서히 상승하는 젊은 환자들을 치료하는 데 있어 개개인마다 다르게 접근해야 합니다."

만약 여러분의 PSA 수치가 계속해서 상승하면 어떻게 해야 할까요? 방사선 치료 이후 수술이 필요한지 아닌지를 결정하기 위해서는, 전립선 조직 생검을 통해 암이 국소적으로 재발했는지를 확인해야 하며 골주사, CT 또는 MRI를 통해 원격전이가 일어났는지도 확인해야 합니다. 앞에서 이미 언급한 지침("수술 후 PSA 수치가 다시 오른다면, 어떻게 해야 하나?"를 참고하십시오.)은 방사선 치료에 실패한 남성들에게 적용될 수 있겠지만 전이여부를 확인하는데 있어서는 다음 원칙이 적용될 것입니다. Gleason 점수가 8 이상이거나 PSA 점수가 방사선 치료 후 일찍 상승하고 PSA 배가시간이 빠르다면 국소 재발 보다는 전이되었을 가능성이 매우 높습니다. 따라서 이런 경우에는 전신적인 치료를 받아야 합니다.(12장을 참고하십시오.)

구제 치료(Salvage therapy)

전립선 부위에 여전히 국소적으로 암이 존재한다면 어떤 치료를 선택할 수 있을까요? 구제 근치적 전립선 절제술, 구제 근접치료 그리고 냉동요법이 있습니다.

과거에는 방사선 치료를 받았던 환자에게 구제치료의 방법으로 근치적 전립선 절제술을 시행하는 것은 거의 악몽수준이었습니다. 방사선 치료를 받은 전립선은 주변 조직과 모두 붙어있어서 깨끗하게 제거하기 어려웠습니다. 실제로는 방광도 같이 제거해야 되는 경우가 종종 있었습니다. 부작용 또한 심한데, 특히 요실금과 직장손상 빈도가 높았습니다. 3차원 입체조형 방사선치료의 등장으로인해 구제 근치적 전립선 절제술을 시행하기가 한결 수월해질 것입니다. 근접 치료 후에 시행하는 구제 근치적 전립선 절제술의 효용성 여부는 정보 부족으로 인해 판단하기 어렵습니다. 가장 좋은 조건을 가진(예를 들어, 원격전이 증거가 없는) 환자에서 구제 근치적 전립선 절제술 후 5년, 10년 뒤 암이 남아있지 않을 확률은 각각 50%와 30%입니다. 하지만 이에 대한 대가로 삶의 질 측면에서 큰 희생이 따릅니다.

메이요 클리닉에서 방사선 치료 이후 근치적 전립선 절제술을 시행받은 환자들을 대상으로 한 대규모 연구가 시행되었습니다. 방사선 치료 이후 평균 40개월 뒤

199명의 환자가 전립선 절제술이나 방광 전립선 절제술을 시행받았습니다. 요 유출(소변이 조직으로 새는 현상)은 환자의 15%에서 일어났으며, 방광목 협착은 22%에서 일어났습니다. 요실금(패드를 착용해야 하는 상태로 정의) 44%에서 일어났고, 4%에서는 수술 중 직장 손상을 입었습니다. 발기부전 관련 기록은 없었지만, 구제 전립선 절제술에서 이는 거의 불가피합니다. 수술 후 5년 뒤, 58%의 환자에서 암이 재발되지 않았습니다. 구제 전립선 절제술과 관련된 다른 두 연구에서는 암이 재발하지 않은 경우가 각각 55%, 69%였습니다.

● **구제 냉동요법** 최근들어 냉동요법은 방사선 치료를 받은 환자의 PSA 수치가 올라갔을 경우 할 수 있는 차선책으로 간주되고 있습니다. 장기적인 결과에 대한 정보는 많지 않지만, 이 방법 또한 다른 구제 치료들과 마찬가지로 많은 합병증들을 동반합니다. 초기 연구 결과 요도를 따뜻하게 하지 않으면 합병증이 더 심해진다는 사실이 밝혀졌습니다. 한 연구에서는 요실금, 발기부전, 배뇨증상, 회음부 통증(직장과 음낭사이의 통증) 등의 합병증이 상당수의 환자들에서 보고되었습니다. 효과적으로 요도 부근을 따뜻하게 해주어야 위와 같은 합병증이 그나마 덜 일어납니다.

구제 냉동요법과 관련된 최근 연구 결과는, 치료 이후 몇 개월 후에 실시한 조직 생검을 바탕으로 이루어졌습니다. 한 연구에서는, 방사선 치료 이후 조직 생검을 통해 국소성 암이 확인된 106명의 환자를 대상으로 냉동요법을 시행하였습니다. 치료 후 3-24개월 뒤, 환자 중 14%에서만 조직 생검 결과 양성이었고, 42%에서는 전립선 샘조직이, 27%에서는 기질(stroma)이 발견되었습니다. 다시 말해 전립선 조직과 이를 지탱해주는 조직들이 남아 있으며, 이는 결국 전립선이 파괴되지 않았다는 것을 뜻합니다. 이러한 결과들은 우리에게 안도감을 주기보다는 불안을 야기시킵니다. 특히, 생검 당시 4개의 코어에서만 조직을 얻었기 때문에 더욱 그렇습니다. 따라서 조직생검을 통해서는 잔존암 여부를 완벽하게 예측할 수 없다는 것이 거의 확실합니다. 최근에 나온 3세대 장비를 이용한 구제 냉동요법의 장기적 결과는 아직 없습니다.

방사선 치료 후 구제 냉동요법을 시행하는 것은 구제 근치적 전립선 절제술을 하는 것과 비교해서 어떠할까요? 비록 구제 근치적 전립선 절제술이 더 많은 부작용을 안고 있긴 하지만, 실제로 암조절은 더 잘됩니다. 구제 근치적 전립선 절제술 또는 구제 냉동요법을 시행받은 환자들을 대상으로한 후향적 연구에 따르면, 구제 냉동요법을 시행받은 환자의 경우 67%에서 PSA가 계속 상승하였지만, 구제 근치적 전립선 절제술을 받은 환자에서는 30%만이 상승하였습니다. 이는 구제 냉동요법이 암조절에 있어 수술적 치료보다 효과가 떨어진다고 말할 수 있습니다.

● **추가적으로 방사선 치료를 하는 것은 어떻습니까?** 또 한 번 외부 방사선치료를 하든지 아니면 근접치료를 해본 뒤 세 번째로 고려해 볼 수 있습니다. 외부 방사선치료 이후 구제 목적으로 근접치료를 시행한 것과 관련된 보고는 매우 적습니다. 여기에는 전립선에 국한된 치료만으로는 암이 조절될 가능성이 적은 환자 등 다양한 환자들이 대상자로 포함되어 있습니다. 하지만 예비결과에 따르면 구제 근접치료가 일부 환자에게, 특히 PSA 수치가 10ng/ml미만인 경우에 효과가 있을 것으로 보입니다. 요실금이 발생할 가능성이 25%까지 보고된 경우도 있지만, 이는 요실금이 일반적으로 많이 발생하는 예전 방식의 근접치료를 시행받은 경우에 해당합니다. 잦은 골반통과 음경통, 직장염, 그리고 발기부전 등의 부작용 발생률 역시 증가한다고 보고되었습니다. 참고: 만약 여러분이 이 치료법을 고려중이라면, 방사선을 이미 조사한 부위에 추가적인 방사선 치료를 해본 경험이 많은 의사를 찾는 것이 중요합니다.

당신의 주치의는 장기적인 호르몬 치료를 시작하자고 권유할 수 있습니다. 만약 전이된 증거가 없고 건강상의 문제가 없다고 느낀다면 이 방법을 선택하지 않는 것이 좋습니다. 방사선 치료 실패 직후 호르몬 치료를 시작할 경우, 전이될 가능성은 낮아지고 총 생존율은 개선될 수 있다는 증거가 일부 있기는 하지만, 이에 관해서는 아직 많은 논란이 있습니다. PSA 배가시간이 3개월 미만인 경우에는 임상적으로 의미있는 암으로 진행될 가능성이 높습니다. 이런 경우에는 호르몬 치료나 임상실험에 참여하는 등의 방법들을 심각하게 고려해보아야 합니다. 12장에서 언급하겠지만 호르몬 치료는 가볍게 볼 문제가 아닙니다. 대부분의 경우 PSA 수치는 아주 천천히 오르고 암관련 증상도 당분간 없습니다. 따라서 당신이 호르몬 치료를 하고 있지 않다면,(성생활을 포함한) 정상적인 삶을 누릴 수 있습니다. 그저 주기적으로 관찰하면서 기다리면 됩니다. 그리고 만약 재발이나 전이증세가 나타날 경우에만 또 다른 치료를 고려하십시오. 진행된 암에 대한 치료 분야는 지속적으로 변화하고 있으며, 새롭고 흥미롭고 또한 희망적인 발전들이 일어나고 있습니다. 이에 대해서는 12장에서 논의하도록 하겠습니다.

냉동요법과 열치료는 얼마나 좋은 성과를 나타낼까요?

기술의 발전으로 인한 단점이 있습니다. 전립선암을 조절하는데 있어 3세대 냉동요법이 얼마나 성공적인지를 평가하는데 도움이 되는 장기간의 연구 결과가 없습니다. 기술이 발전하면 성공여부에 관한 연구도 처음부터 다시 시작해야 합니다. 이 책의 앞부분에서도 이야기 했지만, 기적 같은 치료방법이 당장 출현하더라도 환자가 이 치료를 받은 뒤 10년 후에도 암이 없는지를 확인하기 전까지는 효용성을 증명할 방법이 없습니다. 성공 여부를 결정하기 위한 가장 빠른 방법은 생검을 통한 암의 국소 재발 여부를 확인하는 것이지만 아직 충분한 정보가 존재하지 않습니다. 한 연구에 따르면 추적관찰 3개월 째 환자 중 81%의 PSA 수치(0.4ng/ml이하)가 낮았고, 저위험군 환자의 78%에서 12개월 동안 생화학적 재발이 일어나지 않았습니다. 과연 생화학적 재발을 어떻게 정의하겠습니까? 냉동요법을 평가하는 데에는 부적합하겠지만 많은 연구자들이 ASTRO 정의를 사용합니다. 우리는 장기간 PSA 수치를 0.4ng/ml 이하로 유지하는 것이 치료 성공을 판단하는 척도로 사용되기를 희망하고 있습니다.

냉동요법은 효과가 있을까요? 이 질문에 답을 하기 위해서는 후기 합병증과 관련된 위험성 뿐만 아니라 암조절에 있어서 냉동요법의 장기적 성공여부를 증명할 수 있는 연구가 필요합니다. 불행하게도 3세대 기술이 워낙 최근에 나오다 보니 장기간 추적관찰 결과가 아직 나오지 않았습니다. 이 치료방법의 선구자들조차 암이 전립선에 국한된 신체건강한 젊은 남성에게는 이 치료법을 추천하지 않고 있습니다. 그러나 피츠버그에 있는 앨리게니(Allegheny) 대학의 두 명의 연구자들은 Contemporary Urology라는 의학저널에 냉동요법의 역할에 대해 다음과 같이 보고한 바 있습니다. "냉동요법은 부피가 큰 암, 고병기, PSA 수치가 높지만 국소적인 병변, 방사선 치료에 실패한 경우, 그리고 나이가 많거나 다른 건강 상의 문제로 인해 수술이 불가능한 경우 매우 좋은 치료방법입니다." 예를 들어, T2b병기, Gleason 점수 8, PSA 수치 20ng/ml인 사람에게는 냉동요법이 도움이 될 수 있습니다. "생물화학적 '완치'는 불가능할지 몰라도, 낮은 이환율과 효과적인 국소암 조절이 가능합니다."

냉동요법 후에도 암이 재발한다면 어떻게 할까요? 냉동요법을 다시 시행해 볼 수 있습니다. 그러나 다시 시행해서 실패할 경우, 그 다음은 어떻게 해야 할까요? 한 연구에 따르면 냉동요법 이후 방사선 치료가 유용하다고 합니다. 50명의 환자를 대상으로 한 이 연구에서, 구제 방사선 치료는 대부분의 남성에서 PSA 수치를 1.0ng/ml 미만으로 떨어뜨리면서도 부작용은 매우 적었습니다. 그러나 우리는 냉동요법 이후 방사선 치료의 성공 여부와 관련된 장기적 결과를 가지고 있지 않습니다.

열치료는 어떠한가요?

새롭게 등장한 치료법이며, 새로운 방법인 만큼 현재는 단기간 연구 결과 밖에 없습니다. 한 연구에 따르면, 63명의 환자 가운데 3분의1만이 치료 후 4-8주 내에 PSA 수치가 0.2ng/ml 미만으로 떨어졌다고 하였습니다. PSA 최저점인 0.2ng/ml까지 떨어진 경우는 전체 환자의 3분의 1이었으며, 0.2-1.0ng/ml에 속하는 환자도 전체 환자의 3분의1, 그리고 1.0ng/ml 이상인 경우가 나머지 3분의1이었습니다. 환자들의 PSA 수치가 치료 후 즉각적으로 낮아지는 것과 3년 째 질병이 진행하지 않은 채 유지되는 것과는 깊은 연관성이 있습니다. PSA 수치가 0.2ng/ml 미만인 경우에는 100%였으며, 중간 그룹에서는 74%, 그리고 PSA 최저점이 1.0ng/ml 이상인 경우에는 21% 밖에 되지 않았습니다. 그러나 ASTRO 기준을 사용한 질병 무진행 생존률(disease-free survival)은 단기간의 결과를 예측하는 데 있어 신뢰도가 매우 떨어집니다. 전립선암 치료에 있어 열치료의 장기적 효과에 대한 정보는 아직까지 충분하지 않습니다.

결론: 국소성 전립선암의 치료

어떤 치료가 국소적인 질환에 가장 적합할까요? 이것은 의사나 환자 모두를 고민스럽게 하는 질문입니다. 왜냐하면 이것은 움직이는 표적과 같기 때문입니다. 선택할 수 있는 방법에는 여러 가지가 있으며 치료 성공에 대한 정의도 방법마다 차이가 있습니다. 치료 시작 당시 환자의 병기에 따라 치료성적도 굉장히 다릅니다. 이로 인해 치료방법들 간의 비교가 더욱 어렵습니다. 왜냐하면 치료 받기 전의 환자의 상태가 모두 다르기 때문입니다.

비뇨기과 의사들은 가끔 이런 말을 합니다. 국소암을 치료하기 위해 방사선 치료가 사용되었을 당시, 발전된 기술에도 불구하고 모두가 예상했던 것보다 치료실패율이 높았습니다. 물론 어떤 형태의 치료를 하던지 기대하는 것보다 암의 재발이 많은 것은 사실입니다. 방사선 치료의 발전된 기술 하나하나가 환자에게 보다 나은 결과를 가져다 주었습니다. 최신 영상기법과 고선량 전달 기술을 통해 모든 암세포를 죽일 수 있는 가능성이 예전에 비해 훨씬 높아졌습니다. 물론 이를 입증해 줄만한 장기간의 연구 결과가 숙제로 남아있습니다.

이러한 결과에 대한 불확실성 외에도, 치료방법 결정을 방해하는 외부적 요인이 있다는 사실을 염두에 두어야 합니다. 뉴스대체는 항상 "새로운 것"을 보도합니다. 그러나 신문이나 TV에 나오는 새로운 것이 항상 최고는 아닙니다. 최근들어 전립선암은 일반인들에게 잘 알려진 질환입니다.(예전에는 사람들이 전립선암에 대해 무지하여, 검사를 받아야 하는지도 몰랐고, 검사를 통해 발견된 무언가에 대해 두려워하였습니다.) 한 달에 한 번 정도는 고위인사나 정치가들이 전립선암에 걸렸다는 소식을 접하게 됩니다. 그리고 그들이 어떤 치료를 받았는지도 알게 됩니다. "저 사람들은 아주 부자니까 세상에서 제일 훌륭한 의사를 고용했을 거야. 따라서 그들이 받는 치료는 가장 좋은 치료일 거야"라고 생각하기 쉽습니다. 그럴 수도 있지만 그렇지 않을 수도 있습니다. 특히 모든 것이 빠르게 진행되는 현대 사회의 환자들은, 오늘 치료를 받고 내일이면 골프를 치러 나갈 수 있게 합병증이 없으면서 효과적인 치료를 받기를 기대합니다.

그리고 여기에는 아주 미묘한 요소도 포함됩니다. 오늘날의 보건의료 네트워크 경제에서 많은 의사들이 급여 형태에 영향을 받고 있습니다. 보험회사와 건강관리업체 같은 곳에서는 고식적인 수술에 대해서는 돈을 적게 지불합니다. 솔직히 많은 의사들은 어려운 수술 하나를 하는 것보다 같은 시간 안에 수술 후 관리가 필요 없는 통원 수술 두 개 하는 것이 더 돈이 된다는 사실을 알고 있습니다. 마지막으로 의료기기를 만드는 회사들이나 제약회사들은 큰 이해관계의 사업을 하고 있습니다. 따라서 그들의 상품을 환자들에게 선전합니다.(광고, 인터넷, 대중매체를 통해서) 따라서 무엇을 해야 할지 주치의와 상의할 때에는 이러한 외부요소들을 반드시 고려해야 합니다. 당신이 만난 의사가 단지 특정 분야의 전문가라는 이유로 한가지 치료법에 설득되지 말고 한 기관에 있는 경험 많은 비뇨기과 의사와 방사선 종양학자를 만나 다양한 치료방법을 살펴볼 필요가 있습니다.

어떤 치료가 가장 좋은 치료일까요? 어떤 질환에서든 이를 결정짓는 표준적인 방법은 무작위 임상실험입니다. 사람들을 무작위로 다른 종류의 치료에 배정하여 장기적인 결과를 모으는 것입니다. 만약 이 과정을 전립선암에도 적용한다면 수년이 걸릴 것입니다. 물론 이 방법이 매우 바람직하기는 하지만 다행스럽게도 지금까지의 모든 정보들은 수술과 입체조영 방사선 치료가 효과적인 치료법이라는 사실을 입증해 주고 있습니다. 무작위 임상실험에 의한 확실한 결과가 나오기 전까지 우리는 무엇을 해야 할까요? 한 가지 문제점은 사람들이 특정 의료기관을 찾는 이유가 특정 치료방법에 대한 전문적 기술 때문입니다. 특정한 치료를 잘 하는 의료기관에 가서 과학적 발전을 위해 다른 치료를 받을 가능성은 거의 없습니다.

저는 개인적으로 이러한 결과를 빨리 도출하기 위해서는 명예의 기관(blue ribbon registry)을 세워서 이들이 치료 방법을 비교해야한다고 생각합니다. 이 분야에서 가장 뛰어나 전문가들 - 비뇨기과 의사, 방사선학자, 종양학자, 방사선 종양학자 - 이 각자 가장 뛰어나고 공정한 사람들을 뽑아서 명예의 기관에 임원으로 임명하고 다른 의료기관에서 제출한 치료 방법들을 비교하게 해야 합니다. 임원들은 각 치료방법에서 사용된 특성들 - 나이, 치료당시 가지고 있던 병들 - 을 통일해야 합니다. 그리고 치료가 가능하고 치료를 받아야 하는 그룹을 PSA 수치나 Gleason 점수 임상

병기와 같은 기준으로 위험군을 나누어야 합니다. 그리고 마지막으로 수술 전과 수술 후의 삶의 질을 평가할 수 있는 방법도 고안해야 합니다. 이 모든 것이 정착이 되면 훌륭하다고 정평난 의료기관들 - 합병증이 가장 적은 곳, 치료성공율이 가장 높은 곳 - 을 참가시켜 서로 다른 기관에서 시행된 서로 다른 치료들을 비교할 수 있을 것입니다. 이렇게 몇십 년 동안 모인 정보들은 아주 신뢰할 만한 것이므로 그 때는 어떤 치료가 더 나은 것인지 확신을 가질 수 있을 것입니다.

제11장

국소성 전립선암 치료 후의 발기부전

시작하며(이번 장의 요약)

외과적 수술이나 방사선 치료를 받은 후에도 정상적인 성적 흥분과 성적 충동, 극치감 등을 느낄 수 있습니다. 유일한 문제점은 발기를 하거나, 발기를 지속하는데 있습니다. 좋은 소식은 발기부전(erectile dysfunction; ED)이 치료 가능하다는 것입니다.

왜 발기부전이 일어날까요? 전립선 치료를 받았었다는 것 외에도 여러 가지 이유들이 있습니다. 노화가 그 원인 중에 하나입니다. 또한 동맥경화증, 당뇨병, 고혈압 등의 내과적 질환 때문에도 일어날 수 있습니다. 특정한 약물 복용, 지나친 알코올 섭취, 담배, 마약 등의 과다 사용에 의해서도 일어날 수 있으며, 심지어 감정이나 정신적인 문제에 의해서도 일어날 수 있습니다.

중요한 것은 대부분의 남성에서 발기부전이 영구적인 문제가 아니라는 사실입니다. 뜻이 있는 곳에 길이 있는 법입니다.

여기서 중요한 점은 호르몬 요법을 시행 받고 있는 남성을 제외하고는 전립선 질환을 치료받은 후에 성기능이 거의 확실히 회복된다는 것입니다. 자신감을 가지십시오! 당신은 발기부전을 이겨낼 수 있을 것입니다.

발기부전이란 무엇일까요?

병명에서도 알 수 있듯이, 발기부전이란 발기를 시작하거나 지속시키는데 어려움을 겪는 경우를 말합니다. 발기부전 발생에 있어 최소 연령은 없습니다. 어느 남성에게든, 어느 나이에든 일어날 수 있습니다. 특히, 발기부전은 전립선암 환자가 전립선 절제술을 받았다든지, 혹은 방사선 치료를 받은 경우에 빈번하게 일어납니다. 발기부전을 호소한다고 해서 성생활이 끝났다는 것을 의미하지는 않습니다. 사실, 발기부전을 가진 남성는 감각, 성욕 등이 정상이며, 또한 정상적인 오르가즘에도 도

근치적 전립선 절제술 후 테스토스테론 수치의 상승

어떤 남성들은 근치적 전립선 절제술 후에 성욕의 감퇴를 경험합니다. 이것은 발기가 잘 안되는 현상인 발기부전과는 다른 문제입니다. 성행위를 갖는 데 문제가 있는 것이 아니라, 성행위 자체를 전혀 원하지 않는 것을 의미합니다. 일부 과학자들의 이론에 따르면, 수술 이후에 남성 호르몬(특히 테스토스테론)의 수치가 떨어지게 되는데, 아마도 이것이 성욕 감퇴와 연관되어 있을 것이라고 합니다.

그러나 최근에 존스 홉킨스에서 시행한 연구에서는 위의 이론이 사실이 아님이 밝혀졌습니다. 사실은, 우리가 생각한 것과는 정반대의 결과가 나타났습니다. 내용을 좀 더 전개하기에 앞서, 테스토스테론에 대해서 간단히 보고 넘어가도록 하겠습니다. 이야기는 뇌의 일부분인 뇌하수체에서 시작합니다. 뇌하수체는 황체형성호르몬(lutenizing hormione; LH)이라고 불리는 호르몬을 생성하며. 터스토스테론을 생성하기 위한 화학적 연쇄 반응에서 뇌하수체는 고환을 조절하는 조절자의 역할을 합니다. 이것을 다음과 같이 비유할 수 있습니다. 뇌하수체는 자동 온도 조절 장치이고 고환은 용광로와 같습니다. 용광로에서 열(테스토스테론)을 방출하면, 이것이 다시 전립선을 자극합니다. 혈액 내의 테스토스테론 수치는 뇌에 의해서 즉각적으로 감지되며, 얼마나 많은 양의 황체형성호르몬이 필요한지를 조절합니다.

존스 홉킨스에서의 연구 결과 전립선이 제거되면 황체형성호르몬 수치가 올라가며, 이에 따라 테스토스테론 수치도 올라가는 것이 확인되었습니다. 이는 전립선이 어떤 방식으로든지 황체형성호르몬 분비를 조절하는 물질을 생산함을 의미합니다. 연구자들은 수술 이후에 남성들이 성욕을 상실하는 것이 호르몬 구성의 변화에 의한 것인지를 알아보기 위하여 63명의 남성에서 전립선 절제술을 시행한 후에 이들의 호르몬 수치가 어떻게 변하는지를 조사하였습니다. 정상 남성에서 성기능에 영향을 미치는 주요 인자는 혈류, 신경, 그리고 호르몬입니다. 수술하는 동안에 신경과 혈류에 손상을 주는 것을 피하기 위한 많은 노력은 있어왔지만, 지금까지 호르몬의 영향에 대해서는 그다지 신경을 쓰지 않았습니다.

근치적 전립선 절제술 후에 뇌하수체가 더 많은 황체형성호르몬을 만들어낸다는 새로운 발견은 전립선이 뇌하수체로부터 황체형성호르몬의 분비를 억제하는 물질 또한 만든다는 것을 암시하며, 전립선 자체가 그 자신의 성장을 조절하기 위해 호르몬 수치에 영향을 미칠 지 모른다는 그럴 듯한 가설에 무게를 더해 줍니다.

테스토스테론의 증가는 크게 놀랄만한 사실은 아니지만, 이를 통해 성욕의 감퇴가 남성 호르몬의 소실에 의한다는 생각만큼은 확실히 해결해 주었습니다. 대신 수술 후 성욕이 감소하는 더 그럴 듯한 원인으로 심인성 발기(psychogenic erections)의 부재를 들 수 있습니다. 이것은 전립선 절제술 시행 후 초기에 일어납니다.(뒤에 나올 '무엇이 잘못될 수 있을까요'에서 다룰 예정입니다) 또 다른 이유로는 우울증을 들 수 있는데 다행히도 우울증은 치료하면 성욕도 되돌아옵니다.

달할 수 있습니다. 단지 발기를 일으키는 데에 약간의 도움이 필요할 뿐이며, 이것은 해결가능한 문제인 것입니다.

이 장의 목적은 두 가지 사실을 알리는 데에 있습니다. 첫째, 발기부전은 당신만의 문제가 아니라는 것입니다. 전립선암을 가지고 있든 아니든 간에 상관없이 65세까지의 남성의 25% 정도가 발기부전과 관련된 문제를 경험합니다. 발기부전으로 추정되는 환자가 미국에서만 약 1천만 명에서 3천만 명에 이릅니다.(참고: 발기부전은 호르몬 요법의 결과로 초래될 수 있는 성적충동의 소실, 성욕의 감퇴 등과는 구별되어야 하는 문제입니다. 이에 대해서는 12장에서 다룰 것입니다.) 매사추세츠 남성 노화 연구(Massachusetts Male Aging Study)에서 나온 최근의 보고서에 따르면, 40대에서 70대로 가는 동안 발기부전 남성의 발생율은 약 5%에서 15% 정도로 3배가량 증가한다고 합니다. 노화와 그에 따르는 전반적인 신경의 소실(아래를 참고하십시오.)이 발기부전의 원인 중 하나입니다. 그러나 발기부전은 동맥경화증, 당뇨, 고혈압, 다발성 경화증 등의 다른 내과적 질환이나, 담배, 술, 약물 또는 감정이나 정신적인 문제로부터도 발생될 수도 있습니다.

둘째, 당신은 발기부전에 대해 도움을 받을 수 있다는 것입니다. 대부분의 남성들에게 발기부전은 평생 동안 짊어져야 할 문제가 아닙니다. 뜻이 있는 곳에 길이 있습니다.

정상적인 성기능이란 무엇일까요?

남성의 정상적인 발기를 의학적으로 간략히 말하자면, "혈관계를 통해 일어나는 일(vascular event)"로 표현할 수 있지만, 이것은 혈관계(정맥과 동맥을 포함한)와 신경계 사이의 매우 섬세하고 복잡한 상호 작용을 지나치게 단순하게 약술한 것입니다. 남성의 음경은 신경과 평활근, 혈관들로 이루어진 그 자체만으로도 매우 주목할 만한 구조입니다. 음경은 발기에 필수적인 세 개의 스펀지 형태의 원통형 해면체로 이루어져 있습니다. 그 중 하나는 요도 해면체(corpus spongiosum)이고, 나머지 둘은 음경 해면체(corpora carvernosa)입니다.

성기능이 정상적일 때에는 다음과 같은 일들이 일어납니다. 남성이 성적으로 자극을 받으면, 산화질소(Nitric oxide; NO)라고 불리는 물질이 신경말단에서 분비되고, 음경의 평활근 조직이 이완되기 시작합니다. 동상 혈관강(sinusoids)이라는 평활근 내에 있는 해면체가 팽창하는 동안, 동맥들은 평소처럼 혈액을 해면체 속으로 계속해서 펌프질합니다. 음경이 길어지는 동안 정맥들은 잡아 늘려지며, 그에 따라 정액이 음경 해면체를 둘러싼 두꺼운 조직들에 의해 눌려 조여집니다. 그 결과 정맥들이 압박되어 피가 음경으로부터 빠져나오지 못하게 됩니다. 빈 공간들은 혈액에 의해 부풀며 이것이 성관계하는 동안의 음경의 팽창을 유지해줍니다. 이렇게 발기가 완성됩니다.

사정을 하고 나면 산화질소가 더 이상 분비되지 않으며, 평활근은 수축하고, 음경으로의 혈류량이 감소하며, 정맥에 가해진 압박이 풀려 느슨해지기 시작합니다. 이에 따라 혈액이 음경에서부터 빠져나가 발기가 끝나게 됩니다.

무엇이 잘못될 수 있을까요?

남성의 정상적인 발기에는 성욕, 발기, 사정, 그리고 오르가즘이라는 네 가지 요소가 관여하며 이들 요소는 모두 개별적으로 조절됩니다. 모든 요소를 총괄하는 소위 "성행위 조절 중추"라는 부위는 존재하지 않습니다.

성욕

성욕은 두 가지에 의해서 조절됩니다. 하나는 남성호르몬이고, 다른 하나는 심리적 또는 환경적 요소입니다. 성욕에 영향을 주는 가장 중요한 남성호르몬은 테스토스테론이며 이는 고환에서 만들어집니다. 진행된 전립선암 환자에게 시행되는 호르몬 요법(사실은 호르몬 차단 요법)에서처럼 이 호르몬의 공급이 중단되면 테스토스테론의 수치가 바닥까지 떨어지게 됩니다. 이렇게 되면 호르몬 요법을 받는 대부분의 남자들은 성욕을 상실하게 됩니다. 근치적 전립선 절제술이나 방사선 치료를 받는 환자들 또한 성욕의 감퇴를 경험할 수 있으나 이것은 테스토스테론의 소실 때문이 아니며 대부분의 경우 그렇게 심각하지 않습니다. 방사선 치료가 남성 호르몬의 생산을 약간 감소시킨다는 증거가 있기는 하지만 성기능을 감퇴시킬 만큼은 아닙니다. 놀랍게도 근치적 전립선 절제술 후에 테스토스테론 수치가 실제로 상승합니다.(위에 언급하였습니다.) 수술 이후에 성욕이 감퇴되는 가장 그럴 듯한 이유는 심인성 발기, 즉 시각적 또는 정신적 자극에 의해 야기되는 발기가 수술 후 소실되기 때문입니다. 뒤에서 언급하겠지만, 대부분의 남자들은 이러한 자극 신호들에 의해 성욕이 증가되고 이러한 신호가 상실될 경우 성행위에 대한 흥미가 사라졌다고 인지하게 됩니다.(문을 노크해 보지도 않고, "불이 꺼졌으니 집에 아무도 없다"라고 생각하는 것과 같습니다.) 다른 이유로는 스트레스, 수행불안(performance anxiety), 또는 우울증을 들 수 있습니다. 많은 남성들의 경우 휴가를 갖거나 업무나 다른 문제들에서 손을 떼면, 그들이 인식하지 못했던 스트레스에서 벗어나게 되고 성욕이 돌아오게 됩니다. 성행위의 쾌락보다는 성관계의 기술에 신경이 곤두서 성욕이 감소하는 것도 남성에게 흔하게 있는 일입니다. 발기가 과연 일어날지 고민하거나 파트너를 실망시킬지도 모른다는 사실에 괴로워하거나 심지어는 혈관에 이상이 생겨 발기가 안될지도 모른다는 강박적인 생각을 한다면 발기가 일어나지 않을 것입니다. 이것이 바로 수행불안입니다. 마지막으로, 큰 치료를 받거나 상해를 당한 경우(예를 들어, 심장마비 후 남성들에게 일반적임) 우울증에 빠질 수 있습니다. 역설적으로 치료가 성공적일 때 우울증이 더 급성으로 일어날 수 있습니다. 우울한 기분은 스트레스에 대한 몸의 자연적인 반응 중 하나이며, 우울증 치료를 받는 많은 남성들에서 성욕은 다시 정상으로 돌아오게 됩니다. 이러한 모든 이유들로 인해 많은 남성들이 성욕 감퇴를 느끼지만 문제가 하나씩 해결되는 과정 중에 성욕은 돌아오게 됩니다.

발기

전립선 치료를 받는 남자들에게서 가장 흔히 발생하는 성적인 문제는 아마도 성행위를 하기에 충분할 만큼의 발기가 일어나지 않는 것일 겁니다. 음경으로 들어가고 나오는 신경들이 발기에 있어서 굉장히 중요합니다. 특히 전립선의 양쪽 옆을 지나가는 두 다발의 신경이 가장 중요합니다.(8장에 있는 그림을 보세요) 이 신경 다발이 근치적 전립선 절제술 도중에 잘려나가지 않는다고 하더라도, 수술에 의해 손상 받을 위험성이 여전히 존재합니다. 또한 방사선 치료나 냉동요법을 포함한 다른 시술들에 의해서 손상받을 수도 있습니다. 하지만 기억할 것은 이러한 신경들은 단지 발기를 위해서 필수적일 뿐이며, 감각이나 오르가즘과는 관련이 없다는 것입니다. 감각을 담당하는 신경들은 골반의 바깥쪽을 지나 먼 거리를 주행합니다. 이 신경들은 전립선 근처에 분포하지 않으며 손상되어서는 안됩니다. 근치적 전립선 절제술이나 방사선 치료 후에 발기가 되지 않는 것에 대해 의사들은 여러가지 원인에 기인한다고 표현합니다. 다시 말해, 단 한 가지 문제에 의한 것이 아니라는 것입니다.

가장 수술 실력이 뛰어난 의사에 의해 근치적 전립선 절제술을 시행받았고 이때 양쪽의 신경혈관다발이 다 보존되었다면, 40대에서 50대의 환자들의 경우 약 80%에서 발기력이 돌아와야 하고, 60대에서는 약 60%가 회복되어야 합니다. 그러나 실제로는 수술 후 단지 25%의 환자만이 발기가 가능합니다. 왜 이렇게 수치가 낮아진 걸까요? 그 원인에는 아마도 노화라는 총체적 문제가 가장 큰 비중을 차지하는 것으로 생각됩니다. 모든 신경들은 점차 소실되며 발기를 관장하는 신경 또한 예외는 아닙니다. 젊은 남성이 신경을 보존하는 근치적 전립선 절제술을 받는 경우, 발기와 관련된 신경 중 20%가 손상을 입게 되며, 신경의 60%는 정상적으로 보존될 것이고, 남은 20%는 일시적으로 기능을 잃지만 결국 다시 회복될 것입니다. 이러한 사실이 왜 대부분의 남성들에게서 발기력이 마치 눌려있던 스프링처럼 바로 돌아오지 않는지를 설명해 줍니다.

젊은 남성 정도 되어야 전립선 절제술 후 발기에 필요한 신경의 80%가 남게 됩니다. 그러나 나이가 들수록 신경은 점차 소실됩니다. 60세 정도가 되면 태어났을 때 가지고 있는 신경의 약 60%만을 가지고 있게 되며, 이는 만일 전립선암 치료 과정 중에 20%의 신경이 손상을 입게 되면 약 40%만이 남게 된다는 것을 의미합니다. 따라서 고령 남성과 어쩔 수 없이 한쪽 신경혈관다발을 절제해야 하는 남성에서 수술 후 발기부전이 더 자주 일어나는지를 짐작할 수 있습니다.

발기에 관련된 문제는 음경 내에 있는 혈관의 손상으로부터 일어날 수도 있습니다. 정상적으로 발기가 일어나기 위해서는 음경으로 피를 공급하는 동맥이 손상되지 않고 온전한 상태여야 합니다. 방사선 치료에 의해서 이러한 혈액 공급에 문제가 생길 수 있습니다. 방사선 치료로 신경혈관다발이 손상될 수 있다는 가능성이 최근 연구에서 보고된 바 있지만, 사실상 음경 내로 피를 공급하는 동맥의 손상이 방사선 치료 후 발생하는 발기부전의 가장 큰 이유로 생각되고 있습니다. 음경에 피를 공급하는 주요 동맥들이 전립선 근처를 주행하지 않음에도 불구하고, 소수의 남성들에게서는 근치적 전립선 절제술 후 음경으로의 혈액 공급이 감소될 수 있습니다. 대부분의 남성들에서는 음경으로 가는 대부분의 혈액 공급이 골반 바깥쪽에서 이루어지나 수술 후 음경으로의 혈류가 감소한 이들에게서는 어떤 이유에서인지 골반 안쪽에서 이루어집니다. 이로 인해 근치적 전립선 절제술 과정 중 부주의로 인해 이 동맥들이 손상을 받을 수 있습니다. 존스 홉킨스 병원에서는 이 사실을 알게 된 후부터는 수술 방법을 수정하여 이제는 전립선 위 쪽을 주행하는 주요 동맥들을 보존합니다.

근치적 전립선 절제술이나 방사선 치료 후 발기와 관련된 또 하나의 주요 문제는 정맥에서 혈액이 새는 현상입니다. 혈액이 음경으로 흘러 들어가면 음경이 확장되고, 이로 인해 정맥이 신장되면서 음경해면체를 감싸고 있는 두꺼운 조직에 의해 눌려 혈액이 음경을 빠져나가지 못하게 된다는 사실을 기억하시기 바랍니다. 그러나 근치적 전립선 절제술 직 후 음경으로의 혈류는 느리기 때문에 위의 과정이 진행되기에는 불충분합니다. 구멍이 뚫린 양동이를 생각해보십시오. 물을 부으면 구멍으로 물이 빠져나가는 것처럼 피가 해면체로 들어오지만 정맥이 충분히 닫히지 않아 다시 빠져나간다고 생각하시면 됩니다. 정맥이 완전히 닫히기 위해서는 음경이 최대한 충만되어야 합니다. 만일 완전한 발기가 일어나지 않는다면, 계속 혈류가 새나가게 됩니다. 또한 나이가 듦에 따라서 음경을 둘러싼 섬유조직이 약해지고 그에 따라서 정맥이 혈액을 붙잡아 두는 능력이 더욱 떨어지게 됩니다.

사정

정상적인 사정에는 몇 가지 과정이 반드시 일어나야 합니다. 고환에서 만들어진 정자들은 부고환으로 이동하여 그곳에서 성숙하게 됩니다. 오르가즘 시에는 수차례에 걸친 강력한 근육 수축에 의해서 정자가 부고환으로부터 정관을 거쳐서 분사되며, 사정관을 거치는 동안에 전립선과 정낭에서 생산되는 액체들과 섞이게 됩니다. 이와 동시에 방광목에 존재하는 근육으로 이루어진 판막이 닫혀 방광내로의 역류를 막아 정액이 오직 요도와 음경을 거쳐 몸 밖으로 나갈 수 있도록 합니다.

근치적 전립선 절제술 이후에는 분비액의 대부분을 생성하는 전립선과 정낭이 없어지고 정관도 잘리기 때문에 분비액의 사정이 거의 없어집니다.(따라서 이를 "건조 사정"이라고 합니다. 하지만 소수의 남성에서는 그 이후에도 적은 양의 사정액을 생산합니다. 이 액체는 전립선이나 정낭과 같은 부속생식기관인 요도구선(Cowper's gland)에서 만들어지는 것입니다.)

방사선 치료를 받은 환자들 중 많은 수는 방사선에 의하여 사정액을 만드는 샘조직들이 파괴되기 때문에 사정액이 없어지게 됩니다. 어떤 이유에서 건조 사정이 되었던 간에 사정액의 소실로 인해 오르가즘이 방해되어서는 안됩니다. 왜냐하면 사실 오르가즘은 전립선과는 별로 상관이 없기 때문입니다. 생각해 보세요. 여성들은 전립선을 처음부터 가지고 있지 않습니다. 그럼에도 불구하고 여성들은 오르가즘을 경험합니다. 왜일까요? 이제부터 그에 대한 답을 알려드리도록 하겠습니다.

오르가즘

오르가즘은 주로 뇌에서 시작합니다. 오르가즘이 일어나기 위해서는 감각과 자극이 있어야 합니다. 전립선 절제술이나 방사선 치료 후에 발기력을 상실한 사람들은 감각에 문제가 생긴 것이 아니기 때문에 오르가즘을 느끼는 것은 가능하며, 치료 전과 전혀 다를 바 없습니다. 많은 남성들은 본인들이 발기 없이 오르가즘을 느낄 수 있다는 사실을 깨닫지 못하며, 지구상의 절반에 해당하는 사람들이 발기 없이도 오르가즘을 느낀다는 사실에 놀랍니다. 이들은 바로 여성입니다.(다시 말하지만, 이것은 전립선암 때문에 호르몬 요법을 받고 있는 남성에서는 경우가 다릅니다. 이들 중 일부도 호르몬 요법을 받고도 여전히 발기가 가능하지만 대부분 성욕 자체가 떨어지기 때문에 오르가즘을 논의할 여지가 없습니다.)

참고: 최근의 연구에 의하면 근치적 전립선 절제술을 받은 남성 중 14% 정도가 오르가즘 중에 고통을 느낀다고 합니다. 제 환자 중 이런 증세를 느낀 대부분은 시간이 지날수록 점차적으로 고통이 감소하였습니다. 이는 아마도 오르가즘 시에 괄약근의 경련이 일어나서 일 것입니다. 따라서, 탐스로신(tamsulosin, Flomax)같은 알파차단제를 사용하면 이런 증상이 완화되거나 완전히 해결될 수 있습니다.

발기부전에 대해서 무엇을 할 수 있을까요?

주치의와 상담하십시오. 먼저 해야 할 일은 자세한 병력을 이야기하고 신체검사를 받는 것입니다. 의사는 문제가 정확히 무엇이고, 그 문제를 일으킨 원인이 무엇인지 알아내기 위해 노력할 것입니다. 성욕, 발기, 사정, 혹은 오르가즘의 문제인가? 문제없이 발기가 되던 것이 전립선암 치료를 받고 난 뒤부터 발기가 약해지거나 전혀 안된다면 별다른 의심의 여지가 없겠지만, 이런 경우에도 내과적 질환이나 정신과적 문제에 의한 증상일 수 있다는 가능성을 염두에 두고 감별 진단할 필요가 있습니다.

의사와의 일대일 대면에서 자세한 이야기를 피하기 위해 질문지를 작성해야 할 수도 있고, 의사가 직접 당신에게 매우 자세한 질문을 하게 될 수도 있습니다. 아마도 당신은 거의 틀림없이 민망함을 느낄 것입니다. 발기부전에 대해서 의사와 상담하는 것만큼 남성들에게 부담되는 일은 없기 때문입니다 하지만 그럴 필요 없습니다. 이 문제는 사적이고 민감하며 비밀을 요합니다. 진료실에서 의사와 나눈 대화는 다른 사람들에게 알려지지 않을 것입니다. 기억하십시오. 의사가 이런 문제에 관하여 상담하는 것은 당신이 처음도 마지막도 아닙니다. 미국에서만도 수천만이나 되는 사람들이 동일한 문제를 가지고 있습니다. 마지막으로 당신의 문제에 대해서 의사와 상담을 시작하는 것이 문제 해결의 첫걸음임을 꼭 기억하십시오.

처음 당신에게 주어지는 질문 중 하나는 밤에 자다 깼을때 발기가 되어 있는 적이 있냐는 것입니다. 대부분의 남자들은 잠들어 있는 동안 수차례 발기가 일어납니다. 이것은 대개 꿈꾸는 것과 관련되어 일어나며 급속안구운동(rapid eye movement; REM)이라 불리는 수면의 특정 단계에서 발생합니다.(발기된 채로 아침에 깨기 때문에 잠자는 동안 소변으로 방광이 꽉차서 발기가 일어난 것으로 생각하는 사람들도 있지만, 이것은 단지 두 가지 다른 현상이 동시에 일어났을 뿐이며 인과 관계는 없습니다.) 의사가 수면 중 발기에 관해 질문하는 것도 발기부전의 원인이 정신적이나 감정적인 것이 아닌지를 확인하기 위한 의도가 숨어 있습니다. 다시 말하자면, 만일 어떤 남성이 성관계를 시도하면 발기가 일어나지 않는데 밤에 자는 동안에는 여러 차례 발기가 일어난다면 이것은 아마도 그의 문제가 신체와 관련된 것이 아니라 심리적인 문제일 수 있다는 것입니다. 이러한 종류의 발기 문제를 우리는 '심인성'이라고 부르며, 이는 상담을 통해서도 비교적 치료가 잘 됩니다. 하지만 근치적 전립선 절제술을 받은 후에는 상황이 조금 다릅니다. 발기력이 있는 남성 중 많은 수가 수면 중 발기가 없다고 하고, 발기력이 없는 남성 중 일브는 수면 중 발기가 일어난다고 합니다. 어떻게 이것이 가능할까요? 아직은 잘 모르지만, 수술 후에 발기를 유발하는 자극이 다르다는 것과 발기력은 없지만 수면 중 발기가 일어나는 남성들의 경우에는 언젠가 성관계를 할 수 있다는 것을 알 수 있습니다.

또한 의사는 당신이 심혈관계 질환의 병력이 있는지를 물을 것입니다. 심장마비가 일어난 적이 있는 남성이나 관상동맥질환, 고혈압, 고지혈증, 흡연의 기왕력이 있는 남성들은 혈관에 문제가 있을 위험성이 대단히 높습니다. 흡연은 명백한 건강상의 위험인자인 것 외에도 동맥을 수축시킵니다. 흡연은 가역적인 발기부전의 원인입니다. 만일 당신이 금연을 하게 된다면 발기력이 크게 개선될 수 있을 것입니다. 발기가 일어나는 첫 번째 과정 중 하나는 동맥이 확장하여 혈액이 음경 안으로 채워지는 것입니다. 따라서 동맥이 수축한다며 확장이 잘 되지 않아 발기가 잘 일어날 수 없게 됩니다. 음경에 분포하는 동맥은 심장에 분포하는 것과 비슷한 크기입니다. 만일 당신이 심장병이나 고혈압, 죽상경화증(동맥이 딱딱해지는 질환), 고지혈증(심장질환에 영향을 미치는) 등을 가지고 있다면, 음경 내에 있는 동맥도 이미 좁아져 있을 확률이 매우 높습니다.

당뇨와 같은 신경학적 질환 역시 발기부전의 원인이 될 수 있습니다. 또한, 특정 약물들은 발기력 저하를 일으킬 수 있으며, 전립선 치료 시 같이 복용하면 발기부전을 초래할 수 있습니다. 예를 들어 시메티딘(cimetidine, Tagamet)이라는 약물은 궤양치료제로 사용되지만 테스토스테론의 작용을 막아서 남성호르몬에 대한 길항제로 작용합니다. 발기부전을 일으킬 수 있는 다른 약물 중에는 베타차단제(β-blocker)들과 이뇨제(thiazide) 계통 등의 고혈압 치료제들이 있고, MAO 억제제(monoamine oxidase inhibitor)나 삼환계 항우울제(tricyclic antidepressants)등의 우울증 치료 약물, 항정신병 약물, 진정제, 항불안제, 아편 등과 같은 남용 약물 등이 있습니다.(술과 담배도 발기부전을 유발하는 약물임을 잊어서는 안 됩니다. 이들 역시 약물로 분류됩니다.) 당신이 만약 어떤 종류의 약이든 복용하고 있다면, 심지어 그것이 허브나 보충제일지라도 의사에게 복용 여부를 알리고 혹시 그 약의 부작용 가운데 발기부전이 포함되어 있지는 확인해 보는 것이 좋습니다. 약물을 대체하는 것만으로도 발기부전에 큰 영향을 끼칠 수 있습니다.

진단 검사

의사는 아마 당신에게 몇 가지 검사를 추가로 받아보라고 권할 것입니다. 그 중에는 아마도 수면 중 발기검사(nocturnal penile tumescence test)가 포함되어 있을 것입니다. 검사명으로 봐서는 마치 고문일 것 같지만 이 검사는 단지 당신이 잠들어 있는 동안 발기가 일어나는지 여부를 확인하는 것입니다. 만일 의사가 당신의 발기 문제가 음경으로 가는 혈류의 문제라고 생각한다면, 아마도 도플러 검사를 받게 될 것입니다. 이 검사는 고해상도의 초음파를 사용해서 음경으로 가는 동맥 혈류를 검사하는 것입니다. 다른 검사로는 매우 가는 바늘을 사용하여 평활근 이완제를 음경에 주사하며 발기가 되는지를 보게 됩니다. 만일 이 주사로 발기가 일어나지 않는다면 혈관계 질환임을 짐작할 수 있습니다. 다시 말해서 동맥 혈류에 문제가 있다는 뜻입니다. 때로는 이 검사를 하는 동안 발기가 일어났다가 점차적으로 소실되는 경우가 있습니다. 이것은 정맥에 문제가 있음을 의미합니다. 정맥이 피가 새나가는 것을 막아주지 못해서 음경으로부터 빠져나가기 때문에 발기가 점차적으로 소실되는 것입니다. 참고: 놀랍게도 심리적인 요인들로 인해 이러한 강력한 약리학적 자극에도 음경이 발기되지 않을 수 있습니다. 이는 정신이 육체에 미치는 영향이 얼마나 큰지를 보여주는 것으로 이 경우에도 상담이 매우 큰 도움이 될 수 있습니다.

근치적 전립선 절제술 이후 발기력의 회복

근치적 전립선 절제술을 받았고, 한 쪽 혹은 양쪽 신경다발이 보존되었다면, 이는 당신의 발기력이 그대로 보존될 가능성이 있음을 의미합니다. 그렇다면 도대체 무엇이 문제일까요? 왜 발기가 일어나지 않는 걸까요?

의사는 "인내를 가지라"고 할 것입니다. 발기는 점차적으로 돌아옵니다. 보다 나은 충고는 이것일지도 모릅니다. "끈질기게 인내를 가지십시오. 발기가 완전히 다시 돌아오는 데까지는 어쩌면 4년이라는 시간이 걸릴 지도 모릅니다. 당신의 몸은

페이로니씨병과 근치적 전립선 절제술: 서로 연관이 있을까요?

페이로니씨병(Peyronie's disease)은 음경 내에 분포하는 결합조직의 이상으로 발기 중에 음경이 휘는 질환입니다. 이 질환은 약 10만 명당 26명꼴로 진단될 정도로 드문 질환이며, 대부분 50대, 60대에서 발병하게 됩니다. 하지만 존스 홉킨스 병원의 비뇨기과 전문의들은 페이로니씨병이 근치적 전립선 절제술을 받은 환자들에게서 더 자주 발생한다는 것 같다는 작지만 분명한 경향을 발견하였습니다. 이것은 단지 우연의 일치일까요? 페이로니씨병 군과 근치적 전립선 절제술 군의 평균연령대는 거의 같습니다. 혹은 수술 절차나 술 후 회복되는 과정이 어떤 식으로든지 이 병의 발생에 기여하고 있는 것일까요?

발기 관련 치료를 전문으로 하는 비뇨기과 의사 조나단 P. 재로우(Jonathan P. Jarow)는 "페이로니씨병은 음경에서의 관절염과 같습니다. 관절 내에 흉터 조직이 침착되다 보면 관절염이 됩니다. 음경에서도 마찬가지입니다."라고 하였습니다. 이러한 흉터가 쌓여서 때로는 음경 만곡을 유발합니다.(이것은 발기 중에만 나타납니다) 만져지거나 통증을 유발하는 결절로 발현되기도 하여 환자 스스로 발견하고는 매우 놀라기도 합니다. 재로우는 "많은 사람들은 음경에 암이 생긴 것이 아닌가 해서 매우 걱정을 합니다. 하지만, 우리는 검사를 통해 그것이 무엇인가를 아주 정확히 알아낼 수가 있습니다."라고 말합니다. 그는 이 질환이 환자들을 성가시게 할 수는 있지만, 생명을 앗아갈 만한 문제는 아닌 것을 환자들에게 설명하여 안심시키기 위해 노력했다고 합니다. "이 질환이 있다고 해서 수명이 길어지거나 짧아지지는 않습니다."

누구도 페이로니씨병이 어떻게 발생하는 것인지에 대해서는 알지 못하지만, 학자들은 작은 손상들이 수차례 반복되는 것이 연관되어 있거나 재로우가 주장하듯이 "닳고 또 닳아서" 생긴 것으로 믿고 있습니다. "한 가지 이론은 불완전한 발기상태에서 성교를 시도하다가 음경이 꺾이는 등의 경한 외상이 반복적으로 발생하게 되면, 이러한 외상은 결국 흉터 조직이 쌓이는 결과를 초래한다는 것입니다." 재로우가 지적하기를 "페이로니씨병은 발기부전 환자에게서 더 많이 나타납니다. 진공 발기 기구와 같은 치료방법에 의해 이차적으로 발생한 것인지, 혹은 이런 치료와는 관계없이 애초부터 가지고 있던 발기 문제로 인한 것인지는 분명하지 않습니다."

근치적 전립선 절제술을 시행받은 64명을 대상으로 한 연구에서, 3명이 수술 이후에 갑작스럽게 페이로니씨병이 발병했다고 재로우는 말합니다. "이 비율이 대단히 낮은 것처럼 들릴 겁니다. 하지만 일반인에서의 발병율과 비교해 본다면, 이것은 약 1000배나 높은 것입니다."

일부 남성들에서는 다른 결체 조직 질환과 마찬가지로 페이로이씨병과 관련된 유전적인 요소가 있을 수 있습니다. 재로우는 유전적인 증거를 찾아내기 위해서 이 병의 가족력을 가진 사람들을 찾고 있습니다. "만약 우리가 페이로니씨병의 발생기전을 밝힌다면, 미래에는 다른 사람들 뿐만 아니라 근치적 전립선 절제술을 받는 남성들에 있어 이 질환의 발병을 막을 수 있을 지도 모릅니다"

다행스런 사실은 페이로니씨병이 계속해서 진행하지는 않는다는 점입니다. "20% 미만의 사람들에게서는 자연적으로 완전히 사라졌습니다."라고 재로우는 말합니다. "대부분의 사람들에게서는 점차적으로 안정화되고, 통증이 완전히 사라집니다. 결절은 점점 덜 도드라지고, 만곡 역시 점차 약해집니다. 거의 모든 환자에게서 질환의 진행 즉 흉터 조직의 침착은 시간이 지나면 멈춥니다."

이 질환이 발병할 당시에 발기가 가능했던 사람들은 대개 발기력을 유지할 수 있다고 재로우는 말합니다. "다시 말하자면, 발기의 문제, 특히 강직도 문제는 대개 페이로니씨병에 의해서 생기지 않습니다." 하지만, 근치적 전립선 절제술을 받은 대부분의 사람들은 발기와 관련해서 일시적인 문제들을 몇가지 가지고 있으며, 따라서 치료는 환자가 호소하는 증상에 따라서 선택되어야 합니다.

"만약 문제가 만곡에 있다면, 즉 음경이 너무 휘어서 성관계를 할 수 없거나 그의 파트너가 불편해 한다면, 우리는 통원 수술로 휜 음경을 바로 잡아 줄 수 있습니다."라고 재로우는 말합니다. "하지만 만약 음경의 만곡 정도가 너무나 심해서 성관계 자체가 불가함과 동시에 강직도에도 문제가 있다면, 음경을 똑바로 해주는 것과 더불어 음경 보형물을 삽입해야 합니다. 이것 역시 통원 수술로 가능합니다. 만약 심각한 만곡이 없이 단지 발기에만 문제가 있다면 발기부전을 겪는 다른 일반적인 경우와 마찬가지로 치료하면 됩니다. 처음에는 약물로 시작해서, 주사로, 진공 기구로, 그리고 만약 필요하다면 음경 보형물을 사용해야 합니다."

충격적인 경험을 하였기 때문에 이로부터 회복되는 데에는 시간이 필요합니다." 그렇다고 해서 당신이 발기가 완전히 회복될 때까지 혹은 4년이라는 긴 시간 동안 성관계를 갖지 말라는 것은 전혀 아닙니다. 또한, 수술 후 2개월 지난 시점의 발기력은 2년 뒤 확실히 달라진다는 사실을 기억하십시오. 대부분의 환자들은 시간이 지나면서 발기력이 점차 개선되는 것을 경험합니다. 시간이 갈수록 발기력이 점점 좋아집니다.

수술을 받기 이전에 남성은 성적으로 흥분이 되고, 발기가 되고, 그 후 성관계를 하게 됩니다. 하지만 근치적 전립선 절제술 이후에는 발기를 유발하는 자극원이 달라집니다. 음경에서 직접적으로 느낄 수 있는 자극으로 시각이나 정신적인 자극보다 촉각이 훨씬 더 중요하게 됩니다. 대개 수술 후 얼마 안 된 시점에서 발기를 일으킬 수 있는 유일한 자극은 직접적인 성적 자극입니다. 수술도 발기와 관련된 일련의 과정을 바꾸어 놓습니다. 수술 이전에는 시각이나 심인성 자극이 발기를 일으키고 이것이 성행위에 대한 흥미를 불러 오지만, 이제는 성관계를 하기에 충분한 정도의 발기를 위해서는 성적 자극이 선행되어야 합니다. 이제는 행동이 먼저 취해져야 합니다. 다시 말해, 당신과 당신의 파트너는 선동자나 중재자로서의 역할을 하는 뇌를 무시하고 직접 음경과 소통해야 합니다. 따라서 여러 가지 형태의 성행위를 시도하는 것을 두려워하지 마십시오.

만일 부분적인 발기가 가능하다면 성관계를 가지시지 바랍니다. 질을 통한 자극이 발기를 개선하기 위한 가장 좋은 자극입니다. "완벽한 발기"가 가능할 때까지 기다리지 마십시오.(발기가 수술 전 같기 위해서는 너무나 오랫동안 기다려야 할 것이고, 이는 삶의 중요한 한 부분을 잃고 있는 셈입니다.) 발기가 조금이라도 된다면 질 삽입을 시도하십시오. 당신은 아마도 틀림없이 발기가 훨씬 더 단단해짐을 느끼게 될 것입니다. 대부분의 약국에서 구입할 수 있는 아스트로 글라이드(Astroglide)와 같은 윤활제를 사용하는 것 또한 상당히 큰 도움이 될 것입니다. 기억하십시오. 당신은 발기 없이도 오르가즘을 느낄 수 있습니다.(단, 사정액이 없더라도 놀라지 마십시오. - 앞의 내용을 참고하세요.)

하지만, 초기에는 질 삽입을 하기에 충분하게 발기되지 않기도 합니다. 흔한 이유 중 하나는 위에서 설명한 것처럼 정맥을 통해서 피가 새어 나가기 때문입니다. 동맥이 그 역할을 충실히 수행하여 음경에 피가 가득차서 부분적으로 발기가 되더라도, 정맥이 음경 내로 들어온 피를 가두어 두지 못하는 것입니다. 이러한 상황을 개선하기 위해서 많은 남성들은 일어선 상태에서 성행위를 시도합니다. 그러면 훨씬 발기가 단단하게 되는 것을 발견하게 됩니다.(정맥을 통해 빠져나가는 피는 심장으로 되돌아가야 하는데, 만일 서 있다면 누워있을 때보다 피가 되돌아가는데 있어 더 오랜 시간이 소요되기 때문입니다.) 성행위는 서있을 때는 물론 무릎을 꿇고 있을 때도 계속될 수 있습니다. 또한, 뒤에서 삽입을 시도하는 것도 도움을 줄 수 있습니다. 만일 여성이 앞쪽으로 허리를 굽히고 있다면 질이 보다 쉽게 열릴 것입니다.

정맥으로 피가 새는 것을 막기 위한 다른 방법은 전희나 성적 자극을 시작하기 전에 부드러운 지혈대를 음경의 밑 부분에 사용하는 것입니다. 지혈대의 목적은 자극에 의해 동맥이 이완하여 음경으로의 혈류가 증가한 후에 그 피가 음경 내에 유지되도록 하는 것입니다. 지혈대는 음경내로 혈류가 들어가는 것을 방해하지는 않으며 단지 빠져나가는 것만을 막습니다. 고무 밴드나 머리끈을 이용해서도 같은 효과를 볼 수가 있습니다.(혹은 당신이 만일 성인용품 가게에 들어갈 수 있을 정도로 용감하다면, 발기고리라는 기구를 사용할 수도 있습니다.)

요약하자면

사람마다 발기력의 회복에는 차이가 있습니다. 다시 말하지만, 어떤 사람들은 발기력을 완전히 되찾는 데 4년이라는 시간이 걸리기도 하고, 어떤 사람들은 단지 수술 몇 주 후부터 성관계가 가능하기도 합니다. 어떤 경우든지, 당신은 음경이 스스로 발기가 될 때까지 기다릴 필요가 없습니다.

마지막으로 근치적 전립선 절제술을 받은 후 발기가 되지 않는 모든 남자들의 경우에도 여전히 음경은 정상 감각을 유지하고 있으며 정상적인 오르가즘이 가능함을 다시 한 번 강조하고 싶습니다. 따라서 만일 발기가 되지 않는다고 해도, 그리고 추가적인 도움을 필요로 한다고 해도 당신의 성기능은 거의 확실히 회복됩니다. 만약 도움이 필요할 경우에는 다음에서 이야기 할 다섯 가지 기본적인 방법들이 있습니다.

방사선 치료 후 발기력의 상실

수술의 경우 발기부전이 바로 나타나는 것에 비해 방사선 치료의 경우는 훨씬 더 점진적으로 나타납니다. 방사선 치료를 받고 난 직후에는 성기능에 문제가 없을 수 있습니다. 하지만 1년이나 혹은 2년에 걸쳐서 매우 점진적으로 진행됩니다. 이렇게 발기부전이 천천히 진행되는 이유는 방사선이 음경에 피를 공급하는 동맥을 손상시키기 때문입니다. 하지만, 최근 연구 결과에 의하면 방사선 치료, 특히 근접방사선치료(brachytherapy)는 신경혈관다발까지 손상시킨다고 알려져 있습니다. 섬세한 신경을 보호하고, 발기부전으로 진행하는 것을 막기 위해서 방사선 치료 전문가들은 이 부위에 가해지는 방사선 조사량을 예측할 수 있는 새로운 방법을 개발해나아가고 있습니다.

발기부전 문제에 대한 해법들

더 자세한 내용을 하기에 앞서 어떤 사람들은 전립선암 치료를 받기 이전부터 성행위가 많지 않았으며 수술 후에도 그다지 흥미를 느끼지 않는다는 사실을 짚고 넘어갑니다. 특히 고령일수록 그러한 일은 매우 흔하며 발기를 크게 신경쓰지 않는다고 해서 문제가 있는 것은 전혀 아닙니다.

하지만 치료를 받기 전에 성적으로 매우 활발했던 사람들은 이러한 삶이 계속되기를 바랍니다. 그렇다면 다음 할 일은 무엇일까요? 첫째로, 배우자를 당신의 문제에 동참시켜야 합니다. 환자의 대인관계에 있어서 발기부전이 미칠 수 있는 부정적인 영향을 보아온 의사들은 다음과 같이 말합니다. "자신에 대한 수치심과 자기 연민, 패배감, 분노, 그 밖의 다른 부정적인 감정에 휩싸여 침대 한구석에 틀어박혀 괴로워하면서도 당신의 배우자에게 이 문제에 대해서 말하지 않는 것이야말로 가장 어리석은 행동입니다". 당신의 배우자는 무엇이 일어나고 있는지 알아야 하며, 해결책의 일부가 되어야 합니다.

둘째로, 위에서 말했듯이 가능한 일찍(수술 후 4주, 방사선 치료 후에는 그보다 빨리) 여러 가지 방법을 시도해 보라는 것입니다. 새로운 혈액을 음경으로 공급하기 위해 당신이 행하는 모든 방법들이 자발적인 발기가 회복되는 속도를 더욱 빠르게 할 것입니다. 많은 남성들이 이런 사실을 이해하지 못합니다. 그들은 여러 가지 방법을 동원하는 것이 발기력의 자연 회복을 더디게 할 것이라고 생각하기 때문에 꺼리지만 이것은 잘못된 생각입니다. 예를 들어, 다리에 부상을 당했다고 생각해 봅시다. 처음에는 양쪽에 목발을 짚고 다녀야 할 것입니다. 그러다가 다리에 힘이 생기기 시작하면 아마도 목발을 한쪽만 집게 될 것이고, 시간이 더 지나고 나면 지팡이가 목발을 대신할 것입니다. 그리고 지팡이 없이 걷게 되고, 달리게 되고, 나중에는 원한다면 마라톤이라도 뛸 수 있게 될 것입니다. 성행위에서도 똑같은 원칙이 적용됩니다. 필요하다면, 지혈대, 탄력 밴 여러 가지 방법을 일찍 시도하십시오. 만약 더 많은 도움이 필요하다면 다음과 같은 순서를 따르면 됩니다.

- 발기부전 약물 - 비아그라, 씨알리스, 레비트라와 같은 포스포다이에스테라제 억제제(phosphodiesterase inhibitor; PDEI)
- 요도 내 약물주입치료
- 음경 내 주사 치료
- 진공 발기 기구
- 음경 보형물(임플란트)

비아그라(sildenafil, Viagra), 씨알리스(tadalafil, Cialis), 레비트라(vardenafil, Levitra) 같은 발기부전 약물들, 요도 내 약물주입치료, 또는 음경 내 주사 등의 약물요법을 우선 시작해 보십시오. 왜냐하면, 이러한 약물들은 음경 내로 혈액을 유입시켜서 발기를 유도하며 자발적인 발기가 가능하도록 도와주는 역할을 하기 때문입니다. 어떤 사람들은 만일 이러한 방법들을 사용하기 시작하면, 그 후로도 매번 사용해야 되고, 의존도가 높아져 결국 자발적인 성행위가 다시는 돌아오지 않게 될까봐 염려하기도 합니다. 그러나 그런 일은 절대 일어나지 않습니다. 이러한 방법들은 혈류를 음경으로 유입시킴으로써 오히려 회복을 더욱 빠르게 합니다. 이런 방법들을 "목발"이라고 생각하시면 됩니다. 자발적인 성행위가 회복되기 시작하면 더 이상 이런 방법들에 의존할 필요가 없습니다.

발기부전 약물

비아그라, 씨알리스, 레비트라와 같은 포스포다이에스테라제 억제제들은 발기부전에 있어 주목할 만한 돌파구입니다.(참고: 이런 약물들은 비슷하지만 완전히 동일하지는 않습니다. 다른 약물에 비해 당신에게 더 효과가 좋은 약물이 있을 수 있습니다.) 이 약물들은 방사선 치료를 받거나 근치적 전립선 절제술을 받은 많은 사람들에게서도 상당히 좋은 효과를 발휘하지만, 신경혈관다발이 보존되어 있는 경우에서만 효과가 있습니다.(발기부전 약물들이 근치적 전립선 절제술을 받은 환자들에게서 효과가 전혀 없다고 보고한 연구자들은 아마도 신경을 보존하는 수술 방법을 사용하지 않은 환자군을 대상으로 연구를 했기 때문에 그런 결과가 나왔을 것입니다.)

발기부전 약물들은 기적의 약물이라고 불려왔습니다. 이것이 무엇을 의미합니까? 이 약물이 당신의 발걸음을 가볍게 하고, 결혼생활에 활력에 불어넣어주고, 청구서를 대신 갚아주며, 그 외 당신의 모든 문제를 해결해 줍니까? 그렇지 않습니다. 그렇다면, 복용즉시 발기가 되는 약입니까? 그렇지도 않습니다. 일부 TV 프로그램에서 묘사되는 것과는 달리, 이러한 약을 복용한다고 해서 순식간에 모든 것이 해결되는 것은 아닙니다. 어떤 일이 일어나는지 이해하기 위해서 우리는 발기의 생화학적

기전을 간단히 살펴볼 필요가 있습니다.

몇 해 전에 연구자들은 화학적 전달물질, 신경전달물질인 산화질소(nitric oxidei; NO)가 발기에 필수적인 역할을 한다는 사실을 발견하였습니다. 이미 앞에서 이것에 대해 간단히 언급한 바 있지만, 여기에서 조금 더 자세히 살펴보도록 하겠습니다. 남성이 성적 자극을 받으면 음경 내의 미세한 신경 말단에서 산화질소가 분비되고, 이것이 음경 내의 평활근 조직을 이완시킴으로써 혈관들이 팽창하게 됩니다. 우리 몸의 다른 여러 화학 작용들처럼 발기도 마치 도미노 같은 연쇄반응이라면, 산화질소는 단지 그 중 첫 단계일 뿐입니다. 다음 단계로 산화질소는 또 다른 화학적 스위치 역할을 하는 cGMP(cyclic GMP)를 활성화시키며, 이것을 전문용어로 2차 전달물질이라고 부릅니다. cGMP는 혈관과 평활근 내에 존재하는 활성물질로 근육의 팽창과 이완을 담당합니다. 여기서 우리는 cGMP를 엔진을 돌리기 위해 사용하는 휘발유에 비유할 수 있습니다. cGMP가 얼마나 많이 존재하느냐에 따라 얼마나 발기가 강하게 되는지, 그리고 얼마나 오래 지속되는지가 결정됩니다. 당연히 발기가 영원히 지속되어서는 안 되기 때문에 발기를 시작하는 스위치뿐만 아니라 그것을 종료하는 스위치 역시 존재하며, 포스포다이에스테라제(phosphodiesterase; PDE)라는 효소가 그 역할을 담당합니다. cGMP는 몸의 여러 기관에 작용을 나타내며, 그것을 종료하는 스위치인 포스포다이에스테라제는 여러 조직에서 특징적인 형태로 존재하여 작용합니다. 음경에서는 5형의 포스포다이에스테라제가 존재합니다. 발기부전 약물들은 바로 이 포스포다이에스테라제 제 5형의 작용을 봉쇄합니다.(이것이 발기부전 약물들을 PDE-5 억제제로 부르는 이유입니다.) PDE-5를 억제함으로써 cGMP의 작용을 증폭시키게 됩니다.

● **부작용** 대부분의 발기부전 약물들은 신체의 다른 조직에 거의 영향을 끼치지 않습니다. 예외적으로 비아그라는 일시적으로 약간의 시각 장애를 초래할 수 있습니다.(비아그라를 복용한 사람 중 3%에서 시야가 파랗게 되는 현상이 나타납니다.) 이는 비아그라가 망막의 추상세포(cones)에 있는 포스포다이에스테라제 제 6형(Type 6 phosphodiesterase)에도 영향을 미치기 때문입니다. 이러한 약물들에 의해 생길 수

있는 다른 부작용을 심장 질환으로 질산염(nitrate)형태의 약물(예를 들어, 니트로글리세린(nitroglycerin))을 복용중인 환자에게 영향을 미친다는 것입니다. 발기부전 약물들과 니트로글리세린 모두 혈압을 낮출 수 있습니다. 두 약물을 같이 복용할 경우, 위험한 수치까지 혈압이 떨어질 수도 있습니다.

그 외에 다른 부작용들은 비교적 경미합니다. 가장 흔한 것은 두통(16%), 안면홍조(10%), 그리고 위장장애(7%)입니다. 일부 남성들은 근육통, 요통, 콧물 등을 호소하기도 합니다.(안면홍조는 비아그라와 레비트라에서, 근육통과 요통은 씨알리스에서 더 흔하게 나타납니다.)

근치적 전립선 절제술 이후에 발기부전 약물들은 얼마나 큰 효과를 볼 수 있을까요? 존스 홉킨스 병원에서는, 양쪽 신경혈관다발을 보존했지만 수술 이후 1년 이상 성관계가 되지 않았던 남성에서, 발기부전 약물을 사용 시 80%의 환자가 성관계를 갖는 데에 성공하였습니다. 그러나 다시 한 번 말하지만 이런 약물을 복용한다고 해서 바로 발기가 유발되지는 않습니다. 수술 이후 처음 몇 달에서 일 년까지도 별다른 효과를 보지 못할 수 있습니다. 이것은 아마도 신경이 일시적으로 마비되기 때문일 것이라고 생각하고 있습니다. 그러나 신경들이 점차적으로 회복됨에 따라 발기부전 약물들의 효과는 점점 커질 것입니다. 따라서 만약 당신이 수술 후 6주일이 지난 시점에 발기부전 약물들을 먹어서 별로 효과를 보지 못했다면, 효과를 볼 때까지 매달 약을 복용해 볼 필요가 있습니다.

또한, 약물을 반드시 올바른 용법으로 복용해야 합니다. 이런 약물들은 모두 약 이십분 이내에 작용하기 시작합니다. 그러나 음식, 특히 기름진 음식과 함께 발기부전 약물들을 복용한 경우, 위 배출시간을 지연시켜 소량의 약물만이 소장으로 유입되며 발기를 촉진시키기 위해 필요한 높은 혈중 농도에 절대 도달할 수 없게 됩니다. 비아그라에서 이러한 문제점이 가장 확연하게 나타나고, 레비트라에서는 덜 나타나며, 씨알리스는 이런 문제를 일으키지 않습니다. 이런 차이가 생기는 이유는 각 약물의 작용시간과 연관되어 있습니다. 씨알리스의 효과는 36시간정도이므로 약물이 혈액 속에 오랫동안 머물러 있습니다. 레비트라는 8시간까지 지속될 수 있습니다. 가장 작용시간이 짧은 약은 비아그라로, 길어야 2시간정도밖에 지속되지 않습니다.

그러므로 비아그라로 효과를 보기 위해서는 빨리 높은 혈중 농도에 도달해야 되지만, 음식을 잔뜩 먹었다거나 우유나 기름진 것을 먹은 후에는 효과를 볼 수 없습니다. 잔뜩 식사를 한 상태에서 비아그라를 복용할거면 차라리 복용하지 않는 편이 낫습니다. 그냥 버리는 것에 불과합니다. 비아그라는 공복에 가장 효과가 좋습니다. 약 한 시간이면 혈관 내에서 가장 강력한 작용을 할 수 있게 됩니다. 바로 이 시점에 성적인 자극을 받아야 합니다.(다시 말하지만, 수술 직후에는 성적인 생각을 하는 것만으로는 충분하지 않으며, 촉각을 이용한 성적 자극이 있어야 합니다.) 따뜻한 물에 몸을 담그면 골반으로의 혈류량이 증가합니다. 약을 복용한 후 성관계를 갖기 전까지 이렇게 시간을 보내는 것도 괜찮은 방법일 수 있습니다.(이것은 MUSE의 효과를 개선시키는 것으로 보고되기도 하였습니다. 아래 내용을 참고하세요.) 비아그라는 발기를 유발하는 작용을 하는 약물이 아니라 촉진시키는 약물임을 기억하십시오.

● **약용량은 얼마부터 시작해야 하며, 수술 후 언제부터 약을 복용하기 시작해야 하는가?** 금기(약을 사용해서는 안 되는 의학적인 이유)에 해당하지 않는 이상 최대 용량부터 시작하는 것이 타당합니다. 비아그라의 최대 용량은 100mg이고, 레비트라나 씨알리스의 경우에는 20mg입니다. 이 용량으로 반응이 있지만 부작용이 생긴다면 언제든 약을 줄일 수 있습니다. 이것을 하기 위한 가장 비용-효율적인 방법은 약국이나 온라인으로 구매가능한 알약 절단기(pill cutter)를 사용하거나, 그냥 알약을 반으로 쪼개는 방법이 있습니다. 다음 질문은 약을 어느 정도 간격으로 먹어야 하냐는 것입니다. 몇몇 의사들은 근치적 전립선 절제술 시행 후 매일 또는 격일 간격으로 약을 복용해야 한다고 믿습니다. 저도 환자들에게 한 동안 이렇게 하도록 권장했었지만 그리 큰 효과를 보지는 못했습니다. 유럽에 있는 존경받는 동료의사도 유사한 경험을 했다는 말을 들었습니다. 따라서 저는 성행위가 필요할 때 발기부전 약물을 복용하는 것이 가장 최선의 방법이라고 생각합니다. 그러나 음경으로 혈류가 충분히 공급되는 것이 발기력 회복에 도움이 된다는 사실은 의심의 여지가 없습니다. 당신이 약을 매일, 격일 밤마다, 또는 필요할 때마다 복용하던 수술 후 4주 정도부터는 발기부전 약물을 복용하기 시작해야 한다고 강력하게 권하는 바입니다.

● 발기부전 약물을 복용해서는 안 되는 경우는 언제일까요? 만일 당신이 심혈관계 질환, 색소성 망막염, 또는 간이나 신장에 심각한 질환의 병력이 있다면, 발기부전 약물들을 복용 전에 의사와 상의해야 합니다. 발기부전 약물들은 음경에 주작용을 하도록 만들어졌지만, 특정한 건강상태에서는 안전하지 않을 수 있습니다.

만일 당신이 다음에 해당된다면 발기부전 약물을 복용하지 마십시오.

- 당신이 니트로글리세린 등의 질소화합물을 복용하고 있을 경우
- 최근 6개월 이내에 심장 박동이 불규칙하거나, 심장 마비를 경험한 경우
- 저혈압인 경우(90/50 mmHg미만)
- 고혈압인 경우(179/110 mmHg 이상)
- 울혈성 심부전이나 흉통이 있을 경우
- 색소성 망막염이 있을 경우

발기부전 약물들은 간에 있는 효소들에 의해 분해됩니다. 따라서 만약 심각한 간부전을 가지고 있다면 이 약물들의 작용이 매우 오래 지속될 것입니다. 또한 자몽을 먹거나, 자몽을 함유된 음료를 마시거나, 아니면 시메티딘(cimetidine, Tagamet), 케토코나졸(ketoconazole, Nizoral), 에리스로마이신(erythromycin)이나 HIV치료를 위한 단백 분해 효소 억제제(protease inhibitor) 등의 약물을 복용할 경우 발기부전 약물의 분해가 확연하게 지연될 수 있습니다. 만약 이러한 약물을 복용 중이라면 우선 내과 전문의와 발기부전 약물 복용의 위험성에 대해 논의하여야만 합니다.

성관계를 위해 발기부전 약물을 복용하는 사람 중 심장 마비로 사망하는 사람도 있습니다. 이것은 아마도 약의 직접적인 효과가 아니라 성행위와 관련된 신체운동 때문에 일어난 것으로 보입니다. 심장 질환을 가진 사람들 중 다수가 운동을 전혀 하지 않거나 규칙적으로 하지 않습니다. 이들은 야구를 한다거나, 눈을 치운다거나, 무거운 가구를 옮기는 등 평소 하지 않던 일을 갑자기 하다가 심장마비를 경험하게 됩니다. 이러한 사람들이 발기부전이 있다면 아마도 평소에 거의 성행위를 하지 않을 것이고 그에 수반되는 성적 흥분을 느끼지도 못했을 것입니다. 그러나 만일 이러

한 사람들이 발기부전 약물을 복용하여 성행위를 할 수 있게 되고, 그들이 해서는 안 되는 정도까지 격렬한 운동을 하게 되면 심장마비가 될 수 있습니다. 가장 안전한 방법은 먼저 의사와 상의하는 것입니다. 만일 당신이 운동을 할 수 없다거나 신체 활동에 제한이 따른다면 이런 약물을 복용하지 마십시오.

발기부전 약물에 의해 실명할 수 있을까요?

2005년에 비아그라를 복용한 직 후 시력을 상실한 30여명 남성에 관한 끔찍한 이야기가 보도되었습니다. 이 소식은 많은 남성들을 겁먹게 만들었고, 신체적 상해를 다루는 여러 법률사무소들은 바빠졌으며, 이들은 비아그라의 생산회사인 화이자(Pfizer)를 상대로 집단소송을 벌이는 것에 대해 인터넷 상에서 광고를 해댔습니다. 그러나 이러한 시력 상실은 약을 복용한 2천만 명의 사람들 중에서 30명에게서 발생했습니다. 이 부작용을 맡은 조사관은 오직 비동맥 전방국소빈혈성 시신경장애(non arteritic anterior ischemic optic neuropathy; NAION)를 가진 사람에서만 이 문제가 일어난다는 사실을 발견했습니다.(비동맹 전방국소빈혈성 시신경장애란 50세를 넘긴 성인에게서 꽤 흔하게 발생하는 급성 시신경 질병입니다) 이 질환의 전형적인 피해자들은 당뇨, 고혈압, 관상동맥 질환, 고지혈증 같은 합병증을 가졌거나 흡연을 하는 사람들입니다.

다행히도 당신이 흡연을 하거나 위에서 언급한 합병증 중 한 가지를 가졌고, NAION에 대한 위험요소를 가지고 있어서 걱정하고 있다면, 문제가 생길 때까지 기다려서는 안됩니다. 그럴 경우 안과의사를 찾아가 NAION을 야기하는 해부학적인 이상이 있는지 검사해봐야만 합니다. 이 검사방법은 low cup-to-disc ratio 또는 crowded disc라고 불립니다. 비아그라를 복용하는 것이 이들 30명의 남자들에게 시력상실을 전적으로 유발했는지 혹은 그들이 NAION과 관련된 해부학적 이상이나 높은 수준의 위험요소를 가지었기 때문에 점차적으로 시력상실이 된 건지에 대해 확실히 알려져 있지는 않습니다. 하지만 만약 한쪽 혹은 양쪽 눈에 영향을 끼치는 이러한 유발인자를 가지고 있다는 것으로 확인이 된다면, 발기부전 약을 복용하기 전에 안과의사의 조언을 구해야만 할 것입니다.

●어떤 발기부전 약이 가장 효과가 좋습니까? 한 연구에서 3개의 발기부전 약물을 동시에 비교한 자료는 그동안 없었습니다. 3가지 약물 모두 효과적이지만 복용하는 남성에 따라 효과가 다릅니다. 사람마다 약물에 어떻게 반응하고 저항성을 갖는지는 포스포다이에스테라제 제 5형 효소에 대한 유전적인 다양성이 영향을 미치게 되는 것입니다. 씨알리스는 36시간의 작용시간을 갖기 때문에, 계획하여 성관계를 가질 필요가 없어 배우자(파트너)에게 압박감을 덜 줄 수 있습니다. 일부 의사들은 레비트라가 부작용이 더 적다고 믿고 있습니다. 당신은 어떤 약을 먹어야 합니까? 이것을 알 수 있는 가장 좋은 방법은 비뇨기과 전문의로부터 3가지 약물 모두의 견본을 받아서 복용해 보는 것입니다.(최근에는 국내에서도 발기부전 치료제가 개발되어 사용되고 있습니다.) 당신에게 어떤 약이 가장 효과가 좋은 지 각각 시도해봐야 합니다. 적어도 한 번 이상 씩 복용해봐야 합니다. 처음에는 약이 제대로 작용하지 않을 수도 있습니다. 이때는 더 빈 속에 약을 복용하는 등 같은 약을 다른 세팅으로 시도해 보는 것이 더 좋은 효과를 가져다 줄 수 있습니다. 다행히도 우리에게는 선택할 수 있는 약물이 여러 가지 있습니다.

●발기부전 약을 얼마나 오랫동안 복용해야 하는 것입니까? 근치적 전립선 절제술을 시행받은 후 비아그라를 복용 중인 남성들에 대한 연구 결과, 3년 째에도 71%가 여전히 약물에 반응을 보이는 것으로 나타났습니다. 나머지 29%의 환자들 중 절반은 정상적인 발기가 돌아와서 약물 복용을 중지하였고, 나머지 절반은 약이 더 이상 도움이 되지 않는 것 같아서 중지하였습니다. 이러한 결과는, 근치적 전립선 절제술 시행 후 발기부전이 생긴 대다수의 남성들의 경우, 발기부전 약물들에 처음부터 반응이 있었다면 3년까지도 계속해서 효과를 보이며 이에 만족해 한다는 것을 보여줍니다.

다른 약물을 이용한 접근

아직까지 사용가능한 단계는 아니지만, 새로운 약물들이 시장에 수년 안에 모습을 드러낼 것입니다. 그중에 하나가 경구용 펜톨라민(phentolamine, Regitine)

입니다. 또 다른 약물로는 뇌에서 도파민의 효현제(agonist)로 작용하는 아포몰핀(apomorphine, Apokyn)이 있습니다. 아포몰핀은 발기부전 환자의 60%에서 발기를 유도할 수 있는 것으로 보고되었습니다. 그러나 그 약을 복용한 사람들 중 많은 수가 구역 또는 구토 등 분위기 있는 성관계와 거리가 먼 부작용이 호소한다고 합니다. 또한, 멜라민 세포 자극 호르몬(melanocyte stimulating hormone; MSH)이라고 불리는 약물이 성욕에 강력한 효과를 나타내는 것으로 보입니다. 앞에서 이미 언급했듯이, 많은 남성들이 전립선암 치료를 받은 이후 성욕이 감퇴된다고 합니다. 그 원인 중 하나로 우울증을 들 수 있으며, 이때에는 항우울제가 큰 도움을 줄 수 있습니다. 새로 개발된 강력한 MSH 유사물질은 심지어 심인성 발기부전 환자에서도 발기를 유발하는데 효과가 있다는 초기 연구 결과가 나와 있습니다.

●**미래에는** 우리는 왜 발기를 조절하는 신경이 손상되었을 때 발기부전이 초래되는지를 살펴보았습니다. 이러한 신경들을 보존하는 데에 초점을 맞춰서 현재 많은 연구들이 진행되고 있습니다. 동물을 대상으로 한 여러 연구에서는 성장인자(growth factor)가 신경 기능 회복 속도를 보다 향상시킨다는 사실이 밝혀졌습니다. 또한 언젠가는 성장인자를 직접 음경에 주입하여 신경 자극을 촉진시키기 위한 방법으로 유전자 치료가 이용될 것이라는 가능성을 뒷받침해줄 만한 근거들이 있습니다.

새로운 응용 방법들 또한 연구 중입니다. 과학자들은 프로스타글란딘티(prosraglun, Alprostadil)이나 칼슘 채널 차단제인 파파베린(papaverine Pavabid), 니트로글리세린 등과 같은 혈관 이완제 성분이 들어있는 연고나 젤 형태의 국소도포제를 개발하기 위해 노력 중입니다.

요도 내 치료

약물을 이용한 접근 방법 중 또 다른 한 가지는 요도 내로 직접 약물을 주입하는 것입니다. 그 중 하나는 프로스타글란딘 E1(prostaglandin E1, Alprostadil)이라는 혈관 이완제가 든 아주 작은 좌약을 주입하는 유발제 요도 주입법(Medicated Urethral System for Erection; MUSE)입니다. MUSE의 가장 큰 장점은 투약이 쉽다는 것입니다. 먼저 요도를 습하게 하기 위해서 소변을 봅니다. 그 후에 서 있는 자세에서 요도의 끝부분에 좌약을 넣습니다. 그리고 약 15분 동안 음경을 마사지해서 약이 흡수되도록 합니다. 이때 음경 밑 부분에 지혈대를 착용하는 것이 도움이 됩니다. MUSE는 약 40%의 발기 부전 환자들에게서 효과가 있지만, 문제는 MUSE가 근치적 전립선 절제술을 시행 받은 많은 사람들에게는 이상적인 치료방법이 아니라는 것입니다. 어떤 이유로 인해서 프로스타글란딘 E1은 때때로 근치적 전립선 절제술을 시행 받은 환자에게서 극심한 통증을 유발합니다. 그러나 방사선 치료 등 다른 이유로 인해서 발생한 발기부전 환자들은 그러한 통증을 겪지 않으며, 이들에게 MUSE는 아주 훌륭한 치료법이 될 수 있습니다.

음경 주사 요법

주사 요법은 음경 내로 혈류를 유입시키고 성기능의 회복을 촉진시키는 가장 좋은 방법 중 하나입니다. 다시 말하지만, 이상적인 상황은 이러한 요법을 영구적으로 이용할 필요가 없는 것입니다. 이미 언급했듯이 스스로 발기를 조절할 수 있을 정도로 몸이 회복할 때까지 사용하는 목발이라고 생각하십시오.

그러면 이러한 주사제는 어떻게 작용하는 것일까요? 정상적인 발기를 위해 중요한 것은 동맥이 확장되고, 음경이 혈액으로 채워져야 하며, 정맥은 닫혀서 피가 음경으로부터 빠져나가지 않아야 합니다. 이때 평활근 조직도 이완되어야 합니다. 여러 가지 약물들이 이러한 일련의 과정을 유발함으로써 발기를 일으킬 수 있습니다. 음경주사 약물 중 대부분은 알파 차단제라고 불리는 그룹에 속해 있으며, 고혈압이나 전립선비대증을 치료하는 데에 사용됩니다. 알파 차단제는 혈관확장제로, 혈관을 확장시켜서 혈액이 흐를 수 있는 공간을 더욱 넓혀 줍니다. 이는 평활근을 이완시키고 정맥을 닫습니다. 이 약물의 가장 큰 장점은 완전히 정상적인 발기를 만들어낸다는 것입니다. 이들 발기 유도제 중에는 파파베린, 펜톨라민, 그리고 프로스타글란딘 E1등이 있습니다.

이 약들이 작용을 나타내는 데까지는 길어야 5분 정도 소요되며, 발기는 몇 시간까지도 지속될 수 있습니다. 발기에 필요한 최소한의 용량을 당신의 의사가 조절해 주는 것이 부작용을 줄이는 데에 중요합니다. 부작용을 감소시키는 또 다른 방법으로는 주사제 주입을 하루 한번으로 제한하고, 주사 부위의 통증과 출혈을 최소화할 수 있도록 다른 주사기에 비해 바늘이 작은 인슐린 주사기를 이용하는 것 등이 있습니다. 또한, 주사를 한 후에는 약 3분 동안 주사 바늘로 찌른 부위를 압박해야 출혈과 조직 손상을 감소시킬 수 있습니다.

다시 말하지만, 근치적 전립선 절제술의 흔한 부작용으로는 프로스타글란딘 E1 치료시 심한 통증이 유발되는 경우가 종종 있다는 것입니다. 이 수술을 받은 사람들은 반드시 의사에게 파파베린, 펜톨라민, 그리고 적은 양의 프로스타글란딘 E1이 함유된 "트리믹스(Tri-Mix)"라는 주사제를 처방해줄 것을 요청해야 합니다. 이 주사제는 통증이 현저히 적을 것입니다.

모든 남성들에게 음경 주사 요법이 적용되는 것은 아닙니다. 이들 발기 유도제들은 혈관에 문제가 있는 사람들에게는 도움이 되지 않습니다. 그러나 대부분의 남성에게서 효과가 있습니다. 음경에 주사를 해야 한다는 특성상 시력이 안좋은 사람들, 손과 눈의 협응이 잘 이루어지지 않는 사람들, 또는 과체중이 매우 심한 사람들에게는 권유되지 않습니다. 또한, 많은 발기 유도제들이 혈압을 낮추기 때문에, 심장 질환이 있는 사람들에게는 문제를 일으킬 수 있습니다.

부작용 중 하나는 만일 너무 많은 용량을 투여하면 발기가 지나치게 오래 지속되어 이를 이완시키기 위해 약물치료가 필요할 수 있다는 것입니다. 어떤 의사들은 음경 주사 시 발생할 수 있는 부작용들 때문에 음경 주사 요법을 선택한 사람들에게 동의서를 작성할 것을 요구하기도 합니다. 부작용에는 작은 혈전형성, 주사 후 타는 듯한 통증, 요도의 손상, 그리고 경한 감염 등이 있습니다. 그러나 가장 심한 부작용은 일부 남성들에서 시간이 지남에 따라 통증 없는 섬유성의 조직 결절이 음경해면체에 쌓이는 것입니다. 이로 인해 음경이 휠 수도 있습니다.(이 부작용에 대해서 더 자세히 알고 싶다면 앞에서 기술한 "페이로니씨 병"을 참고하십시오.) 이러한 일이 왜 일어나는지 정확하게는 알려져 있지 않습니다. 주사의 횟수 때문일 수도 있고, 사용하는 약의 용량 문제일 수도 있고, 주사의 결과 발생하는 출혈의 양 때문일 수도 있습니다. 어떤 의사들은 주사를 한 후 주사 부위를 눌러주는 것이 이러한 부작용의 위험성을 최소화하는 데에 매우 중요하다고 말합니다. 또한, 용량을 최소로 유지하고 여러 가지 약물이 혼합된 것을 사용하는 것이 도움이 된다고 합니다.

진공 발기 기구

이 기구는 공기가 통하지 않는 튜브를 일시적으로 음경 둘레에 위치시킨 후 공기를 빨아들이는 것입니다. 부착된 펌프가 공기를 빨아들이면 음경 주위의 기압이 감소하게 되고, 그 결과 혈액이 몰려 음경에 차게됨으로써 발기가 일어납니다. 그 다음, 풍선 안에 있는 바람이 빠지지 않도록 입구를 묶은 것처럼 조임 고리를 이용하여 혈액이 음경 안에 갇혀 있도록 하여 발기를 유지시킵니다.(이것은 정상 발기에서 확장된 정맥이 혈액을 가두는 역할을 하는 것을 모방한 것입니다.) 발기가 일어나는 데에는 약 5분여의 시간이 걸리며, 약 30분 정도 지속됩니다.(발기가 그 이상 지속되어서는 안 됩니다. 조임 고리를 지나치게 오래 사용하면 음경 내에 혈액이 정체되어 음경이 부어 오를 수 있습니다.)

이러한 방식으로 유도된 발기는 정상 발기와는 약간 다릅니다. 조임 고리 윗부분만 발기가 된다는 점이 다르지만 성관계를 갖기에는 충분합니다. 그러나 이 방법을 사용하면 음경이 차가운 경우가 많고, 때로는 감각이 없으며, 남성 입장에서 볼 발기가 충분하지 않다고 느끼는 경우가 있습니다. 또한, 이러한 방법은 새로운 혈류를 음경 내로 공급하는 것이 아니기 때문에 회복 과정을 촉진시키는 데 도움이 되지 않습니다. 진공 기구의 부작용으로는 사정장애, 음경의 통증, 그리고 아주 작은 크기의 멍 등이 있습니다.(아스피린이나 항응고제를 복용하는 남성들은 이러한 합병증이 일어나기 쉽습니다.) 일부 남성들은 진공 발기 기구에 매우 만족하지만, 그 외 남성들은 그렇지 않습니다.

음경 보형물(임플란트)

가장 간단한 형태로는 휘어지는 것에서부터 가장 복잡한 것은 팽창식 혹은 기계식 등 여러 종류의 음경 보형물이 사용되고 있습니다. 보형물은 요즘들어 새로 고안된 기구는 아니지만, 30년 전 처음 도입되었을 때보다는 현저한 발전이 이루어졌습니다. 예를 들어 휘어지는 형태의 보형물은 음경이 발기 자세에 있든 아니든 언제나 같은 크기였기 때문에, 사회생활에서 종종 당혹스러운 상황이 발생하기도 하였습니다. 팽창형 보형물의 초기 모델은 평상시 발기 이전 크기가 가능하였지만, 때때로 오작동되어 교체해야 되었습니다..

이러한 비교적 세련되지는 않지만 기능성을 갖춘 초기 모델이 타자기라면, 최근 모델들은 매킨토시와 견줄 수 있습니다. 그것들은 세련되고, 정교하며, 사용자의 편의를 생각하는 제품들입니다. 또한 신뢰할 수 있으며, 의사들이 시술하기가 더욱 편리하고, 발기되지 않은 상태에서는 보다 자연스러워 보입니다. 심지어 휘어지는 형태의 보형물도 예전보다 부드러워 졌습니다. 보형물로 인해 성기능을 완전히 정상으로 회복시킬 수 있습니다.

최근에는 대부분 음낭 부위를 절개하여 보형물을 음경내로 삽입합니다. 보다 복잡한 보형물의 경우에는 배속이나 음낭 내에 펌프와 액체를 보관하기 위한 저장소를 삽입하고, 음경해면체 안에는 팽창이 가능한 챔버가 위치하게 됩니다.(펌프를 작동하면 액체가 챔버 내로 유입되어 발기가 되고 이는 밸브로 고정됩니다. 나중에 밸브가 느슨해지면 다시 액체가 저장소로 돌아가게 됩니다.)

예전에는 음경보형물을 거의 모든 발기부전 환자들에게 권하였습니다. 이제는 다른 좋은 치료법이 많이 나와 있고, 음경 보형물을 삽입하기 위해서는 수술이 꼭 필요하기 때문에 많은 비뇨기과 전문의들은 음경 보형물을 발기부전 치료의 마지막 수단으로 여기고 있습니다. 또한 보형물은 여러 가지 다른 합병증을 야기할 수도 있는데 감염, 흉터, 음경해면체 내의 손상 등이 포함됩니다. 그러나 이러한 부작용들은 비교적 매우 드물게 일어납니다. 보형물을 삽입한 대부분의 남자들은 그 결과에 만족하고 있으며 정상적인 성생활을 유지하고 있습니다.

전립선암은 환자뿐만 아니라 주변의 모든 사람들까지도 힘들게 합니다. 부인, 파트너, 그리고 가족 구성원들도 전립선암과 그 치료 때문에 스트레스를 겪게 됩니다. 당신은 이 질환의 무거운 짐을 이들과 나눠서 지고 있습니다. 삶의 우선순위가 바뀌고, 관점이 바뀌고, 평소에 가장 중요시 여기던 것이 신체적, 감정적인 스트레스로 인해 일시적으로 시들해 질 수도 있습니다. 회복 과정 중 혼자서 문제를 해결하려고 하는 것은 매우 안좋은 방법입니다. 가장 바람직한 방법은 주치의, 다른 환자들, 배우자, 상담자, 또는 성직자들과 터놓고 이야기를 나누는 것입니다. 그런 뒤 이번 장을 여러 번 읽어 보십시오. 당신에게 희망을 제공해 줄 것이기 때문입니다. 인내하십시오. 당신의 삶을 다시 되찾을 수 있을 것입니다.

제12장

진행된 전립선암

시작하며(이번 장의 요약)

당신이 이 책을 읽고 있는 이 순간에도 과학자들은 진행된 전립선암 치료 방법 개발에 매진하고 있습니다. 암의 각각의 단계에서 작용하는 새로운 종류의 혁신적인 항암제들과 치료법에 힘입어 전립선암에 대한 연구가 엄청나게 발전하였습니다. 그보다 흥분되는 사실은 이제 과학자들이 이러한 약물을 주는 방법을 개선시키기 위해 노력하고 있다는 것입니다. 그들은 암세포가 비교적 손상받기 쉬운 발생 초기에 적극적인 치료를 함으로써 질병의 경과를 바꿀 수 있기를 희망하고 있습니다. 이러한 발상의 전환에는 전립선을 벗어난 암이라도 치료가 가능하다는 기대감이 큰 몫을 하고 있습니다.

호르몬 치료

호르몬 치료는 진행된 암 치료의 가장 주류가 되는 방법입니다. 이 방법은 전립선에 영양을 공급하고 암을 성장시키는 호르몬을 차단합니다. 불행하게도 일부 진행된 전립선 암세포들은 호르몬 치료에 전혀 반응하지 않습니다. 이러한 세포들을 일컬어 호르몬 저항성 세포(혹은 남성 호르몬 비의존적 세포)라고 부릅니다.

호르몬 치료 초기에는 결과가 매우 성공적이고 고무적입니다. 암의 크기가 줄며, 혈액 내의 PSA 수치가 떨어지며, 환자는 몸 상태가 좋아진 것 같다고 느낍니다. 이때 많은 사람들은 암이 완전히 사라졌다고 믿으며 즐거워할 것입니다. 그러나 사실은 호르몬에 의존적인 세포들만이 영향을 받은 것이며, PSA 수치가 떨어진 것 때문에 아마도 암이 완치된 것으로 오해한 것입니다. 따라서 PSA 수치가 떨어졌을 때, 그것은 암이 호르몬 치료에 반응한다는 것을 의미하는 좋은 신호이기는 하지만, 암세포가 완전히 사라졌다는 것을 보장하지는 못합니다. 호르몬에 반응하지 않는 암세포가 존재하기 때문입니다.

호르몬 치료에는 여러 종류가 있으며 각각을 단독으로 사용하기도 하고 병용하기도 합니다. 이들 모두 혈액 내의 테스토스테론 농도를 떨어뜨린다는 동일한 목적으로 사용됩니다. 남성호르몬 농도를 떨어뜨리기 위해서 가장 직접적이고 값싼 방법은 수술적으로 고환을 제거하는 것이며, 이것을 고환절제술(orchiectomy) 혹은 수술적 고환제거(surgical castration)라고 부릅니다. LHRH(Luteinizing hormone-releasing hormone) 효현제, LHRH 길항제, 혹은 항남성호르몬 제제라고 불리는 약물을 사용해서도 같은 결과를 볼 수 있습니다. 이러한 명확한 이유 때문에 이 약물들이 최근 많이 이용되고 있습니다.

언제 호르몬 치료를 시작해야 할까요?

첫째로, 만일 암세포가 뼈로 전이가 되었거나, 뼈에 통증을 있거나, 혹은 커다란 암 덩어리가 신장이나 방광을 폐쇄시키는 경우, 즉시 호르몬 치료를 시작해야 합니다. 이러한 상황에서는 호르몬 치료를 시작하는 것이 옳은 선택이며, 그 선택으로 삶의 질을 크게 개선될 수 있고, 암에 의한 전신적인 피해를 막을 수 있습니다.

그러나 단지 수술이나 방사선 치료 후에 PSA 수치가 오르거나 림프절에 암이 존재하는 것 외에는 골전이도 없고 다른 악화의 징후가 없으며 몸 상태도 괜찮다고 느낄 때에는 어떻게 해야 할까요? 많은 의사들은 그러한 경우에도 가능한 빨리 호르몬 치료를 시작하라고 권합니다. 또 다른 의사들은 호르몬 치료를 일찍 시작하는 것이 늦게 시작하는 것에 비해 삶을 연장시킨다는 유의한 증거가 없다고 믿고 있으며, 저도 개인적으로 이 의견을 지지하는 입장입니다. 그러나 호르몬 치료를 일찍 시작하는 것이 암의 진행을 늦추지는 않을까요? 진행에 대한 해석에 따라 그럴 수도 있고 아닐 수도 있습니다. 호르몬 치료는 두 가지 역할을 합니다. 세포가 더 이상 PSA를 만들지 않도록 하는 것과, 호르몬에 반응하는 암세포 군을 줄여주는 것입니다. PSA 수치가 떨어지면 골주사에서 전이가 확인되는데 걸리는 시간이 더 길어지게 됩니다. 그러나 호르몬에 반응하지 않는 암세포들은 우리가 알지 못하는 사이에 계속해서 자라게 됩니다.

호르몬 치료 외에는 어떤 방법들이 있을까요?

전립선암에 대한 효과가 제한적이면서 암세포와 정상세포의 구분 없이 공격하는 기존의 항암치료와는 달리 최근 개발된 약물들은 시야 안에 들어있는 단 하나의 목표물만을 맞추는 저격용 총과 같아서 전립선암 세포만을 공격합니다. 이들은 특히 암의 진행과 전이에 관련된 생물학적 기전을 목표로 삼으며, 작용 방식에 따라서 분류할 수 있습니다. 가장 흥미로운 전략에는 면역치료, 유전자 치료, 암의 진행을 막으며 다른 조직으로 침범하지 않도록 하는 약물, 암의 성장속도를 늦추는 약물, 그리고 암세포간의 연결을 차단하는 약물 등이 있습니다. 이러한 새로운 치료법들이 사용가능해지면서 과학자와 임상의사들은 이들을 가장 적절하게 이용하는 방법을 찾고 있습니다. 예를 들면, 종양부하(종양의 전체적인 양)가 매우 적을 때에는 백신이, 전이가 일어나기 전에는 신생혈관생성 억제제가 보다 효과적입니다. 우리는 암 치료에 있어 완전히 새로운 시대로 빠르게 다가가고 있습니다.

대체요법

식습관을 바꾸는 것이 전립선암의 진행을 늦출 수 있을까요? 아직까지 정확히 알지는 못합니다. 식이를 통해 암을 정상으로 되돌릴 수는 없겠지만 도움이 될 수는 있습니다. 당신의 식습관을 바꾸고 싶다면 지방의 섭취를 줄이고, 콩의 섭취를 늘리십시오. 하지만, 너무 빠른 시간 내에 체중이 많이 빠지지 않도록 주의해야 합니다. 체중을 급격하게 10% 줄이는 것은 암세포의 진행을 억제하는데 있어 핵심적인 자기 방어기전인 면역계의 손상을 가져오게 됩니다.

간병하는 사람들을 위한 마지막 조언: 본인의 건강도 챙기시기 바랍니다. 그 어느 때보다도 더 육체적으로 그리고 감정적으로도 강해질 필요가 있습니다.

이 장의 끝 부분에는 간병인들을 위한 몇 가지 조언을 적어 놓았습니다.

진행된 전립선암 치료의 혁신적인 발전

당신이 이 책을 읽고 있는 이 순간에도 과학자들은 진행된 전립선암 치료방법 개발에 매진하고 있습니다. 전립선암을 치료하는데 있어 지금처럼 많은 약물들이 개발된 적은 없었으며, 전립선을 벗어나거나 수술이나 방사선 치료 후 재발한 진행된 암도 치료할 수 있을 것이라는 희망을 의사들이 가진 적도 여태껏 없었습니다.

진행된 전립선암에 대한 연구는 그 질병의 여러 단계를 표적으로 하는 전혀 새로운 종류의 혁신적인 항암제와 치료법의 개발로 인해 엄청나게 발전했습니다. 그뿐만 아니라 과학자들은 새로운 투약 방법 역시 개발 중에 있습니다. 종양내과, 방사선종양학과 그리고 비뇨기과 의사들은, 치료 후 PSA가 다시 오를 경우 어떤 일들이 벌어질 것인지 의사와 환자가 예측할 수 있는 지침을 바탕으로, 비교적 암이 파괴되기 쉬운 초기에 적극적인 치료를 통해 암의 진행 과정을 변화시키고자 협력하고 있습니다.

이것은 단지 몇 년 전과 비교하더라도 대단히 희망적인 변화입니다. 통상적으로 종양학자들은 진행된 전립선암 환자들에서 수술이나 방사선 치료에 이어 호르몬 치료를 시행하였음에도 불구하고 실패한 경우에만 항암화학요법을 시작하였습니다. 그러나 최근 몇 년 사이에 전립선암뿐단 아니라 유방암과 대장암에 대한 생각에도 큰 변화가 일어났습니다. 존스 홉킨스의 종양학자 마리오 아이젠버그(Mario Eisenberger)는 다음과 같이 말합니다. "왜 항암화학요법을 마지막까지 기다려야 합니까? 왜 가장 먼저 시행해서는 안 됩니까? 이것이 최근 진행되는 대부분의 임상 실험에서 제기되고 있는 주장들의 기본 생각입니다."

과거에 종양학자들은 PSA가 점점 오르지만 별다른 증상이 없는 남성들을 괜히 더 힘들게 만들고 싶지 않았습니다. 항암화학요법에 사용되는 약물들은 구토를 일으키고, 머리카락을 빠지게 하고, 극도의 피로감을 주는 등의 심한 부작용들을 안고 있었습니다.

하지만 최신 약물들은 이러한 부작용들이 적습니다. 이들은 효과가 보다 뛰어나고 암세포에 특이적입니다. 또한 많은 약물들은 암세포를 완전히 제거하는 것이 목표가 아니라 암세포의 분화 및 성장을 억제하는 것을 목표로 만들어졌습니다. 대부분이 기존 항암화학요법에 비해 독성이 적으며 경구 투여가 가능하여 입원하여 진행할 필요가 없습니다. 새로운 치료법들이 많지만 기본적인 개념은 암이 더 자라지 않도록 안정화시키는 데에 있습니다. "국소암 환자에서는 암이 더 이상 진행되는 것과 증상이 나타나는 것을 지연시킬 수 있을 것입니다. 그리고 암이 진행되었으나 별다른 증세가 없는 환자에서 사용한다면 보다 오랜 기간 동안 이상없이 지낼 수 있을 것입니다."라고 존스 홉킨스 병원의 종양학자 마이클 카두치(Michael Carducci)는 말합니다.

전립선암 치료제를 개발하고 개선하는 데 있어 선구자인 카두치와 아이젠버그는 진행된 전립선암 환자를 다음과 같이 분류하였습니다.

- 수술을 시행한 환자 중 암이 재발될 가능성이 높은 사람
- 수술이나 방사선 치료를 받았고 PSA 수치가 올라갔지만 암이 퍼졌다는 다른 증거는 없는 환자
- 호르몬 요법이 더 이상 효과가 없는 전이암 환자(호르몬 불응성 전립선암 환자)

카두치는 "대부분의 약물들은 통상적으로 마지막 그룹에 속하는 남성들을 대상으로 개발되고 시험되어져 왔습니다. 그러나 점점 약물에 대한 부작용이 줄어들고 동반증상도 약해지고 있습니다. 또한 실험 모델을 통해 아주 초기 환자들에게서 약물투여 효과가 가장 크다는 사실을 알게되었습니다."라고 말합니다.

전립선암은 이제 예전과는 다릅니다. 암이 전립선으로부터 벗어났더라도 예

전보다 아직 희망이 많습니다. 우리는 이 장에서 새로운 치료법과 희망에 대해서 말하고자 합니다.

진행된 전립선암의 치료: 개요

앞으로 보다 자세히 논의하겠지만, 진행된 전립선암의 주된 치료법은 호르몬 치료입니다. 그러나 이야기를 시작하기에 앞서, 전립선암을 다루는 모든 사람들은 호르몬 치료가 주된 치료의 자리를 계속, 아니 수년이라도 더 차지하는 것을 바라지 않는다는 사실을 밝힙니다. 분명한 사실은 전립선암이 애초에 발생하지 않는 것이 최선이라는 것입니다. 우리는 아직 그 단계에 있지는 않지만 점점 가까워지고 있습니다. 차선책은 암이 전립선에 국한되어 수술이나 방사선 치료로 완치가 가능한 시점에 진단하는 것입니다. 그리고 그 다음은 암의 성장을 막는 방법을 찾아내고 암으로의 공급을 차단하고 전이를 막는 것입니다. 만약 이미 전이되었다면, 전이된 바로 그 자리에서 암세포를 죽이는 것입니다. 한 가지 생각은 당뇨병이나 심장질환을 가진 환자에서처럼 조절 목적으로 매일 약을 복용하는 방식으로 전립선암도 조절이 가능하지 않겠냐는 것입니다. 또 다른 생각은, 제초제와 같은 원리로 암으로의 영양 공급을 막아 암을 죽여 추가적인 약물이 필요 없도록 하는 것입니다.(우리는 이번 장 후반부에서 다른 방법들과 더불어 이 두 가지 생각을 모두 만족하는 장래성 있는 약물들에 대해 이야기 하겠습니다.) 이러한 대본대로라면, 남성들은 오랜 기간 동안 호르몬 치료를 받을 필요가 없어질 것입니다. 그리고 의사들 역시 환자와 더불어 기뻐할 것입니다. 왜냐하면 우리도 호르몬 치료를 싫어하기 때문입니다.

호르몬 치료를 좋아하는 사람은 아무도 없지만 효과가 있기 때문에 처방합니다. 일부 남성들에게서는 호르몬 치료가 수년 동안 효과를 나타냅니다. 호르몬 치료는 전립선에 영양을 공급하고 암을 유지시키는 호르몬의 공급을 차단하는 것입니다.(안드로겐은 남성호르몬이고, 많은 의사들이 두 단어를 혼용합니다. 호르몬 치료를 호르몬 또는, 안드로겐 박탈(deprivation), 혹은 호르몬 또는 안드로겐 제거

(ablation)라고 부르기도 하기 때문에 혼란을 초래할 수 있습니다) 집에서 기르는 화초에 비료를 줘야 잘 자라듯, 전립선 세포가 자라기 위해서는 남성호르몬이 필요합니다. 만일 이 호르몬 공급이 중단되면 정상적인 전립선 세포는 줄어들지만 없어지지는 않습니다. 화초가 비료를 공급받지 않는다고 해서 죽지는 않는 것과 마찬가지입니다. 화초는 태양과 물에만 의존해야 하겠지만 그래도 여전히 살아 있습니다. 정상적인 전립선 세포가 호르몬 없이도 생존할 수 있듯이, 암세포도 마찬가지입니다. 호르몬이 없는 것은 암세포가 다시 회복하는 데에 몇 년이라는 시간이 걸리게 하는 방해 요인이 될 수는 있지만 암세포를 완전히 제거하지는 못합니다. 실제로 어떤 전립선 암세포는 호르몬 치료에 전혀 영향을 받지 않습니다.

호르몬 치료는 왜 전립선암을 완전히 없애지 못하는 것일까요? 전립선암은 이질적이기 때문입니다. 즉 전립선암은 세포의 도가니입니다. 이러한 세포들이 모두 전립선에 국한되어있을 때에는 이질성이 문제가 되지는 않습니다. 서로 다른 세포이건 아니건 간에 그것들이 모두 전립선에 있다면, 수술적으로 전립선을 제거하거나 효과적으로 방사선을 조사했을 때 그 세포들은 모두 동일하게 죽게 됩니다. 하지만, 일부 암세포가 전립선을 벗어나 원격 전이 했다면, 세포의 다양성이 치료에 있어 방해요소로 작용합니다. 약물 치료나 호르몬 치료는 단지 한 종류의 세포를 대상으로 하며 다른 종류의 세포에는 별 효과를 나타내지 못합니다. 따라서 한 가지 치료를 모든 종류의 세포에 적용하는 것을 불가능합니다. 더구나 어떤 세포들은 내성이 생겨서, 남성 호르몬이 없을 때에도 자라는 능력을 획득합니다. 이러한 세포를 일컬어서 남성호르몬 비의존적, 혹은 남성호르몬 비감수성 세포라고 합니다.(그리고 호르몬 치료에 반응하지 않는 암을 호르몬 불응성 전립선암이라고 합니다)

호르몬 치료를 처음 시작할 때 초기 결과는 성공적이며 매우 고무적입니다. 암세포가 줄어들고, PSA의 혈중 농도가 떨어지며, 환자는 몸 상태가 나아졌다고 느낍니다. 이때 많은 사람들은 암세포가 완전히 사라졌다며 즐거워하겠지만 전립선 내에서는 단지 호르몬에 의존적인 암세포들만이 영향을 받은 것이며, PSA 혈중 농도가 떨어진 것은 환자로 하여금 암이 사라진 것으로 오해하게 만듭니다. 무엇이 PSA의 생산을 조절할까요? 호르몬입니다. 남성호르몬의 공급이 중단되면 PSA를 만드는

전이(metastasis)란 무엇인가?

전이란 암이 혈액이나 림프절 같은 신체의 수송 경로를 통하여 다른 곳으로 퍼지는 것을 의미합니다. 이것이 당신에게 무슨 의미가 있을까요?

첫째로 진행성 전립선암에 걸렸다고 해서 꼭 전이가 되었다는 것을 의미하지는 않습니다. 사실 진행성 전립선암과 관련된 증상이 수년간 없을 수도 있습니다. 몸 어딘가에 전립선암이 숨어 있다는 것을 알 수 있는 유일한 지표는 PSA의 상승뿐이며, 그 자체로는 전혀 걱정할 필요가 없습니다. PSA가 높은 것 때문에 죽지는 않습니다. "PSA는 혈당이나 칼륨, 혹은 독극물과 다릅니다. 그 자체로 당신을 아프게 만들지 않습니다."라고 존스 홉킨스 대학병원의 종양학자인 마리오 아이젠버그는 말합니다. PSA는 단지 우리가 측정할 수 있는 수치에 불과합니다.

전이는 일련의 과정으로, 전립선암에서는 다른 암에 비해 이 과정이 비교적 천천히 진행됩니다. 예를 들어, 폐암이나 대장암의 경우, 암세포는 수주에서 수개월 안에 다른 장기에 도달하게 됩니다. 그러나 전립선암에서 이오- 같은 과정은 수년이 소요됩니다. "좋은 소식은 대부분의 남성들에게 있어 PSA수치가 오르더라도 표준적인 치료와 실험적인 치료를 시도해볼 기회가 충분히 있다는 것입니다. 그리고 많은 시간을 사랑하는 가족과 보낼 수 있으며 직장생활도 가능합니다."라고 아이젠버그는 말합니다.

그러나 전립선암이 전이되는 과정을 보면, 곧장 뼈로 가는 것처럼 보입니다. 어떤 남성들은 이런 현상에 대해 뼈암에 걸렸다고 생각하-기도 하는데 이는 잘못된 생각입니다. 뼈에 있는 암은 여전히 전립선암입니다. 뼈생검을 해보면 전립선암이 발견될 것입니다. 이 암은 여전히 PSA를 만들고, Gleason 점수를 매길 수도 있습니다. 하지만 전립선 밖에서 생검을 한 경우 Gleason 점수를 부여하지는 않습니다. 전이가 일어나면 PSA 수치는 크게 상승합니다. 25ng/ml 이상은 기본이고 심한 경우 수백 또는 수천까지도 오르게 됩니다. 하지만 역설적으로 매우 공격적인 종양을 가진 남성들에서 PSA 수치가 낮을 수 있습니다. 이것은 이러한 종양들이 몸에 문제를 유발하는데 주력하느라 PSA를 만들 만큼의 에너지조차 가지고 있지 않기 때문입니다.

전립선암은 또한 간이나 폐로 전이되기도 합니다. 증상에 따라 어디로 전이되었는지 대략 짐작할 수 있습니다. 예를 들어, 암이 뼈로 갔다면, 환자는 그곳에 통증을 느낄 것입니다. 그러나 항상 그런 것은 아닙니다. 암이 뼈로 전이된 경우 통증 외의 다른 증상이 생기거나 추가적인 증세가 발생하기도 합니다. 만약 골수로 전이되었다면, 적혈구 수치가 떨어져 빈혈이 생기게 되며, 피로, 쇄약, 그리고 숨찬증세 등이 올 수 있습니다. 암이 간으로 전이되었다면, 이유 없는 체중 감소, 식욕 감퇴, 그리고 구토 증세 등을 경험하게 됩니다. 또한 암이 폐로 갔다면 호흡 곤란 또는 흉통을 느끼게 되고, 기침을 하게 됩니다.

그러나 대부분의 전립선암의 전이는 뼈와 골수에서 일어납니다. 전이된 환자의 90%에서 뼈가 주된 전이 장소입니다. 림프절로의 전이는 20%에서 일어나고, 간이나 폐 같은 장기로의 전이는 5-10%정도밖에 되질 않습니다. 왜 그럴까요? 뼈나 골수에 전립선암 세포들을 끌어당기는 무언가가 있는 것 같다고 아이젠버그는 말합니다. "전립선암 세포들은 뼈, 골수와 연락을 주고 받을 수 있는 직통 연락망을 개설합니다. 그리고 뼈나 골수는 이 연락망을 통해 전립선 암세포들이 보다 잘 자라고 퍼질 수 있는 장소라는 사실을 홍보합니다. 뼈는 이런 과정이 최대한 빨리 일어날 수 있도록 전이에 용이한 상태를 유지하기 위해 노력합니다."

그러나 우리는 이미 뼈나 골수로 전이가 잘된다는 사실을 알고 있고, 이를 전립선암을 치료하는 무기로 사용할 수 있습니다. "사실, 요즈음 전립선암 치료의 중요한 전략 중 하나는 암의 성장을 막기 위해 환경을 바꿈으로써 뼈를 표적화하는 것입니다. 현재는 암세포가 뼈에 도달하기 전에 뼈-표적화 접근방법이 시도되고 있는 중입니다. 진행된 전립선암을 치료하는 중요한 도구 중 하나인 호르몬 치료가 결국은 뼈를 약화시키고, 암세포가 자라기 좋은 환경을 만들어 줄 수 있기 때문에 이러한 표적화 연구는 매우 중요합니다."라고 아이젠버그는 말합니다. (뼈-표적화 전략은 이번 장의 후반부에서 다룰 것입니다.)

과정 자체가 중단되지만, 이것이 반드시 암세포가 사라졌고 성장을 멈추었다는 것을 의미하지는 않습니다. 과학자들은 동물 모델에서 PSA가 더 이상 만들어지지 않을 때에도 암세포가 계속해서 자랄 수 있다는 사실을 밝혔습니다. 한 가지 과정은 다른 과정에 별다른 영향을 미치지 않습니다. 사실상 가장 지독하고 가장 악성인 세포들은 PSA를 그다지 많이 만들지 않습니다. 따라서 PSA 수치가 떨어졌다면 그것은 암이 치료에 반응한다는 것을 의미하는 좋은 신호이지만 암이 완전히 없어졌다는 것을 보장하지는 못합니다.

호르몬 불응성 암세포들은 호르몬 치료와 상관없이 계속해서 증식할 것입니다. 가령 당신의 정원에 잡초가 자라났다고 생각해 봅시다. 제초제를 뿌리는 대신에 살충제를 뿌렸다면 과연 잡초에 무슨 큰 효과가 있을까요? 별로 효과가 없을 것입니다.

과학자들은 남성호르몬 비의존적 세포들이 수년 동안 전립선에 존재했을 것으로 생각합니다. 암이 진단되고 난 후 어느 날 갑자기 나타나지는 않았을 것입니다. 궁극적으로, 남성호르몬 비의존적 세포들은 두 가지 방법을 통해서 세포군 내에서 점점 세력을 확장합니다. 첫 번째 기전은 유전자 변이입니다. 암세포가 분열할 때마다 돌연변이가 축적되며, 그에 따라 점점 악성으로 변합니다. 이러한 과정을 통해서 호르몬에 의존적이던 세포들이 점점 특성이 바뀌어, 호르몬 없이도 생존할 수 있는 능력을 획득하게 됩니다. 두 번째 기전은 클론선택설입니다. 단지 소수에 불과했던 악성 세포들이 분화가 좋은 세포들에 비하여 더 빨리 자라게 된다는 것입니다. 시간이 지나면 이러한 악성 세포들이 정상 세포들보다 더욱 많아집니다. 의도된 바는 아니지만 이러한 과정(악성화 과정)은 호르몬 치료에 의하여 조장됩니다. 남성 호르몬에 의존적인 세포들은 점차 사라지며, 그 자리를 남성 호르몬 비의존적 세포들이 차지합니다.

호르몬 치료

● **호르몬을 조절하는 특수한 방법들** 의사들은 오랫동안 호르몬이 전립선에 중요한 역할을 한다는 사실을 알고 있었습니다. 1786년에 영국의 외과의사 존 헌터(John Hunter)는 처음으로 동물을 대상으로 고환절제술을 시행한 결과, 전립선을 포함한 성부속기관들의 크기가 감소한다는 사실을 알아냈습니다. 하지만, 1930년대 되어서야 이런 현상이 왜 일어나는지 알게 되었습니다. 시카고 주립대학의 찰스 허긴

스(Charles Huggins)는 고환을 제거하면 테스토스테론의 생산이 줄어든다는 사실을 발견했습니다. 그리고 테스토스테론을 고환이 절제된 동물에게 다시 주사하면 줄어들었던 조직들이 다시 원래 크기로 회복되고 기능 역시 돌아왔습니다. 이 연구를 통해 허긴스는 노벨상을 수상하였으며 더불어 고환을 절제할 경우 전립선암 역시 작아진다는 사실도 알게 되었습니다.

허긴스는 에스트로겐이라고 불리는 여성호르몬을 이용하여 테스토스테론을 차단함으로써 화학적으로도 같은 결과에 도달할 수 있었습니다. 에스트로겐은 뇌에 존재하는 뇌하수체에서 전달되는 신호인 황체형성 호르몬(luteinizing hormone; LH)을 차단합니다. 황체형성호르몬은 테스토스테론의 분비를 촉진시키는 역할을 합니다. 디에틸스틸베스트롤(diethylstilbestrol; DES)이라고 불리는 경구용 에스트로겐은, 고환을 절제할 때와 마찬가지로 테스토스테론 수치를 떨어뜨림으로써 화학적 거세 작용을 합니다.

현재 호르몬 치료는 크게 두 가지 방법이 있습니다. 한번의 치료로 평생 효과를 볼 수 있는 고환절제술과, 평생 약을 복용해야 하는 화학적 거세입니다. 거의 모든 종류의 호르몬 치료에서 성기능의 상실이 동반됩니다. 호르몬 치료를 받는 남성의 90%가 성욕과 발기력을 상실합니다.

남성 호르몬을 억제하는 가장 좋은 방법은 무엇일까요? 국경을 넘어 다른 나라로 넘어가기 위해 A, B, C, D 지점을 통과해야 하는 차량이 있다고 합시다. 당신은 이 차량이 국경을 넘지 못하게 하고자 합니다. 어느 지점에서 이 차량을 세우겠습니까? 첫 번째 지점인 A에 바리케이트를 설치하여 막겠습니까? 아니면 국경을 지나기 직전인 D지점에 담을 쌓아 국경을 절대로 지날 수 없도록 하겠습니까? 아니면 중간 어딘가에 우회로를 만들어 차량이 돌아나가도록 하겠습니까? 남성호르몬은 뇌에서 시작하여 여러 단계를 거쳐 최종 목적지인 전립선에 영향을 미치게 됩니다. A지점(뇌), D지점(전립선), 또는 그 사이에 있는 여러 지점에서 이러한 과정을 막거나 우회시킬 수 있는 약물들이 사용되고 있습니다.

● **호르몬 요법은 어떻게 작용할까요?** 각각의 치료 방법들은 전립선에 영향을

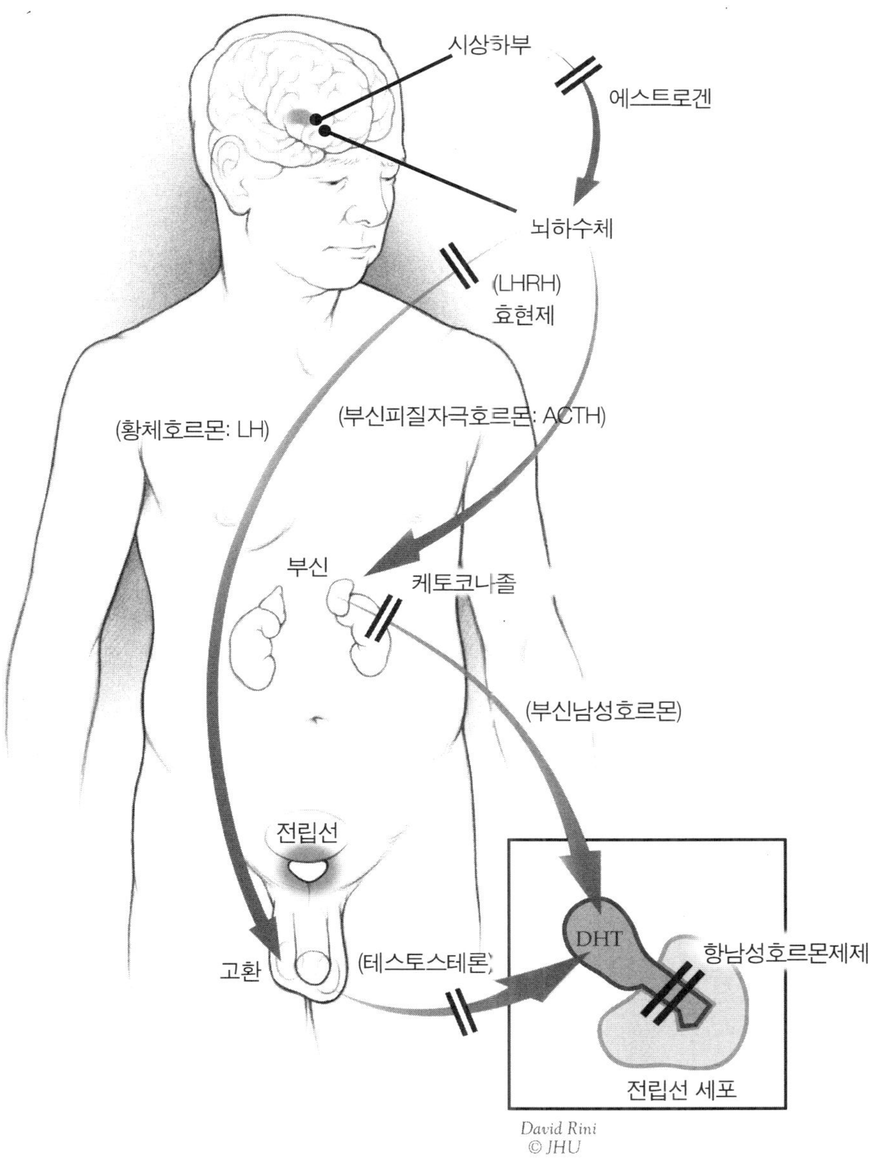

| 그림 12.1 | 남성호르몬의 생성 장소와 호르몬 치료시 실제 작용하는 부위

테스토스테론과 그 외 남성호르몬의 효과를 차단하는 약물(항남성호르몬제, 두타스테라이드와 피나스테라이드)과 테스토스테론의 생성 자체를 차단하는 약물(LHRH 효현제, 에스트로겐, 그리고 케토코나졸)이 사용되고 있습니다.

미치는 일련의 호르몬 작용 단계의 서로 다른 부위를 공격합니다. 호르몬 요법 중에는 상대적으로 효과가 좋은 것도 있고 고가인 것도 있습니다. 일련의 호르몬 작용은 매우 길고 복잡합니다. 이 과정을 생각하는 것만으로도 머리가 복잡해질 것입니다. 그렇지만 그 주요한 단계 하나하나를 분석해 나간다면 암호가 그렇게 풀기 어려운 것만도 아닙니다. 당신은 할 수 있습니다!(그리고 당신은 의사가 말하는 것이 도대체 무엇인지를 이해하기 위해서뿐만 아니라 당신에게 가장 좋은 치료 방법을 선택하기 위하여 이 정보를 완전히 이해할 필요가 있습니다. 그림 12.1을 보십시오.)

호르몬의 연쇄 반응을 이해하기 위해서, 처음 단계인 뇌부터 살펴 봅시다. 뇌의 시상하부에서 만들어지는 여러 물질 중 화학적인 신호전달물질로 작용하는 황체형성호르몬 분비 호르몬(luteinizing hormone-releasing hormone; LHRH)이 있습니다. 이것은 일정량이 계속 분비되는 것이 아니라 마치 모스 부호처럼 간헐적으로 분비됩니다. 무슨 정보를 전달하는 것일까요? 바로 뇌하수체에게 "황체형성호르몬과 난포형성호르몬을 만들라"는 것입니다.

황체형성호르몬(luteinizing hormone: LH)과 난포형성호르몬(follicle stimulating hormone; FSH)은 서로 다른 화학 신호이며, 황체형성호르몬은 고환에 있는 레이디그(Leydig) 세포를 자극하여 테스토스테론을 만들도록 합니다.(난포형성호르몬은 정자를 만드는 데에 중요한 역할을 합니다.)

그리고 테스토스테론은 전립선에 작용합니다. 테스토스테론은 혈액을 순환하여 마치 물이 홍차 티백으로 들어가는 것처럼 확산에 의해서 전립선으로 들어갑니다. 곧 5-알파 환원효소(5-α reductase)라고 불리는 효소에 의하여 테스토스테론보다 두 배 이상 강력한 디하이드로테스토스테론(dihydrotestosterone; DHT)로 변환됩니다. 여러 연구 결과 전립선에 암이 존재할 경우 5-알파 환원효소가 정상 전립선에 비해 적게 분포하였습니다. 따라서 전립선암의 경우 DHT는 정상 전립선이나 전립선비대증에서만큼 중요하지 않다고 생각됩니다. 마치 서로 다른 두 개의 열쇠가 같은 자물쇠에 결합하는 것처럼 테스토스테론과 DHT는 모두 전립선 세포내의 같은 수용체에 결합합니다.(DHT는 수용체와 매우 강하게 결합하는 반면 테스토스테론은 그렇게 강하게 결합하지는 않습니다.) DHT나 테스토스테론이 수용체에 결합하면, 이 복합체는 DNA에 결합하여 특정한 유전자를 활성화시킵니다.

혈중 테스토스테론은 순환하여 자동온도조절기와 같은 역할을 하는 시상하부에 도달합니다. 그러면 시상하부는 테스토스테론의 양을 측정해서 LHRH를 더욱 많이 만들어야 할지 아니면 생산량을 줄어야 할지를 결정합니다. 이런 일련의 과정이 계속해서 반복됩니다.(과학자들은 이것을 "되먹임 고리(feedback loop)"라고 부릅니다.)

그리고 콩팥 위에 위치한 부신은 안드로스테네디온(androstenedione), 디하이드로에피안드로스테론(dihydroepiandrosterone; DHEA), 황화 디하이드로에피안드로스테론(dihydroepiandrosterone sulfate; DHEAS), 그리고 적은 양의 테스토스테론 등 "부신 남성호르몬"이라고 불리는 약한 남성호르몬을 만들어 냅니다. 이들의 역할은 크지 않아 전립선에 영향을 미치는 전체 남성호르몬의 약 5% 이하를 차지합니다. 부신 남성호르몬이 전립선에 미치는 효과에 대해서는 아직 의견이 분분합니다.(아래 내용을 참고하세요.)

따라서 일련의 과정에 있어 잠재적인 체크 포인트가 몇 군데 존재합니다. 현재 사용 중인 호르몬 치료제는 시상하부(LHRH), 뇌하수체(LH, FSH), 그리고 부신(부신 남성 호르몬), 고환(테스토스테론), 그리고 전립선(DHT)을 표적으로 삼고 있습니다. 단일 제제가 사용되기도 하고 여러 치료제를 병용하기도 합니다.

수술적 거세

고환을 수술적으로 제거하는 것(고환절제술 - orchiectomy)은 테스토스테론 수치를 조절하는 데에 있어서 가장 직접적이고 비용이 적게 드는 방법입니다. 수술도 매우 간단합니다. 수술은 척수 마취(척수 마취에 대해 자세히 알고 싶다면 8장을 참고하세요) 하에 이루어질 수도 있고, 만약 척수마취를 견딜 수 있을 정도로 환자의 상태가 좋지 못하다면, 국소 마취 하에서도 이루어질 수 있습니다. 수술 과정은 다음과 같습니다. 음낭에 작은 절개창을 내어 그 틈으로 양쪽 고환을 하나씩 끄집어냅니다. 그 후 양측 고환에 연결된 정관과 혈관들을 자른 뒤 고환을 제거합니다. 일부 의사들은 "피막하 고환절제술(subcapsular orchiectomy)"을 시행합니다. 이 수술에서 집도의는 고환의 내층을 열어 양쪽 고환 내부를 비웁니다. 그리고 나서 내층을 다시 봉합하고, 속이 빈 고환을 다시 음낭 내로 집어넣습니다. 따라서 이 수술을 시행 받은 환자는 외관상으로 예전과 다른 점이 없습니다. 다시 말해서 누구도 겉으로 보이는 모습만으로는 음낭 내에 아무것도 없다는 사실을 눈치 채지 못합니다. 기본적인 차이는 미용적인 측면과 그로 인한 심리적인 측면입니다. 그리고 일부 남성들에게는 고환절제술을 시행하는 것을 받아들이기 더 쉽게 만들기도 합니다.

수술 이후에 환자들은 수술 당일 혹은 아무리 늦더라도 그 다음날이면 퇴원할 수 있습니다. 외과적 거세에서 유일하게 걱정할 만한 합병증은 출혈입니다. 하지만, 만일 집도의가 음낭을 봉합하기 전에 모든 출혈이 잡았고, 작아서 보기 힘든 혈관에서의 출혈을 막기 위해 압박 드레싱(compression dressing)을 했다면 문제될 것이 없습니다.

고환절제술의 효과는 금방 나타납니다. 이것은 몸에 있는 테스토스테론 농도의 95%를 거의 즉시 그리고 영구적으로 떨어뜨립니다. 수술 후 3시간 이내에 테스토스테론 농도는 "거세 범위(castrate range)"라고 불리는 수준으로 떨어집니다. 이 농도가 호르몬 치료의 성공 여부를 효과를 측정하고 비교하는 데에 쓰이는 표준 농도입니다. 즉, 어떤 약물을 이용한 고환절제술이 효과가 있는지 판정하려면, 그 약을 사용했을 때 테스토스테론 농도가 거세 범위까지 떨어지는 지를 보게 됩니다.

어떤 의사들은 고환절제술 후 몇 개월이 지난 후에 몸의 다른 부위에서 더욱 높은 농도의 테스토스테론을 만들어 전립선암이 계속해서 자랄 것이라고 믿었던 적이 있습니다. 그러나 이것은 사실이 아닙니다. 수술 이후 뒤늦게 테스토스테론 농도가 증가되는 일은 없으며, 전립선암이 계속해서 자라는 원인 역시 될 수 없습니다. 전립선암이 계속 퍼지는 이유는 호르몬 치료에 영향을 받지 않는 다른 암세포들 때문입니다.

전립선암에 어떤 일이 일어날까요? 그것은 줄어들기 시작하며, 암에 의한 폐색이나 통증을 호소하던 남성들은 곧바로 증세가 호전되었다고 느끼게 됩니다.

고환절제술의 장점은 효과가 거의 즉각적이라는 것이며, 그리고 그 결과가 영구적이라는 것입니다. 수술 받은 사람은 그 이후 매일 약을 복용하지 않아도 됩니다.

그리고 모든 것이 한 번에 끝나기 때문에 비용 역시 비교적 저렴합니다.

●**고환절제술의 특징적인 부작용** 고환절제술의 단점은 심리적인 측면(이것은 남성의 나이와 병의 정도와 깊은 관련이 있습니다.)과 미용적인 측면에 있습니다. 고환 절제술을 좀 더 받아들이기 쉽도록 하기 위해서 일부 의사들은 고환 안쪽에 테스토스테론을 생성하는 부분만을 제거하고 바깥 부분은 그대로 보존하는 피막하 고환절제술이라는 방법을 사용합니다.(앞의 설명을 참고하세요.) 또한 일부 남성들에서는 고환이 정상적으로 보이게 하는 고환 보형물이 사용되기도 합니다. 하지만, 고환절제술은 일단 실행하고 나면, 다시 되돌릴 수가 없으며, 많은 남성들에게 지나치게 극단적인 치료방법입니다.(호르몬 치료의 일반적인 부작용에 대해서 알고 싶다면 아래 내용을 참고하세요.)

내과적 거세

내과적 거세에는 세 가지 방법이 있습니다. 시상하부와 뇌하수체 사이의 연결을 막는 방법, 고환에서 테스토스테론을 만드는 능력을 직접적으로 막는 방법, 혹은 테스토스테론이 표적기관인 전립선에 작용하는 것을 막는 방법입니다.(그림 12.1을 참고하세요.)

시상하부와 뇌하수체 간의 연결을 막는 약물들

●**에스트로겐** 많은 남자들은 여러 가지 이유로 수술적 거세를 원하지 않으며, 그런 이유로 동일한 효과를 내는 화학적 거세를 택합니다.

주된 여성 호르몬인 DES는 시상하부에 작용하여 LHRH의 분비를 억제합니다. 그 결과 뇌하수체는 LH를 만들지 못하게 되고, 결국 테스토스테론을 만드는 장소인 레이디그 세포의 작용을 막습니다. 따라서 테스토스테론 수치가 거세 범위로 떨어지게 됩니다.

그 효과는 수술적 거세만큼 빠르지는 않아서 테스토스테론이 거세 범위로 떨어지는 데까지는 열흘에서 2주 정도의 시간이 걸리게 됩니다. 그리고 이것은 영구적인 방법이 아닙니다. 대부분의 경우 DES의 복용을 중지하면 고환은 다시 테스토스테론을 만들기 시작합니다.

DES는 가장 널리 사용되는 경구용 에스트로겐이며 전립선암에서 가장 표준적인 에스트로겐 요법이기 때문에(하지만 더 이상 호르몬 치료의 가장 주된 방법은 아닙니다.) 여기서 다루고 있습니다. 폐경기 여성에서 에스트로겐을 대체하는데 사용되는 두 가지 약물인 프레마린(Premarine)과 에틸 에스트라디올(Ethinyl estradiol)도 사용된 적이 있었지만, DES만큼의 효과를 보지는 못했습니다. 유럽에서 주로 사용되는 에스트라듀린(polyestradiol phosphate, Estradurin)은 한 달에 한 번씩 주사로 맞아야 하는 약물로 위장관에 문제가 있는 남성들이 사용하기에 용이합니다. 또 다른 약물인 클로로트라이아니신(chlorotrianisene, Tace)는 합성 에스트로겐 제제로 테스토스테론 수치를 떨어뜨리기는 하지만 생산을 완전히 멈추게 하지는 못합니다. 또한 이 약물을 복용할 경우 몸에서 소량의 LH가 생성됩니다. 에스트로겐 작용이 약해지기 때문에 효과가 있으려면 많은 양을 복용해야 합니다. 이런 저런 이유로 Tace는 더 이상 전립선암 치료제로 사용되지 않습니다.

20년 전에 복용하기 쉽고 다른 치료 방법에 비해 훨씬 저렴한 경구용 에스트로겐 제제가 진행된 전립선암의 내과적 치료의 시초였습니다. 그러나 혈전을 만들어 심장 발작을 일으킬 수 있다는 치명적인 부작용 때문에 더 이상 전립선암의 주된 치료법으로 사용되지 않습니다. 유럽의 내과의사들은 이러한 위험성을 낮추기 위해서 에스트라듀린을 사용합니다. 일부 내과의사들은 호르몬이 장에서 흡수되어 간에서 대사되기 때문에 경구용 에스트로겐 제제가 혈전을 형성하는 합병증을 일으킨다고 생각합니다. 이러한 문제점은 약을 주사제 형태로 사용하면 피할 수 있습니다. 주사제로 주입 시 대사 과정이 다르기 때문입니다. 그러나 에스트라듀린의 효율성과 안정성은 DES와 비교해서 제대로 확립되지 않았으며, 널리 사용되지도 않습니다. 피부 패치로 약이 흡수되도록 만들어 구역, 구토를 최소화시키는 등 에스트로겐 치료에 보다 잘 견디게끔 시도하는 노력조차도 과연 의미가 있는지 밝혀진 바 없습니다.

수십 년 전에 의사들은 테스토스테론을 없애줄 뿐만 아니라 암세포 자체를 죽일 수 있을 것이라고 생각하여 하루에 10-20mg의 고용량 DES를 처방했습니다. 그러나 그런 일은 일어나지 않습니다. 테스토스테론은 떨어지지만 그뿐입니다. 보훈청(Veterans Administration)에서 연구한 바에 의하면 저용량 DES로도 똑같은 결과를 얻을 수 있습니다. 그러나 하루에 5mg 조차도 지나치게 많은 양인 것으로 확인되었습니다. 한 연구에서는 하루에 5mg의 DES를 오랜 기간 동안 사용한 남성들이 전립선암이 아닌 에스트로겐에 의한 심장병 때문에 사망하였습니다. 그 이후 의사들은 하루 3mg을 사용하다가 다시 하루 1mg으로 용량을 조절하였습니다. 그리고 하루 1mg의 DES을 섭취하는 것만으로도 심장에 위험부담 없이 테스토스테론 농도를 억제할 수 있다는 사실이 입증되었습니다. 유럽에서 시행된 한 대규모 연구에서도 하루 1mg의 DES를 복용한 남성들 중에서는 심혈관계에 비가역적인 손상이 일어난 경우가 전혀 없었습니다.

다른 연구들에서는 수술적 거세한 사람과, 하루에 1mg의 DES를 복용한 사람 간에 수명에 있어서의 통계학적인 차이가 없다고 밝혔습니다. 어떤 의사들은 테스토스테론을 거세 범위로 떨어뜨리기 위해서 하루에 3mg의 DES를 복용해야 한다고 주장합니다. 이것은 사실입니다. 하지만, 만일 생존 기간에 차이가 없고 1mg을 복용하는 것이 3mg을 복용할 때보다 심혈관계 부작용이 적다면, 고용량을 복용해서 얻을 수 있는 것이 무엇일까요? 이 결과에서 발견된 흥미로운 사실은, 저용량을 복용함으로 인해 테스토스테론이 거세 범위까지 떨어지지 않아도 생존 기간에 차이가 없다는 것입니다. 이를 통해 남성호르몬을 완전히 제거하는 복합적인 남성호르몬 억제 요법은 불필요하다는 것을 알 수 있습니다. 하지만 하루에 1mg의 DES를 복용한다고 해도 심혈관계에 문제가 발생할 가능성은 있기 때문에, 많은 의사들은 다른 형태의 호르몬 치료를 더욱 선호합니다.

● **다른 특징적인 부작용들** 에스트로겐은 통증을 동반한 유방의 확대, 즉 여성형 유방(gynecomastia)을 초래합니다. 하지만, 이 문제는 에스트로겐 복용을 시작하기 전에 가슴에 1-3회의 저선량 방사선을 쬐어 줌으로써 최소화시킬 수 있습니다. 부종 역시 흔한 부작용으로 심장질환이나 고혈압이 있는 남성들에서 문제를 복잡하게 만들 수 있습니다. 하지만 이뇨제를 사용하여 효과적으로 치료할 수 있습니다. 또한

어떤 의사들은 DES를 복용하는 환자들에게 혈전정맥염(다리에 혈전이 생기는 것)같은 심혈관계 부작용을 피하고, 혈전이 심장이나 폐로 가는 위험을 줄이기 위하여 하루에 아스피린을 한 알씩 복용할 것을 권유합니다. 심혈관계 부작용 때문에, 심장병이나 혈전정맥염의 병력이 있는 사람들은 주된 치료 방법으로 에스트로겐을 사용해서는 안 됩니다. 또한 75세 이상의 노인들의 경우에도 에스트로겐에 잘 견디지 못합니다. 에스트로겐은 피부를 얇게 하고 얼굴에 있는 털을 포함한 체모를 없애는 작용을 합니다.

결론

하루에 1mg의 DES를 복용하는 것은 고용량을 복용하는 것과 효과 면에서 동일하며, 또한 생존 기간을 연장시키는 데에 있어서 수술적 거세만큼의 효과가 있습니다. 그러나 이렇게 적은 용량으로도 심혈관계에 부작용을 초래할 수가 있기 때문에 대부분의 의사들은 이러한 위험을 감수할 이유가 없다고 믿습니다. 심장질환이나 뇌졸중의 병력을 가진 남성, 혈전이 생긴 적이 있는 남성, 그리고 75세 이상의 남성들은 어떠한 형태의 에스트로겐이든 복용해서는 안 됩니다.

"생약"이 더 좋을까요?

수년 전, PC-SPES라그 불리는 "자연산" 생약이 크게 유행할 것으로 여겨졌습니다. 과장된 머릿기사들과 환자들의 열렬한 추천들이 존재했고, "획기적인 발전"이라는 단어가 널리 퍼졌습니다. 이러한 소동을 일으킨 것은 무엇이었을까요? 그것은 톱야자를 포함한 중국의학에서 사용되는 8가지의 약초들의 혼합체였습니다. 톱야자라는 약초는 한때, 전립선비대증에 걸린 남성에게서 배뇨 증상을 호전시켜준다고 믿어졌었습니다. 그러나 〈New England Journal of Medicine〉에 실린 최근의 한 연구 결과 위약 효과와 다를 것이 없다는 사실이 밝혀졌습니다. 또한 PC-SPES는 몇가지의 강력한 파이토에스트로겐

(Phytoestrogen)을 함유하고 있었습니다. 이런 파이토에스트로겐은 테스토스테론을 억제하고, 사실상 모든 남성에게서 PSA의 상승을 유발시키는 등, 보통의 다른 에스트로겐처럼 작용했습니다. 또한 이 생약은 한달에 200-500달러가 들 정도로 고가입니다.

그러나 아직도 남성들은 맹신합니다. 이 성약에 대한 과장 광고가 매우 지나쳐 이 약을 복용하는 일부 남성들은 그들의 모든 것을 이 생약에 겁니다. 증상이 없고, 치료 가능한 암을 가진 남성들도 성욕의 감퇴, 발기부전, 여성형 유방, 압통, 전반적인 체모의 감소, 부종, 지단백의 심각한 감소 등 엄청난 삶의 질의 변화를 겪게 되었습니다. 이 증상들은 모두 한달에 5-15달러면 구입이 가능한 저농도의 DES 복용 때문에 생길 수 있는 것들입니다. 대부분의 이들 남성들은 암으로부터 완치될 수 있는 기회를 병을 지연시키려는 그들의 노력과 바꿔버린 것입니다. (다시 말하지만, 호르몬-비의존성 세포는 계속 자라기 때문에 전립선 암 치료시 아무때나 호르몬 치료를 해서는 안됩니다.)

PC-SPES라는 생약이 정말 특별하다고 당신은 말할지도 모르지만, 사실 PC-SPES가 정말로 특별한 것으로 밝혀졌으므로, 그렇게 말할 수도 있을 것입니다. 그 생약을 연구하는 과학자들은 놀라울만한 사실을 발견해냈습니다. PC-SPES는 혼합물이었던 것입니다! 이 약은 피를 묽게하는 와파린(warfarin, Coumadin), 신경안정제인 자낙스(alprazolan, Xanax) 그리고 DES까지 섞여있었습니다. 미국 식품의약청은 급히 이 약물을 시장에서 회수했고, 해당 제약 회사는 벌금을 먹었습니다.

우리가 여기에서 배운 것은 무엇일까요? 단지, 과학자들의 비전형적인 대체 의학에 대한 편견을 확인해 준 것일까요? 전혀 그렇지 않습니다. 약초로 만든 약이 다른 약들과 섞이지 않았고, 정말로 강력한 효능을 나타낼 수 있을까요? 물론입니다. 약초로 만든 약 가운데서 세계적으로 가장 효능이 좋은 약 중 하나인 디지털리스(digitalis)는 심장병 치료에 사용됩니다. 그리고 이 약은 한 식물의 잎에서 추출되었습니다. 의사들은 약초성분에 매우 흥미 있어합니다. 사실, 마리오 아이젠버그와 다른 존스 홉킨스의 과학자들은 현재 예전에 PC-PLUS로 알려졌던 프로스타졸(Prostasol)이라 불리는 식물 추출 혼합물에 대해 연구하고 있습니다. 그것은 사실상 전혀 부작용이 없고, 암에 어느 정도 효과가 있습니다.

약초로 만든 약의 성분에 대해 "의사들은 원칙적으로 약초가 효과가 있던 없던 약초를 믿지 않는다"는 식의 논쟁은 더이상 없습니다. 의사들은 단지 그것이 안전하고 효과가 있다는 것이 입증될 때까지 믿지 않을 뿐입니다. (약물의 첫 번째 규칙이 "복용한 사람에게 해를 끼치지 않는다는 것입니다"라는 것을 기억하세요.) 그리고 이 PC-SPES에 대한 이야기를 통해 알 수 있듯이 입증되기 전까지는 믿지 않는 것이 옳을 것입니다. 마치 다임 선천성 기형 재단(March of Dimes Birth Defects Foundation - 선천성 결손, 조산, 영아 사망률을 낮춤으로써 아이들의 건강을 증진시키려는 의도로 만들어진 미국 건강기관)의 내과의사인 마이클 캣츠(Michael Katz)가 〈New England Journal of Medicine〉의 편집장에게 보내는 편지에서 "대체(보완)의학을 옹호하는 이들이 바라는 것은 입증이 가능한 방법을 찾는 것입니다."라고 쓰고 있습니다. 또 다른 내과의사는 그 의학잡지의 같은 사안에 대해서 "뉴욕의 가장 명망 높은 의과대학 중 한 곳에서 개최하는 대체 의학에 대한 컨퍼런스 기간 동안 저는 이 컨퍼런스가 왜 이렇게 인기가 많은지 알게 되었습니다. 쉬는 시간과 점심시간 동안에 많은 참가자들이 현재 의료 규제를 벗어나 보험 적용이 되지 않는 생약원을 개원하기 위해 배우고 또 배운다는 사실을 알았습니다. 많은 이들은 그들의 환자들에게 이러한 검증되지 않은 약물을 비싼 가격에 판매하는 것에 대해 관심이 많았습니다."

나를 포함한 의사들이 당신에게 해줄 수 있는 충고는 이러한 "획기적인"제품들의 영양을 확인해 보라는 것입니다. 마음을 열되 과대 광고에 현혹되지 마시기 바랍니다.

LHRH 효현제

경구용 에스트로겐 제제와 마찬가지로 LHRH 효현제들은 LH와 FSH의 생산을 중단시킵니다. 작용 기전을 살펴보면, LHRH는 10개 정도의 아미노산으로 만들어진 작은 단백질입니다. 그 열 개의 아미노산 중에 한 개를 바꿈으로써 만들어진 LHRH 유사체 혹은 효현제라고 불리는 합성 물질이 고환에서 테스토스테론을 만들도록 하는 호르몬인 LH를 차단합니다. 시상하부는 등대와 같습니다. 섬광으로 모스 부호를 보내듯 박동성 신호의 형태로 LHRH를 뇌하수체로 분비합니다. LHRH 효현제들은 섬광이 모스부호 형태로 반짝거리게 하는 대신에 계속 불빛이 켜진 상태로 유지되도록 합니다. 따라서 이러한 약물들은 뇌하수체가 모스부호 형태의 섬광, 즉 박동성 신호를 받지 못하게 하여 마치 아무런 신호가 오지 않고 있는 것처럼 속여 LH를 생산하지 않도록 합니다. 이로 인해 고환 역시 테스토스테론을 생산하지 않게 됩니다.

이러한 약물들은 효과가 즉각적이지는 않습니다. 사실 LHRH 효현제를 복용하기 시작한 지 약 1주일이 지나면 테스토스테론 수치는 오히려 급상승하게 됩니다. 이것을 플레어 반응(flare reaction)이라고 하며, 이는 지속적인 LHRH 신호로 인해 초기에는 LH의 생산을 촉진하기 때문에 일어납니다. 하지만 열흘 정도가 지나면 테스토스테론이 거세 범위로 떨어지게 됩니다. 처음 몇 주 동안 의사들은 종종 이러한 현상을 막기 위해서 항남성호르몬제제인 바이칼루타마이드(bicalutamide, Casodex)를 처방합니다. LHRH 길항제라고 알려진 새로운 종류의 화합물들은 이러한 테스토스테론의 플레어 반응을 유발하지 않으며, 테스토스테론 농도가 LHRH 효현제보다 더 빠르게 감소합니다.(그러나 LHRH 효현제와 함께 항남성호르몬을 복용한다면 효과는 같을 것입니다.) 아바렐릭스(abarelix, Plenaxis)는 FDA의 승인을 받은 LHRH 길항제입니다. 그러나 일부 환자에게서 심각한 알러지 반응을 유발하기 때문에, 정말로 추가적인 치료가 필요한 전이된 환자에게서만 제한적으로 사용되고 있습니다. 이 약물의 적응증은 전이에 의한 신경학적 증상이 있는 경우, 요관이나 방광에 폐색 증상이 있는 경우, 마약성 진통제마저도 듣지 않는 심각한 뼈의 통증을 가지고 있는 경우입니다. 당신이 이 약을 처방 받는다면, 이 약을 먹은 후에 적어도 30분정도는 병원 대기실에서 꼭 기다려야 합니다. 주사를 맞은 직후에 심각하고 생명을 위협하는 알러지 반응이 일어날 수 있기 때문입니다. 만약 열감이 느껴지거나 실신할 것 같거나, 어지럽거나 혹은, 흉통, 호흡 곤란, 피부 발적, 또는 얼굴, 눈꺼풀, 혀, 목 부위의 종창이 생기면 의사에게 즉시 보고해야합니다. 이것은 알러지 반응의 신호일 수도 있습니다.

가장 흔히 처방되는 LHRH 효현제에는 루프로라이드(leuprolide, Lupron), 고세렐린(goserelin, Zoladex) 등이 있습니다. 대규모의 연구 결과, 연구자들은 이 LHRH 효현제들이 암이 진행되기까지의 시간과 수명을 연장하는 데에 있어 DES나 수술적 거세 만큼의 효과가 있다는 사실을 발견하였습니다.

요약

LHRH 효현제들은 기본적으로 테스토스테론 수치를 저하시키고 수명을 연장하는 데에 있어서 DES나 외과적 고환절제술 만큼의 효과가 있습니다. 이들의 가장 큰 장점은 수술을 할 필요가 없다는 것과 에스트로겐 제제를 이용했을 때 발생할 수 있는 심혈관계 부작용이 없다는 것입니다. 또한 에스트로겐 치료에서 나타나는 정도로 여성형 유방이 생기는 일도 없습니다.

특징적인 부작용들

LHRH 효현제는 주사로 주입되어야 합니다. 지속형 약물들은 한 달에 한번, 혹은 서너 달에 한 번씩 맞아야 하고, 새로 개발된 삼투압 펌프를 이용하면 1년에 한 번씩 맞을 수 있습니다. 하지만, 그것을 주입하기 위해서는 작은 절개창이 필요하며, 이때 국소 마취를 해야 합니다. 또다른 단점은 가격이 너무 비싸다는 것입니다. 1994년 미국에서 전립선암을 치료하기 위해서 들어간 총 의료비가 14억 달러입니다. 그중에서 4억 7천 8백만 달러가 LHRH 효현제를 구입하는 데에 쓰였습니다.(호르몬 치료의 일반적인 부작용에 대해서 알고 싶다면 다음을 보십시오.)

전립선에서 호르몬의 작용을 차단하는 약물들

● **항 남성호르몬 제제** 이 약물들은 우리 몸에서 얼마나 많은 양의 LHRH, LH, 테스토스테론, DHT를 생산하든지 상관이 없습니다.(오히려 항 남성호르몬제제를 복용하면 LH의 농도가 올라가서 테스토스테론 농도가 올라가게 됩니다.) 항 남성호르몬제의 역할은 테스토스테론과 DHT가 그들의 표적, 즉 수용체에 도달하지 못하게 하는 것입니다. 다시 말해서 항 남성호르몬제는 자물쇠 구멍에 들어가기는 하지만 자물쇠를 열지는 못하는 모조열쇠와 같은 역할을 합니다. 테스토스테론과 DHT가 수용체에 도달하였을 때 자물쇠에는 이미 모조열쇠가 결합되어 있습니다. 따라서 진짜 열쇠인 테스토스테론과 DHT는 자물쇠에 결합하지 못하며 활성화시킬 수도 없

습니다. 그러므로 암은 남성호르몬에 의존적인 세포들이 영양분을 얻기 위해 필요한 호르몬을 공급받지 못하게 됩니다.

바이칼루타마이드(bicalutamide, Casodex)와 플루타마이드(flutamide, Eulexin), 그리고 닐루타마이드(nilutamide, Nilandron)은 가장 널리 쓰이는 항 남성호르몬제입니다. 카소덱스(Casodex)와 닐란드론(Nilandron)은 하루에 한번 복용합니다. 반면에 유렉신(Eulexin)은 하루에 2정씩 3번 복용해야 합니다. 복용법이 불편할 뿐만 아니라 설사와 간이상 포함하는 부작용이 더 많기 때문에 요새는 유렉신을 거의 사용하지 않습니다. 유럽에서는 아세틱 사이프로테론(cyproterone acetate) 역시 흔히 쓰입니다.(그러나 이 약은 에스트로겐 제제처럼 작용하여 테스토스테론을 직접 억제시키기보다는 시상하부와 뇌하수체간의 연결을 억제하여 LH를 떨어뜨리고, 결과적으로 테스토스테론을 떨어뜨립니다.)

원래 항 남성호르몬제제는 다른 치료법과 함께 특정한 경우에 사용되었습니다. 예를 들어, 현재까지도 가장 흔하게 사용되는 방법은, LHRH 효현제를 복용했을 때 첫 주나 열흘 정도 후에 일어나는 테스토스테론의 급격한 증가를 막기 위한 것입니다.(이러한 현상을 막기 위해서 LHRH 효현제 치료 시작 후 한 달 동안은 항 남성호르몬제제를 병용합니다.) 항 남성호르몬제제는 뼈의 아주 극심한 통증, 혹은 소변의 흐름을 막을 정도로 종양의 크기가 큰 경우 등 보다 긴급한 상황에서도 사용됩니다. 항 남성호르몬제제를 이용한 치료는 즉각적으로 테스토스테론의 효과를 차단하기 때문에, 외과적 고환절제술이나 LHRH 효현제 투여의 효과가 최대에 이를 때까지 시간을 벌어줍니다. 항 남성호르몬제제는 외과적 고환절제술이나 LHRH 효현제와 병용 요법으로 사용되기도 하며 이러한 형태의 치료법을 "복합적 남성호르몬 차단요법(combined androgen blockade)"이라고 합니다.(아래를 보세요.)

그러나 최근에 들어서 의사들은 항 남성호르몬제제, 특히 바이칼루타마이드를 단독으로 사용하는 것에 관심을 갖기 시작하였습니다. 이 단독 요법의 목표는 성기능을 보존하는 것입니다. 바이칼루타마이드를 50mg씩 하루에 3번 투여하면, 많은 남성에서 성욕이 보존됩니다. 하지만, 1년 넘게 사용하면 20%의 남성에서만 발기가 유지됩니다. 바이칼루타마이드를 하루 150mg 복용하는 용법은 전립선암의 다양한 병기에 사용되어왔습니다. 전이가 된 환자들에서는 LHRH 효현제보다 효과가 떨어집니다. 전이가 되지 않은 환자에게서는 절대 금기인 경우가 있습니다. 비록 바이칼루타마이드를 이 농도로 사용하는 것은 미국에서 승인되지 않았지만, 다른 나라에서는 승인되었습니다. 그러나 영국과 캐나다에서도 사용이 금지되었는데, 이것은 국소적인 질환은 가진 남성들을 대상으로 위약대조군 실험한 연구결과에 기초하고 있습니다. 이 연구에서는 대상환자를 임의로 나누어 한 군에는 하루에 150mg의 바이칼루타마이드를 투여하였으며 다른 한 군에는 위약을 투여하였습니다. 그 결과 바이칼루타마이드를 복용한 군이 위약을 복용한 군에 비해 25%대 20%로 사망률이 높았습니다. 원인은 불명확하지만, 이 연구의 결과는 장기간의 의학 연구 위원회(Medical Research Council) 연구에서 확인된 결과와 유사합니다. 이 연구에서 초기에 호르몬 치료를 받은 사람들은 전반적인 생존율의 향상이 사라졌습니다. 시간이 흐를수록 인체 다른 장기에 미치는 약의 효과가 너무 강하기 때문에 지속적인 호르몬 치료는 득보다 실이 많을 것으로 예상됩니다.

그러므로 전이된 환자들은 절대로 항남성호르몬 단독치료를 해서는 안됩니다. 하지만, 암이 국소적으로 진행되었을 때 항남성호르몬을 복용하면 생존률이 거의 비슷합니다. 따라서 아직 뼈로 전이되지 않은 진행성 암환자에게 이 약을 사용할 경우 효과가 매우 좋습니다. 참고: 앞으로 논의될 사항이지만, 어떠한 형태의 초기 호르몬 치료도 병의 진행을 막지는 못합니다. 병의 진행이 느리다고 환자가 느낄 뿐입니다.

● **특징적인 부작용들** 항남성호르몬 제제는 성욕을 보존할 뿐만 아니라, 고환절제술이나 LHRH 효현제를 이용한 치료보다 골다공증의 위험성이 낮은 것으로 보이며, 이는 테스토스테론 수치가 유지되기 때문일 가능성이 높습니다. 바이칼루타마이드나 플루타마이드를 복용하는 남성의 75%에서 여성형 유방이 발생합니다. 플루타마이드의 가장 심한 부작용은 설사입니다. 일부 환자들에서는 간 손상이 발생하기 때문에 플루타마이드를 복용하는 남성들은 치료시작 후 몇 달 뒤 간기능 검사를 해보는 것이 좋습니다.

● **결론** 성욕을 유지할 수 있다는 장점 때문에 항남성호르몬 제제에 대한 연구가 아주 활발히 이루어지고 있으며, 특히 이러한 약물을 다른 것들과 함께 사용하여 호르몬 치료를 받는 남성의 삶의 질을 개선시키고자 노력하고 있습니다. 그러나 전립선암의 호르몬 치료로 고농도의 항남성호르몬 단독사용은 아직 미국에서 승인되지 않았습니다. 우리는 환자들이 안전한 선택을 할 수 있도록 바이칼루타마이드 150mg를 매일 복용한 남성들의 사망률이 보다 높은 이유를 밝혀내야 합니다.

● **5-알파 환원효소 억제제(5-alpha reductase inhibitors)** 전립선 세포 내에서 테스토스테론은 5-알파 환원효소에 의해서 보다 작용이 강한 호르몬인 DHT로 변환됩니다. 피나스테라이드(finasteride, Proscar), 두타스테라이드(dutasteride, Avodart) 등의 5-알파 환원효소 억제제들은 이 효소를 억제합니다. 피나스테라이드의 큰 장점은 테스토스테론의 혈중 농도에 변화를 주지 않기 때문에 발기력을 그대로 유지할 수 있다는 것입니다.

피나스테라이드는 DHT가 중요한 역할을 하는 전립선비대증에서 전립선의 크기를 줄이는 데 효과가 좋습니다. 하지만, 전립선암을 일으키는 데에는 테스토스테론이 DHT보다 안 좋은 영향을 미치기 때문에 피나스테라이드와 두타스테라이드는 전립선암의 성장을 중지시키는 데 거의 효과가 없습니다. 따라서, 5-알파 환원효소 억제제만으로는 부족합니다. 일부 과학자들은 이런 약들을 항남성호르몬제제와 같이 사용하면 효과가 더욱 좋을지에 대한 연구를 진행 중에 있습니다.

● **테스토스테론의 생성을 억제하는 약물들** 이 종류의 약물 중 가장 잘 알려진 케토코나졸(ketoconazole, Nizoral)은 애초 항진균제로 만들어졌습니다. 그 후 의사들은 이 약을 복용한 남성들이 항진균효과보다도 가슴이 커지는 것을 관찰할 수 있었습니다. 그 후로 케토코나졸이 부신에서 생성되는 남성호르몬뿐만 아니라 테스토스테론이 고환으로부터 생산되는 것을 막는다는 것을 알게 되었습니다. 그 효과는 무척이나 신속하기 때문에 8시간마다 400mg의 케토코나졸을 복용할 경우 24시간 내에 테스토스테론을 거세 범위로 떨어뜨립니다. 케토코나졸은 부신에서 만들어

지는 스테로이드 호르몬의 생성도 막기 때문에 저농도의 코티졸을 같이 투여합니다. 이 종류의 또 다른 약인 아미노글루테싸이마이드(aminoglutethimide, Cytadren) 역시 비슷한 효과를 가지고 있습니다. 두 가지 약 모두 오늘날 흔히 사용되지는 않습니다. 항 남성호르몬제제가 사용가능해지기 전까지 이러한 약물들은 유일하게 남성호르몬을 신속하게 떨어뜨릴 수 있습니다. 그러나 항남성호르몬제제가 허가를 받은 이후에는 이러한 약물들은 잘 사용되지 않고 있습니다.

● **복합적 남성호르몬 차단요법** 이러한 발상은 새로운 것이 아닙니다. 과학자들이 전립선에 영향을 미칠 수 있는 모든 호르몬들을 차단했을 때의 결과에 대해서 처음 이해하기 시작했던 1930년대부터 연구자들은 이 개념을 추구하였습니다. 예를 들어, 부신이나 뇌하수체 등을 제거하는 일부 시도는 매우 극단적인 방법입니다.

여기에서 바탕을 이루는 이론은 아주 낮은 농도의 테스토스테론이나 DHT라도 전립선에서 암을 유발할 수 있기 때문에 완전히 없애줘야 한다는 것입니다. 외과적 거세, 에스트로겐, 혹은 항남성호르몬제제와 LHRH 효현제 등 거세 범위로 테스토스테론 수치를 떨어뜨릴 수 있는 모든 시도들을 동시에 사용함으로써 이러한 목표를 달성할 수 있습니다.

복합적 남성호르몬 차단요법은 한 명의 과학자의 주된 노력에 의하여 1980년대 의학계의 뜨거운 관심사가 되었습니다. 이 과학자는 LHRH 효현제를 항남성호르몬 제제와 함께 사용했더니 각각을 단독으로 사용했을 때보다 훨씬 더 성공적이었다고 보고하였습니다. 그러나 이 연구에 대하여 알아두어야 할 것들이 몇 가지 있습니다. 한 가지는 어떠한 과학자도 이런 놀라운 결과를 재연하지 못했다는 것입니다. 그의 연구에서는 LHRH 효현제와 플루타마이드를 함께 사용할 경우 진행성 전립선암 환자의 97%가 18개월 후에도 여전히 생존하였습니다.

비극적인 사실은, 거의 모든 다른 의사들이 경험한 바에 의하면 전이성 전립선암 환자들의 단지 절반 정도만이 2, 3년 동안 생존할 수 있었으며 그 어떤 치료도 이 수치에 변화를 주지 못했다는 것입니다.

그 이후 대부분의 연구에서는 전체 생존기간에 별 차이가 없거나, 길어야 수개월 정도 연장시켰습니다.(이들 연구에 대한 보다 자세한 내용은 아래 "플루타마이드가 안겨준 실망: 종양학자들의 견해"를 참고하세요.)

복합 요법이 암의 진행 기간을 몇 개월 정도 늘림으로써 호르몬이 작용할 시간을 벌어줄 것이라는 생각은 불행히도 결실을 맺지 못했습니다. 이러한 연구 결과들은 복합요법을 사용한 남성들을 대상으로 한 또 다른 연구 결과를 뒷받침해 주었습니다. 유럽에서 5,000명의 전립선암 환자를 대상으로 진행한 연구에서, 치료 후 평균 생존율을 연구해 본 결과 치료 시작 후 5년 동안의 생존율에서 복합 남성호르몬 차단요법을 받은 사람과 고환절제술 혹은 LHRH 효현제를 단독으로 시행 받은 사람 사이에 차이가 없다는 사실이 밝혀졌습니다. 불행히도 복합 호르몬 요법이 또 한번 깜짝 놀랄만한 결과를 가져다 주지 못한 것입니다.

그리고 어느 시점이 지나고 나면 어떤 환자들은 항남성호르몬제제 투여를 중단함으로써 더 이득을 볼 수 있었습니다. 예를 들어, 만일 항남성호르몬제제를 복용하고 있던 사람이 다시 악화된다면, 즉 전립선암이 다시 자라기 시작하고 PSA 수치가 상승한다면, 의사들이 즉시 해야 할 일은 항남성호르몬제제 투여를 중단하는 것입니다. 20%에서 25% 정도의 남자들에서는 항남성호르몬제제 투여를 중단했을때 PSA 수치가 떨어졌습니다.(아래에 나오는 "만일 호르몬 치료의 효과가 없는 것 같다면 무슨 일이 생기나요?"를 참고하세요.)

역설적으로 항남성호르몬제제는 초기에 이 약의 효과를 봤던 사람들의 상태를 더욱 악화시킵니다. 이러한 일이 왜 일어나는지에 대해서는 분명하지가 않습니다. 어떤 전립선암에서는 시간이 지남에 따라 남성호르몬 수용체(호르몬에 대해서 반응하는 세포의 일부분)가 변이를 겪게 되며, 그 이후 어느 순간 갑자기 항남성호르몬제제가 암을 촉진시키게 됩니다. 기억하십시오. 항남성호르몬 제제는 "자물쇠"(수용체)에 들어가는 모조 열쇠와 같은 역할을 하여, 테스토스테론과 DHT가 수용체의 활성을 막는 작용을 합니다. 그러나 변이가 일어나면, 항남성호르몬제제가 실제로 남성호르몬처럼 작용하여 자물쇠를 돌리고 수용체를 활성화시킵니다. 이러한 이상한 상반된 현상 때문에, 어떤 의사들은 항남성호르몬제제를 오랜 기간 사용하는 것에 대해서 의구심을 갖게 되었으며, 이 약물은 LHRH 효현제를 복용하는 사람에서 한

달 정도만 사용해야 한다고 주장합니다.

● **삶의 질에 대해서는?** 만일 항남성호르몬제제를 외과적 거세 또는 화학적 거세와 함께 이용하는 것이 생존 기간을 연장시켜주지 못한다면, 삶의 질을 더욱 좋게 할 수는 있을까요? 한 연구에서 과학자들이 고환 절제 후 위약을 복용한 사람과, 고환 절제 후 플루타이마이드를 복용한 사람간의 삶의 질을 비교해 보았습니다. 대부분의 환자들이 시간이 경과됨에 따라 삶의 질이 향상되었다고 보고하기는 했지만, 플루타마이드를 복용한 환자군에서는 대부분의 영역 특히 감정 관련 영역에서 별다른 개선을 보이지 않았습니다.(우울증과 전립선암에 대해서 알고 싶다면 아래를 참고하시기 바랍니다.) 또한 플루타마이드를 복용한 환자들에서는 설사로 인해 불편을 겪는 경우가 많았습니다.

여러분이 이해해야 할 한 가지 중요한 개념이 있습니다. 다른 종류의 호르몬 치료가 그러하듯이 복합적 남성호르몬 차단요법은 몇 년이 걸리든 궁극적으로 작용을 멈출 것입니다. 이와 다르게 믿도록 하는 사람들은 도움을 주는 것이 아닙니다. 그리고 호르몬 치료가 작용을 멈춘다면, 그것은 부신에서 만들어지는 소량의 테스토스테론과 DHT 때문이 아닙니다. 다시 말해서, 그것은 호르몬 차단을 뚫고 침입한 반역자 같은 호르몬의 잘못이 아닙니다. 호르몬 치료가 작용을 멈추는 이유는 호르몬과는 상관없는 암의 일부분 - 호르몬의 영향을 받지 않기 때문에 환자가 호르몬을 얼마나 복용하든 상관하지 않는 세포들 – 때문입니다. 다시 살충제 비유를 이용하자면, 호르몬을 이용해서 이러한 세포들과 싸움을 벌이는 것은 바퀴벌레를 죽이기 위해서 살충제를 사용하지 않고 잡초제거제를 사용하는 것과 같습니다. 문제는 우리가 아직도 이 "살충제"를 찾고 있다는 것입니다.

존스 홉킨스 대학병원의 과학자인 존 아이작(John Issacs)은 다음과 같이 설명합니다. "암세포는 매우 효율적입니다. 이들은 분열을 거듭하는 과정에서 필요없는 부분을 버립니다. 가장 먼저 버리는 부분은 호르몬의 명령을 전달받는 세포의 부위인 조절 부위입니다. 결국 시간이 지나면 가장 치명적인 형태의 암세포들만이 살아남게 됩니다."

만일 부신에서 분비되는 남성호르몬이 정말로 암세포와 싸우는 데에 중요하다면, 외과적 고환절제술을 시행받고, 에스트로겐이나 LHRH 효현제를 복용하다가 다시 재발한 환자들에서 항남성호르몬제제를 사용할 경우 극적인 치료 효과를 보여야 할 것 같지만 사실은 그렇지 않습니다. 슬프게도 이 남성들에게서 일어나는 과정은 복합 호르몬 차단요법을 시작해도 거의 효과가 없습니다. 따라서 이러한 접근 방법이 올바른 해답이 아니라는 것입니다.

마지막으로, 다른 연구들의 결과 부신 남성 호르몬은 전립선에 거의 영향을 주지 않는다는 것이 밝혀졌습니다. 존스 홉킨스 대학병원의 한 연구에서 연구자들은 사춘기 이전에 뇌하수체가 제거되어 LH를 만들 지 못할 뿐만 아니라, 부신을 자극할 수 있는 호르몬을 만들지도 못하여 사실상 부신의 작용이 멈춰진, 즉 복합적으로 남성호르몬이 차단된 네 남성의 사체 부검결과를 연구하였습니다. 그들은 또한 칼만증후군(Kallmann's syndrome: 시상하부가 LHRH를 만들지 못하여, 뇌하수체가 LH나 FSH를 생산할 수 없는 질환)이라고 불리는 유전 질환에 걸린 3명의 남자와 일곱 살 때 개에게 고환을 물려 고환이 제거된 한 남성을 연구하였습니다. 이들 중 누구도 테스토스테론을 이용한 치료를 받지 않았으며, 부검 시에 평균 연령은 65세였습니다. 같은 연령대의 정상 환자와 비교해보았을 때, 테스토스테론과 부신 호르몬이 둘 다 기능을 하지 못하는 환자와 단지 테스토스테론만 기능을 못하는 환자 사이에 전립선의 크기에 아무런 차이가 없었습니다.(이들 모두에게서 전립선의 크기는 매우 작았습니다. 고환이 절제된 사람을 제외한 모두에게서 테스토스테론을 만드는 고환 내 공장인 레이디그 세포(Leydig cell)가 없었습니다. 다른 말로 하자면 복합적 남성호르몬 차단 요법은 별다른 차이를 보여주지 못했습니다.

남성 호르몬 결핍 시 생길 수 있는 일반적인 부작용들

테스토스테론은 남자를 "남자답게" 느끼게 하는 호르몬입니다. 만일 그것이 소실된다면, 남성적으로 만드는 몇몇 특징들은 사라지게 됩니다. 외과적 거세 또는 내과적 거세의 부작용에는 근육량의 소실(남성호르몬은 남성을 근육질로 만드는 것과 관련이 있습니다.), 골절을 초래하는 골다공증(골밀도의 감소) 등이 포함되어 있

플루타마이드가 안겨준 실망: 종양학자의 견해

모든 남성호르몬을 제거하라! 테스토스테론을 만드는 신체의 주된 장소인 고환의 기능을 정지시켜라! 부신에서 만들어지는 적은 양도 전립선에 조금이라도 영향을 미칠 수 있는 약한 남성호르몬까지 모두 없애라! 이것이 외과적 거세와 항남성호르몬 제제와 LHRH 효현제를 이용한 내과적 거세를 모두 이용한 복합 남성 호르몬 차단 요법의 개념입니다 (고환 절제술은 전립선에 작용하는 주요 호르몬인 테스토스테론을 차단하여 호르몬에 의해 조절 받는 암세포들을 죽게 합니다.)

이 발상은 각각의 방법을 단독적으로 사용할 때보다는 같이 사용함으로써 더욱 성공적일 수 있다는 것이며, 1980년대 전립선암 치료에서 뜨거운 논쟁거리가 되었습니다. 세계의 과학자들은 플루타마이드를 사용하여 실험을 수행하였습니다. 존스 홉킨스의 종양학자인 마리오 아이젠버그는 약 2천여 명의 환자를 대상으로 두 가지의 실험을 수행하였습니다. "우리가 했던 첫 번째 실험에서는 복합 남성호르몬 차단 요법을 받은 사람이 LHRH 효현제를 단독으로 사용한 사람에 비하여 생존 기간이 6개월 늘어나는 비교적 긍정적인 결과가 나왔습니다." 아이젠버그가 밝힌 긍정적인 결과로 인해 1989년 이 약은 FDA에서 승인되었습니다.

아이젠버그가 말하길, "문제는 이 방법은 여전히 논쟁의 여지가 있다는 것입니다. 내가 발표한 것을 제외하고도 긍정적인 결과를 보여준 두 가지 실험이 더 있는데, 모두들 이 세 가지 실험에만 주목하고 있습니다. 그 중 한 가지에서는 생존기간의 차이가 고작 3개월밖에 안 되고 있는 데도 말입니다. 24개의 다른 실험들에서는 모두 부정적인 결과가 나왔습니다. 1,400명에 가까운 환자들을 대상으로 진행했던 두 번째 실험 또한 부정적인 결과에 포함됩니다. 결론적으로 말하자면, 8,000명에 가까운 사람들에게 24개의 임상실험을 수행한 결과 오직 3개의 실험에서만 약간 긍정적인 결과가 나왔습니다. 약 1조 달러 이상의 돈이 복합 남성 호르몬 차단 요법에 대한 실험에 사용되었을 것으로 아이젠버그는 추정합니다. "만일 그 실험들이 동일하게 환자의 생존 기간을 연장시킨다는 결과가 나온다면, 그렇게 큰 비용이 들어갔다고 해도 괜찮을 것입니다." 하지만 그런 일은 일어나지 않았습니다. 24개의 부정적인 결과를 보인 실험들은 3개의 약간 긍정적인 결과를 보인 실험만큼 주목을 받지 못했습니다. 외과적 거세와 함께 LHRH 효현제와 항남성호르몬제제를 같이 투여하는 것이 "표준 치료법이 되었으며, 전립선암의 치료비용을 현저히 증가시켰습니다." 항남성호르몬 제제는 한 달에 300달러 정도 듭니다. 〈New England Journal of Medicine〉에 실린 결과가 좋았던 아이젠버그의 두 번째 실험에서는 그가 의심했던 바에 대한 답을 제공해줬습니다. "전립선암에 걸린 환자들은 항남성호르몬 제제가 필요하지 않습니다. 항남성호르몬 제제는 임상적으로 아주 미미한 장점만을 갖는 것으로 증명되었습니다." 더 안 좋은 사실은, 환자들의 삶의 질을 보고자 계획된 아이젠버그의 다른 실험에서, 플루타마이드를 사용한 환자들에서 호르몬 치료의 일반적인 부작용에 속하는 안면홍조, 경련, 설사, 메스꺼움, 구토, 우울증이 더 잘 나타난다는 것이었습니다.

아이젠버그는 결론적으로, 이러한 결과들르 볼때 진행성 전립선암 환자가 "항남성호르몬제제를 고환 절제술과 함께 이용할 필요가 없으며, 그것을 복용하지 않아도 삶의 질에 영향 없이, 그리고 아무 것도 잃지 않고 돈을 아낄 수 있다"고 하였습니다. 항 남성호르몬제제는 외과적 혹은 내과적 고환절제술을 뒷받침하는 목적으로 가장 잘 이용될 수 있습니다. "한 가지 형태의 고환 절제술로 치료받고 PSA의 혈중농도가 계속 오르고 있는 환자에게는 항남성호르몬제제 투여를 고려할 수 있을 것입니다. 20% 가량의 환자들이 다시 치료에 반응을 보일 수 있습니다."

습니다.(한 연구에 의하면 고환 절제술을 받은 남성이 내과적 거세를 한 남성에 비하여 장기적으로 뼈의 소실이 더욱 심각하다고 합니다.) 테스토스테론은 뼈를 단단하게 하기 때문에 수술후 7-10% 정도의 골밀도가 첫 해에 감소되며, 담배를 피우는 사람은 영향을 더 많이 받게 됩니다. 비타민 D 보충제를 하루에 400IU복용하고 칼슘 섭취를 하루에 1,200mg으로 높임으로써 이러한 뼈의 소실을 막을 수 있습니다. 또한, 비스포스포네이트(bisphosphonate, Pamidronate)라도 약물이 골밀도를 늘리는 데에 도움이 된다는 증거가 있습니다. 여성들이 폐경기에 골다공증(osteoporosis)과 골감소증(osteopenia)를 치료하기 위해 알란드로네이트(alendronate, Fosamax)를 복용하면 호르몬 치료 동안에 골밀도를 유지하는데 도움이 됩니다. 이 영역에서 가장 강력하고 새로운 약물은 조메타(zoledronic acid, Zometa)로 이 약물은 보다 효과적으로 작용한다는 사실이 밝혀졌습니다. 포사멕스(Fosamax)보다 20배 더 강하고, 또 다른 종류의 비스포스포네이트인 파미드로네이트(pamidronate, Aredia)보다도 효과가 큰 조메타는 뼈의 통증을 예방하고, 호르몬 치료에 관한 뼈관련 합병증을 줄이는데 도움을 줍니다. 이 약물은 3개월에 한번씩 15분 동안 정맥주사로 투여하게 됩니다.(참고: 특징적인 부작용들에 관해서는 각각의 호르몬 치료법에서 다루겠습니다.)

●**당신의 뼈를 지켜라** 호르몬 치료를 시작하거나 이미 받고 있다면, 골다공증에 대한 검사를 해야만 합니다. 만약 골다공증의 가족력이 존재한다면 위험성이 높아집니다. 저체중이라던가, 이미 한군데 이상의 골절이 있거나, 알코올 섭취량이 많다거나, 흡연을 한다던가, 혈중 비타민D 농도가 낮거나, 프레드니손(prednisone)이나 그 외 다른 스테로이드를 복용했다면 골다공증의 위험성은 더 높아질 것입니다.(참고: 담배를 피거나, 알코올 섭취량이 많다면 끊어야 되는 이유가 여기에 있습니다. 뼈를 위해 끊으시기 바랍니다.) 골다공증의 위험인자가 특별히 없다고 하더라도, 칼슘과 비타민 D 보충제를 먹어야 합니다. 비스포스포네이트도 필요한가요? 미국립보건원(National Institutes of Health; NIH)의 과학자들이 〈Journal of the American Medical Association〉에 게재한 논문에 따르면, 골다공증에 걸렸거나 그럴 위험이 높은 경우 또는 암이 호르몬 치료에 저항하거나 뼈로 전이된 상태를 제외하고는 굳이 복용할 필요가 없다고 합니다.

호르몬 치료의 다른 일반적인 부작용에는 빈혈(남성호르몬은 골수에 작용하여 적혈구의 생성을 돕기 때문입니다.), 성욕 감퇴, 인지기능의 저하 등이 있습니다. 호주에서 연구하여 〈British Journal of Urology International〉에 게재한 논문에 따르면, 남성호르몬의 소실은 언어구사능력, 시각적 인지능력, 그리고 시각적 기억 능력의 일시적인 변화를 초래한다고 합니다. 다른 과학자들은 나이가 많은 남성들에서 테스토스테론 수치가 인지 능력, 특히 언어 기억 능력(예를 들어 한 해의 달 이름을 거꾸로 대는 것)과 정신 조절 능력(예를 들어 10분 뒤 이름과 주소를 회상하는 능력)과 깊은 연관성이 있음을 알아냈습니다. 발기브전이 모든 환자에서 있는 것은 아닙니다. 10% 정도의 남성들은 여전히 발기력을 유지하지만 이는 매우 예외적인 경우에 해당합니다.(여기서의 발기부전은 다른 상황에서와는 달리 발기되는 능력뿐만 아니라 성욕의 소실도 함께 의미합니다.) 어떤 남성들은 압통, 통증, 그리고 가슴의 확대(여성형 유방) 등을 경험하기도 합니다. 이 현상은 고환절제술이나 LHRH 효현제를 사용한 사람들에게서는 흔히 일어나지 않지만, 항남성호르몬제제를 단독으로 사용하는 사람의 50-70% 에서 일어나며, 에스트로겐을 복용하는 남성 모두가 이를 경험하게 됩니다. 치료를 시작하기에 앞서 저선량의 방사선을 조사하거나 항에스트로겐 치료를 병행하는 것으로 여성형 유방을 방지할 수 있으나 이미 고가인 치료법에 추가 비용까지 발생하게 되는 단점이 있습니다.

● **안면홍조** 또 다른 주요 부작용으로는 안면홍조가 있으며, 이는 폐경기 여성들이 경험하는 것과 유사하여 얼굴과 목, 가슴의 위쪽 등에서 갑작스럽게 뜨거운 느낌을 받게 되며 수초에서 한 시간까지 지속됩니다. 비록 이것이 남성의 건강에는 별다른 해를 주지 않지만 상당한 불쾌감을 줄 수 있습니다. 이러한 현상이 일어나는 이유는 아마도 호르몬의 변화가 우리 몸의 체온 중추 역할을 담당하는 시상하부에 영향을 미치기 때문일 것입니다. 뇌가 시상하부이서의 이러한 변화에 반응하여 우리 몸에 변화를 주게 됩니다. 이렇게 갑작스럽게 열이 오르는 이유는 피하 혈관이 확장하기 때문이며 다시 체온을 정상으로 되돌리기 위해 땀이 나는 것입니다.

안면홍조는 예측이 불가능합니다. 누구도 무엇이 그것을 유발하며 사라지게 하는지 알지 못합니다. 그리고 어떤 사람들은 전혀 경험하지 않기도 하고, 또 다른 사람들은 이로 인해 너무나 큰 고통을 받습니다. 외부의 자극, 예를 들어 복사 열기구라든지, 매운 음식을 먹는 것, 술을 마시는 것, 혹은 어떤 특성 약물을 복용하는 것들이 이를 유발시킨다는 증거가 있습니다. 안면홍조는 월경전기(progestational)에 복용하는 약물인 프로베라(medroxy progesterone; Provera) 혹은 메게이스(megesterol acetate, Megace) 등으로 치료할 수 있습니다. 한 번의 주사로 6개월 또는 그 이상 안면홍조가 사라지거나 증세가 많이 좋아질 수 있습니다. 대인활동이 활발한 일부 남성들은 업무 전에 메게이스(Megace) 한 알을 복용하면 안면홍조로 당황하게 되는 상황을 피하는 데 효과적일 수 있습니다. "나는 매우 드문 경우에만 이러한 치료를 권하고, 웬만해서는 안면홍조를 치료 안하려고 합니다. 왜냐하면 초산 메게스트롤(megestrol acetate)은 우리가 억제하려고 하는 남성호르몬과 매우 유사해서 이를 복용한 환자들에서 PSA 수치가 상승하는 것이 보고되었기 때문입니다."라고 아이젠버그는 말합니다. 당신이 안면홍조 때문에 이 치료를 받기로 결정했다면 PSA 수치를 자주 확인해 볼 필요가 있을 것입니다.

● **다른 변화들** 끝으로, 호르몬 치료를 받는 환자들 중 많은 수가 본인이 정상이 아니라고 느낀다고 합니다. 또한, 그들은 쉽게 짜증을 내고 적극성이 떨어진다고 합니다. 체중이 증가하고, 피부 탄력과 머리카락이 길어지는 등의 신체상의 작은 변화들

표 12.1

호르몬 치료의 종류와 부작용	
테스토스테론을 차단하는 치료방법	**부작용**
양측 고환절제술(외과적 거세)	만성 피로
LHRH 효현제(내과적 거세)	골감소증/골다공증
	체중 증가
LHRH 길항제(내과적 거세)	근육량 감소
	체지방 증가
에스트로겐	빈혈
고용량의 케토코나졸	안면홍조
	체모 감소
	성적충동 감소 및 발기부전
	대사 질환(내당능 장애, 지질이상)
	여성형 유방
	우울증; 인지기능 감소

역시 흔한 부작용입니다. 하지만, 흔히 믿는 것처럼 음성의 톤이 변한다든지, 대머리 남성이 다시 머리가 자라난다든지 하는 일은 발생하지 않습니다. 콜레스테롤 수치의 증가와 함께 일어나는 체중의 증가는 문제가 될 수 있습니다. 남성호르몬이 사라진다면, 남자들은 근육량이 줄고, 체지방의 양이 증가하게 될 것입니다. 콜레스테롤과 중성지방이 증가하고, 일부 남성들에게 있어서는 내당능 장애(glucose intolerance)로 발전할 수도 있습니다. 이러한 모든 것들은 심혈관계 질환으로 발전할 위험성을 증가시킬 수 있습니다. 전이와 관련된 증상이 나타나기 전에 호르몬 치료를 시작할 예정이라면 위의 문제에 대해 심각하게 고려해야 하며 노인이라면 특히 그렇습니다.

참고: 이러한 부작용은 당신만 겪고 있는 것이 아니며, 호르몬 치료를 받고 있는 많은 사람들이 똑같이 경험하고 있습니다. 이에 대한 도움을 받을 수 있는 방법에 대해 주치의에게 자문을 구하십시오.

호르몬은 얼마나 오래 작용하는가?

호르몬의 작용 시간은 사람마다 다릅니다. 우리는 호르몬 불응성 암을 공격하는 새로운 기술들이 폭발적으로 늘어남에 따라 호르몬 작용시간에 변화가 올 것으로 예상됩니다. 과거에는 뼈로 암이 전이된 이후에 호르몬 치료를 받은 환자의 10%정도는 6개월 안에 사망하였으나, 10%정도는 10년 이상 생존하였습니다. 다른 80%는 그 사이 어딘가에 위치합니다. 통계적으로 볼 때 이들 중 3년 이하 사는 남성들이 절반정도 되고, 25%는 5년 이후까지도 생존합니다.

이러한 극단적인 차이는 어디서 비롯된 것일까요? 이 모든 것은 호르몬에 반응을 보이는 세포와 반응하지 않는 세포들의 비율 그리고 암의 성장 속도와 관련이 있습니다. 어떤 사람들에서는 거의 모든 세포들이 호르몬에 반응하지만, 다른 사람들에서는 아주 적은 양의 세포만이 호르몬에 반응을 보입니다. 어떤 암은 크기가 두 배로 되는 데에 수백일이 소요되는 반면, 어떤 암은 몇 주마다 두 배로 커집니다.

성기능의 소실: 무엇이 정말로 중요한 것인가?

성기능을 소실된다는 것은 대부분의 남성들을 불안하게 만드는 끔찍한 일입니다. 이처럼 성정체성이 상실된다는 것은 결코 즐거운 일이 아니며, 암 환자가 겪게 되는 두려움과 불확실성과 맞물려서 더욱 괴롭게 만듭니다. 이것은 아주 무시무시한 시련이지만, 당신은 결코 혼자가 아닙니다. 당신은 의사나 가족, 혹은 이러한 일들을 겪고 있는 남성과 그들의 부인들에게 조언을 구할 수 있습니다.

전립선암에 걸린 많은 환자들은 성적인 능력과 암 치료가 지연되는 것 중에 골라야 한다고 하면, 성생활보다는 생존을 택하게 됩니다. 만일 호르몬 치료가 정말로 삶과 죽음을 결정할 수 있다면, 그런데도 성적인 능력에 사로잡혀 있다면, 보다 큰 것을 놓치고 있는 것입니다. (그와 반대로, 만약 진행성 암의 증상이 없다면, 호르몬 치료를 최대한 연기해야 합니다. 생각보다 기간이 길 수도 있습니다. 장기간에 걸친 이득은 같지만, 삶의 질에 엄청난 차이를 가져오기 때문입니다. 아래를 참고하십시오.) 그러나, 만일 당신의 뼈에 암이 전이되었고, 진행성 암의 증상이 나타났다면, 해야 할 것은 분명합니다. 당신의 생존 기간을 늘리고, 통증을 완화시키고, 보다 건강한 느낌을 갖기 위해서 호르몬을 복용해야 합니다.

어떤 병이든지 가장 큰 도전 중의 하나는 신체에 가해지는 제한들을 극복할 수 있는 방법을 찾는 것입니다. 성생활이 그리 중요치 않은 것으로 밀려나더라도 여전히 성적으로 친밀한 관계를 유지할 수 있습니다. 사실, 성적인 친밀함 - 신체적으로나 정신적으로 가까워지고 나눌 수 있는 것 - 은 그 어느 때보다 더 중요합니다. 인간이면 누구나 할 수 없는 것에 대해서 쉽게 화를 내며, 많은 사람들은 심각한 질병을 극복하기 위해 애를 쓰다가 결국 이 함정에 빠져 버리게 됩니다. 이러한 종류의 좌절감을 맛볼 수 있다는 사실은 결국 감정을 조절하는 것이 중요함을 말해주며 이것은 인간의 본능에 해당합니다. 우리는 스스로의 삶을 주도하고 싶어합니다. 하지만, 대부분의 사람들에게는 사는 기간 동안 자신이 삶을 직접적으로 조절할 수 없는 순간들이 여러 번 찾아옵니다. 당신이 신을 믿는다면, 우리는 신의 뜻에 의해 좌우되게 되고, 신을 믿지 않는다면, 무한한 어떤 다른 것에 의해서 운명이 결정됩니다.

의사들이 환자들에게 하는 가장 힘들지만 최고의 조언은 고통을 감수해 내라는 것입니다. 매일매일 괴로움을 피하기 위해 애쓰고 있다면, 그것은 비생산적이고 시간 낭비일 뿐만 아니라 당신의 기력이 소모될 뿐입니다. 부정적인 상황을 무시하고만 있지 마십시오. 한 단계 더 나아가서 긍정적인 사고와 행동으로 대체하십시오. 한 랍비가 집회에 참석한 사람들 앞에서 말했습니다. "우리는 모두 똑같은 양의 시간인, 즉 '오늘'을 갖고 있습니다." 이것을 기억하고, 당신이 사랑하는 사람과 나눌 수 있는 모든 시간들을 귀중하게 여기십시오. 지금이야말로 당신이 항상 하고자 원했던 것을 할 수 있는 완벽한 시간입니다. 예를 들어, 늘 꿈꿔오던 여행을 떠나고, 아내와 춤을 배우고, 배를 모는 방법을 배우십시오. 손자들에게 낚시를 가르쳐 주고, 당신의 가계를 조사하여 오랜 동안 잊고 살았던 친척들을 찾아보십시오. 성적인 능력 말고도 너무나 많은 것들을 삶 속에서 누릴 수 있다는 것을 깨달아야 합니다.

마지막으로, 성기능의 소실이 당신의 파트너에게도 힘든 일이라는 사실을 기억해 두십시오. 파트너의 성기능의 소실은 아무도 이야기하고 싶어하지 않는 것들 중 높은 순위를 차지합니다. 존스 홉킨스 대학병원의 비뇨기과 의사이자 성기능 장애 전문가인 카렌 보일(Karen Boyle)은 이 상황에 처한 많은 여성들이 상실감으로 인해 "낯선 남자가 옆에 누워있다"는 비현실적인 감각을 느낀다고 합니다. 활발한 사랑의 관계를 공유하는 커플들에 있어서 성행위의 상실은 환자의 파트너에게 있어서 엄청난 역경으로 다가올 수 있습니다. 예를 들어, 30년 동안 같이 살던 남편에 대한 흥미가 없어질 뿐만 아니라, 더 파괴적인 것은 육체적인 면에서 남편이 더 이상 보살펴줄 것처럼 느껴지지 않게 된다는 것입니다. 남편은 변했습니다. 남편이 호전되었다고 느끼는 것에 감사하고 기뻐하지만 갈등도 합니다. 남편의 변화를 비통해하면서 애도합니다. 그러나 이러한 것은 노력으로 해결할 수 있다고 보일은 말합니다. 당면 과제는 먼저 남편이 이 문제를 인식하고 이해한 다음에 성행위(sexual intercourse)에 최적화된 것이 아니라 성적 친밀감(sexual intimacy)에 최적화되도록 설계된 치료 계획에 참여하도록 해야합니다. 발기는 필수조건이 아닙니다. 대신에 궁극적인 목표는 그의 파트너의 필요를 이해하기 위해 헌신적으로 노력하는 것입니다.

종양 동역학(tumor kinetics)이라는 암세포가 자라는 속도에 관한 수학적인 모델이 있습니다. 종양을 의사가 촉진으로 구분하려면 암의 크기가 약 30번 가량 배가 되어 1cm 정도의 크기가 되어야 합니다. 이러한 성장은 기하급수적입니다. 하나의 세포가 두 개로 되었다가, 네 개로, 여덟 개로, 이렇게 계속 됩니다. 만약 10번에 걸쳐 배가된다면, 그 개수는 1,024개에 이르게 됩니다. 이 세포들 중에 4분의 3이 호르몬에 반응한다고 해봅시다. 환자가 고환 절제술을 받고, 호르몬에 반응하는 모든 세포들이 떨어져나가 256개의 세포만이 남게 됩니다. 그 다음 무슨 일이 일어날까요? 남아 있는 세포들은 호르몬에 의해서 영향을 받지 않고 계속해서 자라납니다. 작아진 종양이 두 배가 되어 512개의 세포가 되고, 다시 한 번 두 배가 되어 1,024개가 되면 원래 크기를 회복하게 되는 것입니다. 그리고 한 번 더 분열하면, 이제 원래 크기의 두 배로 커지게 됩니다.

이제 암의 1%만이 호르몬에 반응하지 않는다고 해 봅시다. 이 암이 위험한 크기가 되려면 더 많은 분열이 있어야 할 것입니다. 즉, 호르몬의 작용 시간은 두 가지에 달려 있습니다. 하나는 호르몬에 저항성을 보이는 세포와 그렇지 않은 세포 사이의 비율이고, 다른 하나는 암의 크기가 두 배가 되는 데 소요되는 시간입니다. 예를 들어, 암이 커지는 데 30일이 걸리는 환자는 100일이 걸리는 사람보다 암의 재발이 훨씬 빨리 일어날 것입니다. 불행히도, 아직까지 우리는 이 중요한 두 가지 수치를 예측할 수 있는 방법을 모릅니다.

언제 호르몬 치료를 시작해야 할까요? 고려해야 할 몇 가지 사항들

아마도 전립선암 치료와 관련된 모든 문제 중 가장 논란의 여지가 많은 질문일 것입니다. 사실상, 학식이 풍부하고 생각이 깊은 이들도 같은 연구 결과를 가지고 서로 정반대의 입장을 보입니다. 한 부류에서는 호르몬 치료를 지금 당장 시작해야 한다고 말합니다. 시간이 지체되고 있고, 만일 오늘 호르몬 치료를 시작하면 호르몬 불응성 세포의 수를 줄일 수 있으며, 수명을 연장시킬 수 있다고 합니다. 비판론자들은 호르몬 치료가 전립선암을 완치시킨다는 증거가 없으며, 또한 많은 남성들에 있어 생사를 결정하는 요인인 호르몬 불응성 세포의 수에 전혀 영향을 미치지 않는다고 주장합니다. 이들은 호르몬 치료를 일찍 시작하면 부작용만 증가될 뿐이고, 치료로 삶을 연장시키기는 커녕 오히려 수명을 단축시킬 것이라고 말합니다. 또 다른 부류는 이렇게 말합니다. 그렇다면 호르몬을 간헐적으로 사용한다면, 즉 호르몬을 시작했다가 끊는 방법을 이용하면, 삶의 질을 유지하면서 동시에 양측 주장의 장점만을 얻게 될 것이라고 말합니다. 그리고 마지막으로, 새로운 부류가 있는데 이들은 단계적인(step-up) 치료법을 사용합니다. 이 치료법을 적용하는 환자들은 효과는 별로 없지만 부작용도 거의 없는 방법에서부터 시작하여, 암이 점점 진행함에 따라 치료의 강도를 증가시킵니다. 물론 부작용의 위험도 더욱 커지게 됩니다. 우리는 이 치료 방법들에 대해서 보다 자세히 다룰 것입니다.

마지막으로, 대규모의 논의가 필요할 만한 내용이 있습니다. 이 분야에 관련된 의학적인 논쟁은 보통 공개적으로 말하지 않는 요소들에 의해 큰 영향을 받는다는 사실을 염두에 두어야 합니다. 제약회사들은 전립선암 치료에 필요한 호르몬 제제를 팔아서 매년 적어도 10억 달러 이상의 이윤을 내고 있습니다. 제약 회사들이 그들의 재정적 이익을 위해서 판매를 더욱 증가시키려고 할 것은 분명하며 여러 방법으로 이러한 시도들을 하고 있습니다. 직접적으로 광고를 하기도 하고, 잘 꾸며진 웹사이트를 활용하고, 제품을 널리 알리기 위한 다채로운 색상의 과학적 자료를 사용하거나, 혹은 멋진 온천에서 열리는 의학 모임을 은밀히 후원하는 등 다양한 방법이 사용되는데, 이것들을 통해서 상당한 대가를 지불받는 소위 "전문가들"이 이들 회사의 이윤을 상승시키려고 합니다. 제약회사의 막대한 금융적, 정치적인 영향력과 후원은 어디에나 존재하며 단지 비뇨기과 의사들뿐만 아니라 모든 분야의 의사들에게 잘 알려져 있습니다. 모든 의사들이 그러한 유혹에 동요되는 것은 아닙니다. 많은 의사들은 그렇지 않습니다. 그러나 유혹은 여전히 존재하며, 이 복잡한 문제의 일부이고, 당신이 고려해야 할 사항입니다. 이제 호르몬 치료를 시작할 시점에 대해서 논의를 시작해 보도록 하겠습니다.

우선순위를 따르십시오.: 우리는 한 가지 사실을 명확히 할 필요가 있습니다. 만일 당신의 암이 뼈로 전이가 되었거나, 뼈에 통증이 있거나, 혹은 커다란 암 덩어리가 당신의 신장이나 방광을 막고 있다면, 당신은 즉시 호르몬 치료를 시작해야 합니다. 이런 상황에서 호르몬 치료는 올바른 선택이며, 삶의 질을 아주 크게 근본적으로 다르게 해 줄 것이며, 몸이 암에 의해서 완전히 망가지는 것을 막아줄 것입니다. 또한 LHRH 효현제든(첫 달에는 플레어 현상을 막기 위해 항남성호르몬제제와 함께 사용되어야 하는), 외과적 거세든 혈중 테스토스테론을 가장 낮은 수준에 머물도록 하는 치료법을 골라야 합니다. 이 시기에는 항남성호르몬제제를 단독으로 사용해서는 안 됩니다. 당신은 보다 효과적이고 즉각적인 방법이 필요합니다. 또한, 만일 골주사 결과 뼈전이가 있는 상태라면, 아무런 증상이 없다고 해도 호르몬 요법을 당장 시작해야 합니다.(참고 : 호르몬 치료를 시작했다고 해서 골주사를 바로 찍지는 마십시오. 호르몬 치료의 효과가 나타나기 시작하면 뼈에 있는 암은 사라지고 정상적인 뼈세포들은 뼈를 재구성하기 시작합니다. 이러한 세포들은 골주사에 사용되는 방사성 물질을 흡수하여, 뼈가 이전보다 더 악화되었다는 잘못된 인상을 심어주게 될 것입니다. 이러한 혼란과 쓸데없는 걱정을 피하기 위해서 당신의 PSA 수치가 상승하기 시작하거나 뼈에 통증이 생기지 않는 이상 골주사를 시행할 필요가 없습니다.)

그러나 만일 뼈에 암이 전이되지 않았고, 수술이나 방사선 치료 이후에 PSA 수치가 오르고 림프절에 전이된 것 외에는 다른 증상이 없다면 괜찮은 걸까요? 많은 의사들은 당신에게 가능한 빨리 호르몬 치료를 시작할 것을 권할 것입니다. 한 종양학자는 "치료를 일찍 시작해야 하는 이유는 많은 세포들이 호르몬에 반응을 보일 때에 암을 치료해야만 환자의 증상이 더 나아질 수 있기 때문입니다."라고 설명합니다. 이러한 방법을 옹호하는 사람들은 치료를 일찍 시작함으로써 증상이 나타나는 시기를 늦추어 삶의 질을 보존할 수 있다고 믿습니다.

그러나 다른 이들은 호르몬 치료를 일찍 시작하는 것이 생존 기간을 연장시킨다는 증거가 없다고 믿으며, 저는 개인적으로 이 의견을 지지하고 있습니다.(후에 자세하게 다룰 것입니다.) 그러나, 만일 이러한 입장을 따른다면, 아주 면밀하게 경과를 관찰하여 어떤 증상이 나타나려는 조짐이 보이기 이전에 호르몬 치료를 시작해야 합니다. 즉, 6개월에 한번이나 그보다 자주 의사를 찾아가야 합니다. 방문할 때마다 뼈의 통증 등 증상이나 징후가 있는지 질문을 받게 되고, 국소적인 암이 얼마나 커졌는지 신체 검사를 받아야 하며, 6개월 혹은 1년에 한 번씩은 뼈에 암이 전이되었는지를 확인해야 합니다. 그리고 통증이 발생할 때마다 혈액검사를 해서 PSA, 혈액 내 크레아티닌 검사를 해야 하고, 신장 기능을 측정해야 합니다.(혈중 크레아티닌 농도가 올라갔다면, 암이 우리가 모르는 사이에 신장으로부터의 소변의 흐름을 막았다는 것을 의미할 수 있습니다.) 알칼리 포스파타아제 같은 다른 혈액 검사도 최소한 일년에 한번씩은 검사해야 합니다.

치료를 일찍 시작하면 생존 기간을 연장할 수 있을까요?

호르몬 치료를 언제 시작하느냐에 관한 논점의 핵심은 증상이나 삶의 질과는 관련이 없습니다. 왜냐하면 만약 당신이 지연성 호르몬 치료를 하기로 결정하고 그 후 조심스럽게 추적 검사를 받는다고 해도, 골주사 검사 상 양성으로 나오는 등 최초로 증상이 발현하는 시점에 적극적인 호르몬 치료를 받을 것이기 때문입니다. 이것은 호르몬 치료의 부작용을 가능한 오랫동안 지연시킬 것입니다. 대신에 간단한 질문이 하나 있습니다. 호르몬 치료를 일찍 시작하면 생존 기간을 연장할 수 있을까요? 국가 보훈처 비뇨기과학 연구 협력그룹(Veterans Administration Cooperative Urological Research Group)에 의해서 이루어진 연구가 아직까지는 가장 좋은 증거를 제공하고 있습니다.(그림 12.2를 보십시오.) 위약을 복용한 환자들에서 전립선암이 진행하기 시작했을 때 – 국소적으로 진행된 암 환자의 65%, 그리고 원격 전이된 환자 모두에서 결국 일어났습니다 – 호르몬 치료를 시작하였습니다. 사실 이 연구는 이 목적으로 계획된 것이 아니었지만 호르몬 치료를 일찍 시작하는 것과 늦게 시작하는 것을 비교하는 데에 활용되었습니다. 호르몬 치료를 늦게 시작한 남성과 처음부터 시작해 온 남성 사이에 생존 기간의 차이는 없었습니다.

당신의 주치의가 말해줄 지도 모르겠지만, 이 연구는 30년 전에 이루어졌습니다. 그러면 우리는 왜 이렇게 오래된 연구를 여기서 이토록 자세히 거론하고 있는 것일까요? 왜냐하면, 이 연구의 결과가 매우 분명하고 여전히 유용하며, 안타깝게도 지

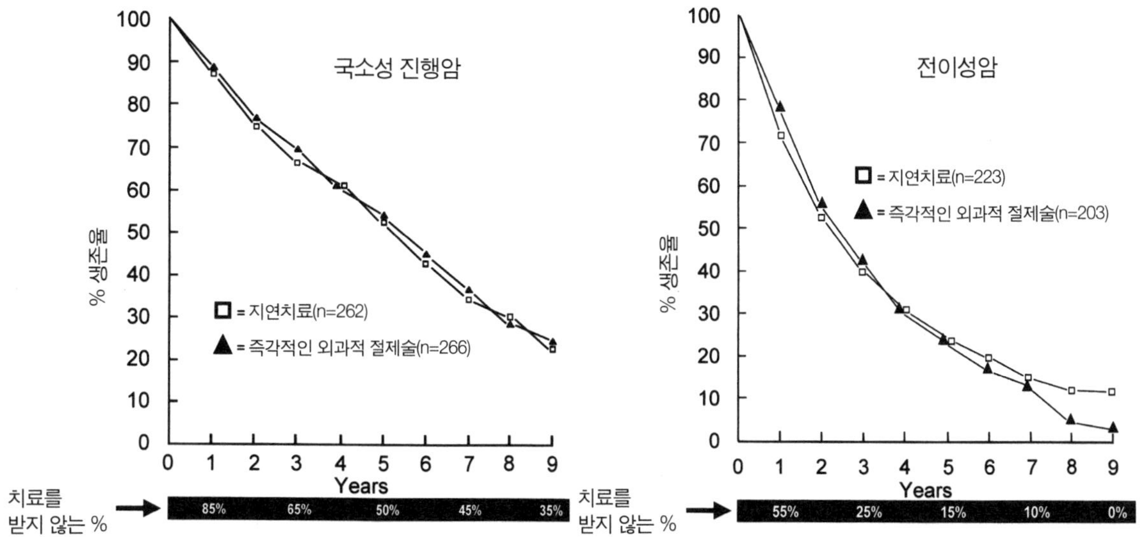

| 그림 12.2 | 조기 호르몬 치료가 생존 기간을 연장시킬 수 있을까?

위 두 그래프는 954명의 전립선암 환자를 대상으로 시행한 국가보훈처 비뇨기과학 연구 협력그룹의 연구1(Veterans Administration Cooperative Urological Research Study I) 결과를 보여주고 있습니다. 대상자들을 임의로 두 집단으로 분류하여, 한 집단은 즉각적인 외과적 고환절제술을 시행하였고 다른 집단은 위약 투여 후 면밀한 추적관찰하다가 암이 진행되는 시점에서 호르몬 치료를 시작하였습니다. 그 시점까지 치료를 받지 않고 남아있는 환자의 비율이 x축 밑에 검은 선 안에 표시되어있습니다. 최대 9년까지 추적관찰한 결과, 조기치료 받은 집단과 지연치료 받은 집단 사이의 생존률에 차이가 없었습니다. 조기 호르몬 치료가 생존 기간을 연장시킨다고 주장하는 이들에게 반드시 이 연구 결과를 제시해야 합니다. 만약 조기 호르몬 치료가 생존 기간을 연장시킬 수 있다면, 약 1,000명의 환자를 대상으로 오랜 기간에 걸쳐 신중하게 진행한 이 연구에 무슨 문제가 있을지 반문하시기 바랍니다.[Modified from Blackard, C.E., D.P.Bayer. W.P. Jordan, Urology 1:553-560, 1972; reproduced with permission.]

난 50년 동안에 호르몬 치료를 이용한 생존 기간에 별다른 변화가 없었고, 궁극적으로 호르몬은 결정적인 답이 될 수 없기 때문입니다. 호르몬 치료를 통한 완치는 절대 불가능합니다. 기껏해야 암을 몇 년 동안 지연시킬 뿐입니다. 그렇다면 무엇이 올바른 답일까요? 호르몬에 반응하지 않는 암세포를 없애기 위해 고안된 새로운 방법들이 최근에 시험되고 있습니다.

그러나 호르몬 치료를 일찍 시작하는 것이 이득이 된다고 밝힌 연구들은 어떻게 된 것일까요? 원래는 에스트로겐의 적정 용량을 알아내기 위한 목적으로 국가 보훈처에서 시행한 연구가 이 주장을 뒷받침하는 자료로 가장 많이 인용되는 것 중 하나입니다. 무작위로 그룹을 나눈 뒤 한 그룹은 효과가 없을 정도로 매우 적은 농도의 에스트로겐을 투여 받았고, 한 그룹은 심혈관계에 독성을 일으킬 만큼 고용량을 투여 받았으며, 또 다른 그룹은 적당하다고 알려진 중간 정도의 용량을 투여 받았습니다. 이 세 그룹의 환자들과 위약을 사용한 환자들 간의 결과를 비교하였습니다. 그 결과 중간 정도의 용량을 투여한 그룹의 환자들이 가장 오랜 기간 생존하였습니다. 그러나 위약을 투여한 환자 중 절반 정도와 매우 낮은 농도의 에스트로겐을 사용해서 사실상 위약을 투여 받은 것이나 별다른 차이가 없는 환자들은 실제로 호르몬 치료를 받지 않았습니다. 따라서 이 연구의 결과는 호르몬을 일찍 사용한 것과 늦게 사용한 것 사이의 결과를 비교한 것이라고 볼 수 없습니다. 대신 호르몬 조기 치료와 아무런 치료를 받지 않은 군을 비교한 것입니다. 많은 연구자들이 국가 보훈처의 첫 번째 연구를 잘못 해석했기 때문에 이런 일이 벌어졌습니다. 그들은 첫 번째 연구가 호르몬 치료는 생존 기간을 연장시키지 못한다는 것을 증명한 것이라고 착각했습니다. 위약을 투여 받은 사람들이 결국 호르몬을 투여 받았다는 사실을 간과하였습니다.

보다 최근에 영국의 과학자들은 국가 보훈처의 첫 번째 연구와 비슷한 연구를 통해서 국소적으로 진행되거나 전이가 일어난 전립선암 환자에서 호르몬 치료를 일찍 시작하는 것과 늦게 시작하는 것의 영향을 알아보았습니다. 그러나, 이 연구는 전혀 일관성이 없었습니다.(예를 들어, 연구에 참가한 일부 환자들만 골주사를 찍도록 하였습니다.) 그리고, 추적관찰의 간격 역시 제대로 정해져 있지 않았습니다. 과학자들은 연구 결과를 토대로, 국소적으로 진행된 전립선암 환자에서 초기 호르몬 치료를 받은 남성들이 더 오래 생존한다는 결론을 내렸습니다. 하지만, 그러한 비교는 사실상 제대로 된 것이 아닙니다. 왜냐하면, 호르몬 치료를 늦게 받은 그룹의 남성들은 치료가 너무 늦어져, 일부 남성의 경우에는 암에 의해 회복 불가능한 정도의 손상을 받아서야 치료가 시작되었습니다. 예를 들어, 어떤 환자들은 암에 의해서 병적 골절이 일어나거나 척수 압박이 일어나고 나서야 호르몬을 투여 받았습니다. 치료가 지연된 그룹에서는 일찍 받은 그룹에서보다 사망자가 54명 더 많이 발생했지만, 이들 중 29명은 전립선암으로 죽기 전까지 호르몬 치료를 전혀 받지 못했습니다. 사실 이 사람들은 죽도록 내버려진 것이나 다름이 없었으며, 이 연구는 호르몬 치료를 일찍 받은 것과 늦게 받은 것을 비교한 것으로 보기 어렵습니다. 대신 이 연구는 호르몬 치료를 일찍 받는 것과 전혀 받지 못한 것 혹은 효과를 보기에는 너무나 늦은 시기에 받은 것을 비교한 것입니다. 몇 년이 지나고 나서 이 결과를 다시 분석해 보았을 때, 호르몬 치료를 일찍 시작한 것과 늦게 시작한 것 사이에는 전체적인 생존에 있어 차이가 없다는 결론을 내렸습니다.

동부 종양학 협력그룹(Eastern Cooperative Oncology Group; ECOG)에서 시행하여 〈New England Journal of Medicine〉에 실린 연구는 큰 주목을 받았습니다. 이 연구는 근치적 전립선 절제술을 받은 환자 중 림프절 전이가 된 것으로 확인된 이들을 대상으로 조사하였습니다. 이 환자들은 무작위로 호르몬을 즉각 투여 받는 그룹과, 암이 전이되었다는 증상이나 징후가 나타날 때까지 호르몬 치료를 연기한 그룹으로 분류하였습니다. 7년의 짧은 추적관찰 기간이 지난 후 일찍부터 호르몬 치료를 받은 환자들이 더 오래 산다는 사실이 밝혀졌습니다. 하지만, 이러한 발견은 적어도 동일한 연구를 진행하고 있던 과학자들에게는 꽤나 놀라운 사실이 아닐 수 없었습니다. 그 연구들 중 하나는 유럽에서 진행된 것으로, 암이 림프절로 전이되었으나 근치적 전립선 절제술을 시행받지 않은 304명을 임의로 초기 호르몬 치료 환자군과 지연 호르몬 치료 환자군으로 나누어 비교하였습니다. 규모가 더 큰 이 연구에서 과학자들이 똑같은 시간 동안 관찰한 결과 생존 기간의 차이를 발견할 수 없었습니다. 메이요 클리닉에서 시행한 다른 연구에서는 림프절 전이가 있는 대다수의 남성들의 자료를 후향적으로 분석하였습니다. 이들 중 상당수는 호르몬 치료를 받았습니다. 치료 시작 후 7년 뒤, 메이요의 과학자들은 호르몬 치료를 일찍 시작한 환자들에서 전체적인 생존율의 개선이 없다는 사실을 발견하였습니다. 하지만, 10년이 지난 후에는 790명 중 12명이라는 적은 수의 이배체(diploid: 정상적인 염색체 개수로서 암이 천천히 자라고 있다는 지표가 됨) 암세포를 가진 환자들은 치료를 일찍 시작하여 생존율이 개선된 것을 확인하였습니다.

왜 다른 과학자들은 이와 같은 성공적인 결과를 얻지 못했을까요? ECOG 연구에 참여한 대상자가 충분하지 않았다는 것이 하나의 이유가 될 수 있을 것입니다. 무작위 연구를 시행할 때에는 각 그룹에 비교 대상이 된 만한 환자들이 필요합니다. 이 실험은 원래 240명의 환자를 대상으로 하기로 계획되었지만, 사람들을 불러 모으는데 어려움을 겪어 결국 98명의 사람들을 대상으로 하게 되었습니다. 이로 인해서 결국 각 그룹에 대상자 수가 적게 배정되었고, 의도하지 않은 선택 오차(selection bias)가 개입 가능하게 되었습니다.

보다 최근에 두개의 추가적인 연구가 유럽에서 진행되었습니다. 스위스의 한 연구에서는 국소적으로 진행된 전립선암에 대하서 즉각적으로 또는 한동안 시간이 지난 뒤 외과적 거세를 받은 197명의 환자들을 대상으로 조사하였습니다. 스위스의 과학자들은 전체 생존율이나 뼈로 전이되고 통증이 유발되는데 걸리는 시간에 있어 두 그룹간에 차이가 없음을 발견하였습니다. 이 연구에 참여한 많은 남성들에서 치료가 전혀 필요 없었다는 것도 매우 중요한 사항입니다. 이들의 경우 암이 진행하는데 너무 오랜 기간이 걸리기 때문에 결국 다른 원인으로 인해 사망하였습니다. 유럽 암치료 연구 기관(European Organization For Research in the Treatment of Cancer)에서 시행한 두 번째 연구에서는 첫 번째 연구보다 더 많은 985명의 국소적으로 진행된 전립선암 환자를 대상으로 하였습니다. 이 연구에서도 역시 호르몬 치료를 일찍 시작하는 것이 전립선암으로 인한 사망율을 감소시켜준다는 증거가 확인되지 않았습니다. 그러므로, 방사선 치료없이 호르몬 치료만을 일찍 시작한 모든 연구 중에서 오직 한가지 연구에서만 유리한 생존률이 보고되었습니다. 이는 수술 당시 림프절 양성으로 확인된 환자들에서 호르몬 치료를 일찍 시작하는 것과 관련된 ECOG

연구입니다.

커다란 차이점

이제 호르몬 치료 자체는 하나의 치료방법일 뿐이고, 호르몬 치료를 일찍 시작하는 것은(그리고 그것을 몇 년간 유지하는 것) 매우 과대평가되었다는 사실을 알게 되었습니다. 그러나 방사선 치료와 호르몬 치료를 병행할 경우는 또 다릅니다. 9장에서 우리는 일부 남성들에 있어 방사선 치료 시 호르몬 치료를 병행할 경우, 방사선 치료를 단독으로 시행하는 것보다 효과가 좋을 수 있다고 언급한 바 있습니다. 왜 그럴까요? 호르몬 치료가 방사선의 작용을 더 효과적으로 만들기 때문입니다. 이 사실은 하버드 대학에서 실시된 한 연구에서 확실하게 밝혀졌습니다. 이 연구에서는 Gleason 점수 7이상이거나 PSA 수치가 10ng/ml이상인 남성을 대상으로 6개월이라는 짧은 기간 동안 호르몬 치료와 방사선 치료를 시행하였습니다. 조사자들은 5년 뒤 이 환자들의 병이 호전되었을 뿐만 아니라 전반적인 생존률도 10% 향상되었다는 사실을 확인하였습니다. 당신의 의사가 조기 호르몬 치료에 대해 이야기한다면 제안하는 것이 정확히 무엇인지 알 필요가 있습니다. 계속해서 호르몬 치료를 단독으로 시행받는 것인지, 방사선 치료와 함께 정해진 기간 동안만 호르몬 치료를 받는 것인지에 대해서 말입니다.

그러나 호르몬 치료를 일찍 시작하는 것이 암의 진행을 더디게 하지는 않을까요? 대답은 예라고 할 수도 있고 아니라고 할 수도 있습니다. 호르몬 치료를 일찍 시작하면 암이 진행되고 있다는 사실을 인식하지 못하게 됩니다. 그러나 시계를 멈추지는 못합니다. 하지만 다른 각도에서 보면 일찍 시작하든 늦게 시작하든 궁극적으로 결과는 같다는 것입니다. 호르몬 치료는 두 가지 작용을 합니다. 하나는 세포가 PSA를 생산하지 못하도록 하고, 다른 하나는 호르몬에 반응을 보이는 세포군을 줄이는 것입니다. 가령 어떤 남자가 PSA 수치가 올랐지만 뼈전이는 없어 호르몬 요법을 시작한다고 합시다. PSA 수치는 순식간에 떨어질 것이며, 환자는 암이 사라졌다고 느낄 것입니다. 그러나 암은 여전히 남아있으며, 단지 감시망을 벗어나 있을 뿐입니다. 호르몬에 반응하지 않는 세포들은 여전히 소리 없이 자라고 있습니다. 이것을 완곡히 말해서 "진행의 지연"이라고 하지만, 불행히도 사실은 "소리 없는 진행"이라고 하는 것이 더욱 정확할 것입니다. 시간이 경과하면(때로는 몇 년이 걸릴 수도 있는데) 호르몬에 반응하지 않는 세포들이 다시 나타나고, PSA가 다시 증가하며, 뼈전이가 확인되고, 뼈를 공격하여 호르몬 치료에 반응하지 않는 진행된 암에 의한 증상이 생겨나게 됩니다.

이러한 "지연"은 사실상 "시점의 이동"에 불과합니다. 어떤 남성이 뼈에 전이되고 난 후에 호르몬 치료를 받기 시작했다고 합시다. 그 즉시 암은 줄어들 것이고, PSA는 떨어지고, 환자는 기간을 정확히 알 수 없는 일시적인 암의 관해를 경험하게 될 것이나, 그것은 단지 첫 번째 시나리오에서처럼 호르몬에 반응하지 않는 세포들이 어느 정도의 크기로 커질 때까지 뿐입니다. 궁극적으로 호르몬 치료를 일찍 시작한 사람이든 늦게 시작한 사람이든 간에 결과는 동일할 것입니다. 만일 호르몬 치료를 일찍 시작하였다고 해도 암은 계속 진행될 것이지만 환자는 이를 인식하지 못합니다. 대신 그는 호르몬 치료에 의한 부작용을 더욱 오랜 기간 동안 참아내야 합니다. 만일 호르몬 치료를 늦게 시작한다면 부작용이 적을 것입니다. 마음의 안정은 어떻습니까? 두 가지 경우 모두에서 암은 계속 자라고 있습니다. 호르몬 치료를 일찍 시작한 사람은 "그가 보지 못하는 것은 그를 해치지 않을 것"이라는 믿음에서 비롯된 거짓된 마음의 평안를 얻게 됩니다. 불행히도, 우리가 오랜 시간 동안 논의했듯이 호르몬은 전립선암을 치료하는 장기적인 답이 될 수 없습니다. 우리가 후에 논의하겠지만 가장 큰 희망은 호르몬을 사용하지 않는 치료법에 있습니다.

내가 믿는 것

지금까지는 호르몬치료를 일찍 시작하는 것이 생존을 증가시킨다는 과학적인 증거가 없습니다. 10장에서 우리는 근치적 전립선 절제술 이후 PSA가 상승한 남성들을 대상으로 존스 홉킨스 대학병원에서 실시한 연구에 대해서 이야기했습니다. 이 사람들에서 뼈전이가 일어나기까지는 평균적으로 8년이 걸렸습니다. 우리는 또한 근치적 전립선 절제술 검체를 통해 확인된 Gleason 점수(8 미만인지 이상인지), 근치적 전립선 절제술 이후 PSA가 처음으로 오르는 데까지의 기간(2년 이하인지 이상인지), 그리고 PSA 수치가 두 배 되는데까지의 기간(10개월 이하인지 이상인지)을 이용하여 전이가 언제 일어날 것인지 예측하는 방법을 개발하였습니다. 이러한 정보를 이용하여 우리는 전립선암이 전이될 가능성을 아주 신속하게 결정할 수 있습니다. 한 가지 흔한 예를 들면, Gleason 점수가 7인 환자에서 PSA 수치가 수술 후 2년이 지난 뒤 상승하였고 PSA 수치가 두 배로 늘어나는 데에 10개월 이상 걸렸다면, 그는 7년 동안 전이가 일어나지 않을 확률이 약 82% 정도됩니다. 반면에, 만일 처음 2년 내에 PSA 수치가 상승하였고, PSA가 두 배로 늘어나는 시간이 10개월 미만이었다면, 7년 동안 전이 없이 지낼 수 있는 확률은 15%에 불과합니다. 이러한 정보는 환자들이 실제로 호르몬 치료를 필요로 하는 시점이 언제인지를 알려줍니다. 그럴 필요도 없고 그럴만한 과학적 근거도 없는데 굳이 치료를 시작해서 심각한 부작용에 시달릴 이유가 있을까요?

환자가 암이 진행되었다는 진단을 받자마자 호르몬 치료를 즉시 받든지 혹은 진행된 증상이 나타날 때까지 기다렸다가 호르몬 치료를 시작하든지 우리는 그 결과가 정확히 똑같을 것으로 믿습니다. 어떤 종류의 호르몬 치료든 그것을 일찍 시작하는 것이 요로가 막히고, 뼈에 암이 전이된 이후에 시작하는 것보다 효과가 좋다는 증거는 없습니다. 그리고 증상이 없는 환자에서 정상적으로 분비되는 호르몬을 차단하는 것이 환자로 하여금 치료효과를 보고있다는 느낌을 갖게 하지도 않을 것입니다. 다시 말하지만, 전립선암에서 궁극적으로 치명적인 역할을 하는 것은 호르몬에 반응을 보이지 않는 세포들입니다. 그 세포들은 호르몬 치료를 한다고 해도 없어지지 않고 계속해서 자랄 것입니다. 이들에게 호르몬 치료의 시점 따위는 아무런 문제가 되지 않습니다.

증상이 없는 환자가 초기에 호르몬 치료를 시작하면, 별다른 문제없이 정상적이었던 생활에서 벗어나 작열감과 성욕 및 발기력의 상실, 체중 증가, 근육량, 피부, 머리카락의 변화, 그리고 남성 호르몬의 소실과 관련된 인격의 경미한 변화 등을 겪게 될 것입니다. 호르몬 치료의 장기적인 효과에는 골밀도가 줄어드는 골다공증이 포함되며, 그 결과 뼈가 약해져서 부러지기 쉬워집니다. 그리고 지적인 능력도 예전에 비해 둔화됩니다.(이런 부작용에 대해서는 이미 앞에 논의하였습니다.) 만일 암이 진행했다는 증거가 나타난 이후에 호르몬 치료를 시작해도 똑같은 결과를 얻을 수 있다면, 도대체 무엇 때문에 이러한 부작용들을 미리부터 감수해야 할까요?

많은 사람들이 호르몬 치료를 일찍 시작하는 것에 매력을 갖는 이유는 그들이 아무것도 하지 않기 보다는 그래도 무언가를 하는 것이기 때문입니다. 많은 의사들 역시도 환자들에게 호르몬 치료를 일찍 시작하는 것이 병의 경과를 늦출 수 있다고 말하면서 미리 행동할 것을 권합니다. 사실상 의사가 환자에게 호르몬 치료를 일찍 시작하지 말라고 납득시키는 데 오랜 시간이 걸리며, 불행히도 의사들은 자신의 환자들에게 그만큼의 시간을 할애할 수가 없습니다. 만일 당신이 암을 보다 적극적으로 치료하고 싶다면 모든 희망을 호르몬에 걸지 마십시오. 대신에 아래에 나올 호르몬 이외의 치료 방법을 읽어 보고 임상 실험에 자원하십시오. 호르몬 치료로는 불가능한 암 세포를 죽이고자 고안된 임상 실험들이 최근 많이 진행되고 있습니다.

간헐적인 호르몬 치료(간헐적인 남성호르몬 억제)

초기와 후기 호르몬 치료 사이의 타협점을 찾다가 그 중간지점인 간헐적인 호르몬 치료라는 발상을 하게 되었습니다.

기본적으로 이것은 다음과 같이 작용합니다. 환자가 어떤 징후나 증상이 나타나기 이전에 일찍부터 – 예를 들어, 근치적 전립선 절제술 후 PSA 수치가 올라간 이후에 – 호르몬 치료를 시작합니다. 그 후에 PSA 수치가 떨어지면 호르몬을 중지하고 치료를 잠시 쉬게 됩니다. 환자들의 경과를 면밀하게 관찰하여 만일 암이 자란다는 신호가 보이면 다시 호르몬 치료를 시작합니다.

이 방법을 옹호하는 자들은 가장 큰 장점으로 삶의 질이 개선될 수 있다는 것을 꼽습니다. 즉, 치료를 쉬는 기간 동안에 성기능을 회복할 수 있고, 더 만족스러운 생활을 할 수 있다는 것입니다. 이들은 마치 늘어났다가 줄어들었다가를 반복하는 고무줄처럼 전립선암이 주기를 갖고 있으며, 이 방법을 통해서 전이된 전립선암 환자에게 치명적인 남성호르몬에 반응을 보이지 않는 세포들의 출현을 막을 수 있다고 믿습니다.

이러한 생각에는 몇 가지의 문제점들이 있습니다. 첫째로, 우리가 이 장에서 다룬 것처럼, 어떤 종류의 호르몬 치료도 그것이 진짜로 필요하기 이전에 일찍 시행한다고 해서 생존 시간을 연장시킨다는 근거가 없습니다. 그렇다면, 간헐적으로 호르몬 치료를 하는 것이 더 나을만한 이유가 무엇입니까? 간헐적인 호르몬 치료가 가져다 줄 수 있는 이득 - 주로 삶의 질의 개선 – 은 이 방법에서처럼 강력한 호르몬제를 끊었다가 다시 복용했다가를 반복하지 않아도, 단지 증상이 나타날 때까지 치료를 늦추는 것만으로도 충분히 얻을 수 있는 것입니다. 간헐적인 호르몬 치료 프로그램의 경우, 주의 깊게 PSA와 테스토스테론 수치(특히 치료를 중단한 이후)를 모니터링 할 필요가 있습니다.

삶의 질에 관하여

이 치료법을 시작하는 사람들 중 다수는 증상이 없는 질병의 초기 단계이며, 많은 의사들에게 호르몬 치료의 대상자로 간주되지 않는 사람들이었습니다.(그러나 이들은 나중에 논의될 다른 치료법의 훌륭한 대상자가 될 수 있습니다.) 어떠한 치료를 받지 않아도 장기간 전망이 좋은 이 사람들을 효과에 대한 증거도 없이 철저하게 관찰하고, 경제적 부담을 주고, 그리고 무엇보다도 호르몬 치료의 부작용으로 인해 삶을 바꾸어 놓아야 한다는 것은 정당화하기 쉬운 일이 아닙니다.

두 번째 문제는 간헐적 호르몬 치료는 대부분 증명되지 않은 이론에 근거한다는 점입니다. 옹호자들은 실험결과를 인용하지만, 이는 사람을 대상으로 임상 실험한데서 얻는 확실한 자료가 아닙니다. 주된 이유는 아직까지 이 방법에 대해서 논문으로 게재된 게 없기 때문입니다. 이 방법을 뒷받침하기 위해 쥐를 대상으로 진행된 실험연구에서는 쥐에 생긴 전립선암이 어느 정도 성장한 이후에 고환을 절제하였습니다. 암이 원래 무게의 30% 정도로 줄었을 때 과학자들은 그것을 다른 쥐에게 이식하였습니다. 옮겨진 암은 크기가 줄어들었고, 다시 자라기 시작하였으며, 이것을 또 다른 쥐에 이식하였습니다. 이런 식으로 실험을 반복하였습니다. 연구자들은 이 실험을 통해 성호르몬을 주기적으로 주는 것이 암이 진행하기까지의 시간 – 남성호르몬에 비의존적인 세포들이 자라서 호르몬 치료가 더 이상 효과를 볼 수 없는 시간 - 을 지연시킬 수 있다고 추론하였습니다.

하지만 이들은 아주 기본적인 것 한 가지를 고려하지 않았습니다. 암 덩어리를 적출하여 다른 개체에 이식할 때마다 크기가 줄어드는데, 이것은 단지 세포들이

당신이 연구에 참여해야 할까요?

이 질문에 대한 해답은 연구 자체와, 그것을 수행하는 의료 기관에 따라서 달라집니다. 당신이 참여하기 이전에 정확히 무엇을 시험하는 것이며, 실험은 어떻게 이루어지는지 - 예를 들어, 어떤 환자들이 위약을 복용하는지 등 - 그리고 부작용이 있을 수 있는지 등을 확실히 알고 있어야 합니다. 일반적으로 이런 연구에 참여하면 많은 이득을 얻을 수 있습니다. 의학 연구는 아주 잘 정립된 규칙(참여자들은 그들이 원한다면 언제든지 실험을 중지할 수 있습니다.)이 있으며 의사, 간호사, 변호사, 과학자, 성직자들을 포함한 검열국의 감시 하에 엄격하게 통제되고 있습니다. 때때로 의학 연구에 참여한 사람들은 더 엄밀하게 병의 결과를 관찰 받을 수 있으며, 따라서 일반인보다 더 나은 의료 혜택을 받을 수 있습니다. 그리고 대개는 비용도 적게 들거나, 혹은 무료로도 가능합니다.(때로는 만일 의약품이 효과가 있는 것으로 입증되면, 참여자들은 그들의 도움에 대한 보답으로 무료로 제공하기도 합니다.)

연구에 참여하는 것은 아직까지 다른 사람들은 이용할 수 없는 신약을 이용해 볼 수 있다는 것을 의미하기도 합니다. 당신은 획기적인 신 개발품을 가장 처음 이용하게 되는 것입니다. 그리고 의학 연구에 자원한 많은 사람들은 자신이 중요한 일을 하고 있으며 의학 발전에 공헌하고 있고, 결과적으로 다른 사람들을 도울 수 있을 것이라는 느낌을 받는다고 이야기 합니다.

존스 홉킨스의 종양학자인 마리오 아이젠버그는 "만일 하고자 하는 마음이 있고, 거리낌이 없다면, 환자들은 이러한 선택을 해볼 만합니다. 포기해서는 안 됩니다. 많은 환자들에게 연구에 참여하는 것은 새로운 희망을 줄 것입니다."라고 말했습니다.

이동을 견뎌내지 못하기 때문입니다. 연구자들은 단지 이식이라는 과정을 통하여 암을 죽인 것에 불과하며 그들이 강조하는 간헐적 호르몬 치료의 장점은 이식과정에 의한 것이지 호르몬을 조작해서가 아님이 거의 확실합니다. 연구자들은 단순히 호르몬을 가역적으로 억제시켰다가, 다시 주었다가를 반복하기만 했어도 이러한 과학적인 비판을 피할 수 있었을 것입니다. 결국 환자를 대상으로 이러한 실험이 실시될 것입니다. 그리고 실제 다른 연구에서 이러한 실험이 진행되었습니다. 고환을 절제하거나, DES를 계속 투여한 동물(다시 말해서 호르몬 치료를 간헐적이 아닌 지속적으로 받은 동물)들이 간헐적으로 호르몬을 억제한 동물보다 50%나 생존기간이 길다는 것이었습니다.

지속적인 호르몬 치료와 간헐적인 호르몬 치료를 비교하는 몇몇 연구들이 있습니다. 비록 이러한 연구 중 어느 것도 아직 완성되진 않았지만, 이중 〈European Randomized Trial〉에서 중간 보고서를 발표했습니다. 근치적 전립선 절제술 후에 PSA 수치가 상승한 남성들에 있어 아직까지는 무진행 생존(progression-free survival, PFS)에 있어서 차이가 없고, 더 중요한 점은 간헐적인 호르몬 치료가 호르몬 불응성 암세포의 성장을 지연시킨다는 증거도 없었습니다. 현재 미국 임상 종양 학회에서는 간헐적인 남성호르몬 억제를 치료보다는 실험적 단계로 간주하고 있습니다.

단계적 호르몬 치료

이 방법은 호르몬 치료를 점진적으로 진행하는 것이며 미세전이가 된 암이 진행되었다는 징후나 증상은 없으나 무엇인가를 하기를 원하는 사람들에게 큰 관심을 받고 있습니다. 이 치료의 개념은 가장 부작용이 낮은 호르몬 치료에서부터 시작하여, 질병이 진행됨에 따라 필요하다면 점차 호르몬 치료의 단계를 높여 나가는 것입니다. 예를 들어, 우리가 이미 언급했듯이 전립선암은 많은 양의 DHT를 만들지 않습니다. 따라서 DHT의 생산을 막는 약물(5-알파 환원효소억제제)이 전립선암을 치료하는 데에 큰 효과가 없을 것을 예상할 수 있으며 실제로 그러합니다. 그러나 이 약물은 다른 부작용이 없으며, 따라서 단계적 호르몬 치료는 이러한 가장 위험이 적은 약물부터 시작합니다. 만일 PSA가 계속해서 오르거나, 혹은 다시 오르기 시작한다면, 다음 단계로 넘어가서 항남성호르몬제제 단독 요법을 시행합니다. 만일 이 방법이 더 이상 효과가 없으면, 5-알파 환원효소억제제를 첨가하고, 이것이 잘 듣지 않으면 LHRH 효현제까지 같이 처방합니다. 이런 단계적 치료가 다른 형태의 치료법보다 더 효과가 있다는 과학적인 증거는 없지만, 아마도 상당한 비용이 들 것입니다. 하지만 매력적인 면도 있습니다. 많은 사람들은 PSA 수치가 떨어지는 것을 볼 때, 특히 치료에 따른 부작용도 별로 없다는 것에 안심하게 될 것입니다. 이들에게 이러한 방법이 효과가 있다는 증거가 없으며, 암이 진행되는 징후가 나타날 때까지 기다리는 것보다 더 좋은 호르몬 치료는 없다는 것을 납득시키기는 어려운 일입니다. 그리고 만일 이것이 당신이 원하는 것이라면 해야 합니다.

그러나 비용 외에도 두 가지 단점이 추가적으로 있습니다. 첫째는 단계적인 호르몬 치료를 선택한 사람들은 호르몬 이외의 방법을 이용하는 치료에도 훌륭한 임상실험 대상자가 될 수 있으며, 장기적으로는 이러한 방법들이 호르몬의 용량에 영향을 받지 않는 전립선 암세포를 죽일 확률이 더 높다는 것입니다. 둘째는 이러한 새로운 임상실험을 통해 치료효과를 볼 수 있는 환자들이 단계적 호르몬 치료를 할 경우 심리적 안정감을 느낄지 모르지만 궁극적으로는 암을 조절할 수 없는 호르몬 치료에 매달린다면, 남성호르몬에 반응하지 않는 암세포들을 제거하기 위해 동원할 수 있는 방법이 전혀 없게 된다는 사실입니다. 앞에서 언급한 것처거럼 진행이 늦춰진 것처럼 보이나 사실은 그 사이에 암이 조용히 진행하고 있다는 사실을 기억하십니까? 이러한 일은 단계적인 호르몬 치료에서도 역시 일어납니다. 당신은 느끼지 못하겠지만 암세포는 여전히 거기에 존재하며 아무도 모르게 자라서 감시망에 걸릴 때가 될 정도가 되면 당신의 삶에 갑자기 나타나게 될 것입니다. 따라서 자문해보십시오. 암과 싸우기 위해 무엇인가 하고 있다는 내가 지금 가진 좋은 기분이, 암이 아직 치료할 만할 때 남성호르몬 불응성 암세포 치료를 목적으로 하는 임상실험에 자원하지 않음으로 인하여 나중에 내가 겪게 될 일들만큼이나 중요한 것입니까?

호르몬 치료: 결론과 미래에 대한 전망

호르몬 치료가 영원히 지속될 수는 없습니다. 그러나 그렇다고 해서 호르몬 치료가 전혀 효과가 없다는 뜻은 아닙니다. 그것은 효과가 있으며, 수명을 연장시키고, 진행된 전립선암의 많은 증상을 완화시킵니다. 여기서 하고자 하는 말은 이것입니다. 호르몬 치료를 일찍 시작하는 것 - 간헐적이든 지속적이든 - 혹은 호르몬을 필요량보다 많이 주는 것은 호르몬을 필요할 때 적절하게 투여하는 것보다 효과가 좋다는 증거는 없습니다. 많은 사람들은 호르몬 치료가 병의 진행을 늦출 수 있다고 들었을 것입니다. 불행히도, 우리가 앞서 논의한 것처럼, 이것은 사실이 아닙니다. 단지 암이 진행되고 있다는 사실을 우리가 늦게 알게 되는 것뿐입니다.

호르몬 치료는 전립선암을 완치시키지 못합니다. 그리고 만일 환자가 충분히 오래 산다면 전립선암은 진행할 것입니다. 만일 그것이 호르몬에 반응을 보이는 세포들의 문제라면, 우리는 전립선암을 완치할 수 있을 것입니다. 그러나 그렇지 않습니다. 우리가 반드시 죽이거나, 최소한 능력을 잃도록 만들어야 하는 세포들은 치료하기 힘든 호르몬에 반응하지 않는 세포들입니다. 따라서 우리가 시급히 필요한 것은 이 종류의 세포들을 목표로 하는 더 나은 방법들을 개발하는 것입니다. 앞으로 언급하겠지만, 많은 새로운 방법들이 개발되고 시험되고 있습니다.

만일 당신이 호르몬 치료를 받고 있다면 얼마나 자주 의사를 만나야 할까요?

당신이 지금 호르몬 치료를 받고 있다면, 그것이 어떠한 종류의 약물이든지간에, 그리고 당신이 현재 상태가 아주 좋다고 느낄 지라도 매우 면밀하게 검사를 받아야 합니다. 대부분의 환자들은 3-6개월 간격으로 의사를 만나는 것이 좋습니다. 의사를 방문할 때마다, 당신은 다음과 같은 과정을 거쳐야 합니다.

- 의사가 등부위의 통증이나 다른 뼈의 통증, 배뇨곤란, 혈뇨 등의 암의 진행을 의미할 수 있는 아주 작은 증상이라도 집어낼 수 있도록 자세한 과거력을 조사받아야 합니다.
- 전립선 결절이나 다른 변화를 확인하기 위해 신체검사를 받아야 합니다.
- 실험실 검사를 받아야 합니다. 이것은 대부분 혈액 검사로 호르몬 치료에 대한 반응을 살피기 위하여 PSA 수치를 측정하고, 신장의 기능을 평가하기 위하여 혈장 내 크레아티닌(creatinine) 수치를 측정합니다.(혈액 내에 크레아티닌 수치가 올라갔다는 것은 암이 우리가 모르는 사이에 신장으로부터의 요흐름이 막혔다는 것을 의미할 수 있습니다.)

당신의 PSA 수치는 측정이 안 되는 수준으로 떨어져야만 하며, 그렇게 오랫동안 지속되어야 합니다. 참고: 호르몬은 PSA의 생산에 중요한 역할을 합니다. 따라서 남성 호르몬이 억제되었을 때, PSA는 거의 만들어지지 않습니다. 많은 사람들은 PSA 수치가 매우 낮아지면 암이 사라졌다고 믿습니다. 불행히도, 암이 호르몬의 영향으로 성장의 방해를 받기는 했지만, 여전히 존재하고 있으며, 남아 있는 암세포들은 호르몬에 반응하지 않는 종류의 무시무시한 세포로 이들은 많은 양의 PSA를 생성하지 않습니다.

PSA가 매우 낮게 유지되고 있다면, 당신은 컴퓨터 단층 촬영(computed tomography, CT)이나 골주사 같은 영상학적 검사를 받을 필요가 없습니다. 물론 의사가 신체 검사를 하는 동안 어떠한 문제점을 발견하거나 새로운 증상이 발현되지 않는 한 말입니다. 사실 호르몬 치료에 반응이 대단히 좋은 경우, 골주사 결과는 오히려 안 좋을 수 있습니다. 왜냐하면 암이 호전되면서 실제로 뼈는 성장을 하게 되어 골주사에서 마치 크리스마스트리처럼 보이기 때문입니다. 만일, PSA가 오랜 기간 동안 일정 수준을 유지하다가 다시 올라가기 시작한다면, 이것은 대부분의 경우 암이 다시 자라기 시작했음을 의미합니다. PSA가 처음으로 상승하기 시작한 후 그 외의 다른 증상이나 징후가 나타나거나, CT 스캔이나 골주사가 암의 새로운 신호를 감지하기 전까지는 보통 몇 달 정도 걸릴 것입니다. 그러나 골주사 소견상 암의 단서가 보이기 전에 호르몬 치료를 시작했다면, 골주사 결과가 양성이 될 때까지 더 오랜 시간이 걸릴 것입니다. 때로는 수년 이상도 걸립니다.

만일 PSA 수치가 지금 오르고 있다면 무엇을 해야 할까요?

먼저, 혈액 검사 결과가 맞는 지를 확인해야 합니다. 전립선암을 치료하는 거의 모든 의사들은 혈액 검사에 잘못이 있을 수 있다는 것을 당신에게 말해 줄 것입니다. 검사를 다시 받아보십시오. 다시 PSA가 올랐다고 나온다면, 당신이 호르몬 치료를 최대 용량으로 하고 있는지를 정확히 확인해야 합니다. 즉, 호르몬 치료로 볼 수 있 효과를 최대한 보고 있는지, 아니면 상태를 악화시키고 있는지를 확실히 해야 합니다.

만약 당신이 고환절제술을 받았다면, 모든 조직이 적출되었는지를 살펴야 합니다. 이것은 생각보다 쉽습니다. 혈중 테스토스테론 수치를 측정하기만 하면 됩니다. 이와 비슷하게, 만약 당신이 에스트로겐이나 LHRH 효현제를 복용하고 있다면, 적절한 용량을 적절한 간격에 맞추어 복용하고 있는지를 확인해야 합니다.(만일 그렇지 않다면, 호르몬 수치가 오르락내리락할 것입니다.) 다시 말하지만, 혈액 검사를 통해 테스토스테론 수치가 거세 범위에 있는지를 확인할 수 있습니다. 어떤 경우든지, 혈중 테스토스테론 수치가 너무 높다면, 이것은 문제가 될 수 있으며 또한 조절할 수도 있습니다.

테스토스테론이 거세 범위에 있고 항남성호르몬제제를 복용하고 있지 않다면, 항남성호르몬제제가 PSA 수치를 떨어뜨릴 수 있는지 확인하기 위해서 시험 삼아 한 알을 복용해야 합니다. 어떤 사람들은 이 약에 효과를 볼 수 있습니다. 만약 고환절제술, 에스트로겐, LHRH에 추가하여 이미 항남성호르몬제제를 복용 중이라면 일단 끊어 보십시오.(아래를 참고하세요.) 어떤 사람들에서는 항남성호르몬제제를 끊고 다시 다른 종류의 약을 복용하고, 다시 그것을 끊고 다른 종류를 복용하기를 반복합니다. 이런 식으로 하면 PSA를 반복적으로 떨어뜨릴 수 있고, 호르몬 치료로 암을 조절하는 동안 PSA가 내내 유지될 수 있습니다. 예를 들어, 당신이 비칼루타마이드(bicalutamide, Casodex)를 복용하고 있고 당신의 PSA 수치가 올라가기 시작했다면, PSA 수치가 다시 떨어지는지 알아보기 위해서 당신은 비칼루타마이드의 복용을 중지하고 6주 정도 기다려볼 수 있습니다. 만일 PSA 수치가 떨어지지 않거나 떨어졌다가 다시 오른다면, 다른 항남성호르몬제제을 복용하여 다시 한번 이 과정을 반복해 볼 수 있습니다. 이런 과정에 반응하는 남성들은 여성호르몬이나 파이토 에스트로젠(phytoestrogens) 같은 다른 종류의 호르몬 치료에도 반응할 것입니다. 또 다른 선택으로 케토코나졸(ketoconazole, Nizoral)과 부신에서 생성되는 남성호르몬을 차단하는 코르티코스테로이드와 함께 투여해 볼 수 있습니다. 앞에서도 언급했지만, 케토코나졸은 스테로이드의 생성을 막기도 하는 항진균제의 하나입니다. 그리고 케토코나졸은 환자의 20-60%에서 PSA 수치를 최소한 절반정도까지 낮춘다고 보고된 바 있습니다. 일반적인 사용용량은 하루 200-400mg정도입니다.(하루에 총 사용용량은 600-1200mg입니다) 그러나 대부분의 남성들에게 있어서 케토코나졸은 비용이 많이 들고 구역, 구토 그리고 소양증 등의 부작용이 나타나기 때문에 장기적인 치료로는 바람직하지 않습니다.

그러나 만일 PSA 수치가 더 이상 조절되지 않는다면, 이제 다른 조치를 취해야 합니다.(아래를 참고하세요.) 어떤 사람들은 PSA가 전혀 오르지 않고도 전립선암이 재발될 수 있습니다. 이러한 현상은 암이 "소세포암(small cell carcinoma)"의 형태로 변화될 때 일어날 수 있습니다.(소세포암에 대해서는 이번 장 후반부에 다룰 예정입니다.) 전립선암이 이러한 종류의 암으로 변형되면, 전혀 다른 양상을 보입니다. 때로는 골반에 커다란 덩어리의 형태로 재발하기도 하고, 간이나 폐 등 여느 때와는 다른 장기로 전이되기도 합니다. 만일 이런 일이 일어났다면 조직 생검을 해봐야 합니다. 당신이 소세포암을 가졌는지 여부를 아는 것은 중요합니다. 왜냐하면, 이 암은 다른 소세포암(예를 들어, 소세포 폐암)과 비슷한 특징을 가지며, 이들 암치료에 사용되는 항암화학약물들과 같은 종류의 약물에 반응하기 때문입니다.(아래를 참고하세요.) 그러나 이런 양상을 보이는 암의 3분의 1 정도만이 소세포암에 해당하며, 불행하게도 소세포암만이 항암화학치료에 잘 반응합니다.

호르몬 치료가 효과 없으면 어떻게 해야 하나요?

수십 년 동안 호르몬 치료는 전립선암의 전신 치료(몸의 특정 부위를 목표로 하는 국소적 치료와는 달리 온 몸에 영향을 미치는 치료)의 주류를 이루어 왔습니다. 우리는 존재한다는 것을 알고는 있지만 전립선을 벗어나 다른 곳으로 전이된 보이지 않는 암세포들을 호르몬 치료로 공격할 수 있었습니다. 그리고 비록 호르몬 치료가 영구적으로 효과가 있는 것은 아니지만 몇 년간은 상당히 좋은 효과를 보입니다. 그러나 시간이 지나면 호르몬에 반응을 보이지 않는 상태 – 암을 호르몬만으로는 더 이상 조절할 수 없는 상태 - 가 대부분의 남성들에게 나타납니다. 호르몬에 반응하는은 세포들에게는 계속해서 작용을 합니다. 그러나 남성호르몬에 반응하지 않는 세포들이 계속 성장하고 분열하여 결국에는 주도권을 쥐게 됩니다.

항생제를 계속 쓰면 내성균이 생기는 것과 유사한 문제가 여기서도 발생합니다. 에이즈와 같은 다른 질병에서도 비슷한 일이 일어납니다. 의사들이 이 치료하기 어려운 바이러스를 치료할 수 있는 방법을 개발하면, 바로 다른 형태로 변형하여 포위망을 벗어나 버립니다. 심각한 질병과의 생사를 다룬 전투에서 이런 상황은 "적자생존"의 적절한 예를 보여줍니다.

하지만, 암세포가 어떻게 변형되는지 예측하는 것이 점점 가능해졌습니다. 과학자들이 암의 생물학, 즉 암의 진행과 전이와 관련된 복잡한 기전을 연구할수록 각 단계에 작용하는 새로운 약물을 개발할 수 있게 되었습니다. 다행히도 많은 새로운 방법들이 실제 적용되기 시작하였으며, 뒤이어 다른 약물들도 계속해서 개발될 예정입니다.

당신이 호르몬 치토를 받아왔으나 더 이상 효과가 없다면 앞으로 언급할 모든 신약과 접근 방법에 있어 전문가인 종양학자를 만나볼 필요가 있습니다. 당신의 비뇨기과 의사가 이러한 방법들을 제안하지 않는다면 위의 내용들을 언급하고 진행성 전립선암의 내과적 처치에 관한 최신 지견들에 대해 보다 경험이 많은 의사를 만나보고 싶다고 말하시기 바랍니다.

진행성 전립선암 치료시 호르몬 이외의 치료법에는 어떤 것들이 있나요?

호르몬 치료가 전이성 전립선암을 치료하는 유일한 방법이라는 생각은 빠른 속도로 바뀌어가고 있습니다. 레코드판이나 비디오카세트를 떠올려 보십시오. 그리고 얼마나 빠른 시간안에 CD나 DVD와 같은 개선된 저장매체로 대체되었는지도 생각해보십시오. 우리는 앞으로 전립선암의 새로운 접근법에 대해서 이야기할 것입니다. 이 치료법들 중 많은 수는 부작용이 거의 없습니다. 이 약물들 중에는 훗날 전립선암이 진행하는 것을 막거나 완치시키는 것이 포함되어 있을지도 모릅니다. 최초로 전립선암 치료에 새로운 그림이 그려지기 시작했습니다. 단순한 희망의 수준을 넘어서 낙관적인 견해가 자리잡기 시작한 것입니다.

이번 장에서 그동안 논의해 왔듯이, 호르몬 치료는 지난 50년간 근본적인 변화가 없었습니다. 한 가지 분명한 사실은 호르몬에 의존적인 세포와 비의존적인 세포 모두를 죽이는 접근법이 필요하다는 것입니다. 지난 15년간 우리는 암의 생물학적 특징에 대해 많은 것을 알게 되었고, 이 새로운 지식이 새로운 약물의 개발을 가능케 하였으며 이 약물들은 이미 치료에 있어서 많은 변화를 가져다 주었습니다. 암은 제어할 수 없는 세포의 성장이며 암에 걸린 사람들을 결국 죽게 만드는 통제불능의 현상이라는 통상적인 개념에서 벗어나, 암은 일련의 매우 특징적인 단계를 거쳐 발전하고 성장한다는 사실을 알게 되었습니다.

한 가지 큰 보탬이 된 방법 중에는 중개연구가 있습니다. 이것은 실험실에서의 지식이 임상에 적용되는 것입니다. 존스 홉킨스 대학병원의 종양학자 마리오 아이젠버그는 특히 한 가지 사례에서 아이디어를 얻었습니다. 1960대에 쥬다 포크만(Judah Folkman)이라는 과학자가 종양의 성장과 전이는 신생혈관생성으로 알려진 새로운 혈관 생성에 의존한다고 제안하였습니다. 혈류를 통해 암세포가 한곳에서 다른 곳으로 이동하기 위해서 혈관이 필요한 것은 너무나도 당연합니다. 수십년이 지난 지금, 우리 몸을 유전자 단계에서 이해하기 위해 분자생물학적 지식이 적용되면서, VEGF(Vascular endothelial growth factor)라고 불리는 물질이 새로운 혈관을 생성하는데 있어 핵심이 되는 자극제라는 사실을 알게 되었습니다. 과학자들은 암세포가 다른 장소로 이동하기 위해 VEGF를 생성하여 길을 포장하기 때문에 암조직에서 VEGF의 생성이 증가한다는 사실을 밝혀냈습니다. 그리고 이러한 발견을 바탕으로 VEGF를 장전한 표적화 미사일인 단일클론항체를 개발하였습니다. 이러한 항체 중 하나가 아바스틴(bevacizumab, Avastin)이라 불리는 약인데, 많은 임상분야에 적용가능하다는 사실이 확인되었으며, 이미 진행성 대장암의 치료제로 승인되었습니다. "전립선암에서 도시탁셀(docetaxel, Taxotere - 아래 참고)이라고 불리는 약제와 아바스틴을 같이 사용할 경우 결과가 매우 좋았으며, 최근 대규모의 연구가 진행 중에 있습니다."라고 아이젠버그는 말합니다. 이 약제가 연구자들이 기대한 것처럼 작용한다면 전립선암에서의 사용도 승인될 것입니다. 또 다른 약물도 암세포에 의한 VEGF의 생성에 영향을 줄 수 있습니다. 이 약물은 특별하게 고안되고 표적화된 작은 물질로서 VEGF와는 다른 성장인자의 생성을 방해합니다. "이것은 전립선암과 관련된 연구들의 좋은 예입니다. 비록 지금은 시작단계에 불과하지만 우리는 이미 성과를 얻기 시작하였습니다"

암을 표적으로 하는 분자적 접근방법들도 있습니다. 전립선암에 보다 초점을 맞춘 표적치료에는 어떤 것들이 있을까요? 좋은 예로 대부분의 공격적인 암 세포에 존재하는 전립선 세포막 특이 항원(prostate specific membrone antibody; PMSA)이라 불리는 단백질을 표적으로 하는 치료가 있습니다. 전립선 세포만을 죽이는 항암제를 붙인 새로운 항체들은 PSMA를 찾아냅니다. 코넬 대학의 닐 밴더(Neil Bander)라는 비뇨기과 의사가 개발해낸 항체는 전립선암 치료에 있어 항암화학요법과 방사선 치료를 모두 가능케 하며 심지어 전립선암의 진단에 이용되기도 합니다. 이러한 연구들은 아직 초기단계에 있지만 잠재력은 대단합니다.

전이 해결의 열쇠

또 다른 전혀 새로운 접근방법은 존스 홉킨스 대학병원의 과학자인 필립 비치(Philip Beachy), 데이빗 버먼(David Berman)과 그의 동료들에 의해서 개척되었습니다. 그들은 전이과정을 이해하기 위한 연구를 시작하였습니다. 특히 주 종양에서 떨어져 나와서 다른 곳에 문제를 일으키게 만드는 힘이 무엇인지에 대해 궁금해 했습니다. 암세포의 성장이 매우 빠르다는 점 등 여러 가지 면에서 배아 세포 성장과 암세포의 성장이 유사하다는 사실을 알게 되면서, 그들은 폐, 췌장, 전립선, 뇌의 일부, 그리고 다른 많은 장기의 배아 발달을 주로 담당하는 공통된 단백질 경로를 살펴보기 시작하였습니다. 결국 Hedgehog('고슴도치'라는 뜻) 단백질을 찾아냈습니다.(수년 전 과학자들은 초파리에서 이 단백질의 변이가 일어나면 고슴도치 같은 가시가 있는 초파리가 태어난다는 사실을 발견하였습니다.)

〈Nature〉에 실린 그들의 연구 결과는 매우 충격적이었습니다. Hedgehog 경로는 정상적인 전립선 세포나 저등급 또는 중등급의 전립선 세포에서는 존재하지 않습니다. 아마도 활성화되지 않는 것으로 생각됩니다. 그러나 전이된 장소에서는 매우 활동적입니다. 또한 국소적인 전립선암으로 여겨졌으나 결국에는 전이로 발전된 암에서 보다 활성화됩니다. 과학자들은 hedgehog 경로가 암에서 배아줄기 세포를 담당한다고 믿고 있습니다. 배아줄기 세포는 어떤 장기에서든 생명의 근원입니다. 배아세포는 새로운 자손들을 만듭니다. 결과적으로, 만약 암세포가 이 경로를 통해 불멸성(자체적으로 회생시키는 능력)을 획득하는 것이 입증되면 어떻게 암세포가 전립선을 벗어나 뼈나 그 외 다른 장기에 새로운 둥지를 틀게 되는지 이해하는 것이 간단해집니다. 과학자들이 발견한 것은 전이를 가능하게 하는 열쇠에 불과합니다. 이는 심해 다이버들에게 있어서의 산소와 마찬가지로, 암세포가 원래 살던 환경을 벗어나는데 있어 필수적인 경로에 해당합니다. 보다 흥미로운 것은 이러한 경로를 막아 전이가 되는 길을 차단할 수 있다는 사실입니다.

나는 환자들에게 이러한 관계가 흙과 씨앗과 같다고 이야기합니다. 전립선의 기질이 흙이라면 암세포는 씨앗입니다. 씨앗을 뿌렸을 때 적절한 토양이 부족하다면 암세포들은 살아남을 수 없을 것입니다. 그러나 암세포들이 hedgehog 단백질을 생산해 낼 수 있다면, 그들이 필요로 하는 토양을 만들 수 있게 될 것입니다.

다음은 외눈박이 양에 대한 이야기입니다. 1950년대와 60년대에 미국 서부에서는 양들이 몇 대에 걸쳐 외눈박이로 태어났습니다. 이 양들은 자연스럽게 싸이클롭 양(Cyclops Sheep)이라고 불리게 되었습니다. 그들의 출생의 결함은 어미양이 방목되는 초원에 존재하는 풀이 원인인 것으로 확인되었습니다. 이 풀을 정제한 결과, 싸이클로파민(cyclopamine)이라 불리는 물질을 포함하고 있었습니다. 필립 비치가 쥐에서 hedgehog 단백질을 만드는 유전자를 녹아웃시켰을 때에도 싸이클롭 자손들이 생산되었습니다. 그는 이러한 발견으로부터 싸이클로파민이 hedgehog 경로를 차단할 것이라는 가설을 세웠습니다. 존스 홉킨스 대학병원의 과학자 존 아이작(John Isaacs)에 의해 만들어진 서포주에서 유래된 공격적인 성향의 전립선암을 가진 생쥐를 이용한 실험실 연구가 진행된 바 있습니다. 매일 주기적으로 싸이클로파민을 주사할 경우, 암세포의 성장이 느려지거나 정상화되었으며, 생쥐의 수명도 연장되었습니다. 과학자들이 인간의 암에 대해서 싸이클로파민을 사용한 결과, 암의 성장이 멈추었을 뿐만 아니라 결과적으로 치료를 중단할 수 있었고 암은 재발되지 않았습니다. 배아 줄기 세포의 활성을 닥는 것만으로도 암을 완전히 제거할 수 있었습니다.

당신이 이 책을 읽는 순간에도 존스 홉킨스 대학병원과 그 외 다른 기관의 과학자들은 전립선암에 걸린 환자에게 사용할 수 있는 싸이클로파민 유사 물질을 찾기 위해 적극적으로 노력하고 있습니다. 비록 이 풀을 먹은 임신한 암컷 양들은 어떠한 형태로든 싸이클로파민의 영향을 받지 않았지만, 싸이클로파민이 뇌를 포함한 성인의 일부 조직에서 활성을 띤다고 생각되기 때문에 같은 일이 전립선암을 가진 환자에게서 일어나지 않을 거라고 장담할 수는 없습니다. 그리고 데이빗 버먼에 따르면 성인에서 싸이클로파민의 기능은 아직 밝혀지지 않았다고 합니다. 싸이클로파민의 가능성은 무궁무진합니다. 이는 진행성 전립선암을 치료하는데 있어 새로운 가능성을 제시하고 있습니다. 흙이 없어지면 씨앗도 죽습니다.

그리고 마지막으로, 뜻밖의 기쁨을 과소평가하지 마십시오.

진행된 암의 치료는 순식간에 바뀔 것입니다. 저를 포함한 많은 의사들은 그렇게 바라보고 있습니다. 젊은 시절 산디에고 해군 병원(San Diego Naval Hospital)에서 전이된 고환암으로 죽어가는 젊은 남성을 돌 본 적이 있었습니다. 당시 환자의 예후는 매우 안좋았습니다. 항암화학요법으로는 단지 10%의 환자들만을 살릴 수 있었습니다. 그때 기적이 일어났습니다. 씨스플라틴(cisplatin, Platinol)이라는 약제가 개발되었습니다. 세균이 배터리 주변의 백금 전극 근처에서는 자라지 않는 것을 한 과학자가 발견하였고, 백금이 암에 효과가 있는 것은 아닐까 의심하기 시작했습니다. 그는 백금의 유도체를 개발하여 암을 가진 몇 마리의 쥐를 대상으로 실험을 해보았

표준적인 항암제 치료가 전립선암에서 효과가 별로 없는 이유는 무엇입니까?

어떤 암 - 백혈병이 가장 좋은 예가 될 것입니다 - 의 증식과 성장 속도는 매우 빠릅니다. 이것은 치료적 관점에서 보자면 좋은 것입니다. 왜냐하면 이러한 암들은 빠르게 분열하는 세포를 공격하는 약물에 의해 쉽게 영향을 받기 때문입니다. 하지만 전립선암은 그렇지가 않습니다. 전립선암은 성장이 매우 더디며, 사실상 이 굼벵이 세포들은 항암제로 인하여 손상을 입더라도 다시 분열하기 이전에 스스로 회복시킬 수 있는 시간을 충분히 갖습니다. 따라서 마치 치료제에 의해 손상을 전혀 입지 않은 것처럼 되어 버립니다.

전립선암에서는 세포 분열의 속도 혹은 새로운 세포가 나타나는 속도가 매우 느립니다. 예를 들어 고환암에서는 60%의 세포들이 증식 중이며, 유방암에서는 새로운 세포가 나타나는 비율이 20%가 됩니다. 그러나 전립선암에서는 5%에 불과합니다. 새로운 세포가 이렇게 잘 나타나지 않으면서, 암이 계속 자라는 이유는 무엇일까요? 여기서 문제는 새로운 세포가 나타나는 데에 있는 것이 아니라 오래된 세포들이 죽지 않는다는 것입니다. 남성호르몬에 영향을 받지 않는 전립선 암세포들은 영생의 비밀을 발견하였습니다. 따라서 만일 과학자들이 새로운 세포의 출현을 막을 수 없다면, 그들은 아마도 이 세포들이 죽는 방법을 찾기 위해 노력할 것이고, 그것도 정상적인 속도보다 더 빨리 죽도록 해야 할 것입니다. 이러한 발상을 토대로 수많은 연구가 진행 중에 있습니다. 균형을 조금만 바꿀 수 있다면 암세포의 성장을 완전히 바꾸어 놓을 수 있을 것입니다. 만일 우리가 증식하는 세포의 숫자를 줄이고, 죽는 세포의 수를 2%만 늘릴 수 있다면, 두 배로 증식하는데 걸리는 시간을 60일에서 90일 정도 늦출 수 있을 것입니다. 그리고 이것은 이 질환을 조절하고 심지어 완치하는 데에 새로운 길을 열어줄 것입니다.

습니다. 효과가 없었습니다. 그러나 다른 과학자가 이 실험에 사용된 쥐의 고환 크기가 줄어든 사실을 발견하였으며, 이에 대해 또 다른 의문을 품게 되었습니다. 이 화합물이 고환암에 효과가 있는 건 아닐까? 맞았습니다. 이 연구가 미친 영향은 아주 엄청났습니다. 고환암에 걸렸던 남자들의 70%가 치유되었습니다. 젊은 사람들은 이제 더 이상 고환암 때문에 죽지 않게 되었습니다.

전립선암에 걸린 환자들은 이 이야기를 잘 이해해야 합니다. 고환암과 유사하게 전립선암에서도 운 좋게 우연히 치료제가 개발될 수 있다는 희망이 있습니다. 그런 일이 바로 내일 일어나게 될 지도 모릅니다. 우리가 이제 이야기하려고 하는 방법 중 하나 혹은 그 이상이 과학자들이 기대하는만큼 성공적이라면, 이미 현실화되고 있는 지도 모릅니다.

우리는 전립선암 세포에만 작용하는 새로운 치료법들이 있을 것이라는 엄청난 희망과 기대를 가지고 이 책을 쓰고 있습니다. 새로 개발되고 있는 치료법은 암의 진행과 전이에 관련한 생화학적 기전을 표적으로 개발되었습니다. 지금 여기까지의 내용이 현재 우리의 위치이며 앞으로 펼쳐질 미래의 모습입니다.

고식적인 세포독성 화학치료

세포독성이란 세포를 죽이는 것을 의미하고, 고식적 세포독성 화학치료 약물은 실질적으로 암 세포를 죽이는 약물을 말합니다. 이 약물들은 세포 성장에 필수적인 기전에 영향을 주며, 암세포 뿐만 아니라 정상세포에도 영향을 미치게 됩니다. 최근 항암제 사용에 있어 획기적인 사건이 있었습니다. 도시탁셀(decetaxel Taxotere)이라 불리는 이 약물은 세포 분열의 중요한 과정을 방해하는 작용을 합니다. 최근 들어, 아이젠버그와 24개국에 있는 그의 동료들은 진행성 전립선암으로 호르몬 치료를 받고 있으나 암이 계속 성장하는 1,006명의 남성들을 대상으로 대규모 연구를 진행하였습니다. 이 연구에서는 두 가지 다른 도시탁셀 투약 스케줄(한 그룹은 3주마다, 다른 한 그룹은 매주 약을 투여하였습니다.)과 미토잔트론(mitoxantrone Novantrone)을 이용한 스케줄의 결과를 비교하였습니다. 기존 연구에서 미토잔트론은 프레드니소론과 함께 복용할 경우 삶의 질을 증진시켰으나 수명을 연장시키지는 못하는 것으로 밝혀졌습니다. 도시탁셀을 3주마다 투여한 첫 번째 그룹의 남성들은 미토잔트론을 복용한 환자에 비해서 생존률과 삶의 질이 개선되었습니다. 도시탁셀의 두 가지 투약 스케줄 모두 PSA 수치를 최소한 50% 감소시켰으며, 삶의 질도 향상시켰습니다. 3주 투약 스케줄로 도시탁셀을 투여하는 것은 전립선암으로 사망할 위험을 24% 감소시켰습니다. 도시탁셀 투여군은 평균 18.9개월 정도를 생존한 반면 미토잔트론 투여군은 16.5개월 정도 생존하였습니다.

미국에서 진행된 또 다른 연구에서는 에스트라무스틴(estramustine, Emcyt)과 도시탁셀을 같이 투여한 군과 미토잔트론과 프레드니소론을 같이 투여한 군을 비교하여 사실상 같은 결과를 얻었습니다. 그러나 에스트라무스틴(1차세계대전에서 독가스로 사용된 화합물과 같은 종류인 질소 머스타드와 여성호르몬을 결합한 물질)은 혈전, 구역, 구토, 여성화 효과, 체액 정체, 심부전 같은 수많은 부작용들을 초래합니다. 에스트라무스틴은 도시탁셀의 효능을 높여주지 못하기 때문에 미국에서는 사용되고 있지 않습니다.(그러나 유럽에서는 광범위하게 사용되고 있습니다.)

도시탁셀이 효과가 있다는 증거가 밝혀지면서 FDA에서는 즉각적으로 전립선암 환자 치료에 이 약물의 사용을 승인하였습니다. 이 약물은 새로운 치료 대안을 제공했을 뿐만 아니라, 전립선암이 항암화학치료에 감수성이 있는 질환이라는 사실을 확신시켜주었다는 점에서 엄청난 환영을 받았습니다. 이 사실에 영감을 얻어 과학자들은 도시탁셀의 효과를 증대시킬 수 있는 또 다른 약물을 찾기 위해 노력중에 있습니다. 전립선암에 효과가 있는 또 다른 세포독성 화학요법 약물들이 있습니다. 여기에는 파클리탁셀(paclitaxel, Taxol), 미토잔트론(mitoxantrone, Novantrone), 빈블레스틴(vinblastine, Velban), 싸이클로포스파마이드(cyclophosphamide, Cytoxan), 그리고 5-FU(5-fluorouracil, Efudex)등이 포함됩니다. 이런 약물들은 도시탁셀이 반응하지 않는 환자들에게 사용해 볼 수 있습니다. 항암화학치료에는 종종 부작용이 따르지만 이는 대부분 극복할 수 있습니다. 우리는 이에 대해서 이번 후반부에 다룰 것입니다.

뼈-표적화 치료

전이성 전립선암을 가진 환자 중 90%는 뼈로 전이됩니다. 많은 경우 뼈에서만 단독으로 발생합니다. 암은 뼈 조직 성장 과정에 많은 변화를 초래합니다. 이름은 유사하지만 서로 상반된 기능을 하는 세포들이 이 과정에서 중요한 역할을 합니다. 조골세포(osteoblast)와 파골세포(osteoclast)입니다. 조골세포는 뼈를 두껍게 만들고 밀도를 높입니다. 전립선암에서 이러한 세포들은 과잉활동을 하게 됩니다. 뼈 전이의 경우 밀도가 매우 높아지며, 콘크리트처럼 단단해 집니다. 이러한 현상을 조골세포 전이(osteoblastic metastases)라고 부릅니다. 파골세포는 뼈의 두꺼운 부분을 용해시킴으로써 계속해서 모양을 바꾸거나 변형시킵니다. 전립선암에서보다는 유방암에서의 뼈 전이 시 이 방법이 더 우세한 기전에 해당합니다. 이처럼 뼈를 용해시키는 전이의 경우, 뼈는 특징적으로 매우 얇고 잘 부러지게 됩니다. 전립선암에서 뼈 전이된 부위는 치료 과정, 특히 호르몬 치료에 영향을 받을 수 있습니다. 남성호르몬이 제거되면 파골 능력이 향상되게 됩니다. 비록 호르몬 치료가 전립선암 세포를 죽이지만 뼈를 약화시키고 글절되기 쉽게 만듭니다.

그러나 이것은 치료의 기회를 제공해 주기도 합니다. 전립선은 뼈 전이가 잘 되기 때문에, 뼈-표적화 치료는 새롭고 흥미로운 연구 영역입니다. 전립선암과 뼈가 서로에 대해 매우 친화적라면 우리는 어떻게 이러한 환경이 더 이상 조성되지 않도록 할 수 있을까요? 뼈전이에 있어 수많은 기전이 존재하기 때문에, 수많은 접근법들 역시 연구 중에 있습니다. 이 중 일부에 대해 살펴보겠습니다.

● **비스포스포네이트(Bisphosphonate)** 우리는 앞서 이러한 약물들이 호르몬 치료를 받고 있는 고위험군 환자에서 골다공증을 막기 위해 뼈를 강화하는 방법으로 사용되는 경우에 대해 이야기한바 있습니다. 이러한 약물들은 파골세포에도 작용합니다. 그 중 한 가지 약물은 조메타(zoledronic acid, Zometa)로 이는 뼈 통증의 발생 빈도를 줄여주고, 뼈 통증으로 방사선 치료를 받아야 하는 상황을 줄여주고, 골절과 척추 합병증을 줄여줍니다. 또한 골감소증(뼈에서의 미네랄 감소)의 발생률을 낮추고 심각한 정도 역시 줄여줍니다. 일반적으로 조메타는 매우 안전합니다. 하루정도 독감(몸살, 근육통)과 유사한 증상이 지속될 수 있습니다. 적혈구 수치를 약간 감소시킬 수 있고, 신장기능도 약간 변화시킬 수 있습니다. 만약 조메타를 복용 중이라면,

주기적인 혈액검사를 통해 혈구 수치와 신장 기능 수치를 확인해야합니다. 조메타를 복용하는 모든 남성들은 또한 하루에 1,000mg의 칼슘과 400IU의 비타민 D를 복용해야만 합니다.

● **방사선 의약품** 이러한 약물들은 방사성 물질을 포함하고 있으며, 전립선암과 마찬가지로 뼈에 대한 친화도가 높습니다. 이 약물의 예로는 스트론티움(strontium), 사마리움(samarium), 팔라디움(palladium) 등이 있습니다. 방사선 의약품은 종종 뼈의 통증을 경감시키기 위한 목적으로 사용됩니다. 그러나 뼈전이로 발전되기 이전에 뼈나 골수에 숨어있는 암세포를 죽이기 위한 방법으로 이러한 약물들을 초기에 단독 또는 병용하여 사용할 수 있을지에 대한 관심이 매우 높습니다. 휴스턴의 엠디 앤더슨 암센터의 한 예비 연구 결과, 항암화학치료와 함께 스트론티움(strontium)을 함께 사용할 경우, 뼈전이된 환자의 생존률을 향상시켜준다고 합니다. 흥미롭게도 새로운 연구결과, 뼈전이에 대해 사마리움(Samarium) 단독 치료를 받은 환자의 40%에서 PSA 수치가 두드러지게 감소하였습니다. 이는 뼈에 존재하는 암을 제거함으로써 암의 상당 부분이 타격을 받았음을 의미합니다. 존스 홉킨스 대학병원과 그 외 다른 병원들에서도 도시탁셀과 사마리움을 병용하는 치료에 큰 기대를 가지고 연구를 진행하고 있습니다. 도시탁셀과 방사선은 상승효과가 있어 각각의 치료효과를 증가시키는 작용을 합니다.

부작용

방사선 의약품들은 골수 생성 감소를 유발하여 혈구 세포수가 감소될 수 있습니다. 결과적으로 빈혈이 생길 수 있습니다.

● **엔도셀린 차단제** 혈관벽에 존재하는 내피세포에서 만들어지는 엔도셀린(endothelin)이라는 화학물질은 의심할 여지없이 좋은 물질에 해당하지만, 전립선암 환자에게 있어서는 적일 수도 있습니다. 이것은 끔찍한 일입니다. 엔도셀린은 여태까지 발견된 것들 중에 가장 강력한 혈관 수축제로 혈류에 존재합니다. 심장마비 시,

엔도셀린은 동맥의 경련을 유발하거나 조직으로의 산소와 혈액의 공급을 막아 심각한 통증을 유발하는 화학물질 중 하나입니다. 그러나 정액에서의 엔도셀린의 농도는 혈중농도의 약 500배정도로 최고로 높습니다. 정액의 일부분은 전립선에서 만들어진 물질로 구성되어 있습니다.

화학적으로 엔도셀린은 뱀독이나 벌이 쏘았을 때 통증을 일으키는 물질인 아파민(apamin)과 매우 유사합니다. 수년 전 존스 홉킨스 대학병원 비뇨기과 의사들이 최초로 시행하였으며 조엘 넬슨(Joel Nelson)이 주도한 연구에 따르면, 전립선암이 뼈를 침범했을 때 일어나는 극심한 통증과 엔도셀린이 연관되어 있다고 합니다. 존스 홉킨스 대학병원의 과학자들은 위에서 언급한 조골세포에 의해 뼈가 비정상적으로 두꺼워지고 단단해지는 일부 전립선암 환자에게서 발견되는 특징적인 뼈 손상과 엔도셀린의 연관성을 제시하였습니다. 엔도셀린의 작용을 방해하면 심한 통증을 완화시킬 수 있지 않을까 하는 하는 생각에 착안하여 엔도셀린 수용체 길항제(endothelin receptor antagonist)라는 새로운 엔도셀린 차단제의 첫 임상실험이 시행되었습니다. 임상실험 결과, 뼈전이된 진행성 암을 가진 남성과 여성에게 이 약물을 투여할 경우 통증이 확실히 경감되었습니다. 이때 통증 경감의 정도는 환자가 요구하는 몰핀 또는 그 외 다른 진통제 양의 감소로 측정하였습니다.

그러나 우리는 엔도셀린 차단제에 대해 보다 큰 희망을 가지고 있습니다. 건강한 전립선 뿐만 아니라 전립선암에서는 심지어 호르몬 치료를 받는 도중에도 엔도셀린을 형성합니다. 진행성 전립선암에서 호르몬 불응성 세포와 마찬가지로 엔도셀린은 호르몬의 영향을 받지 않습니다. 그렇다면 엔도셀린을 차단함으로써 암세포의 성장을 다소 늦추고 이로 인한 피해를 예방하는 것이 가능할까요? 존스 홉킨스 대학병원에서 실시한 실험실 연구 결과, 암에 걸린 쥐들 중 엔도셀린의 농도가 높은 쥐일수록 새로운 뼈의 성장이 다른 쥐들에 비해 현저히 많았습니다.(진행성 전립선암에 걸린 환자의 뼈에서 일어나는 변화와 유사합니다.) 쥐에 엔도셀린 차단제를 투여할 경우 이러한 성장이 일어나지 않을 것으로 예상됩니다.

신레이(atrasentan, Xinlay)라고 불리는 엔도셀린 차단제를 이용한 초기 임상실험에서 고무적인 결과를 얻게 되면서 보다 큰 규모의 연구가 진행되었습니다. 이 연구들 중 신레이가 암의 진행에 영향을 미친다는 결과가 가장 먼저 보고되었습니다. 뼈전이가 된 남성들이 이 약물에 효과를 가장 많이 봤습니다. 증상을 지연시키고 암의 진행을 늦추는 작용도 하는 것으로 확인되었습니다. 뼈전이가 된 환자들에서 이 약의 효과가 가장 컸습니다. 신레이가 전립선암 환자에서 일반적인 치료제로 승인받기 위해서는 더 많은 연구가 필요합니다. 신레이를 항암화학요법 약물들과 병용할 경우 더 효과적일 수 있으므로 이를 밝히기 위한 추가적인 임상 연구가 요구됩니다.

● **인터루킨-6(IL-6)** IL-6는 신체의 여러 세포에서 만들어지는 단백질입니다. 전립선암 세포 역시 IL-6를 생성합니다. 이 물질이 뼈와 어떤 관련이 있을까요? 파골세포는 몸을 자극하여 더 많은 IL-6를 만든다는 사실이 입증되었습니다. IL-6는 또한 심장질환이나 염증성 장질환, 관절염(특히 류마티스성 관절염) 등 다른 질환을 가진 사람들의 혈액에서도 증가되어 있습니다. 일부 과학자들은 전이 과정에도 IL-6가 관여한다고 생각합니다. "몇년 전에 우리는 뼈전이와 함께 통증이 동반된 환자들을 대상으로 연구를 하였습니다. 우리는 그들 중 3분의 2에서 혈중 IL-6 농도가 높다는 사실을 알게 되었습니다."라고 아이젠버그는 말합니다. 인플릭시맵(infliximab, Remicade)이라 불리는 항체는 IL-6를 만들기 위해 우리 몸이 사용하는 물질 중 한가지를 제거함으로써 혈중 IL-6를 낮춥니다. 레미케이드(Remicade)라는 이름을 들어보셨을지도 모릅니다. 이 약물은 IL-6의 농도가 매우 높은 염증성 장질환이나 류마티스성 관절염에 대해서 이미 치료제로 승인을 받았습니다. 존스 홉킨스 대학병원에서 과학자들은 레미케이드와 IL-6에 직접적으로 작용하는 또 다른 항체(레미케이드는 사실상 IL-6에 대해서 간접적으로 작용합니다.)의 효과를 시험 중에 있습니다. "예비연구 결과는 상당히 만족스러웠습니다."라고 아이젠버그는 말합니다. 최근에는 존스 홉킨스 대학병원과 다른 연구기관들에서 IL-6 특이 항체를 도시탁셀과 함께 사용하는 연구가 진행 중에 있습니다.

IL-6를 표적화하는 또 다른 항체들 역시 개발 중입니다. 이들 중 하나는 파골세포의 기능을 차단시키는 데노수맙(Denosumab)이라 불리는 항체로써 이는 비스포스포네이트보다 더 효과적으로 작용합니다. 데노수맙은 전립선암과 유방암 치료제로 완성 단계에 와 있습니다.

뼈-특이적 치료의 한가지 흥미로운 측면은 이 많은 각각의 전략들이 임상적으로 도움이 된다는 사실이 이미 입증되었다는 것입니다. 서로 병용할 경우 보다 효과적일 가능성이 매우 높습니다. 우리는 뼈전이에 관련된 기전에 대해 알면 더 알수록 전립선암을 표적화할 수 있는 보다 많은 방법들을 발견할 수 있을 것입니다.

면역 치료

● **능동 면역** 이제 화제를 바꿔서 전립선암을 치료하는 또다른 방법에 대해 이야기해보도록 하겠습니다. 이 방법은 우리 몸을 강하게 만들어 스스로 보호할 수 있도록 하는 것입니다. 여기서의 발상은 암세포와의 싸움조건을 동등하게 만들자는 것입니다. 크림 전쟁에서 경여단(Light brigade)이 시행했던 비운의 돌격처럼 역사상 한쪽으로 철저히 기운 전쟁을 생각해 보십시오. 그리고 만일 당신이 그 전쟁에서 이길 확률을 바꿀 수 있다고 생각해 보십시오. 만일 그 용맹스러운 영국인들 – 11경기병단 – 이 방탄조끼를 입고 있었다거나 폭동 진압용 장비와 헬멧을 착용하고 있었다면 어떻게 되었을까를 한번 생각해 보십시오. 그들은 여전히 수적 열세였겠지만 최소한 싸워 볼 기회 정도는 가질 수 있었을 것입니다.

전립선암에 걸린 환자의 약 70% 가량은 암이 진행될 경우 항체를 만들어 신체의 면역계가 병과 싸울 수 있도록 하는 혈구 세포인 림프구 숫자가 현저하게 감소합니다. 결과적으로 면역계가 싸울 힘을 잃게 됩니다. 뼈만 앙상하게 남은 97파운드(44kg)의 약골이 덩치 큰 건달에게 얼굴을 강타당하는 찰스 아트라스(Charles Atlas)의 보디빌딩 광고를 떠올려 보시기 바랍니다. 과학자들은 면역계를 강화하기 위해서 과학자들은 신체의 정상적인 방어 체계를 촉진시키는 성장인자인 과립구세포 대식세포 군집 촉진 인자(granulocyte macrophage colony-stimulating factor; GM-CSF)에 관심을 가지기 시작했습니다. GM-CSF는 면역계의 필수적인 세포인 수지상세포의 성장을 돕는 인자로 밝혀졌습니다. 수지상세포는 다양한 방법으로 암세포를 겨냥하여 없애는 T세포를 촉진합니다. 림프구들은 그 외에 다른 여러 가지 단백질에 의해서 활성화됩니다.(기본적으로, 신체는 한 줄의 거대한 단백질과 같습니다.) 존스 홉킨스 대학병원의 의사들은 GM-CSF를 종양세포 내에 주입하여 효과적인 백신으로 활용하는 독창적인 방법을 개발하였습니다.

초기 연구들은 근치적 전립선 절제술을 받고나서 아직까지 암의 증상이 나타나지 않는 사람들에 집중되어 있었습니다. 수술 후 1년 이내에 PSA 수치가 오른 것에서 알 수 있듯이 이들에게는 미세전이가 일어났습니다. 어떤 과학자들은 암이 결정타를 맞은 이후이며, 아직 회복되기 이전인 이때가 치료에 가장 이상적인 시기라고 믿고 있습니다.

● **GVAX** 원래의 연구에서는 환자 각 개인으로부터 얻어 배양한 전립선 암세포를 이용했습니다. 이것은 매우 실용성이 떨어졌습니다. 현재 사용 중인 백신과 GVAX는 방사선 처리 되었으며 더 많은 GM-CSF를 생성하도록 변형된 전립선암 세포주로 구성되어 있습니다. 초기 임상실험에서 이 백신은 심각한 부작용 없이 안전할 뿐만 아니라, 사용 용량에 따라 PSA 수치가 감소하는 결과를 보였습니다. 이 백신은 현재 임상실험 3단계를 진행 중에 있으며, 성공적일 경우 진행성 전립선암에 걸렸거나 그럴 가능성이 높은 사람들에서 도시탁셀과 같은 약물과 같이 통상적으로 사용될 것입니다.

● **프로벤지(Provenge)** 또 다른 백신을 이용한 접근법에는 우리 몸이 암에 대항하여 싸우는 능력을 더 강하게 해주는 프로벤지(sipuleucel-T, Provenge)라는 약물이 있습니다. 이는 최근에 진행성 전립선암 환자의 생명을 연장시키는 능력이 있는 것으로 보고되어 화제가 되었습니다. 프로벤지는 환자 자신의 혈구 세포로 만들어지며 산성인산분해효소를 만드는 세포를 죽이도록 특별하게 설계된 면역체계 세포에 의해 강화됩니다. 최근에 이 연구를 리뷰한 마리오 아이젠버그는 "이 백신은 초기 백신입니다"라고 언급하였습니다. 보다 최근에 나오는 백신들은 PSA나 PSMA같은 더 정교한 대상물을 공격하도록 설계되었습니다. 예를 들어, 전립선 세포막 특이항원(prostate membrane-specific antigen; PSMA)는 전립선 세포막에 있는 단백질로, 진행성 암에서 다량으로 발현됩니다. PSMA와 같은 항원들은 신체에 의한 검열을 거

쳐야 하는 단백질 조각입니다. 신체는 기본적으로 "아군"인지 "적군"인지를 판별합니다. 만일 항원이 적군으로 판명된다면, 신체는 그것을 제거하기 위한 특수 세포들을 만들어 냅니다. 오직 전립선과 전립선 암세포만이 이 단백질을 만들기 때문에, 오직 이들만이 영향을 받게 됩니다.

불행하게도 프로벤지의 핵심이 되는 산성인산분해효소는 신체 전반에 걸쳐 모든 조직에 존재합니다. 이는 백신의 표적이 산재해 있다는 것을 뜻하며, 결국 이로 인해 효과가 떨어질 수 있습니다. 일반적인 단백질을 표적으로 하는 백신이 강력한 작용을 할 것이라고 기대하기는 어렵습니다.

나중에 밝혀진 것처럼, 아이젠버그는 이런 결과의 핵심은 연구 그 자체와 많은 관련이 있다고 덧붙입니다. "연구의 본래 목적은 전이성 전립선암 환자와 호르몬 치료에 실패한 환자들에서 치료가 병의 진행을 막는지 보는 것입니다. 불행히도 암이 진행되는 데까지 걸리는 시간의 유의미한 차이는 없었습니다. 결국 연구의 초기 목표는 실패로 돌아갔습니다."

그러나 놀랍게도 임의로 백신 투여군에 배정받은 환자들이 위약 투여군에 비해 4개월 더 생존하는 것으로 나타났습니다. "어떻게 이것이 가능할까요? 백신이 병의 진행을 막는데 실패하였는데도 불구하고 생존을 연장시키는 것이 가능할까요?" 이 문제에 대한 해답은 이 환자들이 받은 다른 치료를 이해하면 됩니다. 백신 투여군과 위약 투여군 모두 암이 진행되었습니다. 이런 일이 일어났을 때, 위약 투여군은 백신으로 치료받았습니다. 이미 백신을 투약 받던 환자들은 즉각적으로 도시탁셀을 투약받았습니다. 그렇다면 이들 남성들에서 가장 도움이 되었던 치료를 무엇일까요? 백신을 투여받은 것일까요 아니면 암이 진행된 직 후 효과적인 항암화학치료를 받은 것일까요?

마지막으로, 이 연구의 한계점은 127명에 불과한 작은 대상자 수입니다. 이런 형태의 연구에서는 대상자 수가 많을수록 결과가 더 좋아집니다. 예를 들어, 〈New England Journal of Medicine〉에 실린 도시탁셀과 프레드니소론을 병용한 연구에서는 생존 효과를 연구하기 위해 1,006명의 환자를 대상으로 조사하였습니다. 프로벤지를 만드는 제약회사는 이번 연구의 결과를 확인하고 백신의 가치를 명확히 규명하기 위해 대규모의 연구를 진행하고 있습니다.

기술이 발전할수록, 우리는 면역체계를 강화하는 방법이나 다른 치료를 병용하여 이들 약물과 다른 백신들을 사용하는 보다 개선된 방법을 찾게 될 것입니다.

● **수동 면역** 면역치료를 이용하는 두 번째 방법은 항체가 관여된 수동 면역을 통한 것입니다. 항체는 Y모양으로 생긴 단백질이며, 백혈구(혹은 B세포)에 의해서 대량으로 생산됩니다. 신호가 오면 즉시 항체가 만들어집니다. 세균, 바이러스, 기생충, 그 외 병원균들이 몸에 들어오면, B세포는 각각의 적에 맞춰서 항체를 만드느라 바빠지게 됩니다. 이 과정에서 항체의 특수한 모양이 쓰이게 됩니다. 항체는 Y자 모양으로 생긴 부분을 포획하기 위한 고리로 활용하여 공격해 오는 세포의 표면 단백질에 찔러 넣어 무력화시킵니다.

과학자들은 모든 전립선 암세포에 존재하며 암이 점점 진행됨에 따라 양이 점점 늘어나는 PSMA와 같은 단백질에 대한 항체를 쥐에서 만들어낼 수 있습니다. 과거에는 항체를 이용하는 것이 알러지와 같은 믄제를 일으킬 수 있었습니다. 우리 몸은 "한 번 속지 두 번 속습니까?"라는 식으로 반응합니다. 신체가 새로운 것에 처음 노출되었을 때에는 그 정보를 흡수하고 그것을 기억합니다. 신체는 절대로 적을 잊지 않습니다.(사실상 우리가 성인으로 성장할 때까지 1억 개 이상의 다른 침입자에 대한 항체를 갖게 됩니다.) 두 번째 침입시 만일 신체가 이들을 적으로 인지하면, 알러지 반응이 일어나게 되며 이는 매우 심각한 결과를 초래할 수 있습니다. 하지만 최근에는 유전적으로 조작되어 알러지 반응을 일으키지 않는 "인간화된(쥐와 인간의 혼성물로 만들어진)" 항체를 만들어 냄으로써 이러한 상황을 피할 수 있습니다. 한 흥미로운 실험에서는 단일 세포균으로부터 만들어진 단일클론 항체(이들은 모두 동일한 세포군에서 만들어졌기 때문에 이렇게 불리며, 이 연구는 1984년에 노벨상을 받았습니다.)라는 물질이 암세포를 직접적으로 공격하거나 이 세포들의 표면에 있는 성장 인자 수용체를 공격하는 데에 사용되었습니다.

전립선암과 관련된 수많은 단일클론 항체(Monoclonal antibodies; MABs)들이 실험 중에 있습니다. 가장 발전된 MAB은 PSMA를 표적으로 하는 방사성 동위원소

보조 요법: "전립선암의 시대가 도래하다"

당신 앞에 두 개의 상자를 있다고 가정해 봅시다. 두 상자 안에는 모두 무기가 들어있습니다. 한 상자에는 "마지막 수단으로써만 사용되어야 합니다. 다른 모든 방법을 해보고 안되면 여시고, 결과가 좋기를 기도하세요"라고 쓰여 있고, 또 다른 상자에는 "위험하다고 처음 느끼는 시점에 열어보세요, 일찍 사용하고, 적극적으로 활용하고, 목표를 승리에 두세요"라고 쓰여 있습니다.

이는 최근 전립선암에 대한 항암화학치료의 변화를 보여주고 있습니다. 항암화학치료는 통증이 심하거나 몸이 많이 쇠약해진 경우, 또는 몸무게가 줄어 고용량의 약물을 견디기 어려운 경우 등 수행상태가 안 좋은 환자들에서만 사용하는 것으로 여겨져 왔습니다. 항암화학치료는 다른 치료들과 대등한 조건에서 시도될 수 없었습니다. 수행능력이 더 좋은 환자들에서 사용되는 치료들의 효과가 더 좋다고 장담할 수는 없습니다. 그러나 아이젠버그처럼 지치지 않고, 창의적이고, 완고하며, 무엇보다도 해낼 수 있다는 확신을 가진 과학자들 덕분에 오늘날 이 분야는 혁명적인 발전을 겪고 있는 것입니다.

이러한 변화의 핵심이 되는 것은 항함화학치료의 역할에 대한 인식의 변화입니다. 최근 개발되고 있는 약물들은 보다 표적화가 잘 되어있기 때문에, 과거의 약물들에 의한 파괴적인 "대규모 초토화 작전"보다는 부작용이 훨씬 적습니다. 그리고 주전선수인 1군(근치적 절제술과 방사선 치료)과 2군(호르몬 치료)이 실패할 때까지 벤치를 지키던 후보였던 항암화학요법이 그 어느 때보다도 경기에 빨리 투입될 수 있음을 뜻합니다.

"전립선암에 걸린 환자들 중 많은 수가 근치적 전립선 절제술로 완치됩니다. 그러나 불행히도 많게는 3분의 1에서 재발하며 이 중 다수가 전이에 의한 증상으로 괴로워하며 결국 사망에 이르게 됩니다"라고 아이젠버그는 말합니다. "좋은 소식은 이런 일들이 발생하기 이전에 우리는 어떤 환자들에서 수술 후 암이 재발할 가능성이 높은지 예측할 수 있는 인자들이 있다는 것입니다." 예측인자들은 다음과 같습니다.

- 전립선 근처 림프절전이 여부

• 정낭 침범 여부

• 절제면 양성 여부

• Gleason 점수가 7 초과

• 수술 전에 PSA 수치가 매우 높거나 수술 전 1년 동안 PSA 수치가 2ng/ml 이상 증가

다른 암에서의 성공: 유방암이나 대장암을 치료하는 의사들은 재발 위험이 높은 환자들에서 보조 요법으로 수술 직후 항암화학요법을 시작하는 것(유방암의 경우에는 호르몬치료 역시 같이 시작)은 전이되는 시기를 미룰 수 있으며 심지어 생존률을 연장시킬 수 있다는 사실을 밝혀냈습니다. "사실, 이 두 종류의 암의 경우 수술 검체 결과 인접한 림프절 양성이라면, 항암화학요법이 표준화된 치료입니다."라고 아이젠버그는 말합니다. 유방암에 있어 역시, 연구자들은 높은 재발 위험률의 예측뿐만 아니라 암을 통제할 수 있는 보다 확실한 방법을 가능하게 만든 분자 표지자를 발견했습니다.

아이젠버그는 전립선암의 시대가 왔다고 말합니다. 그는 높은 위험률을 가진 환자에서 보조요법이 전립선암의 재발을 지연시킬 수 있는지 확인하기 위한 대규모 연구를 진행하고 있습니다. TAX 3501라고 불리는 이 연구는 전세계 25개국 1700명의 환자들을 대상으로 하고 있습니다. 이 연구에서는 도시탁셀 사용여부와 관계없이 테스토르테론의 생성을 억제하는 루프론(leuprolide acetate, Lupror)이라는 약물을 수술 직후 바로 사용하는 치료와 루프론을 PSA재발의 징후가 나타나기 시작하는 시점부터 시작하는 치료를 비교하기 위해 시작되었습니다. "도시탁셀은 테스토스테론에 반응하는 암세포와 호르몬 치료에 반응하지 않는 암세포 모두를 죽일 수 있는 전립선암에 대한 가장 좋은 항암화학치료제입니다."라고 아이젠버그는 말합니다. TAX 3501 연구에 참여한 연구자들은 유방암에서와 같이 암의 생물학적 특징을 정의하는데 도움이 되는 분자 표지자를 찾고 새로운 치료방법을 개발하기 위해 환자의 암조직과 혈액 검사물을 모을 것입니다.

가 표지된 항체로, 이는 적은 양의 방사선을 이용하여 유도 미사일처럼 항체가 목표로 하는 표적까지 안내하는 작용을 합니다. 이것은 방사성 면역치료라고 하며, 앞에서도 언급했듯이, 코넬 대학의 비뇨기과 의사인 닐 밴더(Neil Bander)에 의해 고안되었습니다. PSMA에 특이하게 반응하는 MAB를 개발한 밴더는 실험실에서 큰 암덩어리를 완전히 사라지게 하는 주목할 만한 성공을 거두었습니다. 이제 그는 MAB치료를 호르몬 치료에 듣지 않는 환자를 포함한 다른 여러 그룹의 환자들에게 실험하고 있습니다. 한 연구에서, MAB는 심지어 X선 촬영으로도 찾을 수 없는 아주 작은 암을 포함한 모든 암을 목표로 할 수 있음이 밝혀졌습니다. 다른 여러 시도들이 진행 중에 있습니다.

유전자 치료

DNA 암호를 해독하는 것은 암 연구에 있어서 이집트 상형문자를 해독하는 열쇠인 로제타석을 발견한 것과 같은 정도로 중요합니다. 유전자 치료를 이용할 경우, 한치의 오차가 없을 정도로 매우 정교한 접근이 가능합니다. 유전자 치료를 통하여 과학자들은 신체의 DNA를 마치 컴퓨터 칩을 다루듯이 프로그램화 할 수 있게 되었으며, 전립선암에만 작용하도록 하는 추적 미사일처럼 사용할 수 있게 되었습니다.

● **치명적인 바이러스들** 가장 효과적인 무기 중 하나로 유전적으로 조작된 바이러스가 사용될 수 있습니다. 이들은 마치 트로이의 목마처럼 몸으로 잠입해 들어가, 전립선 암세포에 부착하여, 암세포가 무엇인가 잘못되었다는 것을 감지하기도 전에 그것을 없애 버립니다. 외관적으로는 보통의 바이러스처럼 생겼지만, 자세히 들여다보면 전립선 암세포로만 이동하여 암을 제거하는 목적으로 재결합된 기계와 같습니다.

존스 홉킨스 대학병원의 과학자들은 여러 바이러스들을 이용하여 실험하고 있습니다. 그 중 하나는 상기도에 감염을 일으키는 아데노바이러스(adenovirus)로, 이는 우리 몸의 PSA 유전자에 인접한 DNA의 일부인 PSA 프로모터(promotor)에 의해 작동하도록 변형됩니다. PSA 프로모터는 PSA를 어떻게 생산할지 결정하는 화학적 스위치에 해당합니다. 만약 전립선암의 유일한 장점은 아마도 PSA 존재일 것입니다. 전립선암을 진단하고 치료를 결정하고, 전립선암 각 단계의 지표로 사용되며, 경과를 예측하는 데에도 쓰이는 이 효소는 이 새로운 화학 전쟁의 훌륭한 표적이 될 수 있을 것입니다. 전립선 외의 다른 부위, 예를 들어 직장이나 뇌에 생기는 암을 연구하는 과학자들은 이와 같이 선택적인 무기를 손에 쥘 수만 있다면 어떤 대가라도 치를 것입니다. 거의 모든 전립선 세포는 PSA를 만듭니다. PSA는 전립선 특이적이기 때문에 다른 세포들은 이 바이러스에 의해 손상받을 염려가 없습니다. 이 바이러스는 "장전"된 상태로 우리 몸에 들어가 PSA에 의한 신호에만 작동하도록 프로그램되어 있습니다. 다른 세포에서는 활성화되지 않습니다. PSA를 생산하지 않는 세포는 그저 지나칠 뿐이며, PSA를 생산하는 다른 세포를 찾아 떠돌게 됩니다. 이 바이러스들은 암세포가 호르몬에 반응하든 안하든 상관하지 않습니다. 이 바이러스는 세포에서 PSA가 생성되는 한 이를 찾아낼 것입니다.

어떠한 바이러스든지 세포에 침입하여 그 방어체계를 무력화시키고 세포 내의 기관들을 바이러스의 명령에 따르도록 만듭니다. 밀밭의 메뚜기마냥 세포 내의 자원을 모두 고갈시키고나면, 세포를 파괴한 후 다른 세포로 옮겨갑니다. 정상적으로 우리 몸은 바이러스가 자유롭게 돌아다니고 있다는 것을 감지하면, 면역치료 시 활성화되는 세포와 같은 강력한 면역계 세포들을 보내어 침입자를 처리합니다.

아데노바이러스를 이용한 일련의 유전자 치료 연구 과정 중, 존스 홉킨스 대학병원의 과학자인 론 로드리게즈와 테드 데위즈는 방사선 치료 후 PSA상승으로 암의 국소적 재발이 확인된 환자들을 대상으로 바이러스를 이용한 실험을 하였습니다. 이것은 PSA 수치나 생검에서의 변화와 같은 결과들을 측정하지 않고 단지 이 약물이 환자가 복용하기에 안전한지만을 알아보는 1상 실험이었습니다. 그럼에도 불구하고 "우리는 확실히 놀라운 사실을 발견하였습니다. 아주 미미한 부작용을 제외하고는 우리 몸이 바이러스를 잘 견딜 수 있었습니다."라고 방사선 종양학자인 데위즈는 말합니다. 비뇨기과 의사인 로드리게즈는 "7명의 환자들의 PSA 수치가 떨어졌고, 그렇지 않은 사람들에서도 대부분 PSA 수치가 예상만큼 오르지는 않았습니다."라고 말합니다.

데위즈는 그가 개발에 참여한 근접 방사선 치료에 쓰이는 매우 정확한 컴퓨터 프로그램을 이용하여 바이러스를 주입하였습니다. 사실, 이 기술은 방사선 파종 대신에 전립선 초음파와 3차원 컴퓨터 단층 촬영 영상 도움 하에 바이러스 액적을 정확히 전립선 내에 삽입하는 것을 제외하면 방사선 치료와 매우 유사합니다.

과학자들은 바이러스를 혈류로 집어넣는 대신에 전립선으로 직접 주입하는 방법을 택하였습니다. 이렇게 하는 것이 우리의 면역계가 침입자를 발견하고 이를 제거하기 전에 바이러스가 작용할 수 있는 시간을 벌 수 있는 가장 좋은 방법이라고 믿고 있습니다. "우리는 모두 이 감기 바이러스(아데노바이러스)에 수도 없이 노출되어 왔습니다. 따라서 모든 사람들이 어느 시점에는 이 바이러스에 대한 면역 반응이 가동하겠지만, 적어도 바이러스가 복제하여 암세포를 죽이기에 충분할 정도의 시간은 벌 수 있습니다."

이러한 초기의 임상실험을 통해 바이러스 유전자 치료가 전립선암 세포를 죽일 수 있다는 사실이 밝혀졌습니다. 그러나 이러한 연구에서 보여주는 활성 정도는 개개인의 치료로 사용이 가능할 정도로 충분히 높지는 않았습니다. 놀랍게도 로드리게즈와 데위즈는 이러한 바이러스들을 방사선 치료와 함께 사용할 경우, 예상했던 것보다 훨씬 더 잠재력이 크다는 사실을 알아내었습니다. 방사선 치료와 바이러스 치료의 결합은 예상보다 7배정도 더 종양을 크기를 감소시켰습니다. 이러한 결과는 방사성 파종 요법과 바이러스 유전자 치료를 결합하기 위해 노력 중이던 두 연구자들에게 영감을 주었습니다. 이들은 두가지 치료를 결합하는데 가장 좋은 방법을 결정하기 위해서 연구하고 있습니다. 로드리게즈는 "결과적으로 이러한 종류의 결합 치료가 기존의 방사선 파종 요법을 대체할 것이고 전립선암에 대한 새로운 분자적 치료의 발전을 위한 초석이 될 것이라고 믿고 있습니다."라고 말합니다.

그러나 유전자 치료의 궁극적인 목표는 진행된 암을 치료하는 것입니다. 그러기 위해서는 바이러스를 위한 보다 발전된 유도 장치를 개발할 필요가 있습니다. 그래야 면역계가 바이러스를 차단하기 전에 전립선암 세포가 신체의 어디에 있던지 추적하여 공격할 수 있게 됩니다. 오랜 기간 동안 면역 제거 문제를 극복할 수 없었습니다. 그러나 다시 한번 로드리게즈와 다른 존스 홉킨스 대학병원의 동료인 종양학자 마이클 카두치에 의해 진행된 최근의 연구에서 놀라운 결과가 나왔습니다. 이 연구에서 바이러스를 혈액으로 주사한 결과, 일부 남성들에서 면역체계가 감염을 제거하기 전에 PSA 수치를 낮출 정도로 충분히 많은 전립선암 세포들을 찾아 죽일 수 있었습니다. "우리는 이러한 결과를 매우 긍정적인 예측인자로 생각합니다. 만약 이러한 바이러스의 자동 유도를 강화시킬 수 있다면, 우리는 이 치료의 성공률을 현저하게 증가시킬 수 있을 것입니다"라고 로드리게즈는 말합니다. 그와 숀 루폴드(Shawn Lupold)는 PSMA를 순간적으로 표적화하여 전립선암 세포를 빠르게 찾고 죽일 수 있도록 바이러스를 도와주는 새로운 자동 유도 장치를 개발 중에 있습니다. 아무리 확률적으로 어려운 일이라도 끈기를 가지고 도전하기로 유명한 로드리게즈에 따르면, "우리는 이 분야에서 확실하고 지속적인 발전을 거듭해 왔습니다. 이런 추세로 나아간다면 수년 이내에 새로운 바이러스를 정제할 수 있을 것입니다." 이렇게 바이러스들이 한번 완성되고 나면, 이 접근법의 진정한 잠재가치가 현실화될 것으로 믿습니다.

유전자 치료는 아직 완성되지 않은 기술에 대한 대중매체의 지나친 관심으로 인해 지나친 과장과 기대를 매번 겪어야만 했다고 로드리게즈는 말합니다. 그러나 최근에 이러한 기술은 마침내 진가를 발휘하기 시작했습니다. 중국에는 두경부 암에 사용가능한 두 개의 아데노바이러스 유전자 치료 약물이 상용되고 있습니다. 지금까지 2,000명 이상의 환자들이 이 약물로 치료받았으며, 초기 결과는 매우 고무적입니다.

● **세포고사 활성화하기**(activating apoptosis) 또 다른 PSA 표적 접근법은 전립선 암세포 내에서만 터지도록 고안되어 분자 수준의 폭탄처럼 작동하여 세포들의 자살을 유도하는 것입니다. 이 "자살" 과정은 프로그램화된 세포의 사멸, 혹은 세포고사(apoptosis - 나뭇잎이 나무에서 떨어지는 것을 일컫는 그리스어)라고 합니다.

존스 홉킨스 대학병원의 과학자인 존 아이작(John Isaacs)은 다음과 같이 말합니다. "우리는 전립선암의 두 가지 특성을 이용합니다. 하나는 PSA를 만드는 것이고, 다른 하나는 PSA가 마치 분자를 자르는 가위처럼 단백질을 자른다는 것입니다."(PSA

의 이러한 측면은 5장에서 자세히 다루었습니다.) 정상적인 과정의 일부로 PSA는 단백질을 이루는 아미노산 서열 중 특정 부분을 인식해서 잘라냅니다.(PSA에 의해서 잘리는 이 단백질은 정액의 일부인 정자를 포획하는 젤을 만드는 데에 관여합니다. PSA의 주된 역할은 이 젤을 분해하는 것입니다.) 아이작과 그의 동료들은 독성이 있는 분자를 유전적으로 조작하여 PSA가 인식하는 단백질 운반체와 결합시켜 PSA가 단백질을 자르는 역할을 할 때에만 활성화될 수 있도록 하는 약물을 개발 중입니다. 그러면, PSA가 자르도록 되어 있는 단백질 서열을 인식하여 수류탄의 핀을 뽑아 터뜨려 독성 물질이 나오게 될 것입니다.

여기서 비밀 무기는 에어로라이신(aerolysin)이라 불리는 매우 강력한 박테리아 독소에서부터 변형된 물질입니다. 변형된 형태의 에어로라이신은 기존에 가지고 있던 살상 능력이 매우 제한됩니다. 오직 PSA가 존재할 때만 독성이 있습니다. 아이작은 이렇게 설명하고 있습니다 "이 치료는 매우 특이성이 높습니다. PSA는 오직 정상 전립선과 전립선 암세포에서만 만들어지고, 혈류에서가 아니라 암 조직에서만 분자 가위로써의 기능을 나타내기 때문입니다. 결국 전립선 암세포만을 표적화하고 죽이며, 정상 조직에는 영향을 주지 않음을 의미합니다."

PSA의 꼬리부분이 제거되면서 에어로라이신을 터트리게 되고, 이로 인해 독소가 세포막에 커다란 구멍을 내게 됩니다 이 구멍에 의해 세포는 부풀어오르며 결국 터지게 됩니다. 아이작과 그의 동료인 사무엘 R. 덴미에이드(Samuel R. Denmeade)는 인간의 전립선암을 심은 쥐를 가지고 PSA에 의해 터지는 폭탄을 이용한 실험을 시행하여 놀라울만한 결과를 이끌어냈습니다. 독소를 종양의 중앙부분으로 단 한번 주입했을 뿐인데도, 종양 크기의 엄청나게 감소하였습니다. 최근에 완성된 한 연구에서, 주사를 한번 맞은 쥐의 60%가 처치 후 15일 뒤 종양이 관찰되지 않았습니다. 이 약물은 현재 임상 시험 1단계 중입니다.

덴미에이드와 아이작은 방사선 치료를 받은 이후 재발한 전립선암 환자들의 전립선에 이 약물을 주사하는 방법을 개발 중에 있습니다. 인간에게 적용되기 전에 FDA에서 요구하는 독성학 연구 결과, 원숭이(인간을 제외하고 PSA를 만들어내는 유일한 종)의 전립선에 PSA를 폭발시키는 독소를 한번 주사했을 때 어떠한 심각한 부작용없이 전립선 조직의 광범위한 파괴가 일어났습니다. 일단 이 독성학 연구가 완료된다면, 재발한 국소적 전립선 암을 가진 환자들을 대상으로 한 첫 번째 임상 실험이 존스 홉킨스 대학병원의 테드 드위즈(Ted DeWees)에 의해 진행될 것입니다.

암의 침입과 전이를 막는 약물들

존스 홉킨스 대학병원의 종양학자인 마이클 카두치는 이런 종류의 약물을 "생물학적인 원리에 부합하는 약물"로 분류합니다. 이들은 암의 진행과정을 차단하고, 암이 다른 세포에 침입하거나, 새로운 혈관을 생성하거나, 아예 자라는 것을 막는 항전이(antimetastatic) 물질입니다.

● **혈관생성 억제제** 암을 억제하는 한 가지 방법은 공급선을 차단하는 것입니다. 여기서의 발상은 암을 속박하는 것입니다. 암이 죽지 않을 수 있지만 더 이상 커지지도 못할 것입니다. 학계는 이러한 일을 할 수 있는 약물에 대한 큰 기대를 가지고 있습니다. 이들은 혈관생성 억제제라고 합니다.

로마의 병사들이 행진하면서 길을 먼저 놓듯이, 암은 진행하면서 새로운 혈관을 먼저 만들어 냅니다. 이 혈관들은 암에게 없어서는 안 될 영양분이 즉각적으로 공급할 수 있게 합니다. 이러한 기초구조를 파괴하면 공급로가 끊기게 되어 암세포가 영양분을 공급받지 못하게 됩니다.

암세포는 상처 치유에 관련된 정상 과정을 파괴하여 새로운 혈관을 생성합니다. "성인이 되면 상처를 치유하기 위해 노력할 때를 제외하고는 혈액 공급이 상당히 안정적이 되고, 새로운 혈관이 필요하지 않습니다. 그러나 암이 자라기 위해서는 개체가 여러 가지 일들을 하도록 자극을 줘야 합니다. 암은 알아서 작동하는 자동화된 기계나 햇빛, 물만 있으면 자랄 수 있는 공기 중에 떠다니는 곰팡이가 아닙니다. 암은 숙주에 매우 의존적인데, 가장 큰 이유 중에 하나는 암이 새로운 혈관의 형성을 필요로 하기 때문입니다."라고 존스 홉킨스 대학병원의 종양학자 아이작이 설명합니다.

이러한 과정은 혈관생성(angiogenesis)라고 불리며, 그것을 차단하는 약물들은 혈관생성 억제제(angiogenesis inhibitor)라고 불립니다. 아이작은 다음과 같이 말합니다. "이 약물들의 좋은 점은 심장이나 폐, 뇌, 그리고 정상 조직을 공급하는 다른 혈관들은 이미 완전히 발달하였기 때문에 이 약에 의해서 아무런 피해를 받지 않는다는 것입니다. 혈관생성 억제제는 단지 암이 있는 지역만을 겨냥합니다." 가장 좋은 점은, "암세포가 혈관을 필요로하는 성질로부터 벗어날 방법이 없다는 것"입니다. 혈관 없는 암세포는 마치 산소 없는 폐세포와 같을 것입니다.

이 약물의 단점은 지속적으로 사용해야 한다는 것입니다. 종양은 계속해서 혈관 생성을 촉진할 것이고, 따라서 마치 고혈압에 걸린 사람들이 매일 약을 먹듯이, 전립선암 환자도 이 약을 계속해서 복용해야 할 것입니다. 그러나 많은 사람들은 암의 성장을 몇 년, 혹은 수십 년 동안 늦출 수 있는 효과에 비하면 약을 매일 먹는 것은 그다지 큰 비용이 아니라고 생각합니다. "암이 미세전이 된 사람이 있다고 가정해봅시다. 그가 치료를 받지 않는다면 약 5년이나 6년 또는 그 이상이 되면 암에 의한 증상이 나타날 것을 우리는 알고 있습니다. 그러나 혈관 생성을 억제하는 약물은 그 기간을 20년으로 늦출 수 있을지 모릅니다. 환자가 60살이라면 그가 죽을 때까지도 전립선암이 큰 문제가 아닐 수 있습니다. 이 약물은 암세포를 완전히 없애는 것이 아니기 때문에 암세포가 여전히 그의 몸 안에 존재합니다. 하지만, 이 약물에 의해서 환자는 암을 지닌 채 생존할 수 있게 됩니다." 혈관생성 억제제의 또 다른 장점은 새로운 혈관 생성만을 억제하며 이미 생성된 혈관에는 영향을 미치지 않는다는 점입니다. 그러나 불행히도, 새로운 혈관들은 심장에서 막힌 혈관을 우회하기 위해도 정상적으로도 생성됩니다. 따라서 암을 치료하기 위하여 이러한 종류의 약을 널리 사용하는 것이 큰 문제를 일으킬 우려가 있기 때문에, 과학자들은 매우 조심스럽게 연구를 진행하고 있습니다.

혈관 생성 억제제들은 여러 종류의 암에서 실험되고 있습니다. 과학자들은 이 약물이 미세전이가 있는 암에서 가장 효과가 좋을 것이라고 믿고 있으며, 뼈에 통증이 발생하는 등의 증상이 시작된 후, 즉 암이 견고히 정착된 후 이 약물을 시작하는 것은 마치 소 잃고 외양간 고치는 격이 될 것이라고 생각하고 있습니다. "만일 환자의 병이 이미 퍼졌다면, 이 약은 암을 차단할 수 없습니다."라고 아이작은 설명합니다.(유전자치료와 같은 다른 방법은 아마도 이런 환자에게도 효과가 있을 것입니다.) 혈관생성 억제제는 다른 형태의 치료법과 함께 이용되었을 때 가장 효과가 좋을 것으로 생각됩니다.

이번 장 앞부분에 언급했던 VEGF 기억나십니까? 이 물질은 세포로의 혈액 공급을 증가시기키 위해 암세포에서 생성하는 강력한 물질입니다. 일부 연구에서는 VEGF 농도가 높은 남성들에서 전이가 잘 일어나며 전립선암으로 사망할 확률이 높다고 밝힌 바 있습니다. 이러한 사실은 VEGF 수치를 낮추고 암이 더 이상 자라지 못하게 만드는 혈관생성 억제제에 대한 연구를 이끌어냈습니다. 최근 실험 중인 혈관생성 억제제로는 탈로미드(thalidomide, Thalomid)와 연관된 약물인 레브리미드(lenalidomide, Revlimid), 아바스틴(Bevacizumab, Avastin), 수텐트(sunitinib, Sutent), 그리고 넥사바(sorafenib, Nexavar)가 있습니다. 정맥으로 주입되는 아바스틴을 제외한 나머지 약물들은 경구로 복용합니다. 비록 탈로미드는 전립선암에 대항하여 싸울 수 있고 도시탁셀과 혼합해서 사용할 경우 더 좋은 결과를 나타내지만, 신경 손상 등의 신경학적 부작용과 높은 혈전 발생율로 인해 이상적인 약물로 사용되고 있지는 않습니다. 탈로미드에 비해 심각한 브작용이 현저하게 적은 레브리미드는 존스 홉킨스 대학병원에서 국소성 전립선암에 대한 치료 후 PSA 수치만 증가한 환자들을 대상으로 실험 중에 있습니다.

유방암과 대장암에 사용이 이미 승인된 아바스틴이라는 약물은 VEGF를 표적화하고 있는 단일클론 항체입니다. 진행성, 전이성, 호르몬 불응성 암을 가진 환자를 대상으로 도시탁셀 단독요법과 도시탁셀, 아바스틴 병용요법을 비교하는 연구가 최근 임상실험 3단계 진행 중입니다. 진행성 신장암에 대한 치료법으로 승인된 넥사바와 수텐트도 현재 임상 시험 중에 있습니다.

분화약제

다시 말하지만, 우리의 목표는 암의 진행을 늦추고, 그것을 길들여, 이상적으로는 천천히 성장하던 이전 상태로 되돌리는 것입니다. "모든 암에는 분열하고 있는 세포와 죽어가고 있는 세포가 공존하고 있습니다. 만약 세포들이 죽는 속도보다 훨씬 더 왕성하게 증식하고 있다면, 암은 자라게 됩니다. 분화약물들은 새로운 세포들이 증식하는 폭발적인 속도를 늦춰서, 세포들이 죽는 속도가 이를 따라잡을 수 있게 합니다. 이것은 고전적인 방법의 항암화학요법이 아닙니다. 이것은 모든 것을 파괴시킨 후, 암세포는 다시 자라지 않고 건강한 세포들만이 빠른 시간 안에 다시 나타나기를 바라는 그런 약이 아닙니다. 이것은 다른 기전을 가지고 있습니다."라고 아이젠버그는 말합니다.

●**기대가 예상되는 분화약물** 초기의 실험에서 좋은 결과를 보인 분화약제들에는 레티노이드(비타민 A의 유도체), 비타민 D의 유도체와 부티르산(butyrates)이 있습니다. 3장에서 우리는 비타민 D가 어떻게 암을 억제하는지에 대해 살펴보았습니다. 실험실 연구 결과 비타민 D는 배양 중인 세포들이 보다 분화가 진행된 상태로 다시 돌아가게 하였습니다. 비타민 D의 강력한 유도체들이 진행된 암환자에게 효과가 있는지를 보기 위한 실험이 진행 중에 있습니다. 칼시트리올(calcitriol, Rocaltrol)이 좋은 예입니다. 최근 들어 전이성 호르몬 불응성암을 가진 250명의 환자들을 대상으로 한 연구 결과, 도시탁셀과 칼시트리올을 병용 투여한 군과 도시탁셀을 단독 투여한 군 사이에 PSA 반응에 있어 별다른 차이가 없었습니다. 그러나 도시탁셀과 칼시트리올을 병용 투여한 군의 경우 부작용이 더 적고 생존기간도 더 길었습니다. 이것은 소규모 연구였기 때문에 보다 큰 규모의 임상 3단계의 연구가 진행 중에 있습니다.

지난 몇 년에 걸쳐서 존스 홉킨스 대학병원의 연구자인 마이클 카두치와 로버트 필리(Robert Pili)는 페닐부티레이트(Phenylbutyrate)라는 약물을 시작으로 여러 개의 분화약물들을 연구해왔습니다. 이들은 이런 약물들이 암에 의해 기능이 차단된 유전자를 다시 가동시킴으로써 암세포의 성장이나 증식을 느리게 하는 작용을 한다는 사실을 밝혀냈습니다. 비록 페닐부티레이트가 분화약물의 가능성을 보여주고 있기는 하지만, 복용해야 하는 알약의 수가 너무 많아서 효용성이 제한되고 있습니다. 필리와 그의 동료들은 분화약물을 암의 성장을 느리게 해주는 비타민 A(Retinoids)와 같은 다른 약물과 함께 사용할 경우에 더 효과가 좋다는 사실을 밝혔습니다.(레티노이드의 농도가 낮을 경우 전립선암에 보다 취약한 것으로 알려져 있습니다.) 레티노이드와 분화약물 모두 신생혈관의 성장을 방해하고, 종양의 크기를 줄이며, 암이 진행되는 것을 막습니다.

보다 새로운 형태의 분화약물들은 히스톤 탈아세틸화효소(histone deacetylase; HDAC)라고 불리는 효소를 억제하는 작용을 합니다. 히스톤 탈아세틸화효소 억제제라고 불리는 이러한 약물들은 암생성 과정 중 일부를 변화시킬 수 있습니다. 이들은 암세포에 의해 차단된 유전자들을 다시 활성화시킬 수 있습니다. 이렇게 다시 정상으로 돌아온 조절 유전자들은 암세포의 성장을 점검하게 됩니다. 필리와 그의 동료들은 이러한 새로운 약물들을 몇 가지를 개발하고 실험하고 있습니다.

신호 전달과 세포 상호 작용을 막는 약물들

세포들은 매우 특이적인 수용체가 관여하는 여러 가지의 신호 전달 방법을 동원하여 서로 대화를 합니다. 이 신호를 방해하는 데에는 여러 가지 방법들이 있습니다. 통신을 차단하거나, 교란 신호를 섞거나, 혹은 메시지를 바꾸어 버리는 것 등입니다. 과학자들은 이 신호들을 해독하였습니다. 예를 들어, 유방암에서는 이러한 수용체 중 하나가 HER-2라는 것이 알려져 있습니다. 앞서 다룬 MAB와 같이 사람에 적용된 단일클론 항원이 유방암 치료에 있어 미국식약청(FDA)의 허가를 받았습니다. 허셉틴(trastuzumab, Herceptin)이라 불리는 동일 성분의 약물이 다른 약물들과 함께 전립선암 치료에서 실험되고 있습니다. 상피세포성장인자(Epidermal Growth Factor)와 같이 세포 분열(전립선암의 진행을 촉진시킨다고 알려진 것들 중 하나인)을 촉진하는 화학 스위치의 역할을 하는 성장 인자를 억제하는 접근법에 대한 연구 또한 진행 중입니다.

소세포암

소세포암은 처음 보기에는 같아 보일지 몰라도 "일반적인" 전립선암과는 여러 가지 면에서 차이가 있습니다. 통상적으로 전립선에 소세포암을 가지고 있는 환자는 일반적인 전립선암을 가진 환자와 비교해 특징적인 차이가 없기 때문에, 그것을 치료하기 위해 수술이나 방사선 등의 치료를 받을 것입니다. 그러나 때로는 이 질환이 복수하기 위해 되돌아옵니다. 소세포암은 측정이 가능한 PSA를 생성하는 뿔뿔이 흩어진 세포의 모습이 아니라 아주 빨리 자라는 연조직 덩어리의 형태로 때로는 전립선 부위에 다시 나타납니다. 더 안 좋은 것은, 이 암은 아주 빠른 시간 안에 폐, 간, 뼈, 뇌 등에서 발견되며, 이렇게 될 때까지도 PSA 수치는 여전히 낮게 유지되어 조기 발견이 어렵다는 점입니다. 소세포암을 확진하기 위해서는 이 부위들 중 한 곳에서 생검을 시행해야 합니다. 몸의 서로 다른 부위에 발생한 소세포암은 치료제에 반응이 좋기 때문에 전립선에 소세포암이 생겼는지를 아는 것은 매우 중요합니다. 많은 의사들은 시스플라틴(cisplatin, Platinol) 혹은 카보플라틴(carbopatin, Paraplatin), 그리고 에토포사이드(etoposide, Vepesid), 탁솔(paclitaxel, Taxol), 도시탁셀(docetaxel, taxotere), 토포테칸(topotecan, Hycamtin)을 병용 처방합니다. 방사선 치료 역시 단독 전이된 암을 치료하는 데에 매우 효과적입니다.

통증을 겪는 환자에 대한 조언

진행된 암환자에서 또 하나 다룰 사항은 환자들이 매일 겪게 되는 증상과 통증을 감소시키고, 입맛이 없는 사람에게 영양 공급을 하는 증상완화치료입니다. 다행히도, 이 부분에서 우리가 할 수 있는 일이 무척 많습니다. 당신의 삶의 질을 개선시키기 위해, 통증이나 요폐색을 완화시키는 약물이나 시술 등 가능한 모든 것을 요구할 권리가 여러분에게 있습니다. 많은 환자들은 진행된 전립선암의 각 증상들이 호전되었을 때 생기는 변화에 놀라움을 금치 못합니다. 일하러 갈 수 있고, 골프를 칠 수 있으며, 가족 모임에 참가할 수 있는 등 발병 이전 자신의 모습으로 다시 돌아가는 데서 느끼는 감정은 돈으로 따질 수 없습니다.

"통증은 삶의 질과 매우 밀접하게 연관되어 있습니다. 통증을 겪는 사람들은 식욕이 떨어지고 체중이 감소합니다. 그리고 그들은 때때로 우울해 합니다. 어떤 경우에는 몸져 누워있을 정도로 통증이 너무나 심합니다. 만일 우리가 적극적으로 통증을 치료한다면, 우리는 종종 환자들이 더욱 강인해지고, 잘 먹게 되는 것을 보게 됩니다. 적극적인 통증 관리는 환자에게 분명한 이익을 가져옵니다."라고 존스 홉킨스의 종양학자 마리오 아이젠버그가 말합니다.

사실 통증 관리를 받는 것은 이로울 뿐 아니라, 환자로서 마땅히 누려야 할 권리입니다. 너무나 많은 진행성 전립선암 환자들이 몹시 고통스러운 통증을 견디고 있습니다. 여러 연구 결과 평균적으로 72%의 환자들이 통증을 겪고 있음이 밝혀졌습니다. 201명의 전립선암 환자들을 대상으로 한 연구에서는, 47%가 진통제를 복용하고 있음에도 "중등도에서 극심한" 통증을 느끼고 있다고 보고하였습니다. 이것은 여러 가지를 말해줍니다. 하나는, 병이 진행됨에 따라서 전립선암은 보다 큰 고통을 준다는 것입니다. 전립선암의 특징적인 전이 방식인 뼈, 특히 척추로의 전이가 일어나면, 그때의 고통은 자궁경부암에 의한 통증 다음으로 심하다고 할 정도입니다. 이 연구 결과를 통해 또 다른 점을 발견할 수 있습니다. 대상이 된 201명은 진통제를 복용하고 있었으나, 여전히 통증을 호소하였습니다. 이들 중 일부는 심지어 아주 극심한 통증을 느꼈습니다. 이것이 진통제가 효과가 없다는 것을 의미할까요? 그렇지 않습니다. 이 사실은 이 환자들을 치료한 의사가 그들이 편안함을 느낄 수 있을 정도의 충분한 용량을 처방하지 않았음을 의미합니다.

이러한 사실에 대해서는 변명의 여지가 없습니다. 그리고 때로는 의사와 환자 모두에게 잘못이 있습니다. 콜로라도 대학의 과학자들이 발표한 논문에 전립선암 환자들이 충분한 용량의 약을 사용하지 않게 되는 이유가 나와 있습니다.

의사들이 충분한 용량의 진통제를 주지 않는 이유는 다음과 같습니다. 하나는 많은 의사들이 의과 대학 시절이나 그 후 수련기간 동안에 통증 치료에 대해서 충분히 배우지 않았다는 것입니다. 그들은 생명을 어떻게 구하고, 연장시킬 것인가에 대해서 배우지만 환자들을 어떻게 편안하게 느끼도록 할 것인가에 대해서 배우지 않습니다.(의과 대학 과정과 그 이후 교육을 통해 환자의 통증을 관리하기 위한 교육이 개선됨에 따라서 상황이 나아지고 있기는 합니다.)

하지만, 더 큰 문제는 환자들이 진통제에 중독되지는 않을까 하는 염려이며, 이것 역시 의료 전문가들이 교육 받는 방식과 관련이 있습니다. 이러한 염려는 완전히 잘못된 것이라고 생각합니다. 이러한 약물의 유일한 목적은 통증을 경감시키는 데에 있으며, 암 환자, 특히 통증이 극심한 전이성 전립선 암환자만큼 이러한 약물을 절실하게 필요로 하는 사람은 거의 없습니다. 이 연구에 의하면 여전히 이 나라(미국)

전반에 걸쳐, 진통제를 충분하지 않은 용량으로 처방하는 의사가 있고, 처방된 진통제 투여를 보류하는 간호사들이 있으며, 약을 제공하지 않으려는 약사들도 있습니다.

거기에 더해서 어떤 의사들은 진통제의 부작용 때문에 걱정합니다.(아래를 참고하세요.) 그들은 만일 과잉처방을 한다면, 자신이 의도하지 않게 환자의 죽음을 앞당기고 있거나, 혹은 더욱 심각하게는 환자의 자살 시도에 뜻하지 않게 협조하고 있는 것이 아닌가 걱정을 합니다.

이 연구에 나열된 다른 문제들은 의사소통에 관한 것입니다. 의학 서적이나 다른 문헌에 나와 있는 약 용량에 대한 지침들은 암 환자의 격심한 통증에는 부합되지 않습니다. 그리고 한 환자를 여러 명의 의사가 같이 볼 경우, 환자의 통증 관리가 누구의 책임인지 분명하지 않을 수 있습니다. 이 경우 통증 조절은 결국 실패로 돌아가게 됩니다.

● **환자의 입장에서 당신은 무엇을 할 수 있을까요?** 당신이 끔찍한 통증을 경험하고 있다면, 당신의 주치의에게 말하십시오. 만일 여러 명의 의사에게 치료받고 있다면, 그 중 한 명의 의사가 당신의 통증과 다른 증상을 전적으로 감독할 것을 요구하십시오. 여전히 현재 받는 치료에 만족하지 않는다면, 많은 암 환자를 다루고 그들의 고통에 민감한 다른 의사를 찾아가십시오.

또 다른 방안은 "환자들이 의식을 유지하고, 고통과 그 외 다른 증상 없는 삶을 살 수 있도록 하여 환자들이 존엄성을 유지하고, 가정이나 그와 비슷한 환경에서 살아가도록 하는 것"이 목표인 국립 호스피스 기관(National Hospice Organization)을 찾아가는 것입니다.

미국에만 수백 개가 있는 대부분의 호스피스 프로그램들은 의사들에 의해서 관리되고, 간호사, 심리학자, 성직자, 사회 봉사자 등의 다양한 전문가들에 의해서 의료가 제공됩니다. 매일 24시간 환자를 돌보며, 환자 및 그들의 가족에게 관심이 집중되어 있습니다.

콜로라도 대학의 연구에서는 진통제의 관리에 관한 사항이 있음을 보여줍니다. 남용 가능성이 있는 마약성 마취진통제(몰핀처럼 강력한 진통제)가 관련이 되면 정부가 개입합니다. 이것이 이러한 약물들이 "관리 약물"로 불리는 이유가 여기 있습니다. 정부의 규제 중에는 재처방을 금지하는 것이 포함되어있습니다. 그러나 이는 그리 어려운 건 아닙니다. 단지 환자가 약이 떨어졌을 때 새로운 처방전을 받기 위해서 의사를 다시 찾아가야 하는 것을 의미합니다.

그러나 이 연구는 환자들 자신이 적절한 용량의 진통제를 의사에게 요구하지 않는 다양한 이유들을 열거하였습니다. 어떤 환자들은 자신의 증상이나 얼마나 통증이 심한지를 잘 표현하지 못합니다. 어떤 환자들은 자신이 통증을 견딜 수 없다는 것을 인정하는 것이 남자답지 못하다고 느낍니다.(만일 여러분이 이런 문제를 갖고 있다면, 의사를 방문할 때 통증을 대변해 줄 가족 구성원과 동행하십시오.) 다른 환자들은 중독될까봐 염려하며, 이중 일부는 가족들이 약을 복용하지 말 것을 요구하기도 합니다.

어떤 환자들은 통증이 암 투병의 어쩔 수 없는 부분이며, 그것을 완화시키기 위해 어떤 것도 할 수 없다고 믿습니다. 또 다른 환자들은 앞으로 더 큰 통증이 올까봐 염려하면서 자신이 더 이상 견딜 수 없을 때까지 가장 강력한 진통제들을 아껴두고자 합니다.(사실상, 몰핀같이 강력한 진통제들을 이용할 경우 용량을 늘리기만 하면 언제든지 통증을 완화시킬 수 있으므로, 얼마나 많은 통증을 견딜 수 있는지 지켜보는 것은 아무런 득이 되지 못합니다.) 어떤 환자들은 통증에 대해서 불평하여 "나쁜"환자로 낙인찍히는 것을 원치 않습니다. 그리고 어떤 환자들 - 심지어 의료 제공자까지도 - 값비싼 진통제들이 환자 가족에게 경제적 부담을 안길까봐 염려합니다. 이 사람들에게는 한 달에 30달러 정도 비용이 드는 가장 값싼 진통제인 메싸돈(methadone)이 좋은 선택이 될 수 있습니다.

가장 중요한 것은 전립선암을 겪고 있는 여러분과 여러분의 가족들은 극심한 통증을 감수할 필요가 없다는 것입니다. 도움이 될만한 방법들이 있습니다. 그런 방법들을 사용하십시오.

● **통증을 위한 약들** 통증을 그 정도와 종류에 따라서 달리 치료하는 것은 타당한 생각입니다. 가장 경한 통증은 아스피린이나 아세트아미노펜(타이레놀), 혹은 이부프로펜(아드빌 혹은 모트린) 등에 반응합니다. 그 다음은 아편계 진통제로 코데

인 등을 사용해 볼 수 있습니다. 보편적으로 이 약들은 효과가 약한 것에 속합니다. 이들은 통증을 완화시키는 데에 있어서 진통 효과의 가장 상위 단계에 있는 몰핀과 같은 강력한 진통제에는 비교가 안 됩니다.(그러나, 이 약한 아편계 진통제들은 중등도의 통증을 경감시키는 데에는 충분합니다.) 강력한 진통제들의 가장 큰 장점은 한 연구에서 밝혔듯이 천장 효과(ceiling effect)가 없다는 것이며, 이는 용량을 늘리면 그에 따른 부작용도 증가하기는 하지만 진통 효과가 언제나 증가한다는 것입니다.

여기에 더하여, 일반적으로는 진통제로 분류되지 않는 다른 약들 - 특히 코티코스테로이드들은 염증을 감소시키며, 척추의 통증을 완화시키는 데에 도움을 주는 것으로 밝혀졌습니다. 코티코스테로이드를 고용량으로 투여할 경우, 우리 몸 또는 암세포에서 생산하는 통증 유발 물질을 방해하는 작용을 합니다. 때로는 이러한 약물에 대한 신체의 반응은 매우 빠릅니다. 문제는 종창, 출혈, 궤양, 근력저하 그리고 감정의 변화 등의 부작용 때문에 장기간 고농도의 스테로이드를 복용해서는 안된다는 것입니다. 이 약들 중에 당신에게 맞는 것이 있는지 의사와 상의하십시오.

만일 나이가 많고 건강상의 다른 문제가 있거나 다른 약을 복용하고 있다면, 일부 진통제들은 다른 사람보다 더 큰 효과를 나타낼 것입니다. 이러한 요소들과, 다양한 약물들의 부작용, 그리고 약을 어떤 방식으로 복용하여야 하는지 – 알약인지, 물약인지, 관장제인지, 피부에 붙이는 방식인지, 혹은 주사인지 – 를 의사와 확실히 논의해야 합니다. 만일 추가적인 정보가 필요한 경우에는 약사에게 다양한 약물에 대한 설명서를 받아서 읽어본다면 도움을 얻을 수 있을 것입니다. 이 설명서들은 일반적으로 이해하기 어렵고, 조그마한 글씨로 쓰여 있고, 혼란을 줄 수 있습니다. 거기에는 대부분의 사람들이 알고자 하는 것보다 더 많은 정보들이 적혀 있습니다. 또한 설명서에는 잘 일어나지 않는 아주 사소한 부작용까지도 모두 적혀 있습니다. 하지만, 어떤 환자들에게는 이러한 정보가 도움이 될 것입니다.

●**진통 치료에서의 대체요법** 어떠한 치료를 시작하든지, 비록 그것이 자연적인 치료 같아 보이더라도 먼저 주치의와 상담하십시오. 많은 환자들은 기도와 명상(아래에서 다루어질 것입니다.), 침, 심호흡, 아로마 요법, 이완 요법, 마사지 요법, 바이

오피드백, 최면, 요가, 그리고 심지어 웃음(또는 유머 요법이라고 불립니다) 등 일반적인 의학의 형태에서 벗어난 치료로 효과를 보고 있습니다. 이러한 방법을 옹호하는 이들은 많은 장점들을 열거합니다. 이러한 방법들은 혈압을 낮추고, 동맥을 경화시키는 스트레스 호르몬을 감소시키며, 심장의 박동 속도를 늦추고, 진통을 느끼게 하는 신호를 차단하고, 면역계를 항진시키고, 자연적인 진통제인 엔돌핀을 분비하게 하고, 혈액 순환을 개선시킬 수 있다고 말합니다. 위의 치료법들이 해롭지는 않다는 것이 가장 중요한 점입니다. 그리고 이러한 모든 이득은 – 특히 심혈관계의 이득은 – 삶의 질을 보다 개선시킬 수 있습니다.

●**경한 통증을 위한 약들** 비스테로이드성 소염제(NSAID)와 그것들의 상품명을 여기에 열거해 놓았습니다.(여기에 상품명이 나오지 않은 약이라고 해서 좋은 약이 아니라는 뜻은 아닙니다.) 처방전 없이 즉시 구할 수 있는 약에는 아스피린, 아세트아미노펜(상품명으로 타이레놀과 다트릴이 있습니다), 이부프로펜(상품명으로 모트린, 아드빌, 누프린 등이 있습니다.) 처방전이 필요한 약에는 디플루니살(상품명은 돌로비드), 콜린 마그네슘 트리살리실레이트(크리실레이트), 살살레이트(다이살시드), 나프록센(나프로신), 나프록센 소듐(아나프록스), 인도메타신(인도신), 술린닥(클리노릴), 그리고 케토롤락(토라돌) 등이 있습니다.

●**중등도에서 심한 통증을 위한 약들** 여기 처방전이 있어야 하는 약들과 그중 일부의 상품명을 적어 놓았습니다.(다시 말하지만, 모든 상품명이 적혀 있는 것은 아닙니다.) 펜타닐(두라제식), 프로폭시펜(다븐, 다보셋), 코데인(코데인이 포함된 타이레놀), 옥시코돈(타이록스, 퍼코셋, 퍼코단), 메페리딘(데메롤), 메싸돈(돌로핀), 하이드로모폰(디로디드), 그리고 모핀(록싸놀) 등이 있습니다.

특수한 통증의 치료

얼마 전까지만 해도 몸의 절반을 방사선으로 조사하는 치료(hemi-body irradiation)가 여러 개의 뼈로 전이된 전립선암의 통증을 경감시키는 데에 사용되었습니다. 이러한 방식의 방사선 치료는 몸의 넓은 영역에 상대적으로 고선량의 방사선을 쪼여 주는 방식입니다. 문제는 이것이 때로는 골수내의 혈액을 만드는 세포들을 파괴하고, 신체의 면역계를 손상시켜서 감염 등의 합병증을 유발하고, 수혈이 필요하게 만든다는 것입니다.

최근에는 척추도 같이 한 부위에 국한된 통증에 대해서 그 부위에 보다 집중시켜 치료하는 개선된 방법이 사용됩니다. 이 방법들 중 일부에 대해 아래에서 논의하도록 하겠습니다.

● **초점 방사(spot radiation)** 이 치료는 외부에서 방사선을 뼈에 전이가 일어나 통증이 있는 부분에 국소적으로 쪼여주는 것입니다. 이 방법은 뼈에 새로운 전이가 나타나는 것을 막아주지는 못하지만, 일반적으로 치료 부위의 통증을 경감시키는 효과가 있습니다. 초점 방사법을 통해 통증이 줄어드는 데에는 일반적으로 수개월의 시간이 필요하며, 척수의 압박(아래를 보세요.)을 막을 수 있습니다. 최근 연구에서는 초점 방사를 한 환자 중 55%가 통증이 완전히 소실되었으며, 33%는 부분적으로 경감되었고, 반응이 거의 없거나 전혀 없는 환자는 12%에 불과했습니다.

● **방사성 의약품** 외래 진료에서 환자에게 주사되는 방사성 동위원소인 스트론튬-89과 사마리움-153은(둘다 이번 장 앞부분에서 논의되었습니다.) 뼈 통증을 완화하기 위해 특수하게 만들어졌습니다. 물이 스펀지에 흡수되는 것과 같이 이 화합물은 칼슘처럼 주사 즉시 뼈로 흡수됩니다. 하지만 이들 화합물은 정상적인 뼈로는 흡수되지 않고 전이된 부위에만 흡수됩니다. 약 50%에서 80%에 이르는 환자들이 통증이 감소되었다고 보고하였습니다.

비록 보다 최근 네덜란드에서 진행한 연구에서는 스트론튬과 국소적 방사선 치료의 효과가 큰 차이가 없었지만, 이전 두 개의 무작위 연구에서는 스트론튬-89는 통증 경감에 있어 초점 방사선 치료보다 더 효과적인 것으로 보고되었습니다. 스트론튬의 부작용에는 골수세포 손상에 의한 혈소판 감소가 있습니다. 사마리움은 방출되는 에너지의 범위와 반감기가 더 짧기 때문에, 스트론튬보다 독성이 더 적습니다.

이러한 약물들은 골수 생성 능력을 저해할 수 있기 때문에 화학치료에 적합하지 않은 환자에게만 사용하는 것이 적합합니다. 골수에 대한 독성은 항암화학요법의 용량을 결정하는 데 있어 속도 결정인자가 될 수 있습니다.

스트론튬-89은 몸 안에서 반감기가 51일이나 되기 때문에 이 화학물질을 한번 주사하는 것만으로 평균 6개월 동안이나 통증이 감소하는 효과가 있는 것으로 입증되었습니다. 초점 방사와 비교했을 때 이 방법의 장점 중 하나는 치료하고자 하였던 원래 부위뿐만 아니라 그것이 몸 안에 남아 있는 동안 새로 나타난 전이 부위에 작용할 수 있다는 것입니다. 유럽에서 이루어진 한 연구 결과에 의하면 스트론튬-89는 뼈의 통증이 시작하기 전에 초기에 투여되었을 떠에 더 효과가 좋으며, 뼈로 전이되는 것을 막고, 초점 방사를 할 필요가 없게 합니다.

또한, 스트론튬-89는 초점 방사와 함께 사용될 수 있습니다. 한 연구에서 과학자들은 두 가지 방법을 함께 사용하였을 때 통증의 진행이 방사선만을 이용했을 때보다 7개월이나 늦어지는 것을 발견하였습니다.

● **비스포스포네이트(Bisphosphonates)** 우리는 이번 장의 여러 곳에서 이 약에 대해 이야기하였고, 뼈의 통증을 경감시키는데 도움을 줄 수 있다고 하였습니다. 여기에 포함되는 약물들, 특히 파미드로네이트(pamidronate, Aredia)는 이미 다른 종류의 암에서 뼈로 전이된 암에 대한 통증을 완화시키는 데 있어 가능성을 제시하였습니다.

추가 치료가 필요한 경우

암이 전이 되면 극도의 통증을 유발하는 것뿐만 아니라 척수 압박과 병적 골절이라는 두 가지의 끔찍스러운 후유증을 초래합니다.

● **척수 압박** 전이된 전립선 암 환자의 3분의 1 정도는 척수 압박의 위험이 있습니다. 척수 압박이란 암이 척수까지 침범하여 척수의 일부분이 주저앉아 주변의 신경들을 압박하는 것을 일컫습니다. 만일 다리힘이 빠지거나, 감각의 소실(발가락

부터 감각이 없어지거나 따끔거리는 느낌으로 시작하는), 보행 곤란, 변비 혹은 소변 저류 등의 증상과 함께 등에 극심한 통증이 생긴다면, 척수 압박 가능성이 있으며 즉시 MRI를 찍어 봐야합니다. MRI를 통해 척수를 매우 자세히 볼 수 있으며, 척수 압박의 신호를 일찍 발견할 수 있어 진단에 필수적입니다. 척수 압박이 곧 일어날 위험에 처해 있다면, MRI는 척수를 둘러싼 막인 경질막을 침범하는 암이 MRI에서 확인될 것이고, 이를 경질막 외 압박(extradural compression)이라고 합니다. 만일 당신이 다니고 있는 병원에 MRI 기계가 없다면, 다른 병원을 방문할 필요가 있습니다. 이것은 정말로 응급을 요하는 아주 심각한 문제이며, 적극적이고 즉각적인 치료를 요합니다. 척수 압박은 가능하다면 치료를 일찍 시작하는 것이 지연성 손상을 치료하는 것보다 훨씬 경과가 좋습니다.

척수 압박이 곧 발생할 위험이 있는 환자들은 48시간 동안 고용량의 코티코스테로이드(대개 데카돈이라고 불리는 약)를 사용하여야 합니다. 그리고 나서 환자가 어떻게 반응하느냐에 따라 어떻게 할 것인지를 결정해야 합니다. 이후의 치료로는 척수에 초점방사를 하거나 수술을 통해서 암이 척수를 누르는 것을 완화시키는 수술적 압박 완화(surgical decompression)등이 있습니다.

만일 당신이 호르몬 치료를 아직 시작하지 않았다면, 지금이 즉각적인 고환절제술 혹은 항남성호르몬제제 등의 방법을 시작할 아주 적절한 시간입니다. 이 상황에 LHRH 효현제를 단독으로 사용하는 것은 좋은 방법이 아닌데, 왜냐하면 이는 테스토스테론 수치를 증가시켜 암이 척수에 정착할 위험성을 더욱 증가시킬 수 있기 때문입니다. LHRH 길항제가 사용 승인을 받는다면 이런 상황에서 단독으로 사용할 수 있을 것입니다.

척수 압박은 전립선 암환자를 불쾌하게 만드는 여러 부작용 중 하나로 삶의 질을 저하시킬 가능성이 매우 큽니다. 마비를 초래할 수 있고, 장과 방광의 기능을 망가뜨릴 수 있습니다. 가장 심각한 것은 척수 압박으로 인하여 환자가 다른 사람의 도움이 없이 사는 것이 불가능하게 되며, 삶의 존엄성을 잃게 되는 것입니다.

만일 당신이 위에서 언급한 경고 신호 중 어느 것이라도 느껴진다면, 주치의에게 즉시 전화하십시오. 다음번에 예약한 시간까지 결코 기다리지 마십시오. 이 차이가 앞으로도 계속 걸어 다닐 수 있을지 아니면 침대 위에 계속 누워있어야 할지를 결정하게 해줄지 모릅니다.

●**병적 골절** 암이 뼈를 침입하면 뼈가 약해집니다. 따라서 전이된 전립선 암 환자들은 뼈가 부러지기 쉽게 됩니다.(이것을 병적 골절이라고 부릅니다.) 이것에 가장 취약한 뼈들은 엉덩이와 넓적다리의 체중이 가장 많이 실리는 부분들입니다. 어떤 때에는 의사들이 엉덩이뼈를 강화시키기 위해 핀을 집어넣는 등 골절 위험이 있는 뼈들을 보호하기 위한 조치를 취합니다. 뼈의 바깥 표면의 절반이상을 침범할 정도로 암이 넓게 퍼졌을 때(직경 3cm 이상일 때) 이러한 조치들은 매우 적절합니다.

다른 합병증들

다른 합병증들을 초래하는 것은 암자체 때문일 수도 있고 암을 치료하기 위해 복용하는 약물 때문일 수도 있습니다. 어떤 경우이든지 여러분은 아래에 열거되어 있는 증상이나 부작용 중 일부를 경험할 것입니다. 여기에 있는 조언 중 일부는 항암화학요법 중인 환자 치료를 전문으로 하는 존스 홉킨스 대학병원의 임상 전문간호사인 자넷 월젝(Janet Walczak)과 비키 시니발디(Vicki Sinibaldi)가 제공해 주었습니다.

●**피로감** 어떤 종류의 암이든지, 많은 암환자들에게 피로는 언제나 따라다니는 그림자 같은 존재입니다. 측정하기 어렵고 확인하기도 어렵지만(특히 자신이 불편을 겪는 것을 보여주기를 꺼리거나 약해 보이는 것을 인정하지 않기 위해 특별한 노력을 기울이는 사람들에게는 더욱 발견하기 어렵습니다.), 피곤은 심각한 부작용을 초래합니다. 미국의 내과의사인 웬디 S.하팜(Wendy S. Harpham)은 의사로서 환자를 돌보기도 하였지만, 본인 스스로가 비호지킨 림프종(non-Hodgkin lymphoma)의 장기 생존자로서 이러한 양면의 경험을 통해서 "암 후발성 피로(post cancer fatigue)"라는 표현을 만들어 냈습니다. 그녀가 최근에 임상의들을 위한 암 관한 저널인 〈A Cancer Journal for Clinician〉에서 기술한 것처럼, 이러한 피로는 새로운 정

보에 집중하거나 배우는 데에 어려움을 겪는다든지, 잘 잃어버린다든지, 쉽게 짜증을 내거나 감정의 기복이 커진다든지, 일에 서툴어진다든지, 몸이 불편하다고 느낀다든지, 전반적으로 세상사에 흥미를 잃는다든지, 의사소통의 장애를 겪는다든지, 실수를 많이 한다든지, 또는 성욕이 떨어지는 등 매우 예상 외의 형태로 나타납니다. "건강한 사람이 느끼는 피로감과는 달리, 이러한 종류의 피로는 환자가 무시하고 지나가기 어렵고, 환자 기능수행 능력을 저하시키며, 하룻밤 자고 쉰다고 해서 해결되지 않습니다. 근본적인 문제는 정상적인 활동과 사회생활을 위해서도 추가적인 노력이 필요하다는 데에 있습니다." 당신의 기력은 매일매일 혹은 심지어 시간마다 다르기 때문에, 이러한 피로는 직장이나 가정에서의 역할수행 능력에 영향을 미쳐, 괜한 죄책감을 느끼게 할 수 있습니다. 이는 또한 당신의 가족과 동료들에게도 영향을 미칩니다. "잘 지내오던 파트너와, 간병인, 혹은 동료들이 자제력을 잃는다면 상황은 더 복잡해질 것입니다. 건강한 사람들은 그들이 얼마나 피곤하든 간에 암환자가 항상 그들에 비해서 더 피곤할 것이기 때문에 자신들의 피곤에 대해 불평을 하지 못하며, 휴식을 취할 수도 없습니다."라고 하팜은 말합니다.

만일 위의 설명 중 일부가 당신의 일인 것처럼 들린다면, 그것에 대해서 당신 곁에 있는 사람들과 상의하여 무슨 일이 일어나고 있는지를 확인하라고 하팜은 충고합니다. "얼굴 표정이나 몸짓이 경직되어 있다면, 실제로는 단지 피곤하기 때문인데도 직장 상사나 친구, 동료, 그리고 가족 구성원들은 당신이 슬프거나, 화가 났다고 생각할 것입니다. 아이들은 부모들이 자신들 때문에 화가 났다고 잘못 생각하게 될 것입니다." 피곤은 또한 근심을 더욱 깊게 하고, 일을 더 크게 만듭니다. 하지만 피로가 무엇인지를 인지하는 법을 배우고, 그것에 적응하기 위한 몇 가지 필수적인 조치들을 취하고 나면, 당신이 할 수 없는 것에 의해 좌절하는 대신 이런 문제를 가진 많은 환자들과 그들의 가족들을 도울 수 있습니다. 더 큰 도움을 위해서는 당신의 주치의와 상담하십시오.

● **요폐색** 만일 당신이 소변줄기가 가늘어지고, 소변을 보기가 어렵고, 소변을 보기 위해 힘을 줘야 하고, 소변이 나오다가 멈추었다가를 여러 번 반복하고, 소변을

멈추기 어렵고, 소변을 본 후에 몇 방울씩 떨어지고, 방광을 완전히 비우기 힘들고, 혹은 소변을 전혀 볼 수 없는 증상 중 일부를 경험하고 있다면 아마도 암이 요로를 막을 정도로 커졌을 것입니다. 이러한 증상을 완화시키기 위해 경요도 전립선 절제술이나 스텐트 등의 여러 가지 시술들이 가능합니다.

● **체중 감소** 체중 감소가 과연 문제가 될까요? 특히 암이 걸리기 전에도 쭉 체중 감량을 해왔다면 말입니다. 여기서 문제는 암에 걸린 환자는 음식을 섭취할 필요가 있다는 것입니다. 체중이 빠지면 힘을 잃게 되고 질병과 싸울 힘이 없어지게 됩니다.

식욕이 없습니까? 식사 때마다 조금씩밖에 못 먹습니까? 비타민에 대해서 생각만 해도 구역질이 납니까? 그렇다면 영양가가 높은 가벼운 식사를 낮 동안에 조금씩 더 자주 드십시오. 섭취하는 열량 하나하나를 중요하게 생각하십시오. 열량이 없는 아이스티나 청량음료보다는 열량이 있는 주스를 마시는 것이 낫고, 마찬가지로 열량이 없는 도넛에 비해서 열량이 풍부한 머핀이나 바나나 빵을 먹는 것이 더 좋습니다. 끝으로, 만일 몸이 요구하는 양만큼의 음식을 먹을 수 없다면, 인슈어(Ensure)나 수스타칼(Sustacal) 등 칼로리가 풍부한 영양 보충액을 마셔 보십시오. 대부분의 병원들은 이러한 식사 문제를 해결하기 위해 영양사들을 두고 있습니다. 이것이 그들이 있는 이유입니다. 도움을 받으십시오.

심각하게 체중이 감소되는 경우, 의사들은 위절제관(gastrostorng tube)을 삽입하여 필요한 영양을 액체 형태로 환자의 상부 소화관으로 직접 공급할 수 있습니다. 이 관은 아무런 통증없이 음식물을 위까지 전달합니다. 그리고 이 방법은 편안함을 제공하고, 옷으로 가릴 수 있어 미관상 문제가 없으며, 식욕이 되돌아와 더 이상 필요가 없을 때에는 제거가 가능합니다. 하지만 이 관을 계속 달고 있을 거라고 생각하지는 마십시오. 오늘날 소화기내과 의사들은 흔히 항암화학요법 시작 시 영양관을 삽입하고, 치료가 끝나고 환자가 다시 먹을 수 있다고 느끼면 관을 제거합니다.

● **변비** 통증과 함께 소화관을 진정시키는 몰핀 같은 강력한 진통제를 복용하

는 환자들에게 변비는 또 하나의 큰 문제입니다. 많은 의사들은 아편계 진통제를 처방할 때 약한 설사제나, 배변 완화제를 함께 처방합니다. 또 다른 방법은 음식에 섬유질을 첨가하는 것입니다. 이들은 여러 가지 형태로 존재하며 과일 주스에다가 첨가해서 먹는 것도 여기에 포함됩니다. 배변을 매일 할 필요는 없지만, 이틀이나 사흘에 한 번씩은 해야 하고 배변 시 불편하면 안 됩니다.

●**구역과 구토** 여러 항암화학요법 약물에 의해 생기는 부작용으로, 많은 사람들이 가장 두려워하는 증상에 해당합니다. 구역감은 끔찍합니다. 일부 사람들은 구토보다 훨씬 더 심하다고 느낍니다. 이는 당신을 죽을 것 같이 끔직하고 처참하게 만듭니다. 끔찍하게 느껴져 식사도 제대로 못하고, 이로 인해 몸은 점점 쇠약해집니다. 구역감을 관리하는 것은 의사, 간호사, 그리고 환자에 있어서 힘든 과제가 될 수 있습니다. 이것은 종종 시행착오, 인내, 그리고 결단력이 요구됩니다. 구역과 구토를 치료하는 약물(구토억제제라고 합니다)에는 여러 종류가 있고 각각의 효과가 상이하기 때문에 어떤 사람들에게는 동시에 두 가지 이상의 약물이 요구됩니다. 덱사메타손(dexamethasone, Decadron), 안제멧(dolasetron, Anzemet), granisetron(Kytril), 조프란(ondansetron, Zofran), 앨독시(palonosetron, Aloxi), 그리고 콤파진(prochlorperazine, Compazine)과 같은 좋은 구토억제제들이 있습니다.

포기하고 싶은 마음이 들겠지만, 음료와 음식물을 넘기기 위해 계속 노력해야만 합니다. 그렇게 하지 않으면 당신은 탈수 증상에 빠질 것이고, 응급실이나 외래 주사실에서 정맥으로 수액을 맞으면서 누워있게 될 것입니다. 구역감이 심한 사람 중에는 음식물이나 주스만 봐도 메스꺼워 하는 이들도 있습니다. 음식을 한 접시 다 먹지 않아도 됩니다. 일단 몇 입만 먹고 조금 있다가 한 입 또 먹고, 한 시간 후 한 입 더 먹으면 됩니다. 음식 냄새가 당신을 괴롭힌다면 음식을 차갑게 먹거나 실온상태로 드십시오.(냄새에 대해 말하자면, 예전에는 전혀 문제가 되지 않았던 향수, 방향제, 파이프 담배 냄새 등을 참을 수 없게 됩니다. 걱정하지 마십시오. 이러한 증상은 치료 종료와 동시에 사라지게 될 것입니다.) 튀기거나 기름진 음식을 피하십시오. 이런 음식물 대부분은 위에 부담이 됩니다. 시리얼이나 토스트, 크래커 같은 건조 식품을 먹는 것이 더 편할 것입니다. 사과 주스같이 차갑고, 투명하고, 달지 않은 주스나 진저 에일같은 옅은 빛깔의 소다를 마시기 바랍니다. 비록 충분히 쉬는 것이 중요하지만, 음식을 다 먹은 후 적어도 2시간 동안은 바로 누워있지 마십시오. 치료 전에는 식사를 간단하게 하십시오.

● **탈모** 이것은 일부 항암화학치료 약물에서 일어나는 또 다른 부작용으로, 머리에만 국한되는 것이 아니라 신체 전반에 걸쳐 탈모가 일어날 수 있습니다. 탈모는 대부분 일시적인 문제에 불과합니다. 치료가 끝나면 털이 다시 자랄 것입니다. 신기하게도 털이 다시 자랄 때에는 색깔이나 질감이 달라지는 경우가 있습니다. 일부 약물들은 털을 약간 가늘어지게 만듭니다. 머리를 말릴 때에는 약한 열을 사용하고, 두피를 보호하기 위해 햇빛가리개나 모자를 쓰십시오.

● **혈구세포와 혈소판의 소실** 항암화학치료는 당신의 골수에 있는 세포들(백혈구, 적혈구, 혈소판)을 파괴할 수 있습니다. 이런 현상은 당신의 몸에 해가 됩니다. 왜냐하면 당신의 몸이 감염과 싸우는데 있어 벅혈구가 중요한 역할을 하기 때문입니다. 백혈구 수치가 떨어지면 항생제 처방이 필요할 수도 있고, 심할 경우 잠시 입원을 해야 될 수도 있습니다. 백혈구 수치가 너무 많이 떨어지면 항암화학치료를 중단하거나 약의 용량을 줄여야 할 수도 있습니다. 만약 당신의 백혈구 수치가 낮다면 사람들이 많은 곳이나 특히 아픈 사람들로부터 떨어져 지내야 합니다. 이렇게 하는 것이 힘들 수도 있지만 일시적인 현상이라는 것을 기억하십시오. 칼에 베이지 않도록 조심하십시오. 정원을 손질하거나 청소할 때 장갑을 꼭 끼십시오. 개방 상처는 감염의 통로라는 사실을 기억하십시오. 아프거나 열감이 있다면 꼭 체온은 측정하십시오. 체온이 38.2℃를 넘거나 오한, 기침, 발적, 또는 부종(이러한 것들은 감염을 시사합니다.)이 생긴다면 의사나 간호사에게 연락하십시오.

만약 적혈구 수치가 낮다면 힘이 들고, 숨이 가빠지고, 피곤하고, 어지럽다고 느끼거나, 심박수가 빨라지게 됩니다. 의사는 적혈구 수치를 늘리는데 도움을 되는 에리스로포이에틴(erythropoeitin; EPO)같은 약물을 처방하기도 합니다. 만약 당신의 적혈구 수치가 너무 낮다면 수혈이 필요할 수도 있습니다.

만약 혈소판 수치가 낮다면, 출혈과 관련된 문제가 있을 것입니다. 갑작스러운 두통이나 관절 또는 허리부위 통증을 느끼거나 갑자기 어지러움을 느낀다면 의사에게 연락하십시오. 내출혈이 있을 수 있습니다. 당신의 혈소판 수치가 너무 낮다면 수혈을 필요로 할 수도 있습니다.

● **설사** 장에 분포하는 세포들에 영향을 미치는 일부 항암화학요법 약물로 인해 설사가 유발될 수 있습니다. 이모디움(loperamide, Imodium)과 로모틸(atropine과 diphenoxylate, Lomotil) 같은 일부 약물들은 설사를 멈추거나 느리게 하는데 도움을 줄 수 있지만 이런 약물을 복용하기 전에 의사와 상의하셔야 합니다. 설사를 하는 동안 잃어버린 체액을 보충해줘야 합니다. 음료를 많이 마시고, 소량씩 자주 드십시오. 게토레이나 페디아라이트(Pedialyte)는 전해질을 보충하고 탈수되는 것을 막는데 도움을 줄 것입니다. 유제품은 설사를 더욱 악화시킬 수 있습니다.

● **구내염** 이 증상 역시 일부 항암화학요법 약물들에 의해 일시적으로 발생하는 증상입니다. 입안과 목의 궤양은 통증과 감염을 유발할 수 있습니다. 또한 먹거나 마시기가 힘들 수도 있습니다. 이 기간 동안에는 당신의 입과 목을 소중히 다루어야 합니다. 부드러운 칫솔을 사용하고 아이스크림이나 스크램블드 에그, 푸딩, 젤로 같은 부드럽고 진정시켜주는 음식을 드십시오. 얼음 덩어리나 아이스캔디를 물고 있는 것이 편할 수도 있습니다. 입술이 마른다면 립밤을 사용하십시오. 물, 소다, 그리고 소금을 혼합하여 양치질하십시오. 당신에게 도움이 될 수 있는 의료용 구강청결제의 사용에 대하여 의사나 간호사와 상의하십시오

대체의학

4장에서 우리는 전립선암을 예방하기 위해 어떠한 음식을 먹어야 하는지에

대해서 이야기 하였습니다. 상황이 다르기는 하지만, 금기가 되는 음식들은 진행된 전립선암에서도 마찬가지입니다. 어떠한 식품이 "보충제", 혹은 "대체제"이고, 이를 "건강식품점"에서 살 수 있다고 해서, 반드시 당신에게 이로울 것이라고 생각하지 마십시오. 무엇이든지 지나치게 복용하면 적정량을 초과할 수 있다는 것을 기억하십시오. 대체 의학에는 통증에 대한 부분에서 이미 언급한 "생활습관 변화방법" 등이 포함됩니다. 최소한 이러한 방법(영적인 방법, 기도 등)들은 병을 바라보는 개인의 시각을 변화시킬 수 있습니다. 그러한 방법들은 당신이 보다 잘 적응할 수 있도록 도움을 주고 이로부터 여러 가지 좋은 결과들을 얻을 수 있습니다. 예를 들어, 더 잘 먹게 되고, 더 안정을 취할 수 있고, 더 건강해지고, 그리고 잘 지내고 있다는 생각을 갖게 됩니다.

식습관을 바꾸면 전립선암의 경과를 바꿀 수 있을 것으로 보이지만, 이는 아직 확실하지는 않습니다. 이에 대한 증거들이 있으나 이에 대해서는 뒤에서 다룰 것입니다. 한편 앞에서 논의했듯이, 체중을 너무 많이 감량하는 것은 위험하며, 신체가 암과 싸우는 능력을 크게 손상시킬 수 있습니다. 또한 대체의학을 사용하는 환자들의 3분의 2가 주치의에게 이야기를 하지 않는다는 연구 결과가 나왔습니다. 이것은 바람직하지 않습니다. 대체의학에 사용되는 식물 추출물 등은 천연 요법일지라도 다른 약물들의 효과를 바꾸어 놓을 수 있으며, 부작용을 초래할 수 있습니다. 만일 어떤 보충제로 영양을 보충하려 한다면, 먼저 의사와 상의하십시오.

정신과 육체의 연결

정신은 매우 놀라운 능력으로 좋은 방향이든 안 좋은 방향이든 영향을 끼칩니다. 이것을 염두에 두고 죄책감을 쫓아버리기 의한 시간을 가집시다. 시중에 나와 있는 많은 책과 세미나, 논문, 그리고 유인물들이 올바른 태도와 정신 상태, 영적인 고요함, 심지어 식이 습관을 통해 스스로를 치유하거나, 병을 조절할 수 있다는 내용을 담고 있습니다. 이것은 대체적으로 바람직한 생각이며, 후에 이것에 대해서 간단히 알아볼 것입니다. 그러나 이러한 주장의 이면에는 만일 당신의 질병이 진행하여 몸이 많이 쇠약해지면, 야채를 많이 먹지 않았거나, 비타민이나 다른 영양 보충제를 충

전립선암과 우울증

당신은 이미 스트레스, 공포, 분노, 걱정을 경험했을 것이고, 여러 차례의 PSA 결과를 조마조마하게 기다렸고, 고통, 피곤, 불확실성, 그리고 암 그 자체와 맞서 싸워왔을 것입니다. 하지만, 어떤 시점에 이르면 암 환자의 4분의 1정도는 우울증에 시달리게 됩니다. 우울증이 흔하기는 하지만, 정상적인 암 경과의 일부는 아니며 치료될 수 있습니다. 하지만 우울증을 치료하지 않으면 환자의 수명이 더 짧아질 수 있습니다. 여기서 우울증은 암에 걸렸다는 사실에서 비롯된 정상적인 슬픔 이상의 것을 말합니다.

만일 당신이 다음 중의 어떤 증상을 가지고 있다면, 의사를 방문하십시오.: 슬픔이 사라지지 않는다, 잠을 정상보다 훨씬 많이 혹은 적게 잔다, 아침에 일찍 깨면 걱정을 하며 다시 잠에 들지 못한다, 행복을 느낄 수가 없다, 내내 피로하다, 뭔가에 집중하거나 결정을 내리지 못한다, 안절부절 못한다, 멍하다, 일상적인 활동에 참여하고 싶지 않다, 자신이 무가치하고, 소용없는 존재이며, 죄책감을 느낀다, 때때로 죽음이나 자살에 대해서 생각한다.

우울증에 걸린 대부분의 사람들은 성공적으로 치료될 수 있습니다. 생화학적인 불균형 혹은 뇌 세포간의 잘못된 정보 전달에서 기인하는 이 질병은 각 개인마다 다르기 때문에, 당신과 의사가 당신에게 가장 효과적인 방법을 찾기까지는 시행착오가 있을 수 있을 것입니다. 인내하십시오. 그리고 절대 포기하지 마십시오. 우울증에 걸린 다른 사람들과 이 문제에 대해서 논의하는 것 또한 도움이 될 수 있습니다. 지지 집단에 대해 의사에게 문의하십시오.

분히 먹지 않았거나, 충분히 휴식을 취하지 않았거나 운동을 하지 않았거나, 당신의 건강을 해칠 만한 안 좋은 것들을 너무나 많이 허용했다는 등, 당신에게 책임이 있음을 말하고 있습니다.

〈A Cancer Journal for Clinicians〉에 내과의사이자 암 생존자인 웬디 하팜은 다음과 같이 기술했습니다. "보통 환자들은 일반적으로 암이 진행되는 과정의 분자

생물학적인 기전을 잘 알지 못합니다. 심지어 암이 재발하는 이유가 지난번에 받은 항암화학치료의 영향을 받지 않는 돌연변이 세포에 의한 것임을 아는 환자들도, 재발이 가속화될 수 있는 확률에 대해 생각하는 것은 여전히 불쾌한 일입니다. 정신이 신체를 지배한다는 생각을 가진 사람들도 부정적인 생각이 암세포의 분열을 초래할까봐 염려하는 것처럼, 올바른 행동이 올바른 결과를 낳을 수 있다고 믿는 사람들도 그들이 지금 하는 행동이 암의 진행을 촉진시키는 것은 아닌가를 염려하고 있습니다. 암에 걸린 사람들에게는 피로와 걱정이라는 악순환이 계속 반복됩니다."

자신이 암과 싸운 경험을 서술한 "*Fear No Evil*"의 저자인 영국의 전도사 데이비드 왓슨은 그러한 생각이 얼마나 비생산적인지를 지적했습니다. "나는 몹시 아픈 사람들과 이야기를 나누었고, 그들이 자신들의 과오 때문에 현재의 상황이 초래된 것은 아닌지 염려하고 있다는 것을 발견했습니다. 그들은 자책하고 있습니다. 만일 그들이 자책하지 않고 있다면, 그 대신 다른 사람이나 신에게 자신들이 죄책감을 투사시킵니다. 자신이 병에 걸린 것은 내가 아니면 다른 누군가의 잘못인 것처럼 말입니다. 문제는 때로는 현실적이지 않은 죄책감이나, 때로는 공평하지 않다는 직접적인 비난이 질환을 더욱 악화시키고 치료를 방해한다는 것입니다."

위에서 우리는 "대체" 혹은 "보충"의학이라는 이름하에 행해지는 여러 치료 방법들에 대해서 언급했습니다.(상당수가 동양의 전통 의학인 이러한 시술들이 많은 서양 의사들에 의해서 점점 인정받고 있습니다.) 이 방법들은 모두 누군가에게 도움을 주어 왔으나, 이런 도움이 당신에게도 득이 되는지는 검증되지 않았습니다. 그러나 우리는 당신이 혈압을 낮추기 위해서 또는 심호흡을 통한 긴장 이완을 촉진하기 위해서 정신을 이용한다면, 이것이 암과의 전쟁에도 역시 도움을 줄 것임을 압니다. 또한 우리는 외로운 사람들의 경우 결혼을 했거나, 가족 친구들과 좋은 관계를 맺고 있거나, 교회나 유대교 회당에 나가는 사람들만큼 암과 맞서서 잘 해나가지 못한다는 것을 압니다. 많은 연구 결과 감정적인 유대감, 즉 사랑이 건강에 얼마나 중요한지가 명백히 확인되었습니다. Cooper Clinic's Wellness Program를 기획하고 있는 테드 미첼은 최근 잡지에 다음 내용을 게재했습니다. "우리는 혼자 살도록 만들어지지 않았고, 다른 사람들과 정기적으로 교류하도록 만들어졌습니다. 나의 임상실험 결과로 판단할 때 가족과 강한 유대관계를 맺고 있는 환자들이 암에도 더 잘 대응하는 것으로 보입니다.”

신앙, 기도, 그리고 영성

만일 종교인이라면, 종교가 무엇이든 간에 혼자가 아니라 신이 항상 함께 한다는 사실에 크나큰 안도감을 느낄 것입니다. 본인의 기도로부터, 다른 이의 기도로부터, 그리고 평안을 구하는 것으로부터 힘을 얻을 수 있습니다. 또한 질병, 근심, 두려움, 피로, 그리고 불확실성 등의 짐을 벗어 버리고 그 대신에 미래에 대한 큰 평안을 얻을 수 있습니다.

만일 종교를 가지고 있지 않지만 가질 것을 고려중이라면, 지금이야말로 본인의 영성에 대해서 생각해 볼 가장 좋은 기회입니다. 이러한 결정을 뒷받침할 여러 가지 이유들이 있습니다. 많은 연구 결과 자기 자신보다 더 큰 무언가에 대한 믿음을 가지고 있는 신앙인은 더 오래 살고, 혈압도 더 낮으며, 진통제의 필요성도 더 적다는 사실이 밝혀졌습니다. 그러나 만약 종교에 관심이 없다면, 그래야겠다는 심리적 압박을 느낄 필요는 없습니다. 추가적인 심리적 압박은 절대적으로 도움이 되지 않습니다. 당신은 이런한 측면에서 자유를 보장받아야 하며, 가족구성원이나 친구들은 당신의 자유를 존중해야만 합니다.(그러나, 당신은 여전히 스트레스를 줄이고 통증을 완화하고 더 나은 느낌을 갖기 위해서 위에 언급한 보완적인 치료 중 하나 이상을 시험해보고 싶을 것입니다.)

그렇다면, 신에게 암을 가져가 달라고 기도한다면, 그것이 치유됩니까? 어쩌면 그럴지도 모릅니다. 그러나 많은 종교 지도자들은 더 좋고, 훨씬 효과적인 기도는 “당신 뜻대로 하옵소서.”식의 기도라고 말합니다. 왜냐하면 여러분은 삶의 큰 계획이 무엇인지를 알지 못하기 때문입니다. 누구도 알지 못합니다. 당신의 바라는 바에 대해서 주치의와 이야기를 나누고 싶다면 그렇게 하는 것이 도움이 될 수 있습니다. 주치의에게 신을 믿는지 기도를 믿는지 물어보십시오. 당신은 보다 더 큰 것, 즉 당신을 돌보고 있는 의사들, 치료법을 발견하기 위해 연구하는 과학자들, 그리고 전립선암에 걸린 모든 환자들과 그들의 가족들을 위해 기도할 수도 있습니다.

식습관을 바꾸는 것이 암에 영향을 줄 수 있을까요?

3장, 4장에서 우리는 전립선암의 발달과 식습관 간에 관계가 있다는 강력한 증거에 대해서 논의하였습니다. 식습관은 또한 성인의 삶 전반에 걸쳐서 전립선암이 발달하는 데에 영향을 끼치는 것으로 생각되고, 아시아인의 식습관과 관련된 무언가가 암의 진행을 막는 것으로 생각됩니다.

이러한 사실에 입각하여 많은 남성들은 그들이 전립선암에 걸렸을 때 식습관을 바꿈으로써 암을 지연시키거나 다시 정상으로 되돌릴 수 있을 것으로 믿습니다. 이러한 의견에 가장 목소리를 높이는 옹호자는 마이클 밀켄(Michael Milken)입니다. 그는 47세의 나이에 진행성 전립선암으로 진단을 받았습니다. 그는 이 질병과 싸우는 데에, 그리고 치료법을 찾는 데에 그의 삶과 상당한 양의 재산을 바쳤기 때문에 그의 이야기는 잘 알려져 있습니다. 그는 식습관을 바꾸었습니다. 지방의 섭취량을 하루에 9g으로 급격하게 줄였고, 디저트와 유제품을 더 이상 먹지 않았습니다. 거기에 더해서 식물성 단백이 많이 들어있는 아시아인의 식단으로 바꿔 고기 대신에 두부를 먹었으며, 식물성 단백 분말을 물이나 과일 주스에 타서 마셨습니다. 이렇게 엄격한 식단을 환자들의 입맛에 조금 더 맞도록 하기 위해서 그는 요리사인 베쓰 긴스버그(Beth Ginsberg)와 함께 일했습니다.(이때 만들어진 요리들은 긴스버그와 밀켄이 집필한 책 "*The Taste for Living Cookbooks*"에 실려 있습니다.) 암과 맞서 싸우는 음식을 찾겠다는 생각은 많은 사람들의 주목을 끌었습니다.

건강전문가 추적연구(Health Professionals Follow-up Study)에서 최근에 밝혀낸 사실들이 이러한 개념의 과학적인 증거를 제공해 주었습니다. 조사자들은 환자들의 식이가 치료 후 PSA 수치를 상승시키는 위험성에 영향을 미치는지 확인하기 위해 1986과 1996년사이에 국소성 전립선암으로 치료받은 1,200명의 남성들을 대상으로 연구를 진행하였습니다. 일주일에 두 끼분의 성선과 토마토 소스를 먹은 남성의 경우 PSA 수치가 상승되는 위험도가 20% 감소하였습니다. "이러한 자료들은 암진단받은 후의 식이가 전립선암의 임상적인 과정에 영향을 미치고, 생선과 토마토 소스가 병의 진행에 있어서 방어적인 능력을 제공하 준다는 것을 말해줍니다"라고 저자들은 결론짓고 있습니다.

사실상, 전립선암에 걸린 많은 환자들은 건강 상품점에서 톱니종려(saw palmettos)나 아연 등의 건강 보조 식품을 사는 데에 많은 돈과 시간을 소비합니다. 비타민 E나 셀레늄을 복용하는 것은 나쁜 생각이 아니지만,(4장을 참고하십시요.) 다른 보조식품이나 약초를 먹는 것이 이미 정착된 암의 진행을 억제한다는 증거가 없습니다.

따라서 식생활과 진행성 전립선암에 대한 결론은 다음과 같습니다. 우리는 아직 알지 못합니다. 여기에 대한 과학적이고 객관적인 연구는 아직까지 이루어지지 않았습니다. 우리는 아시아 여성에서 매우 방병율이 낮고, 이들이 서구로 이주했을 때 발병율이 높아진다는 점에서 여성에서의 전립선암이라 할 수 있는 유방암이 진단되고 난 후에 지방이나 육류를 섭취하든 혹은 섬유질을 섭취하든 간에 생존 기간에는 변화가 없다는 사실을 발견하였습니다. 우리가 3장에서 논의하였듯이 전립선암은 DNA에 산화적 손상이 일어나서 생기는 것으로 알려져 있습니다. 주로 "나쁜" 음식을 너무 많이 섭취하고 "좋은"음식을 충분히 섭취하지 않는 등의 이유로 인하여 DNA에 계속적으로 손상이 가해지면 회복할 수 없는 일련의 변이가 발생하게 되고, 이로 말미암아 암이 발생하게 됩니다.

위의 사실로 미루어 볼 때 식생활이 암을 다시 되돌릴 수 있을 것이라고 생각하는 것은 그럴듯한 생각이 아닙니다. 이것의 가장 좋은 예는 담배입니다. 우리는 담배가 폐암을 유발하는 것을 알고 있지만, 담배를 끊는다고 해서 폐암이 사라지는 것은 아닙니다. 콩과 호밀, 겨가 암의 발생을 억제한다는 연구 결과가 있습니다. 그러나 이 연구의 대부분에서는 실험동물에게 암을 이식한 다음에 콩을 사용한 치료가 시작되었어야 합니다. 콩과 호밀은 많은 양의 피토에스트로겐을 함유하고 있으며, 이 식물성 에스트로겐은 다른 에스트로겐처럼 작용하여 테스토스테론을 억제할 수 있습니다. 또한, 이 세포주들 중 일부는 에스트로겐 자체에 반응할 수도 있습니다. 따라서 이 실험 결과만을 가지고 이미 암이 정착된 사람에서 어떠한 일이 실제로 일어날지를 예측하는 것은 불가능합니다.

당신의 식생활을 바꾸는 것이 도움이 될 것이라 믿을 만한 몇 가지 이유가 있습니다. 3장에서 우리는 붉은 육류와 유제품에 함유된 지방이 전립선암 세포의 성장을 촉진시키는 과정에 대해 이야기하였습니다. AMACR이라는 효소가 여기에 있어서 결정적인 역할을 합니다(3장을 참고하십시오.) 이 효소는 붉은 육류와 유제품에 존재하는 피트산(phytanic acid)이라고 불리는 복잡한 지방산을 분해시키는 역할을 합니다. 전립선암 환자가 붉은 육류와 유제품을 섭취할 경우, 암세포는 이러한 음식물로부터 정상 세포보다 더 많은 것을 얻을 수 있는 잠재력을 가지게 됩니다. 그리고 다른 일도 일어납니다. 우리 몸에서 피트산이 대사되면, 과산화수소(hydrogen peroxide)라는 독성의 부산물을 만들어 냅니다. 이 부산물은 추가적인 산화적 손상을 일으킬 수 있고, DNA를 공격하여 암을 유발하거나 암을 진행시키는 돌연변이를 유발합니다. 이러한 이유 때문에 전립선암이 진행 중인 환자들에서 가능하면 붉은 육류와 유제품을 피하는 것이 의미가 있는 것입니다. 영양이 고른 식이와 함께 체중을 조절하려는 노력이 뒤따라야 합니다. 항산화제도 어느 정도 도움이 될 수 있습니다.

그렇다면, 결론은 무엇입니까? 만일 지방의 섭취를 줄이고 콩의 섭취를 늘리기 위하여 식습관을 바꾸고 싶다면, 그렇게 하십시오. 그러나 체중을 너무 많이, 지나치게 빨리 줄이지 않도록 주의하십시오. 체중을 급격하게 10% 떨어뜨리면 암을 억제하는 주요 자체 방어 기전인 면역계에 손상을 미칠 수 있습니다.

부인과 동반자 그리고 간병인을 위한 메시지:
당신의 건강 또한 돌보십시오

근치적 전립선 절제술을 성공적으로 받았지만 몇 년 후에 대장암으로 사망한 한 남성의 아내인 엘리스 B. 볼드윈(Alice B. Baldwin)은 자연스럽게 남편의 질환을 간병하는 데에 전문가가 되었습니다. 그녀는 이 문제에 대해서 다른 환자의 부인들에게 훌륭한 조언을 해 줍니다. "여러분은 음식을 거르고, 잠을 줄이고, 운동을 보류하고, 악천후에도 운전을 하는 등, 본인의 건강을 무시하고자 하는 유혹을 느끼게 됩니다. 특히 남편이 입원 중이라면 더욱 그렇습니다.

그러나 지금 스스로의 건강을 무시하는 것은 긴 싸움을 앞두고 충분한 힘과

스테미너를 남겨두지 않는 것을 의미합니다. 개인적인 욕구를 인지하고, 그것을 상황이 허락하는 범위 내에서 충족시키는 것은 본인을 위해서 뿐만 아니라, 여러분의 배우자와 사랑하는 모두를 위한 의무입니다."

- 식사를 잘 하고, 복합 비타민 제제를 복용하십시오. 볼드윈은 그녀의 남편이 간 수술에서 회복될 때에 이것이 쉽지 않다는 것을 알았습니다. "나는 오로지 남편만을 걱정했기 때문에, 며칠 동안 음식을 먹다가 거르다를 반복했습니다. 갑자기 복도가 뿌옇게 보이면서, 내 자신이 정수기를 붙잡고 가까스로 쓰러지지 않고 버티고 있는 것을 발견했습니다. 잠시 동안의 끔찍한 순간 동안, 실신할까봐 두려웠습니다. 몇 분이 지나자 나아지는 것을 느껴서 가볍게 점심을 먹었고 완전히 회복되었습니다. 나는 내 자신이 끼니를 거르는 것이 얼마나 중대한 실수인지를 깨달았습니다." 만일 정기적으로 점심을 먹을 시간이 없다면, 주스나 치즈, 크래커, 건포도, 땅콩 등 기운을 북돋아 줄 수 있는 간단한 식사거리를 준비하십시오. 적어도 당신이 기진맥진하지 않도록 하십시오.
- 체중이 유지되도록 하십시오. "우리는 모두 스트레스에 다르게 반응합니다. 하지만 수 파운드 이상 체중이 증가하거나 감소하는가를 확인하여 신속히 조절해야 합니다.
- 운동을 하십시오. 하루에 한 번 혹은 두 번 산책을 나가십시오. 그 어느 때보다 강하고 원기 왕성할 필요가 있습니다.
- 숙면을 취하십시오. 만일 적절한 음식을 섭취하고 운동을 한다면 숙면을 취할 확률이 그만큼 높아집니다. 스트레스는 신체의 정상 패턴을 해친다는 것을 깨닫고, 쉬는 것에 익숙하지 않더라도 시간이 날 때 낮잠을 자 두십시오. 평화로운 음악을 듣는다든지, 좋은 풍경을 상상한다든지, 심호흡을 하는 등의 이완 요법은 긴장을 푸는 데에 도움을 줄 것입니다. 볼드윈은 다음과 같이 말합니다. "오늘 하루도 할 수 있는 한 최선을 다하였고, 배우자와 의료진도 최선을 다하였으며, 이제 하루가 끝났다"라고 생각하십시오. 그녀 역

시 너무나 머리가 복잡하여 잠못드는 밤이 있었음을 시인합니다. "나의 남편의 상태, 의사의 염려, 나의 미래에 대한 공포가 신체적, 정신적으로 탈진하는 것보다 더 무거운 짐이었습니다. 이 문장을 쓰면서도 나는 그때 내가 얼마나 두려워했는지를 기억합니다."

- 가족과 친구들에게 도움을 요청하십시오. 병원이나 진료실을 오는 길이 힘든 경우에도 마찬가지입니다. "도움을 구함으로써 병원에서는 그들의 위로와 격려로 얻을 수 있으며, 길에서는 훌륭한 안내자가 되어줄 것입니다."
- 활력 징후(vital sign)를 매일 체크하십시오. 스스로에게 "나는 오늘 어떤 기분인가? 왜 내가 이렇게 느끼는가? 내일은, 나 자신을 위해 (   )를 할 것이다. 무엇이 나의 수면을 방해하는가?" 등 몇 가지 기본적인 질문을 매일 해보라고 볼드윈은 권합니다.
- 마지막으로, 치료가 끝나고 삶이 정상으로 되돌아왔을 때, 가족과의 관계가 약간이지만 의미 있는 방향으로 변화하는 것을 느끼시기 바랍니다. 볼드윈은 다음과 같이 말합니다 "만일 우리가 질병에 걸리기 전보다 서로를 더 사랑하지는 안더라도, 우리는 이제 서로를 더욱 소중히 여깁니다. 우리의 아이들과의 관계 역시 비슷하게 변화하였습니다. 아마도, 우리가 공유한 모든 경험은 우리를 더욱 성숙하게 만들었고, 서로에 대해서 더 깊이 감사할 수 있도록 하였습니다. 나는 내가 신체적으로나 감정적으로 고갈되었으며 기운도 빠졌다는 것을 압니다. 우리 아이들 역시 마찬가지입니다. 왜냐하면 이제는 아이들이 나를 돌봐줘야 하는 상황이 되었음을 발견했기 때문입니다. 최근에 대학을 졸업한 막내 아이와 이야기하며 나는 말했습니다. "우리는 우리의 삶이 너의 삶을 방해하지 않기를 바란단다." 그러자 내 막내 아이는 이렇게 대답했습니다. "아빠와 엄마의 삶은 나의 삶의 일부인 걸요."

■ 찾아보기

■ 옮긴이

양승철 연세대학교 의과대학 비뇨기과학 교수
마상열 연세대학교 의과대학 비뇨기과학 교수
홍성준 연세대학교 의과대학 비뇨기과학 주임교수
비뇨의과학연구소 소장
한상원 연세대학교 의과대학 비뇨기과학 교수
정병하 연세대학교 의과대학 비뇨기과학 교수
강남세브란스병원 비뇨기과 과장
최영득 연세대학교 의과대학 비뇨기과학 교수
나군호 연세대학교 의과대학 비뇨기과학 부교수
김장환 연세대학교 의과대학 비뇨기과학 조교수
홍창희 연세대학교 의과대학 비뇨기과학 조교수
한웅규 연세대학교 의과대학 비뇨기과학 조교수
함원식 연세대학교 의과대학 비뇨기과학 조교수
조강수 연세대학교 의과대학 비뇨기과학 임상조교수
김동석 연세대학교 의과대학 비뇨기과학 임상조교수
이승환 연세대학교 의과대학 비뇨기과학 임상조교수
김형준 연세대학교 의과대학 비뇨기과학 교실
김홍욱 연세대학교 의과대학 비뇨기과학 임상강사
박경기 연세대학교 의과대학 비뇨기과학 임상강사
유호송 연세대학교 의과대학 비뇨기과학 임상강사
이재원 연세대학교 의과대학 비뇨기과학 임상강사
임영재 연세대학교 의과대학 비뇨기과학 임상강사
정문수 연세대학교 의과대학 비뇨기과학 임상강사
정석현 연세대학교 의과대학 비뇨기과학 임상강사
정현진 연세대학교 의과대학 비뇨기과학 임상강사
채윤병 연세대학교 의과대학 비뇨기과학 임상강사
최경화 연세대학교 의과대학 비뇨기과학 임상강사

Dr. Patrick Walsh의

전립선암으로부터 살아남는 법 (제2판)

지은이 Walsh · Worthington

옮긴이 연세대학교 의과대학 비뇨의과학연구소

펴낸곳 연세대학교 출판부

주 소 서울특별시 서대문구 성산로 262

http://www.yonsei.ac.kr/press

e-mail: ysup@yonsei.ac.kr

전 화 02)2123-3380~2

팩 스 02)2123-8673

등 록 1955년 10월 13일 제9-60호

인 쇄 (주)동국문화

2010년 8월 19일 2판 1쇄

ISBN 978-89-7141-927-4 (93510)

값 32,000원